导图式医学影像鉴别诊断

主编 龚洪翰 主审 金征宇 刘士远

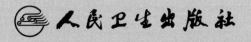
人民卫生出版社

图书在版编目（CIP）数据

导图式医学影像鉴别诊断 / 龚洪翰主编 . —北京：
人民卫生出版社，2019

ISBN 978-7-117-28178-2

Ⅰ.①导…　Ⅱ.①龚…　Ⅲ.①影像诊断　Ⅳ.
①R445

中国版本图书馆 CIP 数据核字（2019）第 033715 号

| 人卫智网 | www.ipmph.com | 医学教育、学术、考试、健康，购书智慧智能综合服务平台 |
| 人卫官网 | www.pmph.com | 人卫官方资讯发布平台 |

导图式医学影像鉴别诊断

主　　编：龚洪翰

出版发行：人民卫生出版社（中继线 010-59780011）

地　　址：北京市朝阳区潘家园南里 19 号

邮　　编：100021

E - mail：pmph @ pmph.com

购书热线：010-59787592　010-59787584　010-65264830

印　　刷：三河市宏达印刷有限公司

经　　销：新华书店

开　　本：889×1194　1/12　　印张：16

字　　数：480 千字

版　　次：2019 年 8 月第 1 版　2023 年 11 月第 1 版第 4 次印刷

标准书号：ISBN 978-7-117-28178-2

定　　价：79.00 元

打击盗版举报电话：010-59787491　E-mail：WQ @ pmph.com
（凡属印装质量问题请与本社市场营销中心联系退换）

编 者 名 单

主　审　金征宇　北京协和医院
　　　　刘士远　上海长征医院

主　编　龚洪翰　南昌大学第一附属医院

副主编　张志勇　复旦大学附属中山医院
　　　　余永强　安徽医科大学第一附属医院
　　　　贾文霄　新疆医科大学第一附属医院
　　　　张　辉　山西医科大学第一医院
　　　　曾献军　南昌大学第一附属医院

编　者（以姓氏笔画为序）

史大鹏　郑州大学人民医院
刘挨师　内蒙古医科大学附属医院
严福华　上海交通大学医学院附属瑞金医院
李宏军　首都医科大学附属北京佑安医院
何玉麟　南昌大学第一附属医院
何来昌　南昌大学第一附属医院
余永强　安徽医科大学第一附属医院
宋　彬　四川大学华西医院
张　辉　山西医科大学第一医院
张水兴　暨南大学附属第一医院
张志勇　复旦大学附属中山医院
张艳伟　中国人民解放军联勤保障部队第980医院
陆敏杰　中国医学科学院阜外医院
陆普选　深圳市慢性病防治中心
陈　峰　海南省人民医院
罗天友　重庆医科大学附属第一医院
罗良平　暨南大学附属第一医院
罗娅红　辽宁省肿瘤医院
周福庆　南昌大学第一附属医院（主编助理）
赵　卫　昆明医科大学第一附属医院

赵心明　中国医学科学院肿瘤医院
赵世华　中国医学科学院阜外医院
胡道予　华中科技大学同济医学院附属同济医院
施裕新　复旦大学附属上海公共卫生临床中心
姜　建　南昌大学第一附属医院
姚振威　复旦大学附属华山医院
贾文霄　新疆医科大学第一附属医院
徐仁根　江西省肿瘤医院
郭玉林　宁夏医科大学总医院
郭佑民　西安交通大学第一附属医院
郭顺林　兰州大学第一医院
唐桂波　青海省人民医院
曹代荣　福建医科大学附属第一医院
龚良赓　南昌大学第二附属医院
龚洪翰　南昌大学第一附属医院
银　武　西藏自治区人民医院
彭德昌　南昌大学第一附属医院
程晓光　北京积水潭医院
曾献军　南昌大学第一附属医院

参 编（以姓氏笔画为序）

于学林	中国人民解放军联勤保障部队第980医院	张莹莹	辽宁省肿瘤医院
王 红	新疆医科大学第二附属医院	陈业媛	南昌大学第一附属医院
王青乐	复旦大学附属中山医院	陈立婷	暨南大学附属第一医院
王秋萍	西安交通大学第一附属医院	陈晨阳	四川大学华西医院
朱 正	中国医学科学院肿瘤医院	陈潭辉	福建医科大学附属第一医院
祁永红	青海省人民医院	罗小平	温州市中医院
祁佩红	郑州人民医院	金倩娜	华中科技大学同济医学院附属协和医院
李小虎	安徽医科大学第一附属医院	周战梅	景德镇市第二人民医院
李安宁	山东大学齐鲁医院	郑秋婷	深圳市慢性病防治中心
李若坤	上海交通大学医学院附属瑞金医院	单 飞	复旦大学附属上海公共卫生临床中心
李 莉	首都医科大学附属北京佑安医院	秦江波	山西医科大学第一医院
杨晓光	内蒙古医科大学附属医院	莫 茵	昆明医科大学第一附属医院
杨 蕾	北京积水潭医院	桂绍高	江西省人民医院
吴青霞	河南省人民医院	顾太富	南昌大学第二附属医院
邹秋婷	西藏自治区人民医院	晏美莹	江西省肿瘤医院
沈亚琪	华中科技大学同济医学院附属同济医院	黄薇园	海南省人民医院
张小彪	宁夏医科大学总医院	彭 娟	重庆医科大学附属第一医院
张 冬	暨南大学附属第一医院	裴 莉	南昌大学第一附属医院
张 莉	兰州大学第一临床医学院	潘志明	南昌大学第一附属医院

前　言

在日常工作中，鉴别诊断始终贯穿在影像诊断过程中，也就是说，诊断中必然有鉴别，只有掌握好了鉴别诊断，才能做出准确的诊断。传统的医学影像诊断与鉴别诊断专著大多采用系统性与叙述性编写，篇幅较大，读者不容易抓住重点。一些系统性很强、内容很全面、权威也很高的专著，作为一个专业的参考书是必要和重要的，便于读者全面了解专业知识，便于其在工作中参考并可在碰到问题时查询。而本书将彻底区别于传统的编排方式，采用导图的形式呈现，这在医学专著是一种创新，也是一次大胆的尝试。同时，本书采用一般学术专著不常应用的大开本编排（28cm×28cm，12开本），也与众不同。采用方形大开本编排并应用导图形式编写有以下三大优点：①使读者对影像诊断与鉴别诊断的知识掌握更系统、更全面，本书未采用传统的页面和大小，而是采用大页面方形编排，可以保证某一个疾病或某一类疾病的鉴别在一个页面完成，不跨页面，从而保证了鉴别内容的完整性和系统性，便于读者加深印象。②采用导图式编写，条理性更清晰，层次感更强烈，把复杂的影像鉴别诊断的内容加以提炼，并逐级分解和导示，使读者在日常工作中脑洞大开，思路清晰，有助于提高诊断的准确性。③"导图式"的编写实际上是相当于影像诊断与鉴别诊断的浓缩本，是编者将影像鉴别的知识进行了消化、整理、加工、梳理，将使读者更易记忆。而学习的核心是记忆，尤其是医学的知识很多是数据性的，而数据性的知识是需要"死记硬背"的，记忆是有窍门的，也是有捷径的，这本《导图式医学影像鉴别诊断》的编写，就是找窍门、走捷径，采用融会贯通、提纲挈领、环环相扣的手法，把鉴别诊断知识系统化、条理化，能让读者对鉴别诊断知识具有系统性、立体性、条理性的掌握，不但有助于读者提高自身的专业水平，也有助于读者提高自己的教学水平。

本人曾于2001年写了一本小开本的《CT诊断手册》，18年后的今天，受人民卫生出版社的委托，又主编了这本大开本专著。在这18年来，本人有幸参加过人民卫生出版社组织编写的《医学影像学》（临床专业本科教材）第4~6版，《医学影像诊断学》（影像专业本科教材）第1~3版。并且主编了三套系列丛书，即"CT与MR对比临床应用"系列丛书6本、"临床医学试题库"系列丛书（学生版）19本（配光盘）、"基础医学试题库"系列丛书10本（配光盘）。尤其是有幸参与了人民卫生出版社组织出版的丛书"全国县级医院系列实用手册"（共27本）的编写工作，在其中主编了《影像科医生手册》。值得欣慰的是，这本手册发行量达近10万册，实现了在本专业中除教材外，"发行量大、覆盖面广、使用率高"的目标。在此，再次对参编这本手册的专家表示衷心的感谢！我相信，这本《导图式医学影像鉴别诊断》的出版将起到"抛砖引玉"的作用，也许能为医学专业书的编写带来一股春风。本书如能够获得读者的喜爱，获得同行的赞赏，将甚感欣慰。

主编

2019年3月

目　　录

第四章　心脏大血管病变

第五章　胸部病变

第六章 乳腺病变

第七章 腹部病变

第八章　泌尿生殖病变

第九章　骨骼肌肉病变

第十章　人体正常变异与发育畸形

第十一章 儿科常见肿瘤

第十二章 有助于诊断与鉴别诊断的常见征象与测量值

第一章　中枢神经系统病变

1.1　中枢神经系统基本病变(一)

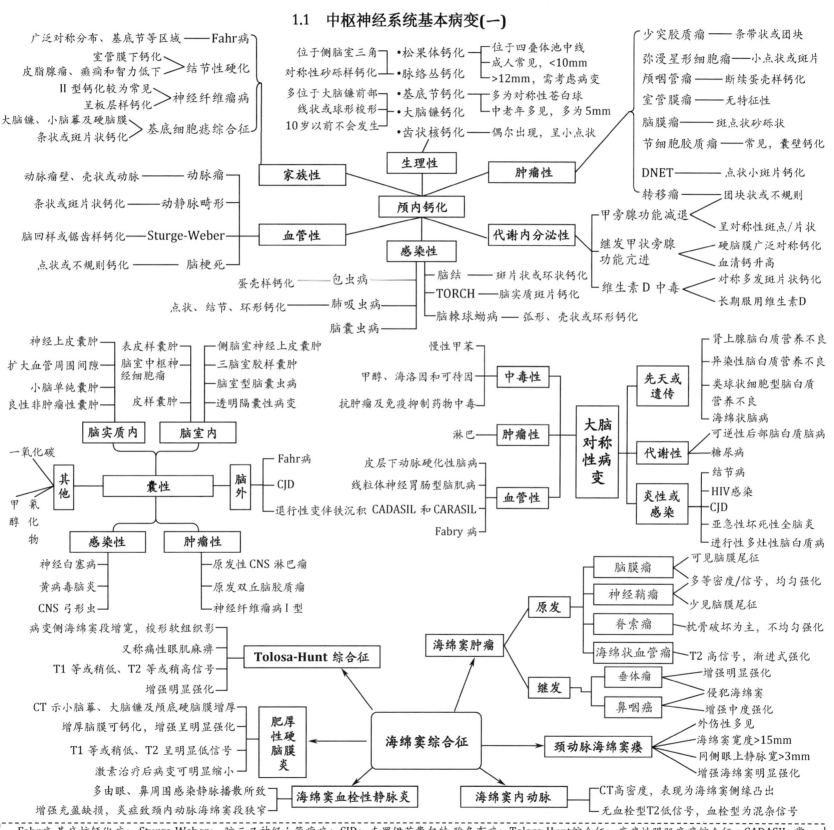

1.1 中枢神经系统基本病变(二)

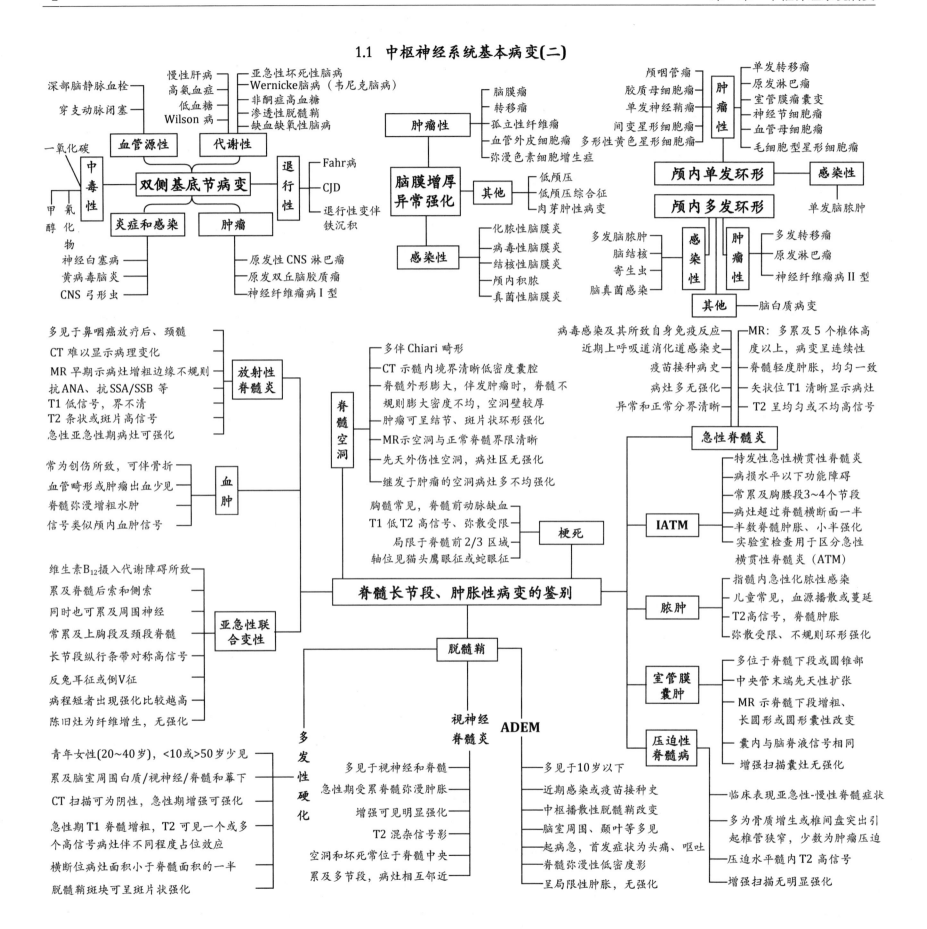

血管源性
- 深部脑静脉血栓
- 穿支动脉闭塞

代谢性
- 慢性肝病 ── 亚急性坏死性脑病
- 高氨血症 ── Wernicke脑病（韦尼克脑病）
- 低血糖 ── 非酮症高血糖
- Wilson 病 ── 渗透性脱髓鞘
- 缺血缺氧性脑病

中毒性
- 一氧化碳
- 甲醇
- 氯化物

炎症和感染
- 神经白塞病
- 黄病毒脑炎
- CNS 弓形虫

肿瘤
- 原发性 CNS 淋巴瘤
- 原发双丘脑胶质瘤
- 神经纤维瘤病 I 型

退行性
- Fahr病
- CJD
- 退行性变伴铁沉积

双侧基底节病变

肿瘤性
- 脑膜瘤
- 转移瘤
- 孤立性纤维瘤
- 血管外皮细胞瘤
- 弥漫色素细胞增生症
- 多形性黄色星形细胞瘤

脑膜增厚异常强化

其他
- 低颅压
- 低颅压综合征
- 肉芽肿性病变

感染性
- 化脓性脑膜炎
- 病毒性脑膜炎
- 结核性脑膜炎
- 颅内积脓
- 真菌性脑膜炎

肿瘤性
- 颅咽管瘤
- 胶质母细胞瘤
- 单发神经鞘瘤
- 间变星形细胞瘤
- 单发转移瘤
- 原发淋巴瘤
- 室管膜瘤囊变
- 神经节细胞瘤
- 血管母细胞瘤
- 毛细胞型星形细胞瘤

颅内单发环形

颅内多发环形

感染性 — 单发脑脓肿

感染性
- 多发脑脓肿
- 脑结核
- 寄生虫
- 脑真菌感染

肿瘤性
- 多发转移瘤
- 原发淋巴瘤
- 神经纤维瘤病 II 型

其他 — 脑白质病变

放射性脊髓炎
- 多见于鼻咽癌放疗后、颈髓
- CT 难以显示病理变化
- MR 早期示病灶增粗边缘不规则
- 抗ANA、抗SSA/SSB 等
- T1 低信号，界不清
- T2 条状或斑片高信号
- 急性亚急性期病灶可强化

血肿
- 常为创伤所致，可伴骨折
- 血管畸形或肿瘤出血少见
- 脊髓弥漫增粗水肿
- 信号类似颅内血肿信号

亚急性联合变性
- 维生素B₁₂摄入代谢障碍所致
- 累及脊髓后索和侧索
- 同时也可累及周围神经
- 常累及上胸段及颈段脊髓
- 长节段纵行条带对称高信号
- 反兔耳征或倒V征
- 病程短者出现强化比较越高
- 陈旧灶为纤维增生，无强化

脊髓空洞
- 多伴 Chiari 畸形
- CT 示髓内境界清晰低密度囊腔
- 脊髓外形膨大，伴发肿瘤时，脊髓不规则膨大密度不均，空洞壁较厚
- 肿瘤可呈结节、斑片状环形强化
- MR示空洞与正常脊髓界限清晰
- 先天外伤性空洞，病灶区无强化
- 继发于肿瘤的空洞病灶多不均强化

梗死
- 胸髓常见，脊髓前动脉缺血
- T1 低 T2 高信号、弥散受限
- 局限于脊髓前 2/3 区域
- 轴位见猫头鹰眼征或蛇眼征

脊髓长节段、肿胀性病变的鉴别

脱髓鞘

多发性硬化
- 青年女性(20~40岁)，<10或>50岁少见
- 累及脑室周围白质/视神经/脊髓和幕下
- CT 扫描可为阴性，急性期增强可强化
- 急性期 T1 脊髓增粗，T2 可见一个或多个高信号病灶伴不同程度占位效应
- 横断位病灶面积小于脊髓面积的一半
- 脱髓鞘斑块可呈斑片状强化

视神经脊髓炎
- 多见于视神经和脊髓
- 急性期受累脊髓弥漫肿胀
- 增强可见明显强化
- T2 混杂信号影
- 空洞和坏死常位于脊髓中央
- 累及多节段，病灶相互邻近

ADEM
- 多见于10岁以下
- 近期感染或疫苗接种史
- 中枢播散性脱髓鞘改变
- 脑室周围、颞叶等多见
- 起病急，首发症状为头痛、呕吐
- 脊髓弥漫性低密度影
- 呈局限性肿胀，无强化

急性脊髓炎
- 病毒感染及其所致自身免疫反应
- 近期上呼吸道消化道感染史
- 疫苗接种病史
- 病灶多无强化
- 异常和正常分界清晰

MR：多累及 5 个椎体高度以上，病变呈连续性
- 脊髓轻度肿胀，均匀一致
- 矢状位 T1 清晰显示病灶
- T2 呈均匀或不均高信号

IATM
- 特发性急性横贯性脊髓炎
- 病损水平以下功能障碍
- 常累及胸腰段3~4个节段
- 病灶超过脊髓横断面一半
- 半数脊髓肿胀、小半强化
- 实验室检查用于区分急性横贯性脊髓炎（ATM）

脓肿
- 指髓内急性化脓性感染
- 儿童常见，血源播散或蔓延
- T2高信号，脊髓肿胀
- 弥散受限、不规则环形强化

室管膜囊肿
- 多位于脊髓下段或圆锥部
- 中央管末端先天性扩张
- MR 示脊髓下段增粗、长圆形或圆形囊性改变
- 囊内与脑脊液信号相同
- 增强扫描囊灶无强化

压迫性脊髓病
- 临床表现亚急性-慢性脊髓症状
- 多为骨质增生或椎间盘突出引起椎管狭窄，少数为肿瘤压迫
- 压迫水平髓内T2 高信号
- 增强扫描无明显强化

1.1 中枢神经系统基本病变(三)

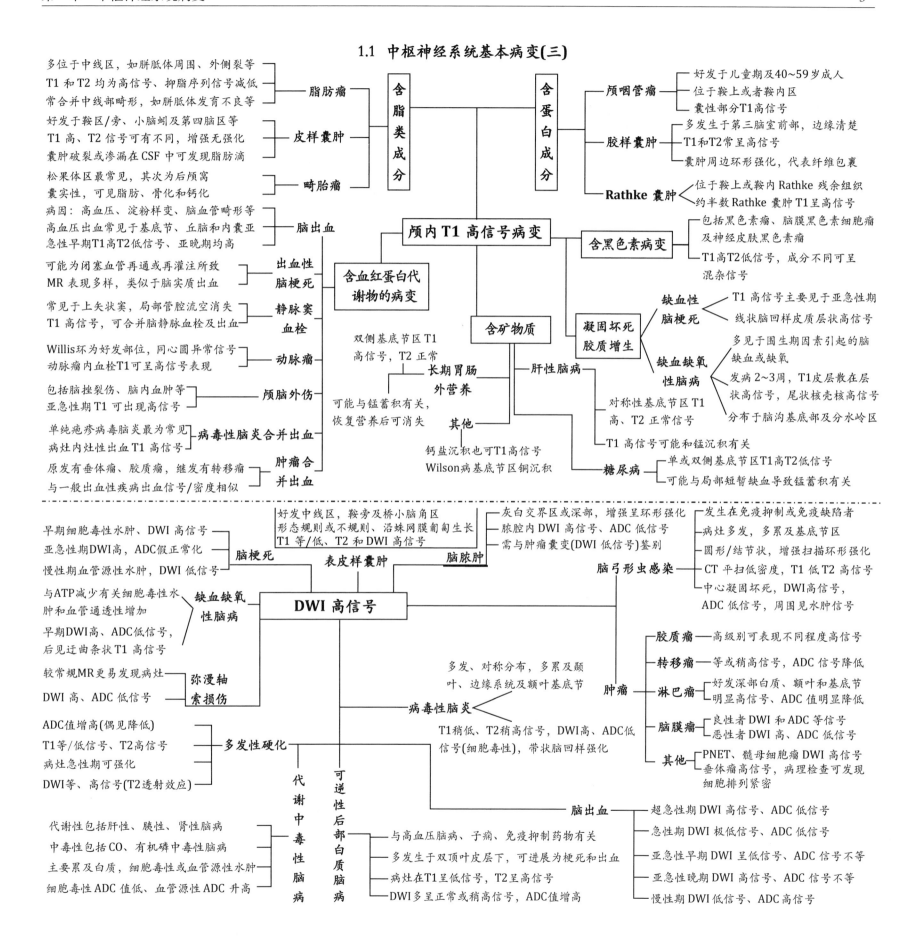

多位于中线区,如胼胝体周围、外侧裂等
T1 和 T2 均为高信号、抑脂序列信号减低 ── 脂肪瘤
常合并中线部畸形,如胼胝体发育不良等

好发于鞍区/旁、小脑蚓及第四脑室等
T1 高、T2 信号可有不同,增强无强化 ── 皮样囊肿
囊肿破裂或渗漏在 CSF 中可发现脂肪滴

松果体区最常见,其次为后颅窝
囊实性,可见脂肪、骨化和钙化 ── 畸胎瘤

病因:高血压、淀粉样变、脑血管畸形等
高血压出血常见于基底节、丘脑和内囊亚 ── 脑出血
急性期早期T1高T2低信号、亚晚期均高

可能为闭塞血管再通或再灌注所致
MR 表现多样,类似于脑实质出血 ── 出血性脑梗死

常见于上矢状窦,局部管腔流空消失
T1 高信号,可合并脑静脉血栓及出血 ── 静脉窦血栓

Willis环为好发部位,同心圆异常信号
动脉瘤内血栓T1可呈高信号表现 ── 动脉瘤

包括脑挫裂伤、脑内血肿等
亚急性期 T1 可出现高信号 ── 颅脑外伤

单纯疱疹病毒脑炎最为常见
病灶内灶性出血T1 高信号 ── 病毒性脑炎合并出血

原发有垂体瘤、胶质瘤,继发有转移瘤
与一般出血性疾病出血信号/密度相似 ── 肿瘤合并出血

含脂类成分 ── 含脂类成分 ── 含蛋白成分

颅内 T1 高信号病变

含血红蛋白代谢物的病变

含矿物质

双侧基底节区 T1
高信号,T2 正常 ── 长期胃肠外营养

可能与锰蓄积有关,
恢复营养后可消失 ── 其他

钙盐沉积也可T1高信号
Wilson病基底节区铜沉积

肝性脑病

对称性基底节区 T1
高、T2 正常信号

T1 高信号可能和锰沉积有关

颅咽管瘤 ── 好发于儿童期及40~59岁成人
位于鞍上或者鞍内区
囊肿部分T1高信号

胶样囊肿 ── 多发生于第三脑室前部,边缘清楚
T1和T2常呈高信号
囊肿周边环形强化,代表纤维包裹

Rathke 囊肿 ── 位于鞍上或鞍内Rathke 残余组织
约半数 Rathke 囊肿 T1 呈高信号

含黑色素病变 ── 包括黑色素瘤、脑膜黑色素细胞瘤
及神经皮肤黑色素瘤
T1高T2低信号,成分不同可呈
混杂信号

凝固坏死
胶质增生 ── 缺血性脑梗死 ── T1 高信号主要见于亚急性期
线状脑回样皮质层状高信号

缺血缺氧性脑病 ── 多见于围生期因素引起的脑
缺血或缺氧
发病2~3周,T1皮层散在层
状高信号,尾状核壳核高信号
分布于脑沟基底部及分水岭区

糖尿病 ── 单或双侧基底节区T1高T2低信号
可能与局部短暂缺血导致锰蓄积有关

早期细胞毒性水肿、DWI 高信号
亚急性期DWI高,ADC假正常化 ── 脑梗死
慢性期血管源性水肿,DWI 低信号

与ATP减少有关细胞毒性水
肿和血管通透性增加 ── 缺血缺氧性脑病
早期DWI高、ADC低信号,
后见迂曲条状 T1 高信号

较常规MR更易发现病灶
DWI 高、ADC 低信号 ── 弥漫轴索损伤

ADC值增高(偶见降低)
T1等/低信号、T2 高信号
病灶急性期可强化 ── 多发性硬化
DWI等、高信号(T2透射效应)

代谢性包括肝性、胰性、肾性脑病
中毒性包括CO、有机磷中毒性脑病
主要累及白质,细胞毒性或血管源性水肿 ── 代谢中毒性脑病
细胞毒性ADC 值低、血管源性ADC 升高

好发中线区,鞍旁及桥小脑角区
形态规则或不规则、沿蛛网膜葡匐生长 ── 表皮样囊肿
T1 等/低、T2 和 DWI 高信号

灰白交界区或深部,增强呈环形强化
脓腔内 DWI 高信号、ADC 低信号 ── 脑脓肿
需与肿瘤囊变(DWI 低信号)鉴别

DWI 高信号

多发、对称分布,多累及颞
叶、边缘系统及额叶基底节 ── 病毒性脑炎
T1稍低、T2稍高信号,DWI高、ADC低
信号(细胞毒性),带状脑回样强化

代谢中毒性脑病

可逆性后部白质脑病 ── 与高血压脑病、子痫、免疫抑制药物有关
多发生于双顶叶皮层下,可进展为梗死和出血
病灶在T1呈低信号,T2呈高信号
DWI多呈正常或稍高信号,ADC值增高

脑弓形虫感染 ── 发生在免疫抑制或免疫缺陷者
病灶多发,多累及基底节区
圆形/结节状,增强扫描环形强化
CT 平扫低密度,T1 低 T2 高信号
中心凝固坏死,DWI 高信号,
ADC 低信号,周围见水肿信号

肿瘤 ── 胶质瘤 ── 高级别可表现不同程度高信号
转移瘤 ── 等或稍高信号,ADC 信号降低
淋巴瘤 ── 好发深部白质、额叶和基底节
明显高信号、ADC 值明显降低
脑膜瘤 ── 良性者DWI 和 ADC 等信号
恶性者DWI 高、ADC 低信号
其他 ── PNET、髓母细胞瘤 DWI 高信号
垂体瘤高信号,病理检查可发现
细胞排列紧密

脑出血 ── 超急性期 DWI 高信号、ADC 低信号
急性期 DWI 极低信号、ADC 低信号
亚急性早期 DWI 呈低信号、ADC 信号不等
亚急性晚期 DWI 高信号、ADC 信号不等
慢性期 DWI 低信号、ADC 高信号

1.2 遗传代谢性脑疾病的鉴别

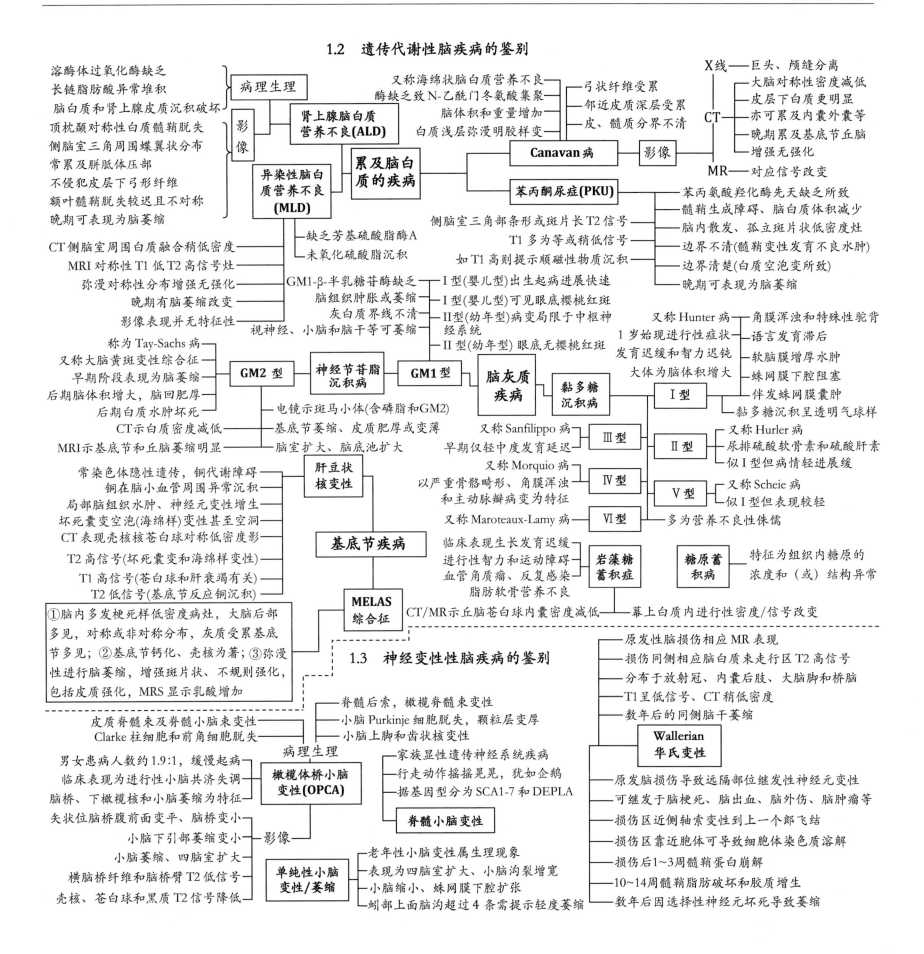

溶酶体过氧化酶缺乏
长链脂肪酸异常堆积
脑白质和肾上腺皮质沉积破坏
—— 病理生理
—— 影像
—— 肾上腺脑白质营养不良(ALD)
—— 累及脑白质的疾病

顶枕颞对称性白质髓鞘脱失
侧脑室三角周围蝶翼状分布
常累及胼胝体压部
不侵犯皮层下弓形纤维
额叶髓鞘脱失较迟且不对称
晚期可表现为脑萎缩
—— 异染性脑白质营养不良(MLD)

又称海绵状脑白质营养不良
酶缺乏致N-乙酰门冬氨酸集聚
脑体积和重量增加
白质浅层弥漫明胶样变
—— 弓状纤维受累
—— 邻近皮质深层受累
—— 皮、髓质分界不清
—— Canavan病 —— 影像

X线 —— 巨头、颅缝分离
CT —— 大脑对称性密度减低
—— 皮层下白质更明显
—— 亦可累及内囊外囊等
—— 晚期累及基底节丘脑
—— 增强无强化
MR —— 对应信号改变

CT侧脑室周围白质融合稍低密度
MRI对称性T1低T2高信号灶
弥漫对称性分布增强无强化
晚期有脑萎缩改变
影像表现并无特征性
—— 缺乏芳基硫酸脂酶A
—— 未氧化硫酸脂沉积

苯丙酮尿症(PKU)
侧脑室三角部条形或斑片长T2信号
T1多为等或稍低信号
如T1高则提示顺磁性物质沉积
—— 苯丙氨酸羟化酶先天缺乏所致
—— 髓鞘生成障碍、脑白质体积减少
—— 脑内散发、孤立斑片状低密度灶
—— 边界不清(髓鞘变性发育不良水肿)
—— 边界清楚(白质空泡变所致)
—— 晚期可表现为脑萎缩

GM1-β-半乳糖苷酶缺乏
脑组织肿胀或萎缩
灰白质界线不清
视神经、小脑和脑干等可萎缩
—— I型(婴儿型)出生起病进展快速
—— I型(婴儿型)可见眼底樱桃红斑
—— II型(幼年型)病变局限于中枢神经系统
—— II型(幼年型)眼底无樱桃红斑

称为Tay-Sachs病
又称大脑黄斑变性综合征
早期阶段表现为脑萎缩
后期脑体积增大，脑回肥厚
后期白质水肿坏死
CT示白质密度减低
MRI示基底节和丘脑萎缩明显
—— GM2型
—— 电镜示斑马小体(含磷脂和GM2)
—— 基底节萎缩、皮质肥厚或变薄
—— 脑室扩大、脑底池扩大
—— 神经节苷脂沉积病
—— GM1型
—— 脑灰质疾病

又称Hunter病
1岁始现进行性症状
发育迟缓和智力迟钝
大体为脑体积增大
—— 角膜浑浊和特殊性驼背
—— 语言发育滞后
—— 软脑膜增厚水肿
—— 蛛网膜下腔阻塞
—— 伴发蛛网膜囊肿
—— 黏多糖沉积呈透明气球样
—— 黏多糖沉积病 —— I型

又称Sanfilippo病
早期仅轻中度发育延迟
—— III型
—— II型
又称Hurler病
尿排硫酸软骨素和硫酸肝素
似I型但病情轻进展缓

又称Morquio病
以严重骨骼畸形、角膜浑浊和主动脉瓣病变为特征
—— IV型
—— V型
又称Scheie病
似I型但表现较轻

常染色体隐性遗传，铜代谢障碍
铜在脑小血管周围异常沉积
局部脑组织水肿、神经元变性增生
坏死囊变空泡(海绵样)变性甚至空洞
CT表现壳核核苍白球对称低密度影
T2高信号(坏死囊变和海绵样变性)
T1高信号(苍白球和肝衰竭有关)
T2低信号(基底节反应铜沉积)
—— 肝豆状核变性
—— 基底节疾病

又称Maroteaux-Lamy病 —— VI型 —— 多为营养不良性侏儒

临床表现生长发育迟缓
进行性智力和运动障碍
血管角质瘤、反复感染
脂肪软骨营养不良
—— 岩藻糖蓄积症
—— 糖原蓄积病 —— 特征为组织内糖原的浓度和(或)结构异常

①脑内多发梗死样低密度病灶，大脑后部多见，对称或非对称分布，灰质受累基底节多见；②基底节钙化、壳核为著；③弥漫性进行脑萎缩，增强斑片状、不规则强化，包括皮质强化，MRS显示乳酸增加
—— MELAS综合征

CT/MR示丘脑苍白球内囊密度减低 —— 幕上白质内进行性密度/信号改变

1.3 神经变性性脑疾病的鉴别

脊髓后索，橄榄脊髓束变性
小脑Purkinje细胞脱失，颗粒层变厚
小脑上脚和齿状核变性

皮质脊髓束及脊髓小脑束变性
Clarke柱细胞和前角细胞脱失

原发性脑损伤相应MR表现
损伤同侧相应脑白质束走行区T2高信号
分布于放射冠、内囊后肢、大脑脚和桥脑
T1呈低信号、CT稍低密度
数年后的同侧脑干萎缩
—— Wallerian华氏变性

男女患病人数约1.9:1，缓慢起病
临床表现为进行性小脑共济失调
脑桥、下橄榄核和小脑萎缩为特征
矢状位脑桥腹前面变平、脑桥变小
小脑下引部萎缩变小
—— 病理生理
—— 橄榄体桥小脑变性(OPCA)
—— 影像

家族显性遗传神经系统疾病
行走动作摇摇晃晃，犹如企鹅
据基因型分为SCA1-7和DEPLA
—— 脊髓小脑变性

原发脑损伤导致远隔部位继发性神经元变性
可继发于脑梗死、脑出血、脑外伤、脑肿瘤等
损伤区近侧轴索变性到上一个郎飞结
损伤区靠近胞体可导致细胞体染色质溶解
损伤后1~3周髓鞘蛋白崩解
10~14周髓鞘脂肪破坏和胶质增生
数年后因选择性神经元坏死导致萎缩

小脑萎缩、四脑室扩大
横脑桥纤维和脑桥臂T2低信号
壳核、苍白球和黑质T2信号降低
—— 单纯性小脑变性/萎缩

老年性小脑变性属生理现象
表现为四脑室扩大、小脑沟裂增宽
小脑沟小、蛛网膜下腔扩张
蚓部上面脑沟超过4条需提示轻度萎缩

1.4　多发性硬化的鉴别

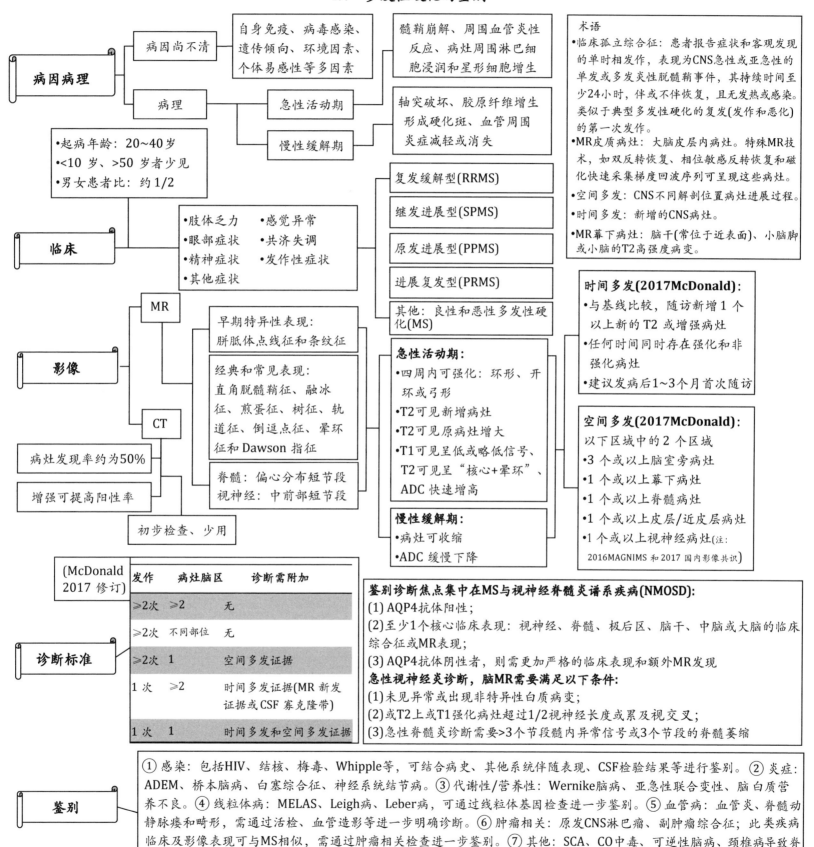

病因病理

病因尚不清 —— 自身免疫、病毒感染、遗传倾向、环境因素、个体易感性等多因素

病理 —— 急性活动期 —— 髓鞘崩解、周围血管炎性反应、病灶周围淋巴细胞浸润和星形细胞增生

慢性缓解期 —— 轴突破坏、胶原纤维增生形成硬化斑、血管周围炎症减轻或消失

术语
- 临床孤立综合征：患者报告症状和客观发现的单时相发作，表现为CNS急性或亚急性的单发或多发炎性脱髓鞘事件，其持续时间至少24小时，伴或不伴恢复，且无发热或感染。类似于典型多发性硬化的复发(发作和恶化)的第一次发作。
- MR皮质病灶：大脑皮层内病灶。特殊MR技术，如双反转恢复、相位敏感反转恢复和磁化快速采集梯度回波序列可呈现这些病灶。
- 空间多发：CNS不同解剖位置病灶进展过程。
- 时间多发：新增的CNS病灶。
- MR幕下病灶：脑干(常位于近表面)、小脑脚或小脑的T2高强度病变。

临床

- 起病年龄：20~40岁
- <10岁、>50岁者少见
- 男女患者比：约1/2

- 肢体乏力　　·感觉异常
- 眼部症状　　·共济失调
- 精神症状　　·发作性症状
- 其他症状

复发缓解型(RRMS)

继发进展型(SPMS)

原发进展型(PPMS)

进展复发型(PRMS)

其他：良性和恶性多发性硬化(MS)

时间多发(2017McDonald)：
- 与基线比较，随访新增1个以上新的T2或增强病灶
- 任何时间同时存在强化和非强化病灶
- 建议发病后1~3个月首次随访

影像

MR ——

早期特异性表现：胼胝体点线征和条纹征

经典和常见表现：直角脱髓鞘征、融冰征、煎蛋征、树征、轨道征、倒逗点征、晕环征和Dawson指征

脊髓：偏心分布短节段
视神经：中前部短节段

CT ——

病灶发现率约为50%

增强可提高阳性率

初步检查、少用

急性活动期：
- 四周内可强化：环形、开环或弓形
- T2可见新增病灶
- T2可见原病灶增大
- T1可见呈低或略低信号、T2可见呈"核心+晕环"、ADC快速增高

慢性缓解期：
- 病灶可收缩
- ADC缓慢下降

空间多发(2017McDonald)：
以下区域中的2个区域
- 3个或以上脑室旁病灶
- 1个或以上幕下病灶
- 1个或以上脊髓病灶
- 1个或以上皮层/近皮层病灶
- 1个或以上视神经病灶(注：2016MAGNIMS和2017国内影像共识)

诊断标准

(McDonald 2017修订)发作	病灶脑区	诊断需附加
≥2次	≥2	无
≥2次	不同部位	无
≥2次	1	空间多发证据
1次	≥2	时间多发证据(MR新发证据或CSF寡克隆带)
1次	1	时间多发和空间多发证据

鉴别诊断焦点集中在MS与视神经脊髓炎谱系疾病(NMOSD)：
(1) AQP4抗体阳性；
(2) 至少1个核心临床表现：视神经、脊髓、极后区、脑干、中脑或大脑的临床综合征或MR表现；
(3) AQP4抗体阴性者，则需更加严格的临床表现和额外MR发现
急性视神经炎诊断，脑MR需要满足以下条件：
(1) 未见异常或出现非特异性白质病变；
(2) 或T2上或T1强化病灶超过1/2视神经长度或累及视交叉；
(3) 急性脊髓炎诊断需要>3个节段髓内异常信号或3个节段的脊髓萎缩

鉴别

① 感染：包括HIV、结核、梅毒、Whipple等，可结合病史、其他系统伴随表现、CSF检验结果等进行鉴别。② 炎症：ADEM、桥本脑病、白塞综合征、神经系统结节病。③ 代谢性/营养性：Wernike脑病、亚急性联合变性、脑白质营养不良。④ 线粒体病：MELAS、Leigh病、Leber病，可通过线粒体基因检查进一步鉴别。⑤ 血管病：血管炎、脊髓动静脉瘘和畸形，需通过活检、血管造影等进一步明确诊断。⑥ 肿瘤相关：原发CNS淋巴瘤、副肿瘤综合征；此类疾病临床及影像表现可与MS相似，需通过肿瘤相关检查进一步鉴别。⑦ 其他：SCA、CO中毒、可逆性脑病、颈椎病导致脊髓压迫症、热带痉挛性截瘫（TSP）

1.5 视神经脊髓炎谱系疾病的鉴别

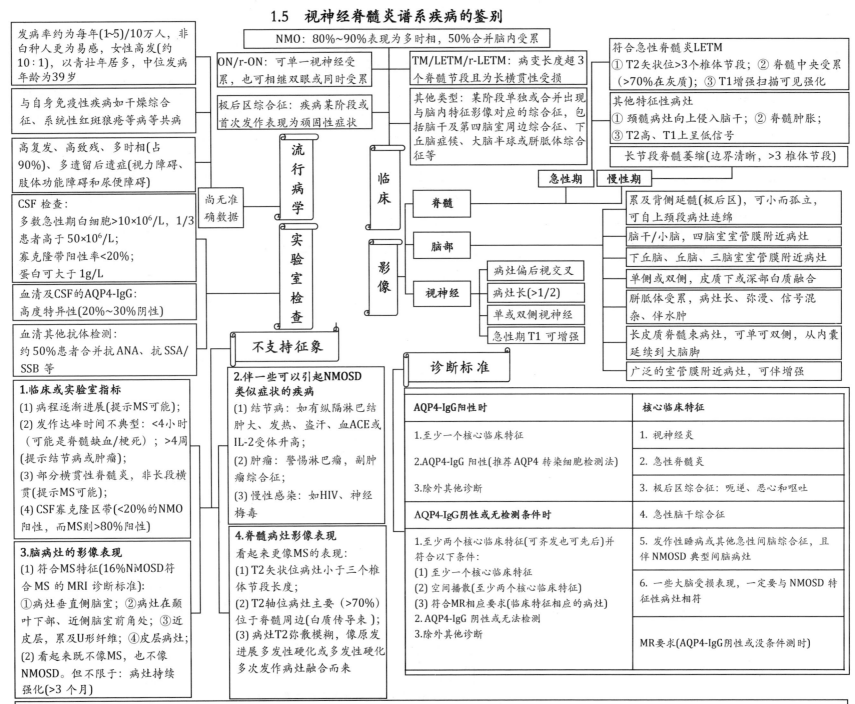

NMO：80%~90%表现为多时相，50%合并脑内受累

流行病学

发病率约为每年(1~5)/10万人，非白种人更为易感，女性高发(约10:1)，以青壮年居多，中位发病年龄为39岁

与自身免疫性疾病如干燥综合征、系统性红斑狼疮等病等共病

高复发、高致残、多时相(占90%)、多遗留后遗症(视力障碍、肢体功能障碍和尿便障碍)

尚无准确数据

实验室检查

CSF检查：
多数急性期白细胞>10×10⁶/L，1/3患者者高于50×10⁶/L；
寡克隆带阳性率<20%；
蛋白可大于1g/L

血清及CSF的AQP4-IgG：
高度特异性(20%~30%阴性)

血清其他抗体检测：
约50%患者合并抗ANA、抗SSA/SSB等

不支持征象

1.临床或实验室指标
(1) 病程逐渐进展(提示MS可能)；
(2) 发作达峰时间不典型：<4小时(可能是脊髓缺血/梗死)；>4周(提示结节病或肿瘤)；
(3) 部分横贯性脊髓炎，非长段横贯(提示MS可能)；
(4) CSF寡克隆区带(<20%的NMO阳性，而MS则>80%阳性)

3.脑病灶的影像表现
(1) 符合MS特征(16%NMOSD符合MS的MRI诊断标准)：
①病灶垂直侧脑室；②病灶在颞叶下部、近侧脑室前角处；③近皮层，累及U形纤维；④皮层病灶；
(2) 看起来既不像MS，也不像NMOSD。但不限于：病灶持续强化(>3个月)

2.伴一些可以引起NMOSD类似症状的疾病
(1) 结节病：如有纵隔淋巴结肿大、发热、盗汗、血ACE或IL-2受体升高；
(2) 肿瘤：警惕淋巴瘤，副肿瘤综合征；
(3) 慢性感染：如HIV、神经梅毒

4.脊髓病灶影像表现
看起来更像MS的表现：
(1) T2矢状位病灶小于三个椎体节段长度；
(2) T2轴位病灶主要(>70%)位于脊髓周边(白质传导束)；
(3) 病灶T2弥散模糊，像原发进展多发性硬化或多发性硬化多次发作病灶融合而来

临床

ON/r-ON：可单一视神经受累，也可相继双眼或同时受累

极后区综合征：疾病某阶段或首次发作表现为顽固性症状

TM/LETM/r-LETM：病变长度超3个脊髓节段且为长横贯性受损

其他类型：某阶段单独或合并出现与脑内特征影像对应的综合征，包括脑干及第四脑室周边综合征、下丘脑症候、大脑半球或胼胝体综合征等

影像

脊髓

脑部

视神经

病灶偏后视交叉

病灶长(>1/2)

单或双侧视神经

急性期T1可增强

急性期｜**慢性期**

符合急性脊髓炎LETM
① T2矢状位>3个椎体节段；② 脊髓中央受累(>70%在灰质)；③ T1增强扫描可见强化

其他特征性病灶
① 颈髓病灶向上侵入脑干；② 脊髓肿胀；③ T2高、T1上呈低信号

长节段脊髓萎缩(边界清晰，>3椎体节段)

累及背侧延髓(极后区)，可小而孤立，可自上颈段病灶连绵

脑干/小脑，四脑室室管膜附近病灶

下丘脑、丘脑、三脑室室管膜附近病灶

单侧或双侧，皮质下或深部白质融合

胼胝体受累，病灶长、弥漫、信号混杂、伴水肿

长皮质脊髓束病灶，可单可双侧，从内囊延续到大脑脚

广泛的室管膜附近病灶，可伴增强

诊断标准

AQP4-IgG阳性时	核心临床特征
1.至少一个核心临床特征	1. 视神经炎
2.AQP4-IgG阳性(推荐AQP4转染细胞检测法)	2. 急性脊髓炎
3.除外其他诊断	3. 极后区综合征：呃逆、恶心和呕吐
AQP4-IgG阴性或无检测条件时	4. 急性脑干综合征
1.至少两个核心临床特征(可齐发也可先后)并符合以下条件：	5. 发作性睡病或其他急性间脑综合征，且伴NMOSD典型间脑病灶
(1) 至少一个核心临床特征	
(2) 空间播散(至少两个核心临床特征)	6. 一些大脑受损表现，一定要与NMOSD特征性病灶相符
(3) 符合MR相应要求(临床特征相应的病灶)	
2.AQP4-IgG阴性或无法检测	
3.除外其他诊断	MR要求(AQP4-IgG阴性或没条件测时)

术语
1.视神经脊髓炎(NMO)：是一种免疫介导的以视神经和脊髓受累为主的中枢神经系统炎性脱髓鞘疾病。
2.视神经炎(ON)：泛指累及视神经的各种炎性病变，是青中年最易罹患的致盲性视神经疾病。r-ON指复发性ON。
3.长节段横贯性脊髓炎(LETM)：指不同病因所致脊髓病灶超过3个椎体节段，病灶横断面常累及脊髓中心且超过脊髓横断面积2/3的一种特殊横贯性脊髓炎。
4.水通道蛋白4(AQP4)：主要分布在中枢神经系统的胶质界膜和血管周围的星形细胞足突，在中枢神经系统水、电解质平衡和脑水肿的发生发展中起重要作用。
5.视神经脊髓炎谱系疾病(NMOSD)：是一种与血清通道蛋白-4免疫球蛋白G抗体(AQP4-IgG)相关的中枢神经系统自身免疫性疾病，包含NMO。
6.急性脊髓炎：指各种自身免疫反应所致的急性横贯性脊髓炎性改变，又称急性横贯性脊髓炎。
7.极后区综合征：极(最)后区通透性强、其星形胶质细胞富含AQP4，损伤后呕吐相关的化学感受激发区(CTZ)受到影响导致无法用其他原因解释的发作性呃逆、恶心和呕吐。
8.急性脑干综合征：出现头晕、复视和共济失调等明显脑干症状。

1.6 常见脱髓鞘病变的鉴别

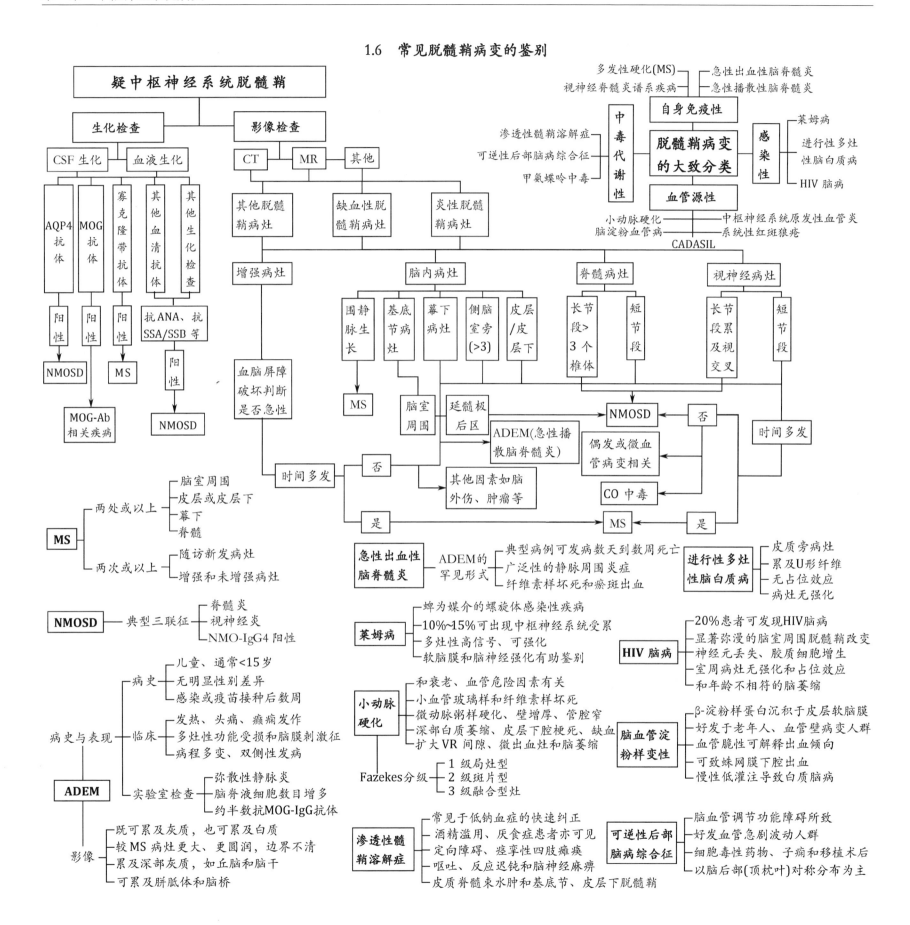

1.7　阿尔茨海默病、帕金森病与肝性脑病的鉴别

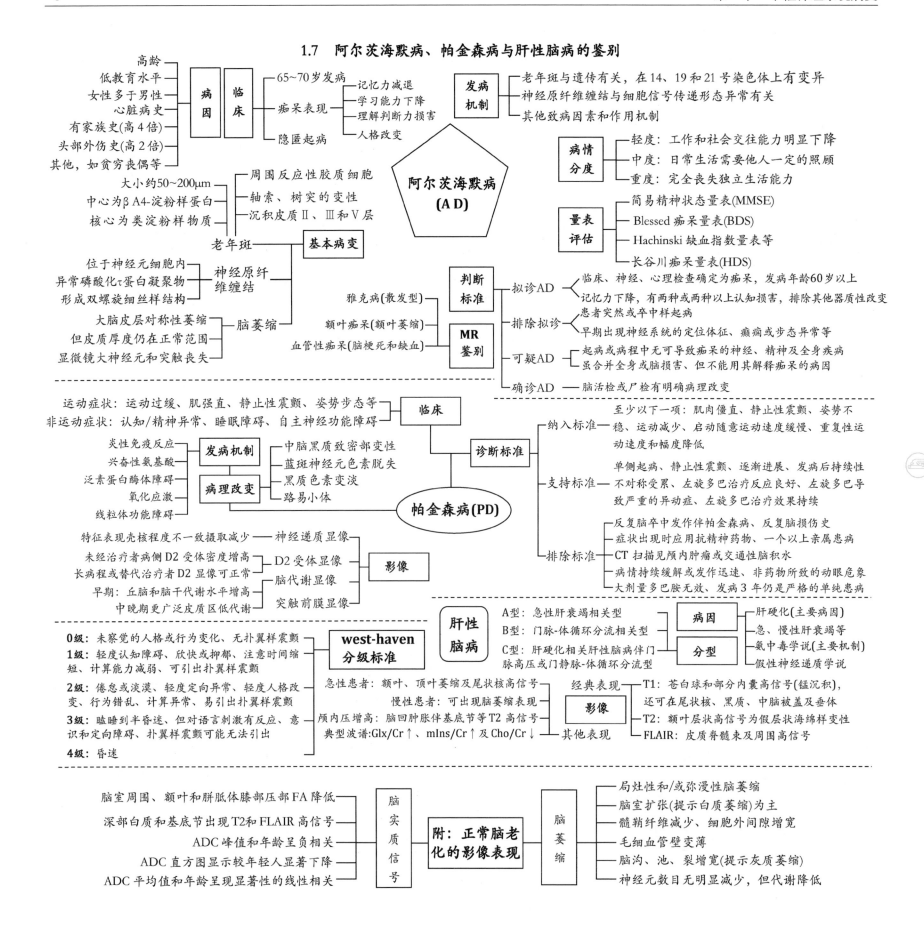

高龄
低教育水平
女性多于男性
心脏病史
有家族史(高4倍)
头部外伤史(高2倍)
其他，如贫穷丧偶等
— 病因 — 临床 — 65~70岁发病 — 痴呆表现 — 记忆力减退／学习能力下降／理解判断力损害／人格改变
隐匿起病

发病机制 — 老年斑与遗传有关，在14、19和21号染色体上有变异／神经原纤维缠结与细胞信号传递形态异常有关／其他致病因素和作用机制

大小约50~200μm
中心为βA4-淀粉样蛋白
核心为类淀粉样物质
— 周围反应性胶质细胞／轴索、树突的变性／沉积皮质Ⅱ、Ⅲ和Ⅴ层
老年斑 — 基本病变

位于神经元细胞内
异常磷酸化τ蛋白凝聚物
形成双螺旋细丝样结构
— 神经原纤维缠结

大脑皮层对称性萎缩
但皮质厚度仍在正常范围
显微镜大神经元和突触丧失
— 脑萎缩

阿尔茨海默病 (AD)

病情分度 — 轻度：工作和社会交往能力明显下降／中度：日常生活需要他人一定的照顾／重度：完全丧失独立生活能力

量表评估 — 简易精神状态量表(MMSE)／Blessed痴呆量表(BDS)／Hachinski缺血指数量表等／长谷川痴呆量表(HDS)

判断标准 — 雅克病(散发型)／额叶痴呆(额叶萎缩)／血管性痴呆(脑梗死和缺血) — MR鉴别

拟诊AD — 临床、神经、心理检查确定为痴呆，发病年龄60岁以上／记忆力下降，有两种或两种以上认知损害，排除其他器质性改变
排除拟诊 — 患者突然或卒中样起病／早期出现神经系统的定位体征、癫痫或步态异常等
可疑AD — 起病或病程中无可导致痴呆的神经、精神及全身疾病／虽合并全身或脑损害，但不能用其解释痴呆的病因
确诊AD — 脑活检或尸检有明确病理改变

运动症状：运动过缓、肌强直、静止性震颤、姿势步态等
非运动症状：认知/精神异常、睡眠障碍、自主神经功能障碍
— 临床

炎性免疫反应
兴奋性氨基酸
泛素蛋白酶体障碍
氧化应激
线粒体功能障碍
— 发病机制 — 中脑黑质致密部变性／蓝斑神经元色素脱失／黑质色素变淡／路易小体
病理改变

帕金森病(PD)

诊断标准
纳入标准 — 至少以下一项：肌肉僵直、静止性震颤、姿势不稳、运动减少、启动随意运动速度缓慢、重复性运动速度和幅度降低
支持标准 — 单侧起病、静止性震颤、逐渐进展、发病后持续性不对称受累、左旋多巴治疗反应良好、左旋多巴导致严重的异动症、左旋多巴治疗效果持续
排除标准 — 反复脑卒中发作伴帕金森病、反复脑损伤史／症状出现时应用抗精神药物、一个以上亲属患病／CT扫描见颅内肿瘤或交通性脑积水／病情持续缓解或发作迅速、非药物所致的动眼危象／大剂量多巴胺无效、发病3年仍是严格的单纯患病

特征表现壳核程度不一致摄取减少
未经治疗者病侧D2受体密度增高
长病程或替代治疗者D2显像可正常
早期：丘脑和脑干代谢水平增高
中晚期更广泛皮质区低代谢
— 神经递质显像／D2受体显像／脑代谢显像／突触前膜显像 — 影像

0级：未察觉的人格或行为变化、无扑翼样震颤
1级：轻度认知障碍、欣快或抑郁、注意时间缩短、计算能力减弱、可引出扑翼样震颤
2级：倦怠或淡漠、轻度定向异常、轻度人格改变、行为错乱、计算异常、易引出扑翼样震颤
3级：瞌睡到半昏迷、但对语言刺激有反应、意识和定向障碍、扑翼样震颤可能无法引出
4级：昏迷
— **west-haven 分级标准**

肝性脑病
A型：急性肝衰竭相关型
B型：门脉-体循环分流相关型
C型：肝硬化相关肝性脑病伴门脉高压或门静脉-体循环分流型
— 病因 — 肝硬化(主要病因)／急、慢性肝衰竭等
分型 — 氨中毒学说(主要机制)／假性神经递质学说

急性患者：额叶、顶叶萎缩及尾状核高信号
慢性患者：可出现脑萎缩表现
颅内压增高：脑回肿胀伴基底节等T2高信号
典型波谱：Glx/Cr↑、mIns/Cr↑及Cho/Cr↓
其他表现
— 经典表现 — T1：苍白球和部分内囊高信号(锰沉积)，还可在尾状核、黑质、中脑被盖及垂体／T2：额叶层状高信号为假层状海绵样变性／FLAIR：皮质脊髓束及周围高信号 — 影像

脑室周围、额叶和胼胝体膝部压部FA降低
深部白质和基底节出现T2和FLAIR高信号
ADC峰值和年龄呈负相关
ADC直方图显示较年轻人显著下降
ADC平均值和年龄呈现显著性的线性相关
— 脑实质信号 — **附：正常脑老化的影像表现**
脑萎缩 — 局灶性和/或弥漫性脑萎缩／脑室扩张(提示白质萎缩)为主／髓鞘纤维减少、细胞外间隙增宽／毛细血管壁变薄／脑沟、池、裂增宽(提示灰质萎缩)／神经元数目无明显减少，但代谢降低

1.8　颅内血管畸形与动脉瘤的鉴别

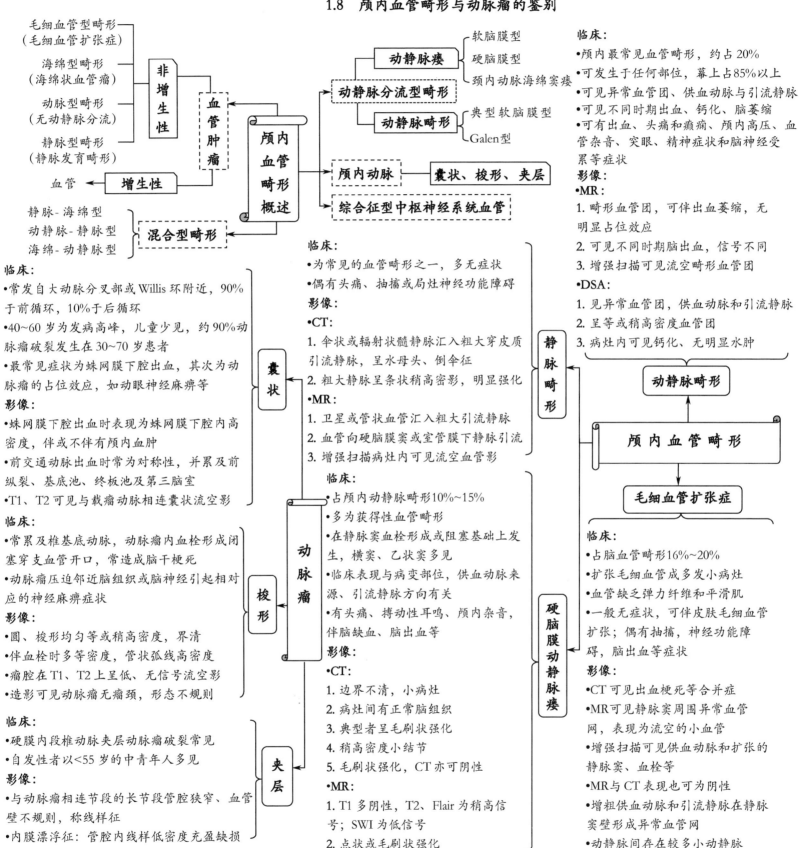

临床：
- 颅内最常见血管畸形，约占20%
- 可发生于任何部位，幕上占85%以上
- 可见异常血管团、供血血管与引流静脉
- 可见不同时期出血、钙化、脑萎缩
- 可有出血、头痛和癫痫、颅内高压、血管杂音、突眼、精神症状和脑神经受累等症状

影像：
- **MR：**
1. 畸形血管团，可伴出血萎缩，无明显占位效应
2. 可见不同时期脑出血，信号不同
3. 增强扫描可见流空畸形血管团
- **DSA：**
1. 见异常血管团，供血动脉和引流静脉
2. 呈等或稍高密度血管团
3. 病灶内可见钙化、无明显水肿

临床：
- 占脑血管畸形16%~20%
- 扩张毛细血管成多发小病灶
- 血管缺乏弹力纤维和平滑肌
- 一般无症状，可伴皮肤毛细血管扩张；偶有抽搐，神经功能障碍，脑出血等症状

影像：
- CT可见出血梗死等合并症
- MR可见静脉窦周围异常血管网，表现为流空的小血管
- 增强扫描可见供血动脉和扩张的静脉窦、血栓等
- MR与CT表现也可为阴性
- 增粗供血动脉和引流静脉在静脉窦壁形成异常血管网
- 动静脉间存在较多小动静脉

临床：
- 为常见的血管畸形之一，多无症状
- 偶有头痛、抽搐或局灶神经功能障碍

影像：
- **CT：**
1. 伞状或辐射状髓静脉汇入粗大穿皮质引流静脉，呈水母头、倒伞征
2. 粗大静脉呈条状稍高密影，明显强化
- **MR：**
1. 卫星或管状血管汇入粗大引流静脉
2. 血管向硬脑膜窦或室管膜下静脉引流
3. 增强扫描病灶内可见流空血管影

临床：
- 占颅内动静脉畸形10%~15%
- 多为获得性血管畸形
- 在静脉窦血栓形成或阻塞基础上发生，横窦、乙状窦多见
- 临床表现与病变部位，供血动脉来源、引流静脉方向有关
- 有头痛、搏动性耳鸣、颅内杂音，伴脑缺血、脑出血等

影像：
- **CT：**
1. 边界不清，小病灶
2. 病灶间有正常脑组织
3. 典型者呈毛刷状强化
4. 稍高密度小结节
5. 毛刷状强化，CT亦可阴性
- **MR：**
1. T1多阴性，T2、Flair为稍高信号；SWI为低信号
2. 点状或毛刷状强化

临床：
- 常发自大动脉分叉部或Willis环附近，90%于前循环，10%于后循环
- 40~60岁为发病高峰，儿童少见，约90%动脉瘤破裂发生在30~70岁患者
- 最常见症状为蛛网膜下腔出血，其次为动脉瘤的占位效应，如动眼神经麻痹等

影像：
- 蛛网膜下腔出血时表现为蛛网膜下腔内高密度，伴或不伴有颅内血肿
- 前交通动脉出血时常为对称性，并累及前纵裂、基底池、终板池及第三脑室
- T1、T2可见与载瘤动脉相连囊状流空影

临床：
- 常累及椎基底动脉，动脉瘤内血栓形成闭塞穿支血管开口，常造成脑干梗死
- 动脉瘤压迫邻近脑组织或脑神经引起相对应的神经麻痹症状

影像：
- 圆、梭形均匀等或稍高密度，界清
- 伴血栓时多等密度，管状弧线高密度
- 瘤腔在T1、T2上呈低、无信号流空影
- 造影可见动脉瘤无瘤颈，形态不规则

临床：
- 硬膜内段椎动脉夹层动脉瘤破裂常见
- 自发性者以<55岁的中青年人多见

影像：
- 与动脉瘤相连节段的长节段管腔狭窄、血管壁不规则，称线样征
- 内膜漂浮征：管腔内线样低密度充盈缺损

1.9　炎性与非炎性脑血管疾病的鉴别

原发炎性

大动脉炎

临床:
- 肉芽肿性血管炎，主要侵犯主动脉及其分支
- <40岁女性好发，下肢间歇性跛行
- 最常见的神经症状为晕厥，其次为短暂性脑缺血发作与脑卒中

影像:
- 受累血管壁增厚，引起范围较长的狭窄，偶致血管闭塞；弥漫血管扩张和动脉瘤不常见

结节性多动脉炎

临床:
- 侵犯中枢神经系统的最常见系统性血管炎
- 发病高峰为50~60岁，年轻人少见
- 常与病毒感染相关，常为坏死性中小动脉炎
- 全身不适、发热、体重减轻，大多患者有皮肤损害和肾功能异常，约半数有胃肠道症状
- 最常见神经系统表现为周围神经病

影像:
- 典型表现为血管内膜和外膜的纤维化坏死导致血管壁破坏，继发微动脉瘤、管腔闭塞

巨细胞动脉炎

临床:
- 肉芽肿侵犯大动脉血管壁引起，颞动脉多见

影像:
- MR具有高度敏感性，特别是血管壁的改变，表现为血管壁增厚及增强后颞动脉和其他大动脉的强化

韦格纳肉芽肿病

临床:
- 为小血管血管炎，<10%侵犯中枢神经系统
- 脑卒中少见，沿着鼻腔直接侵犯颅内的肉芽肿会影响脑神经，亦见无菌性动膜炎等

影像:
- 受累血管管径较小，且脑实质病灶较少见，影像诊断困难；但侵犯硬脑膜引起的硬脑膜炎可在MR增强扫描图像上发现

中枢神经系统血管炎

临床:
- 累及脑和脊髓内中小血管的孤立性血管炎
- 青年、中年人常见，主要侵犯软脑膜动静脉
- 常见慢性头痛、失语、偏瘫，脑卒中少见

影像:
- 影像表现与其他血管炎相似，血管管径改变，多发不规则狭窄、闭塞与血管扩张交替
- 典型表现为皮质下和灰质深部的多发性病灶，增强后有斑点状强化、急性期弥散受限，SWI因含铁血黄素沉积表现为斑点状出血灶

继发炎性

白塞综合征

临床:
- 常累及小血管，累及中枢神经系统者较少
- 主要表现为口腔与生殖器溃疡、眼部损害等

影像:
- 血管病变可表现为肿瘤样病变、静脉窦血栓形成、脑膜脑炎等
- MR扫描表现为散在的皮质下脑白质病变
- 急性期病灶可强化，病灶好发于中脑，具有一定特征性

细菌性

临床:
- 脑内化脓性感染会致炎性细胞浸润血管壁
- 被激活的免疫反应会加速血管壁的破坏
- 晚期并发症脓毒性栓子形成、血栓性静脉炎

影像:
- MRA、DSA检查可显示脑内、皮质血管的狭窄，颅底血管最常累及，常致出血

与脑动脉硬化病鉴别:
- 为最常见的可引起类似血管炎表现的病因
- 动脉硬化性血管疾病好发于中老年人
- 动脉硬化斑块好发于大血管的分叉处（在血管炎中不常见），血管炎通常侵犯较小的分支，并更易合并出血

与多发性硬化症鉴别:
- 典型多发性硬化斑块表现为多发的圆形、类圆形T2高信号灶，分布有时间性和空间性
- 病灶多于脑室旁脑白质

系统性红斑狼疮

临床:
- 慢性炎性结缔组织病，累及全身多个系统
- 超过75%累及中枢神经系统，有头痛等症状

影像:
- T2强信号灶，因细胞毒性水肿缺血早期弥散受限，因血管源性水肿血管病变中弥散增高
- 皮质萎缩，脑室大，额顶叶类圆、斑片病灶
- 可局限于皮质、基底节等，活动病灶可强化
- MRV可显示静脉窦血栓形成，MRS上Cho峰升高与疾病的活动性相关

与多发性硬化症鉴别:
- 特征性表现为病灶沿着小静脉与胼胝体中隔交界面呈垂直方向（道森指征）
- 增强后病灶强化提示急性期血-脑屏障的破坏，与急性脱髓鞘相关
- 血管炎病灶通常数量较少，不好发于胼胝体，更常累及灰质

与烟雾病鉴别:
- 是一种血管性疾病，好发于婴儿与年轻人
- 在日本儿童中是引起脑卒中的常见病因
- MR上FLAIR和T1增强后表现为高信号的沟，即软脑膜的常春藤征，并具有潜在可逆性，MR图像上无血管壁的改变

螺旋体

临床:
- 常为3期梅毒时期由螺旋体侵犯内皮细胞所致，皮质动静脉常见，梅毒性血管炎常侵犯大脑中动脉的近端分支
- 与伯氏包柔螺旋体相关的脑血管炎被认为是由局部的单核炎性细胞浸润血管引起

影像:
- DSA检查可见动脉异常僵直、扭曲
- 血管内皮细胞肿胀会导致脑卒中样病灶，也会引起蛛网膜下腔出血
- 血管分叉处普遍无狭窄
- 在不同血管分布区，不同年龄段的多发性脑梗死常提示脑血管炎，特别是年轻患者

与动脉痉挛鉴别:
- 血管痉挛常继发于蛛网膜下腔出血，但也会由拟交感神经类药物引起，与血管炎不同，血管痉挛主要侵犯近端血管

与放射性脑血管病鉴别:
- 放、化疗会引起急性动脉炎，伴一过性脑白质水肿，血管病慢性损害会很严重

出血性

硬膜外型（硬膜相关性）

临床：
- 多为脑膜中动脉破裂，青少年多见
- 典型呈原发昏迷-清醒-继发昏迷

影像：
- 多并发颅骨骨折，骨折位于血肿同侧
- 多无脑挫裂伤和脑血肿，梭形或双凸透镜形，不跨颅缝，跨硬脑膜反折

硬膜下型（硬膜相关性）

临床：
- 分外伤与非外伤性，中老年多见
- 多为皮层动静脉、桥静脉破裂
- 1/3伴颅骨骨折，骨折位于血肿对侧
- 重者常合并脑挫裂伤和脑血肿

影像：
- 跨颅缝，不跨硬脑膜反折
- 急性期新月形，亚急性期过渡形（血肿内缘凹陷），慢性期呈双凸透镜形

鉴别：
- 脑膜瘤增强后有强化；转移瘤邻近颅骨常受累；脑膜结核的病灶有强化

脑室内出血

临床：
- 外伤、脑室壁上脉络动脉破裂出血所致
- 可有急性颅压增高，脑膜刺激征等症状

影像：
- 表现为脑室内高密度影，不同时期可表现为等低密度影，信号特点与脑出血相似
- 可见脑水肿、中线结构移位、脑积水等

高血压性

临床：
- 典型表现为突发头痛、呕吐、嗜睡和昏迷，查体可见躯体感觉运动障碍
- 豆纹动脉破裂最多见，次为丘脑穿动脉等，壳核（外囊）区常见

影像：
- CT为首选检查，①急性期可见脑内圆形、不规则高密度灶，灶周水肿；②亚急性期可见融冰征；③慢性期可见囊状低密度影
- MR可见，①超急性期：T1等稍低，T2稍高信号；②急性期：T1等稍低，T2低信号；③亚急性期：T1高、T2早期高晚期低信号；④慢性期：T2含铁血黄色素低信号环

与脑血管畸形和动脉瘤鉴别：
- 发病年龄小，多突然发病，脑血管畸形和动脉瘤的出血好发部位不同，偶见低密度区钙化
- 增强后扫描有时可见动脉瘤和畸形血管的强化，必要时可行脑血管造影

与脑部外伤性脑出血鉴别：
- 常有明确的外伤史，血肿位于受力点附近或其对冲部位，其外轮廓不整

脑梗死

临床：
- 梗死区血管壁再通时破裂出血，出血在梗死区内，基底节、皮质区常见

影像：
- 低密度脑梗死灶内见不规则斑点、片状高密度出血灶，占位效应较明显

与原发性脑出血鉴别：
- 患病当时即有高密度影，周围低密度水肿带，有占位效应

蛛网膜下腔出血

临床：
- 分外伤性和自发性(动脉瘤破裂、动脉硬化等)，30~40岁为发病高峰
- 三联征：剧烈头痛、脑膜刺激征、血性脑脊液

影像：
- 脑沟、池呈线样、铸型密度增高影；急性期：T1高、T2低信号；亚急性期：局灶性短T1信号；慢性期：T2见含铁血黄色素低信号环

与脑水肿鉴别：
- 脑实质水肿呈低密度改变，衬出蛛网膜下腔，CT值呈水样密度

缺血性

短暂性

临床：
- 局灶性缺血所致、未发生缺血性梗死的、短暂性的脑脊髓或视网膜神经功能失常
- 50~70岁中老年人常见，男性较多
- 分颈内动脉系统、椎基底动脉系统

影像：
- T1低T2高信号，DWI为本病首选检查
- DWI脑缺血灶信号相对升高、ADC下降
- 病灶多位于半卵圆区、放射冠、丘脑等

与小卒中鉴别：
- 病灶多在内囊，DTI上卒中患者的FA值降低，而TIA患者的FA值升高

脑梗死 · 腔隙性

临床：
- 脑深部小的穿通动脉供血区域的小缺血性梗死灶，直径小于1.5cm

影像：
- 发病24h后，可见脑深部的片状低密度区，无占位效应
- 早期DWI检查可发现，表现为小高信号区其后T1低T2高信号
- DTI重建后可显示皮质脊髓束破坏情况

脑梗死 · 其他

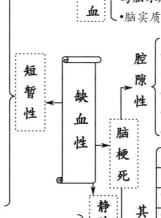

特征（时期）	超急性期	急性期	亚急性期	慢性期
时间	0~6h	6h~3d	4~10d	>11d
T1信号	等、稍低	稍低	低	低
T2信号	等、稍高	稍高	高	高
DWI信号	高	高	高、稍高	等、低
ADC信号	低	低	等	高
FLAIR信号	等、稍高	等、稍高	高	早期高；晚期低
Lac峰	明显升高	明显升高	仍稍高	下降至消失

静脉与静脉窦血栓

临床：
- 罕见，青壮年好发，乙状窦、横窦发生率高，多头晕

影像：
- 静脉窦迂曲，边界模糊，窦内三角形、条状高密度影
- MRI见静脉窦内流空信号异常，血栓急性期T1等T2低信号，亚急性期T1T2均高信号，慢性期信号减低

1.10　脑炎与炎性肉芽肿性病变的鉴别

化脓性脑炎

早期

影像：
- CT：正常或边界模糊低密度区
- MR：T1低、T2高、T2flair高信号；轻占位效应，斑点状强化
- CT、MR此期无明显环形强化

鉴别：
- 脑炎此期无特异性，临床表现重要
- 肿瘤：慢性发病、进展缓慢

进展期

影像：
- 边界清楚的光滑薄壁环形强化
- 早期脓壁T2呈环形低信号
- 晚期T1脓壁等或高于白质信号
- 早期中央坏死低密度，T1低T2高信号，顺磁性T1、T2缩短
- 中央DWI明显高信号

晚期

临床：
- 感染后1~2周，病灶中央脑坏死且合并，后期病灶周围血管增殖，肉芽组织

影像：
- 中央区密度更低，中央特性DWI高信号，病灶边缘可见不规则形强化
- 较早期T1更低，T2和T2flair更高，DWI可显示中央信号升高
- 延迟增强中央可见部分晚期强化
- 此期可见光滑完整的环形壁强化，强化环周围血管源性水肿变明显，占位效应变明显

与脑肿瘤鉴别：
- 肿块常不规则强化，DWI信号较脓肿低

与进展期血肿鉴别：
- 进展期血肿呈更明显血液成分信号

与亚急性脑梗鉴别：
- 亚急性脑梗有明确的临床病史，沿血管分布区境界呈脑回样强化

结核瘤

临床：
- 为中央干酪样坏死的肉芽肿
- 成人幕上常见，累及额顶叶
- 60%儿童位于后颅窝，累及小脑
- 多发、粟粒状病灶常见

影像：
- 病灶呈单或多个等稍高密度结节
- 病灶有轻度占位效应，钙化常见
- 干酪样坏死密度常高于液性坏死
- 靶环征：中央钙化，边缘强化
- 结核瘤T2呈低或高信号，取决于病灶大小、干酪样坏死液化多少

结核性脑炎

动脉炎

影像：
- 炎症渗出物常沿基底池，蔓延至血管周间隙，常沿豆纹动脉和丘脑穿支累及血管深部核团
- 动脉不规则狭窄阻塞、梗死

脑膜炎

临床：
- 有亚急性、潜伏性症状
- 头痛、淡漠萎靡，发热少
- 局灶神经功能异常表现

影像：
- 可见厚的胶冻状炎性渗出物
- 颅底池脑膜增厚强化

脓肿

影像：
- 少见，T细胞免疫功能多受损
- 进展迅速，病灶快速增大
- 常大，多房，有明显水肿与占位效应，似细菌性脓肿

病毒性脑炎

腮腺炎

临床：
- 青少年多见，冬、春季常见
- 传染方式为接触性传染

影像：
- 深部脑实质常见，如基底节区，可对称

单纯疱疹

临床：
- 常见的散发病毒脑炎，青壮年常见
- 口唇生殖器疱疹，病毒抗体滴度高

影像：
- 累及外侧裂周围、颞叶海马区、额叶底部、扣带回脑实质，不累及核壳
- EEG易变，特征性颞叶尖波、慢波形

乙型

临床：
- 儿童多见，蚊媒传染，7、8月份常见
- 血清及CSFIgM抗体（+）

影像：
- 双侧丘脑，大脑脚常见，病死率25%

脊髓炎

临床：
- 儿童常见（病毒感染及免疫接种后）
- 常1~3周发病，激素治疗有效

影像：
- 幕上脑室多灶性病灶
- 可侵犯脊髓、脑干，无或轻度强化

肠道病毒

临床：
- 幼儿常见，前驱肠道及呼吸道症状
- 亦有脑膜刺激征，意识障碍等

影像：
- 脊髓、脑干、深部核团及大脑受累

先天性TORCH

T：弓形体

临床：
- 仅次于巨细胞病毒感染概率
- 猫科弓形体卵囊接触史
- 胎盘传播，可使胎儿坏死性脑炎
- 婴儿常有小头畸形、脉络膜视网膜炎、精神发育迟缓

影像：
- CT隐约可见鞍区高密度区
- 鞍区腺垂体组织高度超过正常
- 鞍区病灶可使垂体柄移位
- T1类圆形低信号，T2信号略高

O：其他如HIV性

临床：
- 分娩时胎盘和出生后哺乳传播
- 感染的胎儿易呼吸系统感染、腹泻和脑病、发育迟缓
- 成人常见机会性感染和肿物
- 婴幼儿机会感染与肿物不常见

影像：
- 基底节（苍白球）对称性钙化
- MR易见白质异常T2高信号

R：风疹病

- 弥漫性脑炎、脑梗死，可致死；
- 常发热出疹、无癫痫等
- CSF：①实验室检查淋巴细胞、蛋白↑，葡萄糖↓；②幸存患儿可有小头和小眼球畸形、精神发育迟、脑室扩大、颅内钙化等

C：巨细胞病

临床：
- 中枢神经系统感染最常见病因
- 胎盘传播或孕期初发感染

影像：
- CT：脑室周围营养不良性钙化
- MR：①脑室旁白质缺失、脑室扩大和小头畸形；②可无脑回畸形、皮层发育不良、灰质异位；③髓鞘化延迟和小脑发育不良

H：单纯疱疹

临床：
- 少见，为破坏性强的胎儿感染
- 幸存新生儿有小头畸形、眼球异常、耳聋

影像：
- CT可见深部核团和皮层的营养不良性钙化
- MR可见弥漫性脑膜脑炎、脑梗死、脑容量丢失和髓鞘化延迟

真菌感染

烟曲霉菌

临床：
- 由肺经血行播散侵犯脑，或由耳、鼻、副鼻窦直接扩散而致，常有脑内单发脓肿

影像：
- 常表现为片状低密度区，边界不清
- 伴水肿及占位效应，轻度或无强化
- 若脓壁已形成，则为环形强化
- 壁较厚而不规则可伴出血坏死
- 严重时可并大量蛛网膜下腔及脑室出血

隐球菌

临床：
- 隐球菌感染内可有大肉芽肿称隐球菌瘤
- 瘤内可见钙化（CT易识别），单或多发

影像：
- 呈等或稍高密度，周围伴有低密度水肿
- T1等或稍低信号，T2稍低或明显高信号
- 周围水肿T2呈高信号，均匀或环形强化

颅内念球菌

临床：
- 主要见于糖尿病患者或因使用广谱抗菌素、激素等药物而致免疫功能低下者
- 主要引起脑实质散在的肉芽肿性小脓肿、软脑膜炎及多发的小血管栓塞

影像：
- 片状低密度区，界不清，不强化
- 发生于一般病人时，常呈脓肿表现
- 壁可厚可薄，脓腔密度较一般高
- 脓肿呈等或稍低密度，环形强化

放线菌

临床：
- 常为血源性，也可鼻旁窦感染直接蔓延

影像：
- 多发广泛低密度区，其内见环形强化灶
- 环壁薄，似脑脓肿，DWI中央呈高信号

寄生虫感染

脑血吸虫病

急性期

临床：
- 病因为成虫或虫卵由静脉随血流入脑内
- 血吸虫常见病长江流域以南，青年多见
- 虫卵为炎性肉芽肿中心，皮层深部多见
- 大小不等，似结核瘤，周围脑白质水肿

影像：
- 大小程度不同低密度水肿区，境界模糊，占位改变，脑室可受压变形
- 周围有水肿，小结节可被水肿掩盖
- 病灶呈长T1、长T2信号，无强化

慢性期

影像：
- 慢性期有局灶性肉芽肿，等或稍高密度
- 多发小结节或单发大结节，或同时存在
- 结节T1呈等或稍低于脑灰质信号，T2高信号，周围水肿似或稍低于水肿信号
- 增强扫描对显示肉芽肿病灶很重要，结节呈明显均匀强化，也可呈环形强化

鉴别：
- 多发结核瘤常弥漫性分布于双侧半球，多合并有结核性脑膜炎或其他部位结核

脑包虫病

临床：
- 脑包虫病少见，有癫痫和颅压增高等症状
- 畜牧区生活史，西北、西藏等地均有散发

影像：
- 原发性常单发，累及顶叶和额叶，为类圆形巨大脑实质内囊肿，囊壁常钙化无强化
- 继发性常为大小不一多发囊肿，圆、卵圆形或略不规则，囊周有水肿，囊壁可强化

脑肺吸虫病

临床：
- 首先侵犯颞、枕叶，然后向前上累及额叶
- 人因吞食半生或生的带囊蝲蛄河蟹而感染
- 病变后期，病灶内可钙化，呈斑点或壳状
- 以多发壳状钙化聚集于一起为典型表现

影像：
- 可见大片状低密度区，常伴不同程度的多发性不规则出血改变，见聚集多发性环状增强病灶
- 出血吸收后形成T1低信号，隧道样表现
- 有不规则的炎性水肿及出血灶周围的水肿

鉴别：
- 脑脓肿壁多规则，张力高，有明显感染症状
- 转移瘤病灶小，灶周水肿及占位效应多明显

脑囊虫病

小囊型

临床：
- 小囊型常多发，个别也可单发
- 病灶多分布于大脑半球，灰质或白质
- 少数也可同时累及小脑、脑干或脊髓

影像：
- 小囊型为脑实质内多发散在圆形小低密度区，T1低，T2高信号，界清
- 头节点状中等信号，附于囊壁或囊肿中心，少数囊壁可较厚，T2低信号环

大囊型

临床：
- 大囊型少见，常单发，也可多发，大、小囊型可同时存在，直径达数厘米

影像：
- 圆形、椭圆或轻型分叶，界清低密度区
- T1呈低信号，T2呈高信号
- 囊壁不强化或因纤维组织增生环形强化

神经梅毒

临床：
- 由苍白密螺旋体引起的一种晚期梅毒
- 症状不一，因累及部位不同而不同
- 分为五型：无症状型梅毒、脑膜梅毒、脑膜血管梅毒、实质性神经梅毒、梅毒树胶肿

影像：
- 主要累及脑底，脑膜增厚粘连，脑积水
- 累及血管，引起脑内多发小片状梗死
- 累及脑实质，引起脑回萎缩、白质脱髓鞘
- 梅毒树胶肿为肿块样病变，有占位效应

鉴别：
- 脑内其他肉芽肿性病变多在脑实质内，常有其他部位结核、真菌等
- 胶质瘤多在幕上脑实质内，强化多样，瘤周常有水肿，可囊变，壁常不规则，脑膜不增厚
- 脑脓肿常有感染病史，环状强化，壁较规则，周围水肿范围广

多发性硬化

临床：
- 20~35岁中青年常见，女性略多男性
- 可有单、双侧肢体麻木、视神经炎、共济失调、脑干症状、膀胱功能障碍
- 脑室周围常见（前角、枕角周围尤甚）
- 部分病灶可与脑室垂直

影像：
- 类圆形或不规则形，偶融合成带状
- 病灶低密度，小病灶CT平扫难发现
- CT是多发性硬化最敏感检查方法
- 病灶T1呈低等信号，T2呈高信号
- 部分病灶与侧脑室垂直分布，新鲜者结节状明显强化，陈旧者不强化

鉴别：
- 缺血性梗死灶有基础疾病，病灶形态不规则，常见软化灶

1.11 WHO中枢神经系统肿瘤的分类（2016）

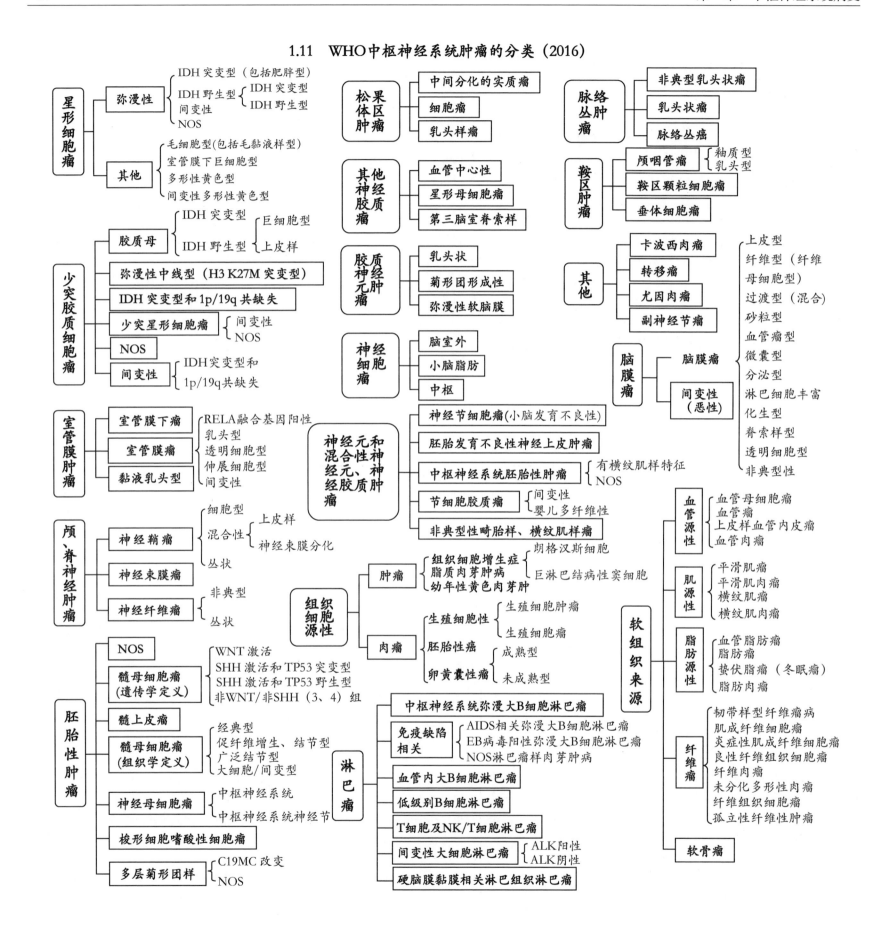

1.12　颅内肿瘤的鉴别

节细胞胶质瘤

临床：
- 30 岁以前；WHO Ⅰ～Ⅱ级
- 大脑半球好发，颞叶最常见

影像：
- 囊变常见，单个大囊加壁结节
- 占位效应轻，壁结节常见钙化
- 瘤周水肿轻微或无水肿
- 由不强化到明显强化，变化大

淋巴瘤

临床：
- <50 岁青壮年及儿童多见
- 继发者多见，多见于额颞叶、基底节、胼胝体及脑室周围白质

影像：
- 占位效应较轻，瘤周水肿轻
- 钙化罕见，囊变出血少见
- 多为多发病灶，形态不规则
- 弥漫浸润生长，均匀显著强化

间变性星形细胞瘤

临床：
- 40~50 岁好发，WHO Ⅲ级
- 大脑半球额颞叶、与顶叶交界区常见，见癫痫和局部定位症状

影像：
- 囊变少见可出血，钙化罕见
- 占位效应明显，瘤周水肿重
- 弥漫性生长，边界不清
- 不均匀或不规则环形强化

大脑半球

胶质母细胞瘤

临床：
- >50 岁常见；WHO Ⅳ级；进展快
- 深部脑白质，额叶和颞叶常见
- 常见颅内高压和局部定位症状

影像：
- 瘤周水肿与占位效应明显
- 囊变出血常见，钙化罕见
- 沿白质束扩展或沿胼胝体扩展，扩展至双侧大脑半球时呈蝴蝶样
- 病灶呈不规则花环状明显强化

转移瘤

临床：
- 40~70 岁多见，占颅内肿瘤 40%
- 大脑中动脉供血区的灰白质交界常见
- 男性多源于肺癌
- 女性多源自乳腺癌、颅内高压综合征

影像：
- 囊变、出血常见，瘤周水肿明显
- 形态多变、呈肿块结节、环形、囊状等
- 占位明显，钙化罕见，明显强化

少突胶质细胞瘤

临床：
- 35~40 岁多见，WHO Ⅰ～Ⅲ级
- 位于脑白质，向皮层扩展，大脑半球好发，额叶最常见，可见局灶性癫痫

影像：
- 囊变、钙化常见，瘤周水肿轻微
- 占位效应较轻，出血少见

转移瘤

临床：
- 详见颅内外沟通性肿瘤及颅底肿瘤鉴别
- 老年人好发，多由中颅窝底鞍旁、斜坡、颞骨岩部向颅内侵犯

影像：
- 不规则软组织肿块影，T1 等低 T2 等高信号
- CT 示颅底骨质破坏，强化明显

脑膜瘤

临床：
- 详见颅内外沟通性肿瘤及颅底肿瘤鉴别
- 可分为颅源性、眶源性和转移性

影像：
- 瘤多呈哑铃状，可见脑膜尾征
- 呈等或稍长均匀 T1、T2 信号
- 瘤周骨可骨质硬化、吸收破坏
- 增强扫描肿瘤呈明显强化

颅内外沟通性

神经源性

临床：
- 详见颅内外沟通性肿瘤及颅底肿瘤鉴别
- 多跨颅窝生长，沿脑神经走行，神经根部增粗，与瘤主体相延续

影像：
- 肿瘤呈混杂长 T1、T2 不均信号
- 可伴骨质吸收和破坏，肿瘤增强扫描呈明显强化

血管母细胞瘤

临床：
- 好发小脑半球，30~40 岁多见
- 病程进展较慢，脑积水较轻

影像：
- 囊变多见，偶见囊内出血
- 瘤周水肿较轻或无，大囊小结节
- 附壁结节明显强化，内见血管流空征象

脑膜瘤

临床：
- 中年女性多见，好发桥小脑角区
- 病程进展缓慢，早期多无症状

影像：
- 囊变少见，钙化较常见
- 类圆形，广基连接颅内板、小脑幕
- 瘤周水肿轻或无，可有脑脊液间隙
- 增强扫描明显均匀强化，脑膜尾征

室管膜瘤

临床：
- <25 岁和 40 岁左右多见
- 好发第四脑室底部
- 位于第四脑室，易梗阻性脑积水
- 肿瘤后方和侧方可见脑脊液间隙

影像：
- 囊变多见，偶见囊内出血
- 呈球形、分叶状或乳头状
- 沿外侧孔向脑池呈溶蜡状延伸
- 瘤周水肿轻或无，轻度不均匀强化

毛细胞型星形细胞瘤

临床：
- <10 岁多见，进展慢，脑积水少见
- 好发小脑蚓部，继发侵犯小脑半球

影像：
- 钙化少见，瘤周无或轻度水肿
- 实性明显强化，圆或类圆形
- 肿瘤为囊性、部分囊性、实性
- 多为较大壁结节囊实性肿块

髓母细胞瘤

临床：
- 4~8 岁常见，小脑蚓部好发
- 病情进展较快，脑积水较重
- 常见脑脊液种植转移
- 肿瘤向四脑室生长并充填
- 肿瘤前方可见脑脊液间隙

影像：
- 囊变少见，罕见钙化
- 肿瘤为实性，呈分叶状
- 瘤周水肿明显，较均匀明显强化

小脑

转移瘤

临床：
- 好发小脑半球，>50 岁中老年常见
- 原发肿瘤病史，可合并幕上转移

影像：
- 囊变多见，钙化罕见
- 单发或多发，不规则环形强化
- 瘤周水肿常较明显且多样

鞍旁

脑膜瘤
临床：
- 多见于成年女性，边缘清晰锐利

影像：
- 多略高密度，少数低密度且均匀
- 可见脑膜尾征，邻近骨质多硬化
- 可有钙化，出血坏死及囊变少见
- T1 等或稍低、T2 等或稍高信号
- 多有瘤周水肿，均匀显著强化

转移瘤
临床：
- 鼻咽癌颅内侵犯多见

影像：
- 肿瘤呈等或稍低密度，T1 等或稍低信号，T2 等或稍高信号，信号、密度均匀，且常伴周围骨质破坏
- 肿瘤增强扫描呈均匀显著强化

动脉瘤
临床：
- 源于颈内动脉海绵窦段动脉，占颅内动脉瘤 3%～11%，多为原发

影像：
- 肿瘤呈圆形或分叶状，血管密度样均匀肿块，有血栓时密度不均
- 瘤周有弧线或薄环样钙化，MR 可见血管流空征象
- 肿瘤均匀显著强化，血栓不强化

三叉神经瘤
临床：
- 青年多见，哑铃状沿三叉神经走行
- 有三叉神经痛、面部麻木等症状

影像：
- 肿瘤等或稍低密度，边界清晰
- T1 等或稍低、T2 较均匀高信号
- 囊变环形、不规则，均匀显著强化

海绵状血管瘤
临床：
- 鞍旁、40 岁左右女性好发

影像：
- 肿瘤哑铃状，靠外侧大、靠内侧小
- 肿瘤较大，呈等或稍高密度，T1 稍低或低、T2 高信号，均匀强化

脊索瘤
临床：
- 40～60 岁多见，斜坡及蝶鞍常见

影像：
- 斜坡，鞍骨质破坏明显
- 等或稍低密度，内见斑点状钙化
- 肿瘤 T1 等或低、T2 高信号，不均
- 典型者呈蜂房样，持续缓慢强化

颅咽管瘤
临床：
- 男性多见，<20 岁，40 岁左右多见
- 临床症状多为压迫症状，视力下降

影像：
- 囊壁光滑，厚薄不均，囊壁钙化多见
- 多囊性、囊实性，实性部分多见
- 实性部分 T1 等、T2 高信号，明显强化

生殖细胞瘤
临床：
- 儿童和青少年多见，高峰 10～12 岁
- 内分泌紊乱及中枢性尿崩症多见
- 起源于第三脑室底部或垂体柄

影像：
- 肿瘤多类圆形，边界清楚
- 等或稍高密度，T1 等或低信号，T2 高信号，显著均匀强化

鉴别：
- 多与松果体区生殖细胞瘤合并存在
- 与松果体区不同，鞍上区女性多见

下丘脑胶质瘤
临床：
- 多为毛细胞型星形细胞瘤
- 儿童及青少年好发，男性多见

影像：
- 肿瘤呈较大不规则分叶状，多见小囊变
- 瘤呈低密度，T1 等低 T2 等高混杂信号
- 囊壁强化明显，不均匀明显强化

微腺瘤
临床：
- 功能性腺瘤中泌乳素腺瘤最常见
- 成年人多见，女性稍多于男性
- 激素分泌可增多，致泌乳、闭经等

影像：
- 界清、密度均匀，囊变及钙化少见
- T1 呈等低信号，T2 信号表现不一
- 可见蝶鞍增大、鞍底下陷、骨质吸收等表现，较正常垂体呈低强化

巨腺瘤
临床：
- 常为无功能性腺瘤，可见头痛、视野缺损、脑积水等压迫症状
- 垂体瘤卒中时剧烈头痛、视力下降、恶心呕吐等，严重者意识障碍

影像：
- 束腰征：肿瘤向鞍上生长穿过鞍膈
- 偶累及鞍旁，包绕海绵窦生长
- 密度不均，T1 低 T2 高信号，可见囊变、坏死、出血，不均匀明显强化

鞍上

畸胎瘤
临床：
- 多囊性，含脂质、毛发、牙齿等

影像：
- 界清，周无水肿，脂肪、钙化可并存
- 肿瘤呈不均匀混杂密度、信号
- 囊性部分不强化，实性轻度强化

视交叉胶质瘤
临床：
- 青春期女性多见，常伴视神经萎缩、视力障碍

影像：
- 类圆或不规则，边界清楚
- 呈等或稍高密度，T1 等稍低，T2 稍高信号，明显均匀强化

灰结节错构瘤
临床：
- 6 岁多见，表现为性早熟、癫痫、智力障碍和精神异常

影像：
- 等密度圆形或卵圆形肿块，界清
- T1 似灰质信号，T2 信号稍高
- 可合并胼胝体、大脑半球发育不良、视路畸形等

脑膜瘤
临床：
- 多源于鞍结节，少数源于鞍膈
- 临床多表现为头痛及视力障碍

影像：
- 多形态不规则，界清，钙化少见
- 等或稍高密度，T1、T2 等信号
- 明显均匀强化，可见硬脑膜尾征

鞍内

垂体瘤

垂体癌
临床：
- 指伴蛛网膜下腔、脑组织或全身转移的垂体肿瘤，罕见，预后不佳
- 中老年常见，多为垂体巨腺瘤的恶变，视觉障碍最常见，如视野缺损、视力下降及脑神经麻痹
- 远处转移较脑内转移常见，肝脏、淋巴结、骨骼和肺等处转移常见

影像：
- 垂体巨腺瘤侵袭性生长、术后早期复发，一旦出现脑内播散或远处转移即可确诊

与垂体转移瘤鉴别：
- 转移瘤有原发病史，或多发转移灶
- 垂体常见的转移瘤为乳腺癌和肺癌的转移，常伴糖尿病和垂体功能障碍，而在垂体癌中很少出现

听神经瘤

临床：
- 桥小脑角区最常见，多为神经鞘瘤
- 听神经内听道段常见
- 临床表现为耳鸣、听力障碍、眩晕等

影像：
- 可见听神经增粗，内听道开口扩大
- 较大者可见囊变坏死，无强化
- 实性部分呈明显强化

颈静脉球瘤

临床：
- 又称副神经节瘤，源于颈静脉球和鼓室副神经节。中年女性多见
- 可表现为搏动性耳鸣和听力障碍

影像：
- CT 呈等或稍高密度，均匀显著强化
- T1 等低混杂信号，T2 高低混杂信号
- 肿瘤明显强化，见特征性胡椒盐征

表皮样囊肿

临床：
- 肿瘤半数于桥小脑角，成人多见，男>女
- 有钻孔缝的生长特点，边缘光滑

影像：
- 肿瘤信号、密度因囊内成分表现各异
- DWI 呈高信号，增强扫描不强化

软骨瘤

影像：
- 少见，斑点或环状钙化，T1 呈不均匀低信号，T2 呈混杂信号，不均匀中度强化

脑膜瘤

临床：
- 起源于岩锥尖部后方脑膜
- 中老年人多见，发病高峰为 60~70 岁
- 成年人中女性多见，不典型和间变性脑膜瘤在男性中多见

影像：
- 以宽基底与岩锥或小脑幕相连
- 密度或信号均匀，稍高、等密度结节，T1 略等、略低信号，T2 等信号为主
- 界清，钙化多见，周骨多硬化
- 与小脑间有脑脊液间隙
- 多呈明显的团块状、结节状均匀强化
- 附着处脑膜增厚强化，邻近颅骨增生

转移瘤

临床：
- 多为鼻咽癌颅内侵犯

影像：
- CT 均匀等或稍低密度，均匀强化
- T1 均匀等或稍低，T2 均匀等或稍高
- 邻近骨质破坏明显，肿瘤强化明显

桥小脑角区

三叉神经瘤

临床：
- 青壮年多见，源于三叉神经根
- 临床可表现为三叉神经痛、面部麻木、咀嚼肌萎缩等
- 向根部生长的瘤灶可表现为桥小脑角区肿块

影像：
- 肿瘤可沿三叉神经向前生长
- 肿瘤可跨中后颅窝，呈哑铃状
- 邻近骨质可见吸收或破坏
- CT 示肿瘤呈等或稍低密度
- T1 呈等或稍低信号，T2 呈较均匀高信号，均匀显著强化
- 有囊变可呈环形或不规则强化

面神经瘤

临床：
- 膝状神经节常见

影像：
- CT 见面神经管扩张和破坏及周围软组织肿块形成

鉴别：
- 当位于内听道段时与听神经瘤表现相似
- 面神经瘤可沿面神经扩展到膝状神经节窝及面神经水平段

颅咽管瘤

临床：
- 生长缓慢的良性肿瘤，WHO 分类 I 级
- 常见肿瘤，性别差异不明显
- 发病年龄呈双峰：<20 岁，40 岁左右
- 儿童多表现为发育障碍及颅内压增高
- 成人视力、精神障碍、垂体功能低下

影像：
- 多为类圆形，肿瘤轮廓光整、分叶状
- 多见于鞍上池，多为囊性或囊实性
- 壁光滑、厚薄不均，囊壁钙化多见
- 囊液因成分不同表现为不同密度、信号
- 实性部分 T1 呈等信号，T2 呈高信号

生殖细胞瘤

临床：
- 多与松果体区生殖细胞瘤合并存在
- 多有内分泌紊乱，中枢性尿崩症多见
- 儿童及青少年多见，高峰 10~12 岁
- 女性较男性更为常见

影像：
- 起源于三脑室底部或垂体柄
- 多呈类圆形，边界清楚，显著均匀强化
- 等或稍高密度，T1 等或低，T2 高信号

转移瘤

临床：
- 多表现为视力障碍，多见于中老年人
- 多由血行转移或脑脊液种植而来

影像：
- 形态多样，多无钙化，CT 均匀等密度
- T1 等或低、T2 高信号，明显均匀强化

下丘脑区

错构瘤

临床：
- 又称灰结节（下丘脑神经元）错构瘤
- 发病率很低，多见于儿童早期
- 临床表现为中枢性性早熟（常为同性性早熟）、痴笑样癫痫及不同程度智力低下

影像：
- 多起自灰结节及乳头体，圆形或卵圆形
- 边界清楚，CT 平扫呈等密度
- T1 似灰质 T2 稍高于灰质信号，不强化

畸胎瘤

临床：
- 儿童多见，女多于男
- 先天性肿瘤，源于内、中、外胚层
- 偶可同时见骨、软骨、牙齿、毛发、脂肪和皮脂腺等成分
- 多表现中枢性尿崩症或视力障碍

影像：
- 多位于鞍上池、漏斗或视交叉
- 形态多样，多无钙化，均匀等密度
- T1 呈等或低信号，T2 呈高信号
- 肿块均匀或不均匀强化

胶质瘤

临床：
- 2~10 岁儿童多见，男性居多
- 毛细胞型星形细胞瘤多（WHO I 级）
- 发育低下、视力障碍或颅压增高
- 多无垂体或下丘脑内分泌症状

影像：
- 鞍区、垂体柄区及三脑室前部漏斗区
- 多较大，呈不规则分叶状内见小囊变
- 呈稍低或低密度，明显不均匀强化
- T1 等低混杂信号，T2 等高混杂信号

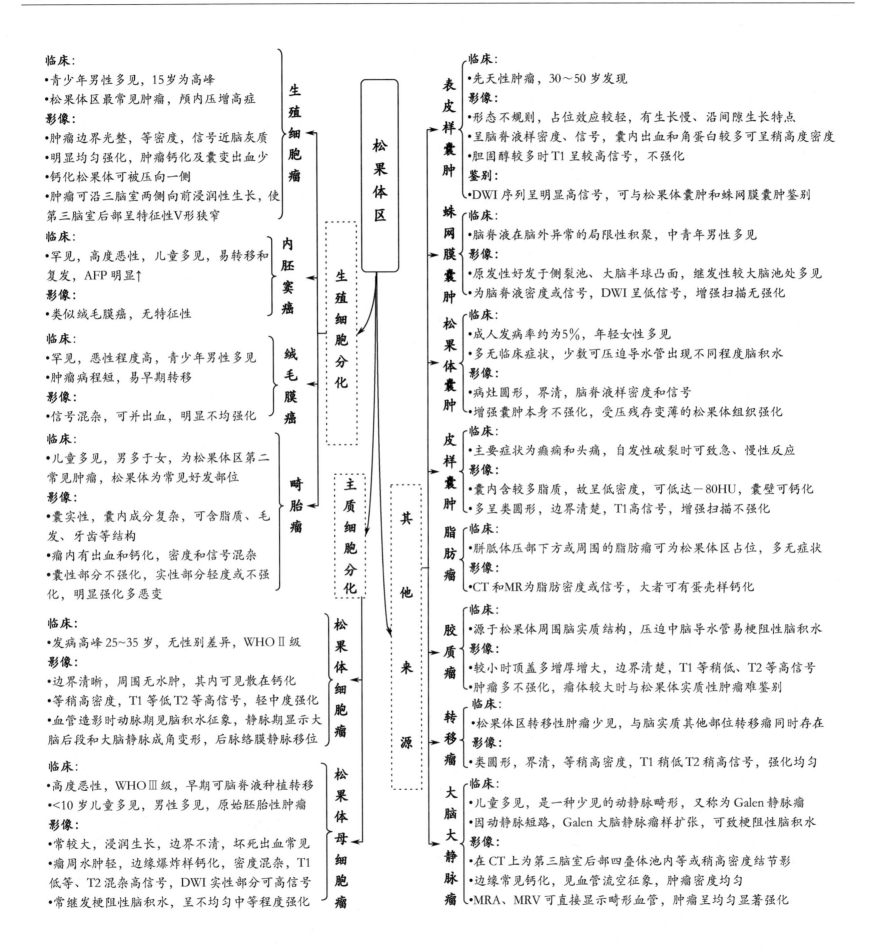

生殖细胞瘤

临床：
- 青少年男性多见，15岁为高峰
- 松果体区最常见肿瘤，颅内压增高症

影像：
- 肿瘤边界光整，等密度，信号近脑灰质
- 明显均匀强化，肿瘤钙化及囊变出血少
- 钙化松果体可被压向一侧
- 肿瘤可沿三脑室两侧向前浸润性生长，使第三脑室后部呈特征性V形狭窄

内胚窦癌

临床：
- 罕见，高度恶性，儿童多见，易转移和复发，AFP明显↑

影像：
- 类似绒毛膜癌，无特征性

绒毛膜癌

临床：
- 罕见，恶性程度高，青少年男性多见
- 肿瘤病程短，易早期转移

影像：
- 信号混杂，可并出血，明显不均强化

畸胎瘤

临床：
- 儿童多见，男多于女，为松果体区第二常见肿瘤，松果体为常见好发部位

影像：
- 囊实性，囊内成分复杂，可含脂质、毛发、牙齿等结构
- 瘤内有出血和钙化，密度和信号混杂
- 囊性部分不强化，实性部分轻度或不强化，明显强化多恶变

松果体细胞瘤

临床：
- 发病高峰25~35岁，无性别差异，WHO Ⅱ级

影像：
- 边界清晰，周围无水肿，其内可见散在钙化
- 等稍高密度，T1等低T2等高信号，轻中度强化
- 血管造影时动脉期见脑积水征象，静脉期显示大脑后段和大脑静脉成角变形，后脉络膜静脉移位

松果体母细胞瘤

临床：
- 高度恶性，WHO Ⅲ级，早期可脑脊液种植转移
- <10岁儿童多见，男性多见，原始胚胎性肿瘤

影像：
- 常较大，浸润生长，边界不清，坏死出血常见
- 瘤周水肿轻，边缘爆炸样钙化，密度混杂，T1低等、T2混杂高信号，DWI实性部分可高信号
- 常继发梗阻性脑积水，呈不均匀中等程度强化

生殖细胞分化

主质细胞分化

松果体区

表皮样囊肿

临床：
- 先天性肿瘤，30~50岁发现

影像：
- 形态不规则，占位效应较轻，有生长慢、沿间隙生长特点
- 呈脑脊液样密度、信号，囊内出血和角蛋白较多可呈稍高度密度
- 胆固醇较多时T1呈较高信号，不强化

鉴别：
- DWI序列呈明显高信号，可与松果体囊肿和蛛网膜囊肿鉴别

蛛网膜囊肿

临床：
- 脑脊液在脑外异常的局限性积聚，中青年男性多见

影像：
- 原发性好发于侧裂池、大脑半球凸面，继发性较大脑池处多见
- 为脑脊液密度或信号，DWI呈低信号，增强扫描无强化

松果体囊肿

临床：
- 成人发病率约为5%，年轻女性多见
- 多无临床症状，少数可压迫导水管出现不同程度脑积水

影像：
- 病灶圆形，界清，脑脊液样密度和信号
- 增强囊肿本身不强化，受压残存变薄的松果体组织强化

皮样囊肿

临床：
- 主要症状为癫痫和头痛，自发性破裂时可致急、慢性反应

影像：
- 囊内含较多脂质，故呈低密度，可低达−80HU，囊壁可钙化
- 多呈类圆形，边界清楚，T1高信号，增强扫描不强化

脂肪瘤

临床：
- 胼胝体压部下方或周围的脂肪瘤可为松果体区占位，多无症状

影像：
- CT和MR为脂肪密度或信号，大者可有蛋壳样钙化

胶质瘤

临床：
- 源于松果体周围脑实质结构，压迫中脑导水管易梗阻性脑积水

影像：
- 较小时顶盖多增厚增大，边界清楚，T1等稍低、T2等高信号
- 肿瘤多不强化，瘤体较大时与松果体实质性肿瘤难鉴别

转移瘤

临床：
- 松果体区转移性肿瘤少见，与脑实质其他部位转移瘤同时存在

影像：
- 类圆形，界清，等稍高密度，T1稍低T2稍高信号，强化均匀

大脑大静脉瘤

临床：
- 儿童多见，是一种少见的动静脉畸形，又称为Galen静脉瘤
- 因动静脉短路，Galen大脑静脉瘤样扩张，可致梗阻性脑积水

影像：
- 在CT上为第三脑室后部四叠体池内等或稍高密度结节影
- 边缘常见钙化，见血管流空征象，肿瘤密度均匀
- MRA、MRV可直接显示畸形血管，肿瘤呈均匀显著强化

其他来源

1.13 神经胶质瘤的基本病理和影像特征(一)

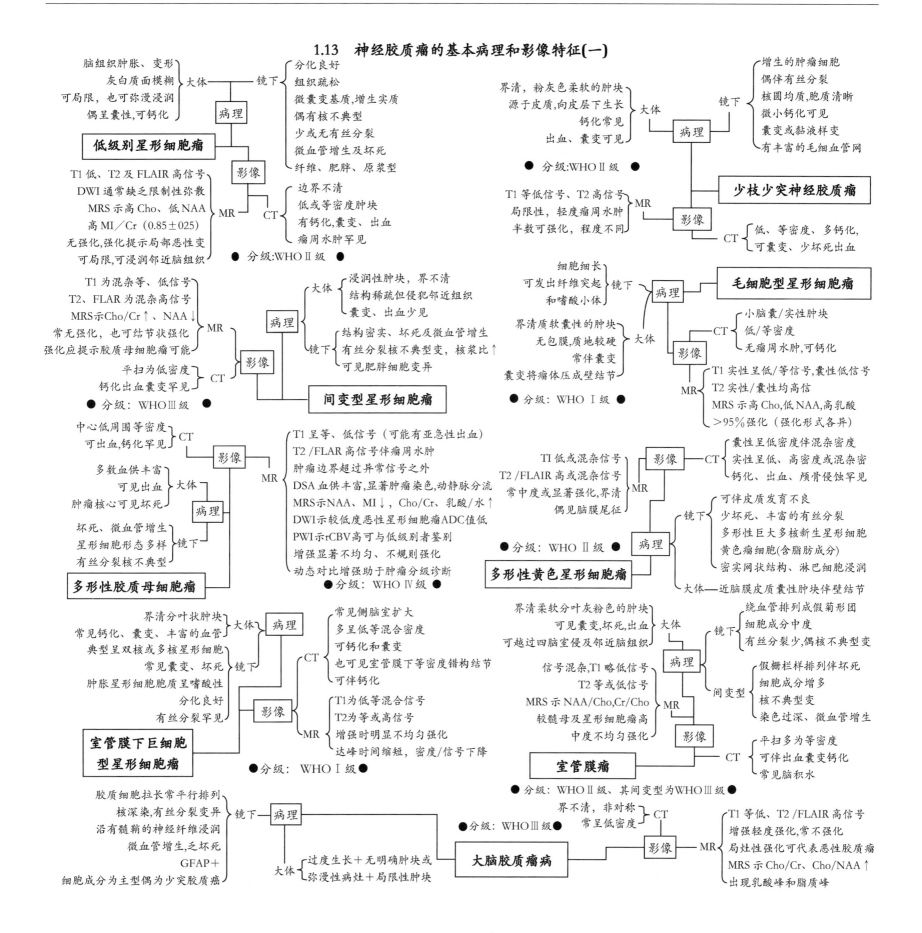

低级别星形细胞瘤

病理
- 大体
  - 脑组织肿胀、变形
  - 灰白质面模糊
  - 可局限，也可弥漫漫润
  - 偶呈囊性，可钙化
- 镜下
  - 分化良好
  - 组织疏松
  - 微囊变基质，增生实质
  - 偶有核不典型
  - 少或无有丝分裂
  - 微血管增生及坏死
  - 纤维、肥胖、原浆型

影像
- MR
  - T1低、T2及FLAIR高信号
  - DWI通常缺乏限制性弥散
  - MRS示高Cho、低NAA
  - 高MI／Cr (0.85±025)
  - 无强化,强化提示局部恶性变
  - 可局限,可浸润邻近脑组织
- CT
  - 边界不清
  - 低或等密度肿块
  - 有钙化,囊变、出血
  - 瘤周水肿罕见

● 分级:WHO Ⅱ 级 ●

间变型星形细胞瘤

病理
- 大体
  - 浸润性肿块，界不清
  - 结构稀疏但侵犯邻近组织
  - 囊变、出血少见
- 镜下
  - 结构密实、坏死及微血管增生
  - 有丝分裂核不典型变，核浆比↑
  - 可见肥胖细胞变异

影像
- MR
  - T1为混杂等、低信号
  - T2、FLAR为混杂高信号
  - MRS示Cho/Cr↑、NAA↓
  - 常无强化，也可结节状强化
  - 强化应提示胶质母细胞瘤可能
- CT
  - 平扫为低密度
  - 钙化出血囊变罕见

● 分级：WHO Ⅲ 级 ●

多形性胶质母细胞瘤

病理
- 大体
  - 多数血供丰富
  - 可见出血
  - 肿瘤核心可见坏死
- 镜下
  - 坏死、微血管增生
  - 星形细胞形态多样
  - 有丝分裂核不典型

影像
- CT
  - 中心低周围等密度
  - 可出血,钙化罕见
- MR
  - T1呈等、低信号（可能有亚急性出血）
  - T2/FLAR高信号伴瘤周水肿
  - 肿瘤边界超过异常信号之外
  - DSA血供丰富,显著肿瘤染色,动静脉分流
  - MRS示NAA、MI↓，Cho/Cr、乳酸/水↑
  - DWI示较低度恶性星形细胞瘤ADC值低
  - PWI示rCBV高可与低级别者鉴别
  - 增强显著不均匀、不规则强化
  - 动态对比增强有助于肿瘤分级诊断

● 分级：WHO Ⅳ 级 ●

室管膜下巨细胞型星形细胞瘤

病理
- 大体
  - 界清分叶状肿块
  - 常见钙化、囊变、丰富的血管
- 镜下
  - 典型呈双核或多核星形细胞
  - 常见囊变、坏死
  - 肿胀星形细胞胞质呈嗜酸性
  - 分化良好
  - 有丝分裂罕见

影像
- CT
  - 常见侧脑室扩大
  - 多呈低等混合密度
  - 可钙化和囊变
  - 也可见室管膜下等密度错构结节
  - 可伴钙化
- MR
  - T1为低等混合信号
  - T2为等或高信号
  - 增强时明显不均匀强化
  - 达峰时间缩短，密度/信号下降

● 分级：WHO Ⅰ 级 ●

大脑胶质瘤病

病理
- 镜下
  - 胶质细胞拉长常平行排列
  - 核深染,有丝分裂变异
  - 沿有髓鞘的神经纤维浸润
  - 微血管增生,乏坏死
  - GFAP+
  - 细胞成分为主型偶为少突胶质瘤
- 大体
  - 过度生长＋无明确肿块或
  - 弥漫性病灶＋局限性肿块

● 分级：WHO Ⅲ 级 ●

影像
- CT
  - 界不清，非对称
  - 常呈低密度
- MR
  - T1等低、T2/FLAIR高信号
  - 增强轻度强化,常不强化
  - 局灶性强化可代表恶性胶质瘤
  - MRS示Cho/Cr、Cho/NAA↑
  - 出现乳酸峰和脂质峰

少枝少突神经胶质瘤

病理
- 大体
  - 界清，粉灰色柔软的肿块
  - 源于皮质,向皮层下生长
  - 钙化常见
  - 出血、囊变可见
- 镜下
  - 增生的肿瘤细胞
  - 偶伴有丝分裂
  - 核圆均质,胞质清晰
  - 微小钙化可见
  - 囊变或黏液样变
  - 有丰富的毛细血管网

● 分级:WHO Ⅱ 级 ●

影像
- MR
  - T1等低信号、T2高信号
  - 局限性，轻度瘤周水肿
  - 半数可强化，程度不同
- CT
  - 低、等密度、多钙化,
  - 可囊变、少坏死出血

毛细胞型星形细胞瘤

病理
- 镜下
  - 细胞细长
  - 可发出纤维突起
  - 和嗜酸小体
- 大体
  - 界清质软囊性的肿块
  - 无包膜,质地较硬
  - 常伴囊变
  - 囊变将瘤体压成壁结节

● 分级：WHO Ⅰ 级 ●

影像
- CT
  - 小脑囊/实性肿块
  - 低/等密度
  - 无瘤周水肿,可钙化
- MR
  - T1实性呈低/等信号,囊性低信号
  - T2实性/囊性均高信
  - MRS示高Cho,低NAA,高乳酸
  - >95%强化（强化形式各异）

多形性黄色星形细胞瘤

影像
- CT
  - 囊性呈低密度伴混杂密度
  - 实性呈低、高密度或混杂密
  - 钙化、出血、颅骨侵蚀罕见
- MR
  - TI低或混杂信号
  - T2/FLAIR高或混杂信号
  - 常中度或显著强化,界清
  - 偶见脑膜尾征

病理
- 镜下
  - 可伴皮质发育不良
  - 少坏死、丰富的有丝分裂
  - 多形性巨大多核新生星形细胞
  - 黄色瘤细胞(含脂肪成分)
  - 密实网状结构、淋巴细胞浸润
- 大体——近脑膜皮质囊性肿块伴壁结节

● 分级：WHO Ⅱ 级 ●

室管膜瘤

病理
- 大体
  - 界清柔软分叶灰粉色的肿块
  - 可见囊变,坏死,出血
  - 可越过四脑室侵及邻近脑组织
- 镜下
  - 绕血管排列成假菊形团
  - 细胞成分中度
  - 有丝分裂少,偶核不典型变
- 间变型
  - 假栅栏样排列伴坏死
  - 细胞成分增多
  - 核不典型变
  - 染色过深、微血管增生

影像
- MR
  - 信号混杂,T1略低信号
  - T2等或低信号
  - MRS示NAA/Cho,Cr/Cho
  - 较髓母及星形细胞瘤高
  - 中度不均匀强化
- CT
  - 平扫多为等密度
  - 可伴出血囊变钙化
  - 常见脑积水

● 分级：WHO Ⅱ 级、其间变型为WHO Ⅲ 级 ●

1.13　神经胶质瘤的基本病理和影像特征(二)

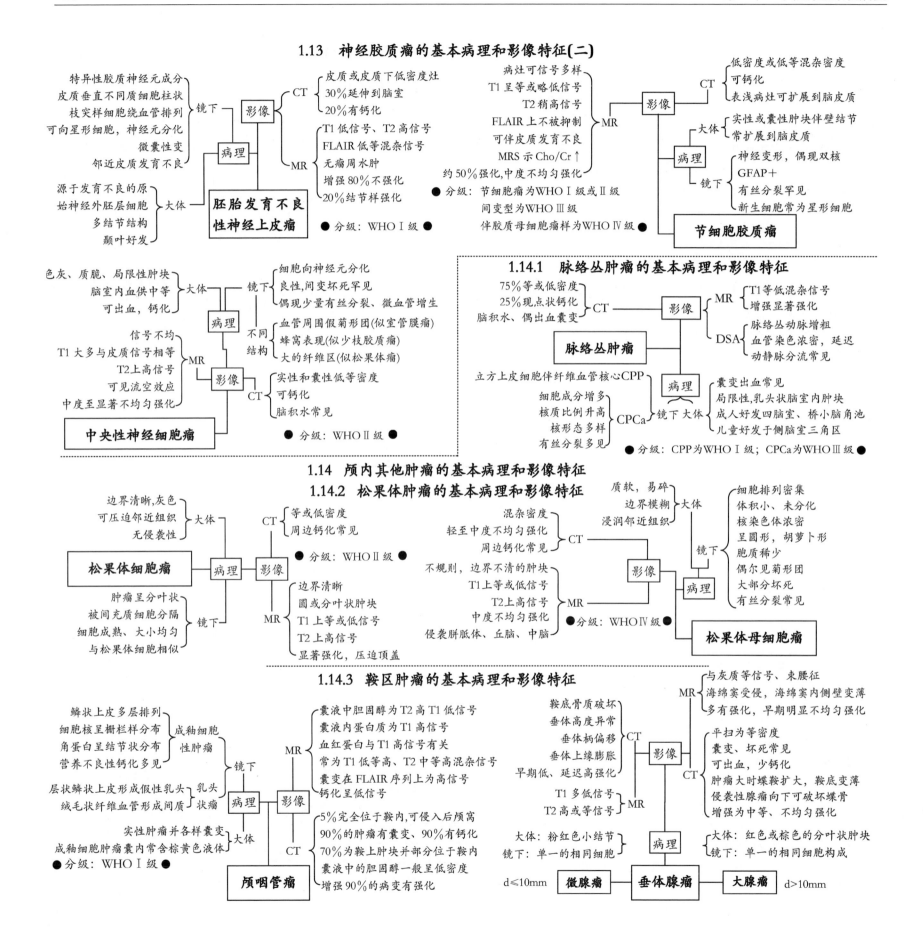

胚胎发育不良性神经上皮瘤

镜下：
特异性胶质神经元成分
皮质垂直不同质细胞柱状
枝突样细胞绕血管排列
可向星形细胞、神经元分化
微囊性变
邻近皮质发育不良

大体：
源于发育不良的原始神经外胚层细胞
多结节结构
颞叶好发

影像—CT：
皮质或皮质下低密度灶
30%延伸到脑室
20%有钙化

影像—MR：
T1低信号、T2高信号
FLAIR低等混杂信号
无瘤周水肿
增强80%不强化
20%结节样强化

● 分级：WHO I 级 ●

节细胞胶质瘤

影像—MR：
病灶可信号多样
T1呈等或略低信号
T2稍高信号
FLAIR上不被抑制
可伴皮质发育不良
MRS示Cho/Cr↑
约50%强化，中度不均匀强化

影像—CT：
低密度或低等混杂密度
可钙化
表浅病灶可扩展到脑皮质

病理—大体：
实性或囊性肿块伴壁结节
常扩展到脑皮质

病理—镜下：
神经变形，偶现双核
GFAP+
有丝分裂罕见
新生细胞常为星形细胞

● 分级：节细胞瘤为WHO I 级或 II 级
间变型为WHO III 级
伴胶质母细胞瘤样为WHO IV 级 ●

中央性神经细胞瘤

大体：
色灰、质脆、局限性肿块
脑室内血供中等
可出血、钙化

病理—镜下：
细胞向神经元分化
良性、间变坏死罕见
偶现少量有丝分裂、微血管增生

不同结构：
血管周围假菊形团(似室管膜瘤)
蜂窝表现(似少枝胶质瘤)
大的纤维区(似松果体瘤)

MR：
信号不均
T1大多与皮质信号相等
T2上高信号
可见流空效应
中度至显著不均匀强化

CT：
实性和囊性低等密度
可钙化
脑积水常见

● 分级：WHO II 级 ●

1.14.1　脉络丛肿瘤的基本病理和影像特征

脉络丛肿瘤

影像—CT：
75%等或低密度
25%现点状钙化
脑积水、偶出血囊变

影像—MR：
T1等低混杂信号
增强显著强化

影像—DSA：
脉络丛动脉增粗
血管染色浓密，延迟
动静脉分流常见

病理—镜下大体—CPP：
立方上皮细胞伴纤维血管核心CPP

病理—镜下大体—CPCa：
细胞成分增多
核质比例升高
核形态多样
有丝分裂多见

囊变出血常见
局限性，乳头状脑室内肿块
成人好发四脑室、桥小脑角池
儿童好发于侧脑室三角区

● 分级：CPP为WHO I 级；CPCa为WHO III 级 ●

1.14　颅内其他肿瘤的基本病理和影像特征
1.14.2　松果体肿瘤的基本病理和影像特征

松果体细胞瘤

大体：
边界清晰、灰色
可压迫邻近组织
无侵袭性

镜下：
肿瘤呈分叶状
被间充质细胞分隔
细胞成熟、大小均匀
与松果体细胞相似

影像—CT：
等或低密度
周边钙化常见

● 分级：WHO II 级 ●

影像—MR：
边界清晰
圆或分叶状肿块
T1上等或低信号
T2上高信号
显著强化，压迫顶盖

松果体母细胞瘤

大体：
质软，易碎
边界模糊
浸润邻近组织

镜下：
细胞排列密集
体积小、未分化
核染色体浓密
呈圆形，胡萝卜形
胞质稀少
偶尔见菊形团
大部分坏死
有丝分裂常见

影像—CT：
混杂密度
轻至中度不均匀强化
周边钙化常见

影像—MR：
不规则，边界不清的肿块
T1上等或低信号
T2上高信号
中度不均匀强化
侵袭胼胝体、丘脑、中脑

● 分级：WHO IV 级 ●

1.14.3　鞍区肿瘤的基本病理和影像特征

颅咽管瘤

镜下—成釉细胞性肿瘤：
鳞状上皮多层排列
细胞核呈栅栏样分布
角蛋白呈结节状分布
营养不良性钙化多见

镜下—乳头状瘤：
层状鳞状上皮形成假性乳头
绒毛状纤维血管形成间质

大体：
实性肿瘤并各样囊变
成釉细胞肿瘤囊内常含棕黄色液体

● 分级：WHO I 级 ●

影像—MR：
囊液中胆固醇为T2高T1低信号
囊液内蛋白质为T1高信号
血红蛋白与T1高信号有关
常为T1低等高、T2中等高混杂信号
囊变在FLAIR序列上为高信号
钙化呈低信号

影像—CT：
5%完全位于鞍内，可侵入后颅窝
90%的肿瘤有囊变、90%有钙化
70%为鞍上肿块并部分位于鞍内
囊液中的胆固醇一般呈低密度
增强90%的病变有强化

垂体腺瘤

影像—CT：
鞍底骨质破坏
垂体高度异常
垂体柄偏移
垂体上缘膨胀
早期低、延迟高强化

影像—MR：
T1多低信号
T2高或等信号

影像—MR（大腺瘤）：
与灰质等信号、束腰征
海绵窦受侵，海绵窦内侧壁变薄
多有强化、早期明显不均匀强化

影像—CT（大腺瘤）：
平扫为等密度
囊变、坏死常见
可出血，少钙化
肿瘤大时蝶鞍扩大，鞍底变薄
侵袭性腺瘤向下可破坏蝶骨
增强为中等、不均匀强化

病理—大体（微腺瘤）：粉红色小结节
病理—镜下（微腺瘤）：单一的相同细胞

病理—大体（大腺瘤）：红色或棕色的分叶状肿块
病理—镜下（大腺瘤）：单一的相同细胞构成

微腺瘤　d≤10mm　　垂体腺瘤　　大腺瘤　d>10mm

1.14.4 囊性肿瘤(样)病变的基本病理和影像特征

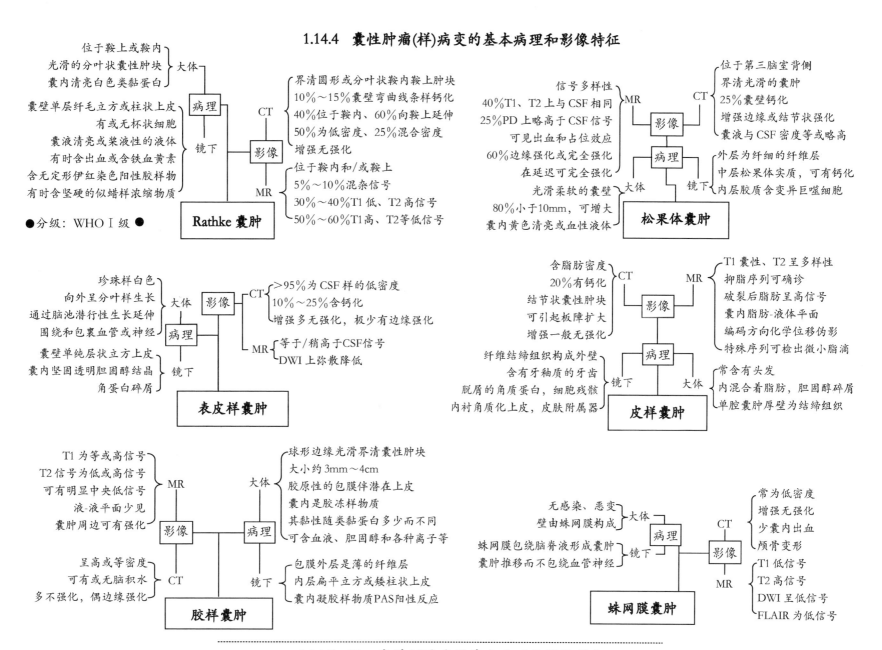

Rathke 囊肿

病理 — 大体：
位于鞍上或鞍内
光滑的分叶状囊性肿块
囊内清亮白色类黏蛋白

镜下：
囊壁单层纤毛立方或柱状上皮
有或无杯状细胞
囊液清亮或浆液性的液体
有时含出血或含铁血黄素
含无定形伊红染色阳性胶样物质
有时含坚硬的似蜡样浓缩物质

●分级：WHO I 级●

影像 — CT：
界清圆形或分叶状鞍内鞍上肿块
10%～15%囊壁弯曲线条样钙化
40%位于鞍内、60%向鞍上延伸
50%为低密度、25%混合密度
增强无强化

MR：
位于鞍内和/或鞍上
5%～10%混杂信号
30%～40%T1 低、T2 高信号
50%～60%T1 高、T2 等低信号

松果体囊肿

影像 — CT：
位于第三脑室背侧
界清光滑的囊肿
25%囊壁钙化
增强边缘或结节状强化
囊液与 CSF 密度等或略高

MR：
信号多样性
40%T1、T2 上与 CSF 相同
25%PD 上略高于 CSF 信号
可见出血和占位效应
60%边缘强化或完全强化
在延迟可完全强化

病理 — 大体：
光滑柔软的囊壁
80%小于10mm，可增大
囊内黄色清亮或血性液体

镜下：
外层为纤细的纤维层
中层松果体实质，可有钙化
内层胶质含变异巨噬细胞

表皮样囊肿

大体：
珍珠样白色
向外呈分叶样生长
通过脑池潜行性生长延伸
围绕和包裹血管或神经

镜下：
囊壁单纯层状立方上皮
囊内坚固透明胆固醇结晶
角蛋白碎屑

影像 — CT：
>95%为 CSF 样的低密度
10%～25%含钙化
增强多无强化，极少有边缘强化

MR：
等于/稍高于CSF信号
DWI 上弥散降低

皮样囊肿

影像 — CT：
含脂肪密度
20%有钙化
结节状囊性肿块
可引起板障扩大
增强一般无强化

MR：
T1 囊性、T2 呈多样性
抑脂序列可确诊
破裂后脂肪呈高信号
囊内脂肪-液体平面
编码方向化学位移伪影
特殊序列可检出微小脂滴

病理 — 镜下：
纤维结缔组织构成外壁
含有牙釉质的牙齿
脱屑的角质蛋白，细胞残骸
内衬角质化上皮，皮肤附属器

大体：
常含有头发
内混合着脂肪，胆固醇碎屑
单腔囊肿厚壁为结缔组织

胶样囊肿

影像 — MR：
T1 为等或高信号
T2 信号为低或高信号
可有明显中央低信号
液-液平面少见
囊肿周边可有强化

CT：
呈高或等密度
可有或无脑积水
多不强化，偶边缘强化

病理 — 大体：
球形边缘光滑界清囊性肿块
大小约 3mm～4cm
胶原性的包膜伴潜在上皮
囊内是胶冻样物质
其黏性随类黏蛋白多少而不同
可含血液、胆固醇和各种离子等

镜下：
包膜外层是薄的纤维层
内层扁平立方或矮柱状上皮
囊内凝胶样物质PAS阳性反应

蛛网膜囊肿

病理 — 大体：
无感染、恶变
壁由蛛网膜构成

镜下：
蛛网膜包绕脑脊液形成囊肿
囊肿推移而不包绕血管神经

影像 — CT：
常为低密度
增强无强化
少囊内出血
颅骨变形

MR：
T1 低信号
T2 高信号
DWI 呈低信号
FLAIR 为低信号

1.14.5 颅、脊神经肿瘤的基本病理和影像特征

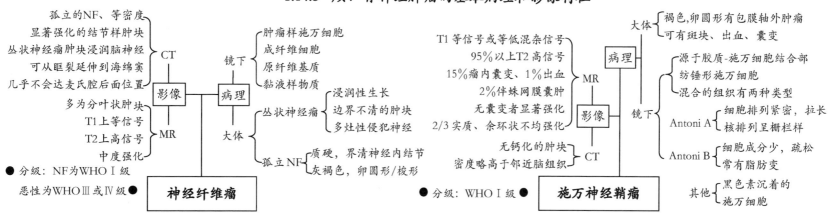

神经纤维瘤

影像 — CT：
孤立的NF、等密度
显著强化的结节样肿块
丛状神经瘤肿块浸润脑神经
可从眶裂延伸到海绵窦
几乎不会达麦氏腔后面位置

MR：
多为分叶状肿块
T1 上等信号
T2 上高信号
中度强化

●分级：NF为WHO I 级
恶性为WHO III 或 IV 级●

病理 — 镜下：
肿瘤样施万细胞
成纤维细胞
原纤维基质
黏液样物质

大体：
丛状神经瘤：
浸润性生长
边界不清的肿块
多灶性侵犯神经

孤立 NF：
质硬，界清神经内结节
灰褐色，卵圆形/梭形

施万神经鞘瘤

影像 — MR：
T1 等信号或等低混杂信号
95%以上T2 高信号
15%瘤内囊变、1%出血
2%伴蛛网膜囊肿
无囊变者显著强化
2/3实质、余环状不均强化

CT：
无钙化的肿块
密度略高于邻近脑组织

病理 — 大体：
褐色，卵圆形有包膜轴外肿瘤
可有斑块、出血、囊变

镜下：
源于胶质-施万细胞结合部
纺锤形施万细胞
混合的组织有两种类型

Antoni A：
细胞排列紧密，拉长
核排列呈栅栏样

Antoni B：
细胞成分少，疏松
常有脂肪变

其他：
黑色素沉着的
施万细胞

●分级：WHO I 级●

1.14.6   胚胎与生殖源性肿瘤的基本病理和影像特征

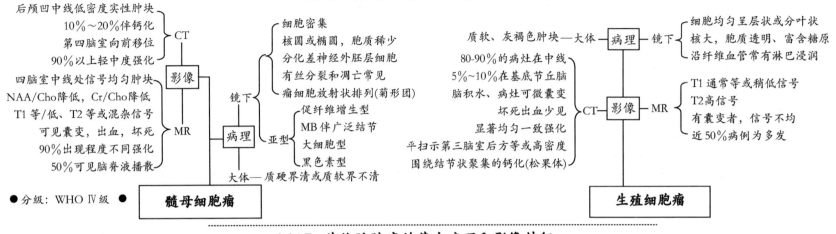

后颅凹中线低密度实性肿块
10%~20%伴钙化
第四脑室向前移位
90%以上轻中度强化
四脑室中线处信号均匀肿块
NAA/Cho降低，Cr/Cho降低
T1 等/低、T2 等或混杂信号
可见囊变，出血，坏死
90%出现程度不同强化
50%可见脑脊液播散
—— CT / MR —— 影像

细胞密集
核圆或椭圆，胞质稀少
分化差神经外胚层细胞
有丝分裂和凋亡常见
瘤细胞放射状排列(菊形团)
—— 镜下

促纤维增生型
MB伴广泛结节
大细胞型
黑色素型
—— 亚型

大体—— 质硬界清或质软界不清
—— 病理

● 分级：WHO Ⅳ级 ●
髓母细胞瘤

质软、灰褐色肿块——大体
80-90%的病灶在中线
5%~10%在基底节丘脑
脑积水、病灶可微囊变
坏死出血少见
显著均一一致强化
平扫示第三脑室后方等或高密度
围绕结节状聚集的钙化(松果体)
—— CT —— 影像 —— MR
—— 病理 —— 镜下

细胞均匀呈层状或分叶状
核大，胞质透明、富含糖原
沿纤维血管常有淋巴浸润

T1 通常等或稍低信号
T2高信号
有囊变者，信号不均
近50%病例为多发

生殖细胞瘤

1.14.7   其他脑肿瘤的基本病理和影像特征

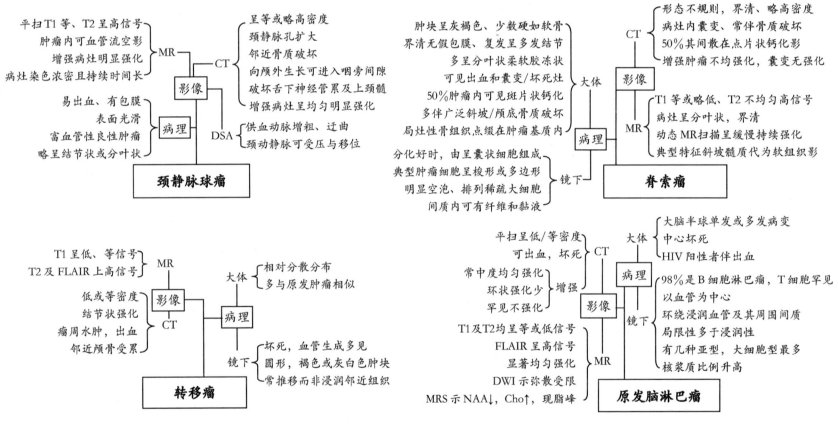

平扫T1 等、T2 呈高信号
肿瘤内可血管流空影
增强病灶明显强化
病灶染色浓密且持续时间长
—— MR

易出血、有包膜
表面光滑
富血管性良性肿瘤
略呈结节状或分叶状
—— 病理
—— 影像

呈等或略高密度
颈静脉孔扩大
邻近骨质破坏
向颅外生长可进入咽旁间隙
破坏舌下神经管累及上颈髓
增强病灶呈均匀明显强化
—— CT

供血动脉增粗、迂曲
颈动静脉可受压与移位
—— DSA

颈静脉球瘤

肿块呈灰褐色、少数硬如软骨
界清无假包膜、复发呈多发结节
多呈分叶状柔软胶冻状
可见出血和囊变/坏死灶
50%肿瘤内可见斑片状钙化
多伴广泛斜坡/颅底骨质破坏
局灶性骨组织点缀在肿瘤基质内
—— 大体

分化好时，由呈囊状细胞组成
典型肿瘤细胞呈梭形或多边形
明显空泡、排列稀疏大细胞
间质内可有纤维和黏液
—— 镜下
—— 病理 —— 影像

形态不规则，界清、略高密度
病灶内囊变、常伴骨质破坏
50%其间散在点片状钙化影
增强肿瘤不均强化，囊变无强化
—— CT

T1 等或略低、T2 不均匀高信号
病灶呈分叶状，界清
动态MR扫描呈缓慢持续强化
典型特征斜坡髓质代为软组织影
—— MR

脊索瘤

T1 呈低、等信号
T2 及 FLAIR 上高信号
—— MR

低或等密度
结节状强化
瘤周水肿，出血
邻近颅骨受累
—— CT
—— 影像

相对分散分布
多与原发肿瘤相似
—— 大体

坏死，血管生成多见
圆形，褐色或灰白色肿块
常推移而非浸润邻近组织
—— 镜下
—— 病理

转移瘤

平扫呈低/等密度
可出血，坏死
—— CT

常中度均匀强化
环状强化少
罕见不强化
—— 增强

T1 及 T2 均呈等或低信号
FLAIR 呈高信号
显著均匀强化
DWI 示弥散受限
MRS 示 NAA↓，Cho↑，现脂峰
—— MR
—— 影像

大体
大脑半球单发或多发病变
中心坏死
HIV 阳性者伴出血

镜下
98%是B细胞淋巴瘤，T细胞罕见
以血管为中心
环绕浸润血管及其周围间质
局限性多于浸润性
有几种亚型，大细胞型最多
核浆质比例升高
—— 病理

原发脑淋巴瘤

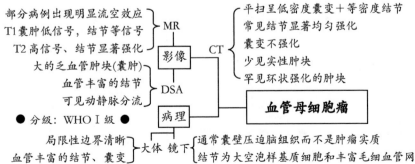

部分病例出现明显流空效应
T1囊肿低信号，结节等信号
T2高信号，结节显著强化
—— MR

大的乏血管肿块(囊肿)
血管丰富的结节
可见动静脉分流
—— DSA
—— 影像

平扫呈低密度囊变＋等密度结节
常见结节显著均匀强化
囊变不强化
少见实性肿块
罕见环状强化的肿块
—— CT

● 分级：WHO Ⅰ级 ●

局限性边界清晰
血管丰富的结节、囊变
—— 大体

通常囊壁压迫脑组织而不是肿瘤实质
结节为大空泡样基质细胞和丰富毛细血管网
—— 镜下
—— 病理

血管母细胞瘤

脑膜瘤的基本病理和影像特征详见第23页

1.15 脑膜瘤的鉴别

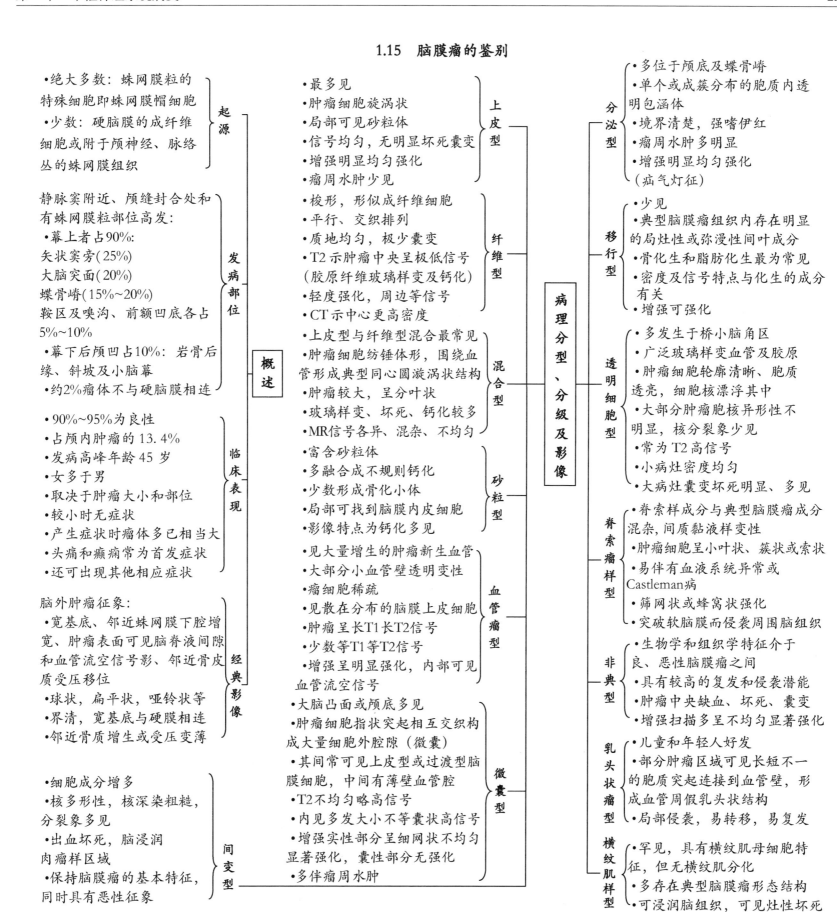

起源
- 绝大多数：蛛网膜粒的特殊细胞即蛛网膜帽细胞
- 少数：硬脑膜的成纤维细胞或附于颅神经、脉络丛的蛛网膜组织

发病部位
静脉窦附近、颅缝封合处和有蛛网膜粒部位高发：
- 幕上者占90%：矢状窦旁(25%)、大脑突面(20%)、蝶骨嵴(15%~20%)、鞍区及嗅沟、前额凹底各占5%~10%
- 幕下后颅凹占10%：岩骨后缘、斜坡及小脑幕相连
- 约2%瘤体不与硬脑膜相连

临床表现
- 90%~95%为良性
- 占颅内肿瘤的13.4%
- 发病高峰年龄45岁
- 女多于男
- 取决于肿瘤大小和部位
- 较小时无症状
- 产生症状时瘤体多已相当大
- 头痛和癫痫常为首发症状
- 还可出现其他相应症状

经典影像
脑外肿瘤征象：
- 宽基底、邻近蛛网膜下腔增宽、肿瘤表面可见脑脊液间隙和血管流空信号影、邻近骨皮质受压移位
- 球状，扁平状，哑铃状等
- 界清，宽基底与硬膜相连
- 邻近骨质增生或受压变薄

间变型
- 细胞成分增多
- 核多形性，核深染粗糙，分裂象多见
- 出血坏死，脑浸润肉瘤样区域
- 保持脑膜瘤的基本特征，同时具有恶性征象

概述

病理分型、分级及影像

上皮型
- 最多见
- 肿瘤细胞旋涡状
- 局部可见砂粒体
- 信号均匀，无明显坏死囊变
- 增强明显均匀强化
- 瘤周水肿少见

纤维型
- 梭形，形似成纤维细胞
- 平行、交织排列
- 质地均匀，极少囊变
- T2示肿瘤中央呈极低信号（胶原纤维玻璃样变及钙化）
- 轻度强化，周边等信号
- CT示中心更高密度

混合型
- 上皮型与纤维型混合最常见
- 肿瘤细胞纺锤体形，围绕血管形成典型同心圆漩涡状结构
- 肿瘤较大，呈分叶状
- 玻璃样变、坏死、钙化较多
- MR信号各异、混杂、不均匀

砂粒型
- 富含砂粒体
- 多融合成不规则钙化
- 少数形成骨化小体
- 局部可找到脑膜内皮细胞
- 影像特点为钙化多见

血管瘤型
- 见大量增生的肿瘤新生血管
- 大部分小血管壁透明变性
- 瘤细胞稀疏
- 见散在分布的脑膜上皮细胞
- 肿瘤呈长T1长T2信号
- 少数等T1等T2信号
- 增强呈明显强化，内部可见血管流空信号

微囊型
- 大脑凸面或颅底多见
- 肿瘤细胞指状突起相互交织构成大量细胞外腔隙（微囊）
- 其间常可见上皮型或过渡型脑膜细胞，中间有薄壁血管腔
- T2不均匀略高信号
- 内见多发大小不等囊状高信号
- 增强实性部分呈细网状不均匀显著强化，囊性部分无强化
- 多伴瘤周水肿

分泌型
- 多位于颅底及蝶骨嵴
- 单个或成簇分布的胞质内透明包涵体
- 境界清楚，强嗜伊红
- 瘤周水肿多明显
- 增强明显均匀强化（疝气灯征）

移行型
- 少见
- 典型脑膜瘤组织内存在明显的局灶性或弥漫性间叶成分
- 骨化生和脂肪化生最为常见
- 密度及信号特点与化生的成分有关
- 增强可强化

透明细胞型
- 多发生于桥小脑角区
- 广泛玻璃样变血管及胶原
- 肿瘤细胞轮廓清晰、胞质透亮，细胞核漂浮其中
- 大部分肿瘤细胞核异形性不明显，核分裂象少见
- 常为T2高信号
- 小病灶密度均匀
- 大病灶囊变坏死明显、多见

脊索瘤样型
- 脊索样成分与典型脑膜瘤成分混杂，间质黏液样变性
- 肿瘤细胞呈小叶状、簇状或索状
- 易伴有血液系统异常或Castleman病
- 筛网状或蜂窝状强化
- 突破软脑膜而侵袭周围脑组织

非典型
- 生物学和组织学特征介于良、恶性脑膜瘤之间
- 具有较高的复发和侵袭潜能
- 肿瘤中央缺血、坏死、囊变
- 增强扫描多呈不均匀显著强化

乳头状瘤型
- 儿童和年轻人好发
- 部分肿瘤区域可见长短不一的胞质突起连接到血管壁，形成血管周假乳头状结构
- 局部侵袭，易转移，易复发

横纹肌样型
- 罕见，具有横纹肌母细胞特征，但无横纹肌分化
- 多存在典型脑膜瘤形态结构
- 可浸润脑组织，可见灶性坏死

1.16 胼胝体病变的鉴别

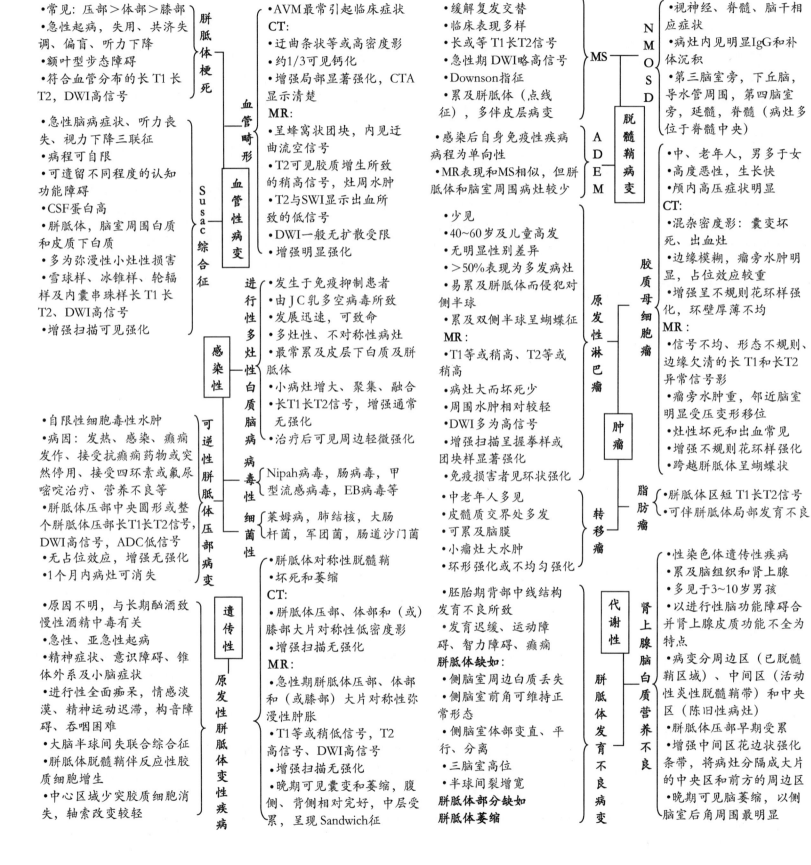

胼胝体梗死（血管性病变）
- 常见：压部＞体部＞膝部
- 急性起病，失用、共济失调、偏盲、听力下降
- 额叶型步态障碍
- 符合血管分布的长T1长T2，DWI高信号

Susac综合征（血管性病变）
- 急性脑病症状、听力丧失、视力下降三联征
- 病程可自限
- 可遗留不同程度的认知功能障碍
- CSF蛋白高
- 胼胝体，脑室周围白质和皮质下白质
- 多为弥漫性小灶性损害
- 雪球样、冰锥样、轮辐样及内囊串珠样T1长T2，DWI高信号
- 增强扫描可见强化

可逆性胼胝体压部病变（感染性）
- 自限性细胞毒性水肿
- 病因：发热、感染、癫痫发作、接受抗癫痫药物或突然停用、接受四环素或氟尿嘧啶治疗、营养不良等
- 胼胝体压部中央圆形或整个胼胝体压部长T1长T2信号，DWI高信号，ADC低信号
- 无占位效应，增强无强化
- 1个月内病灶可消失

原发性胼胝体变性疾病（遗传性）
- 原因不明，与长期酗酒致慢性酒精中毒有关
- 急性、亚急性起病
- 精神症状、意识障碍、锥体外系及小脑症状
- 进行性全面痴呆，情感淡漠，精神运动迟滞，构音障碍，吞咽困难
- 大脑半球间失联合综合征
- 胼胝体脱髓鞘伴反应性胶质细胞增生
- 中心区域少突胶质细胞消失，轴索改变较轻

血管畸形
- AVM最常引起临床症状
- CT：
- 迂曲条状等或高密度影
- 约1/3可见钙化
- 增强局部显著强化，CTA显示清楚
- MR：
- 呈蜂窝状团块，内见迂曲流空信号
- T2可见胶质增生所致的稍高信号，灶周水肿
- T2与SWI显示出血所致的低信号
- DWI一般无扩散受限
- 增强明显强化

进行性多灶性白质脑病（病毒性）
- 发生于免疫抑制患者
- 由JC乳多空病毒所致
- 发展迅速，可致命
- 多灶性、不对称性病灶
- 最常累及皮层下白质及胼胝体
- 小病灶增大、聚集、融合
- 长T1长T2信号，增强通常无强化
- 治疗后可见周边轻微强化

病毒性
Nipah病毒，肠病毒，甲型流感病毒，EB病毒等

细菌性
莱姆病，肺结核，大肠杆菌，军团菌，肠道沙门菌

- 胼胝体对称性脱髓鞘
- 坏死和萎缩
- CT：
- 胼胝体压部、体部和（或）膝部大片对称性低密度影
- 增强扫描无强化
- MR：
- 急性期胼胝体压部、体部和（或）膝部大片对称性弥漫性肿胀
- T1等或稍低信号，T2高信号、DWI高信号
- 增强扫描无强化
- 晚期可见囊变和萎缩，腹侧、背侧相对完好，中层受累，呈现Sandwich征

MS（脱髓鞘病变）
- 缓解复发交替
- 临床表现多样
- 长或等T1长T2信号
- 急性期DWI略高信号
- Downson指征
- 累及胼胝体（点线征），多伴皮层病变

ADEM（脱髓鞘病变）
- 感染后自身免疫性疾病病程为单向性
- MR表现和MS相似，但胼胝体和脑室周围病灶较少

NMOSD（脱髓鞘病变）
- 视神经、脊髓、脑干相应症状
- 病灶内见明显IgG和补体沉积
- 第三脑室旁，下丘脑，导水管周围，第四脑室旁，延髓，脊髓（病灶多位于脊髓中央）

原发性淋巴瘤（肿瘤）
- 少见
- 40~60岁及儿童高发
- 无明显性别差异
- ＞50%表现为多发病灶
- 易累及胼胝体而侵犯对侧半球
- 累及双侧半球呈蝴蝶征
- MR：
- T1等或稍高、T2等或稍高
- 病灶大而坏死少
- 周围水肿相对较轻
- DWI多为高信号
- 增强扫描呈握拳样或团块样显著强化
- 免疫损害者见环状强化

胶质母细胞瘤（肿瘤）
- 中、老年人，男多于女
- 高度恶性，生长快
- 颅内高压症状明显
- CT：
- 混杂密度影：囊变坏死、出血灶
- 边缘模糊，瘤旁水肿明显，占位效应较重
- 增强呈不规则花环样强化，环壁厚薄不均
- MR：
- 信号不均、形态不规则、边缘欠清的长T1和长T2异常信号影
- 瘤旁水肿重，邻近脑室明显受压变形移位
- 灶性坏死和出血常见
- 增强不规则花环样强化
- 跨越胼胝体呈蝴蝶状

转移瘤（肿瘤）
- 中老年人多见
- 皮髓质交界处多发
- 可累及脑膜
- 小瘤灶大水肿
- 环形强化或不均匀强化

脂肪瘤（肿瘤）
- 胼胝体区短T1长T2信号
- 可伴胼胝体局部发育不良

胼胝体发育不良病变（代谢性）
- 胚胎期背部中线结构发育不良所致
- 发育迟缓、运动障碍、智力障碍、癫痫
- 胼胝体缺如：
- 侧脑室周边白质丢失
- 侧脑室前角可维持正常形态
- 侧脑室体部变直、平行、分离
- 三脑室高位
- 半球间裂增宽
- **胼胝体部分缺如**
- **胼胝体萎缩**

肾上腺脑白质营养不良（代谢性）
- 性染色体遗传性疾病
- 累及脑组织和肾上腺
- 多见于3~10岁男孩
- 以进行性脑功能障碍合并肾上腺皮质功能不全为特点
- 病变分周边区（已脱髓鞘区域）、中间区（活动性炎性脱髓鞘带）和中央区（陈旧性病灶）
- 胼胝体压部早期受累
- 增强中间区花边状强化条带，将病灶分隔成大片的中央区和前方的周边区
- 晚期可见脑萎缩，以侧脑室后角周围最明显

1.17 常见脑室扩大的鉴别

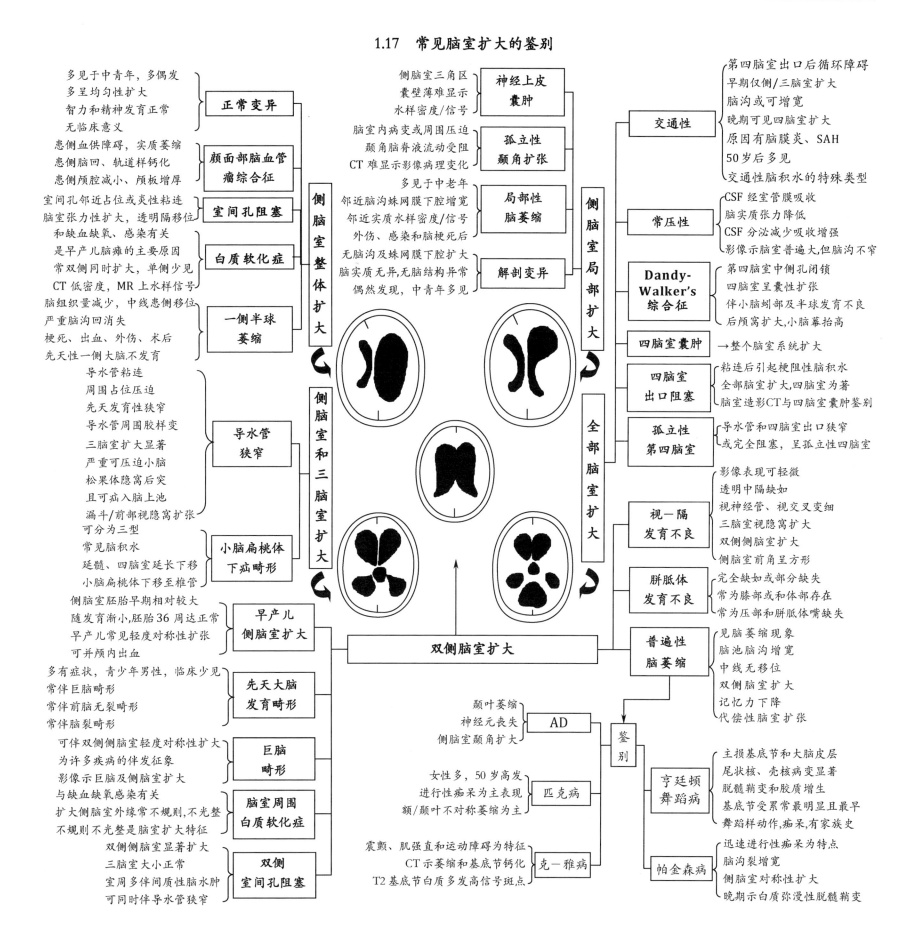

多见于中青年，多偶发
多呈均匀性扩大
智力和精神发育正常
无临床意义
→ **正常变异**

患侧血供障碍，实质萎缩
患侧脑回、轨道样钙化
患侧颅腔减小、颅板增厚
→ **颜面部脑血管瘤综合征**

室间孔邻近占位或炎性粘连
脑室张力性扩大，透明隔移位
→ **室间孔阻塞**

和缺血缺氧、感染有关
是早产儿脑瘫的主要原因
常双侧同时扩大，单侧少见
CT低密度，MR上水样信号
→ **白质软化症**

脑组织量减少，中线患侧移位
严重脑沟回消失
梗死、出血、外伤、术后
先天性一侧大脑不发育
→ **一侧半球萎缩**

侧脑室整体扩大

导水管粘连
周围占位压迫
先天发育性狭窄
导水管周围胶样变
三脑室扩大显著
严重可压迫小脑
松果体隐窝后突
且可疝入脑上池
→ **导水管狭窄**

漏斗/前部视隐窝扩张
可分为三型
常见脑积水
延髓、四脑室延长下移
小脑扁桃体下移至椎管
→ **小脑扁桃体下疝畸形**

侧脑室和三脑室扩大

侧脑室胚胎早期相对较大
随发育渐小，胚胎36周达正常
早产儿常见轻度对称性扩张
可并颅内出血
→ **早产儿侧脑室扩大**

多有症状，青少年男性，临床少见
常伴巨脑畸形
常伴前脑无裂畸形
常伴脑裂畸形
→ **先天大脑发育畸形**

可伴双侧侧脑室轻度对称性扩大
为许多疾病的伴发征象
影像示巨脑及侧脑室扩大
→ **巨脑畸形**

与缺血缺氧感染有关
扩大侧脑室外缘常不规则，不光整
不规则不光整是脑室扩大特征
→ **脑室周围白质软化症**

双侧侧脑室显著扩大
三脑室大小正常
室周多伴间质脑水肿
可同时伴导水管狭窄
→ **双侧室间孔阻塞**

侧脑室三角区
囊壁薄难显示
水样密度/信号
→ **神经上皮囊肿**

脑室内病变或周围压迫
颞角脑脊液流动受阻
CT难显示影像病理变化
→ **孤立性颞角扩张**

多见于中老年
邻近脑沟蛛网膜下腔增宽
邻近实质水样密度/信号
外伤、感染和脑梗死后
→ **局部性脑萎缩**

无脑沟及蛛网膜下腔扩大
脑实质无异，无脑结构异常
偶然发现，中青年多见
→ **解剖变异**

侧脑室局部扩大

双侧脑室扩大

颞叶萎缩
神经元丧失
侧脑室颞角扩大
→ **AD**

女性多，50岁高发
进行性痴呆为主表现
额/颞叶不对称萎缩为主
→ **匹克病**

震颤、肌强直和运动障碍为特征
CT示萎缩和基底节钙化
T2基底节白质多发高信号斑点
→ **克一雅病**

鉴别

第四脑室出口后循环障碍
早期仅侧/三脑室扩大
脑沟或可增宽
晚期可见四脑室扩大
原因有脑膜炎、SAH
50岁后多见
交通性脑积水的特殊类型
→ **交通性**

CSF经室管膜吸收
脑实质张力降低
CSF分泌减少吸收增强
影像示脑室普遍大，但脑沟不窄
→ **常压性**

第四脑室中侧孔闭锁
四脑室呈囊性扩张
伴小脑蚓部及半球发育不良
后颅窝扩大，小脑幕抬高
→ **Dandy-Walker's 综合征**

→整个脑室系统扩大
→ **四脑室囊肿**

粘连后引起梗阻性脑积水
全部脑室扩大，四脑室为著
脑室造影CT与四脑室囊肿鉴别
→ **四脑室出口阻塞**

导水管和四脑室出口狭窄
或完全阻塞，呈孤立性四脑室
→ **孤立性第四脑室**

侧脑室局部扩大

全部脑室扩大

影像表现可轻微
透明中隔缺如
视神经管、视交叉变细
三脑室视隐窝扩大
双侧侧脑室扩大
侧脑室前角呈方形
→ **视一隔发育不良**

完全缺如或部分缺失
常为膝部或和体部存在
常为压部和胼胝体嘴缺失
→ **胼胝体发育不良**

见脑萎缩现象
脑池脑沟增宽
中线无移位
双侧脑室扩大
记忆力下降
代偿性脑室扩张
→ **普遍性脑萎缩**

主损基底节和大脑皮层
尾状核、壳核病变显著
脱髓鞘变和胶质增生
基底节受累常最明显且最早
舞蹈样动作，痴呆，有家族史
→ **亨廷顿舞蹈病**

迅速进行性痴呆为特点
脑沟裂增宽
侧脑室对称性扩大
晚期示白质弥漫性脱髓鞘变
→ **帕金森病**

1.18　脑梗死的诊断分型

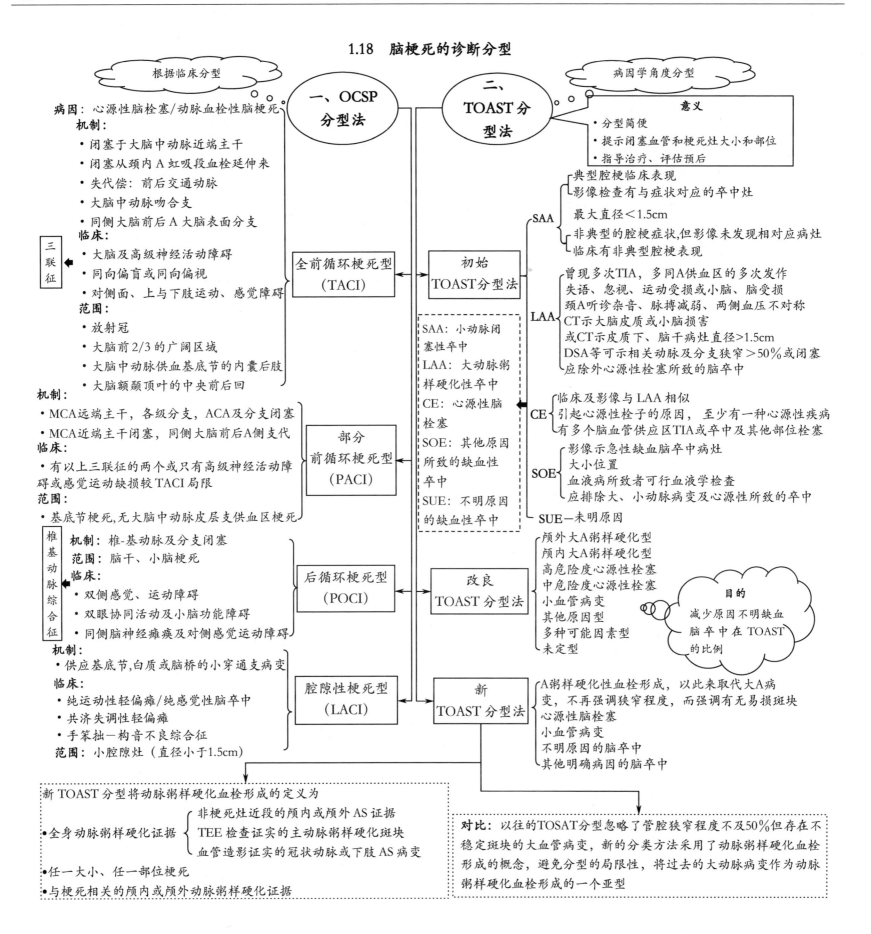

根据临床分型

一、OCSP
分型法

二、
TOAST分
型法

病因学角度分型

病因： 心源性脑栓塞/动脉血栓性脑梗死

机制：
- 闭塞于大脑中动脉近端主干
- 闭塞从颈内A虹吸段血栓延伸来
- 失代偿：前后交通动脉
- 大脑中动脉吻合支
- 同侧大脑前后A大脑表面分支

三联征

临床：
- 大脑及高级神经活动障碍
- 同向偏盲或同向偏视
- 对侧面、上与下肢运动、感觉障碍

范围：
- 放射冠
- 大脑前2/3的广阔区域
- 大脑中动脉供血基底节的内囊后肢
- 大脑额颞顶叶的中央前后回

机制：
- MCA远端主干，各级分支，ACA及分支闭塞
- MCA近端主干闭塞，同侧大脑前后A侧支代

临床：
- 有以上三联征的两个或只有高级神经活动障碍或感觉运动缺损较TACI局限

范围：
- 基底节梗死,无大脑中动脉皮层支供血区梗死

椎基底动脉综合征

机制：椎-基底脉及分支闭塞
范围：脑干、小脑梗死

临床：
- 双侧感觉、运动障碍
- 双眼协同活动及小脑功能障碍
- 同侧脑神经瘫及对侧感觉运动障碍

机制：
- 供应基底节,白质或脑桥的小穿通支病变

临床：
- 纯运动性轻偏瘫/纯感觉性脑卒中
- 共济失调性轻偏瘫
- 手笨拙—构音不良综合征

范围：小腔隙灶（直径小于1.5cm）

全前循环梗死型
（TACI）

部分
前循环梗死型
（PACI）

后循环梗死型
（POCI）

腔隙性梗死型
（LACI）

初始
TOAST分型法

SAA: 小动脉闭塞性卒中
LAA: 大动脉粥样硬化性卒中
CE: 心源性脑栓塞
SOE: 其他原因所致的缺血性卒中
SUE: 不明原因的缺血性卒中

改良
TOAST分型法

新
TOAST分型法

意义
- 分型简便
- 提示闭塞血管和梗死灶大小和部位
- 指导治疗、评估预后

SAA
- 典型腔梗临床表现
- 影像检查有与症状对应的卒中灶
- 最大直径<1.5cm
- 非典型的腔梗症状，但影像未发现相对应病灶
- 临床有非典型腔梗表现

LAA
- 曾现多次TIA，多同A供血区的多次发作
- 失语、忽视、运动受损或小脑、脑受损
- 颈A听诊杂音、脉搏减弱、两侧血压不对称
- CT示大脑皮质或小脑损害
- 或CT示皮质下、脑干病灶直径>1.5cm
- DSA等可示相关动脉及分支狭窄＞50%或闭塞
- 应除外心源性栓塞所致的脑卒中

CE
- 临床及影像与LAA相似
- 引起心源性栓子的原因，至少有一种心源性疾病
- 有多个脑血管供应区TIA或卒中及其他部位栓塞

SOE
- 影像示急性缺血脑卒中病灶
- 大小位置
- 血液病所致者可行血液学检查
- 应排除大、小动脉病变及心源性所致的卒中

SUE—未明原因

- 颅外大A粥样硬化型
- 颅内大A粥样硬化型
- 高危险度心源性栓塞
- 中危险度心源性栓塞
- 小血管病变
- 其他原因型
- 多种可能因素型
- 未定型

目的
减少原因不明缺血脑卒中在TOAST的比例

- A粥样硬化性血栓形成，以此来取代大A病变，不再强调狭窄程度，而强调有无易损斑块
- 心源性脑栓塞
- 小血管病变
- 不明原因的脑卒中
- 其他明确病因的脑卒中

新TOAST分型将动脉粥样硬化血栓形成的定义为

- 全身动脉粥样硬化证据
  - 非梗死灶近段的颅内或颅外AS证据
  - TEE检查证实的主动脉粥样硬化斑块
  - 血管造影证实的冠状动脉或下肢AS病变
- 任一大小、任一部位梗死
- 与梗死相关的颅内或颅外动脉粥样硬化证据

对比： 以往的TOSAT分型忽略了管腔狭窄程度不及50%但存在不稳定斑块的大血管病变，新的分类方法采用了动脉粥样硬化血栓形成的概念，避免分型的局限性，将过去的大动脉病变作为动脉粥样硬化血栓形成的一个亚型

1.19　急诊脑血管病变的鉴别

临床：
- 有脑挫裂伤史
- 可有脑内、蛛网膜下腔、硬膜外或硬膜下血肿
- 颞叶、额叶皮质区多见

影像：
- 不规则脑水肿区内有不规则出血灶
- 急性期密度高，慢性期密度降低，最后形成软化灶

临床：
- 脑内血管破裂所致，起病急
- 高血压小动脉病变多见，占50%以上
- 头痛，肢体活动障碍，口角歪斜，意识障碍
- 多单侧，常见于基底节、丘脑、脑桥等

影像：
- 灶周水肿，占位效应
- (超)急性期呈高密度；亚急性期密度减低，灶周水肿加重呈融冰征；慢性期呈低密度
- 超急性期：T1 低信号→等信号，T2 高信号→等信号
  急性期：T1 等信号，T2 稍低信号
  亚急性早期：T1、T2 均环形高信号
  亚急性晚期：T1、T2 均为高信号
  慢性期：周边出现低信号环
- FLAIR：除慢性期为低信号，其他期均为高信号

临床：
- 原发性少见，多为脑出血破入，提示预后不良

影像：
- 脑室内高密度，量多时呈铸形
- 量少时出现分层，下层为血液，上层为脑脊液
- 出血信号随时间变化
- 可并发脑积水，常以颞角扩张为首发表现

外伤性

脑内血肿

高血压性

脑室内出血

出血性

自发性

临床：
- 颅内血管破裂后血液进入蛛网膜下腔，以脑动脉瘤（51%）、高血压、AVM 多见，致死致残率高
- 临床三联征：剧烈头痛、脑膜刺激征、血性脑脊液

影像：
- CT 表现与外伤性 SAH 相同
- 出血在责任病灶部位较多，如动脉瘤
- 出血多以颅底基底池为主，填充脑沟、池、裂，可破入脑室
- 并早期脑损伤（EBI）：脑膜炎、血管痉挛、脑水肿、BBB 障碍等
- 严重者并脑积水、脑梗死、脑软化
- 出血1周内CT呈高密度
- 24h 内 T1 和 PD 稍高、T2 稍低信号
- 亚急性期 T1 高信号；慢性期 T2 低信号
- FLAIR：高信号

蛛网膜下腔出血

临床：
- 头颅外伤史，出血量少而局限
- 常伴硬膜下血肿及脑挫裂伤或仅有脑震荡

影像：
- 脑沟、脑池密度增高，量大呈铸形
- 多位于凸面或幕帘区的脑表面

外伤性

分水岭脑梗死

临床：
- 分为皮层型和皮质下型

影像：
- 影像学因其梗死部位不同而表现不同
- 皮层型：①大脑前、中或中、后间的梗死，影像学表现为基底朝外，尖朝脑室的楔形低密度灶；②大脑前、中、后的分水岭区梗死，其表现为 C 形分布的低密度区
- 皮层下型：表现为条束状低密度灶

临床：
- 多为穿支动脉损伤，多见于儿童
- 发生于外伤后24~48h或72h后
- 与病情不一致的偏瘫、失语等
- 梗死范围小，以腔隙性为主

影像：
- ＜6h 常无脑梗死表现
- 后常出现中线旁一侧基底核区单发腔梗，＜10mm，边界清楚

微循环障碍型

临床：
- 外伤重，多见于成人
- 症状同微循环障碍型
- 梗死范围较大，多有皮质性梗死
- 可见颈部动脉损伤、颅底骨折、脑挫裂伤，伴 SAH、颅内血肿等，且与梗死部位一致或相邻

影像：
- CTA 有血管损伤和痉挛征象

血栓型

外伤性脑梗死

缺血性

临床：
- 中老年，易并发于动脉硬化、糖尿病、高脂血症者
- 起病急，多在休息或睡眠中
- 出血常见于发病24h后
- 血栓迁徙出血为中心型
- 侧支建立出血为边缘型
- 伴动脉硬化等表现

动脉性

自发性脑梗死

静脉性

临床：
- 并发于感染或高凝状态等
- 头疼、颅内出血为重要表现
- 浅静脉血栓多有高颅压、颅神经症状及定位体征
- 深静脉血栓高颅压不明显，多有精神意识障碍及去皮质状态

影像：
- CT平扫可阴性，应行MRI+MRV或CECT+CTV
- 直接征象：短 T1 长 T2 静脉窦血栓影（Delta征、带征），脑循环时间延长，静脉窦流空消失、充盈缺损、残缺不全或不显影，静脉属支扩张
- 间接征象：可见静脉性脑梗死，多位于灰白质交界区，脑水肿灶中常见出血或蛛网膜下腔出血，分布与动脉供血区不符

1.20　颅脑外伤性病变的鉴别

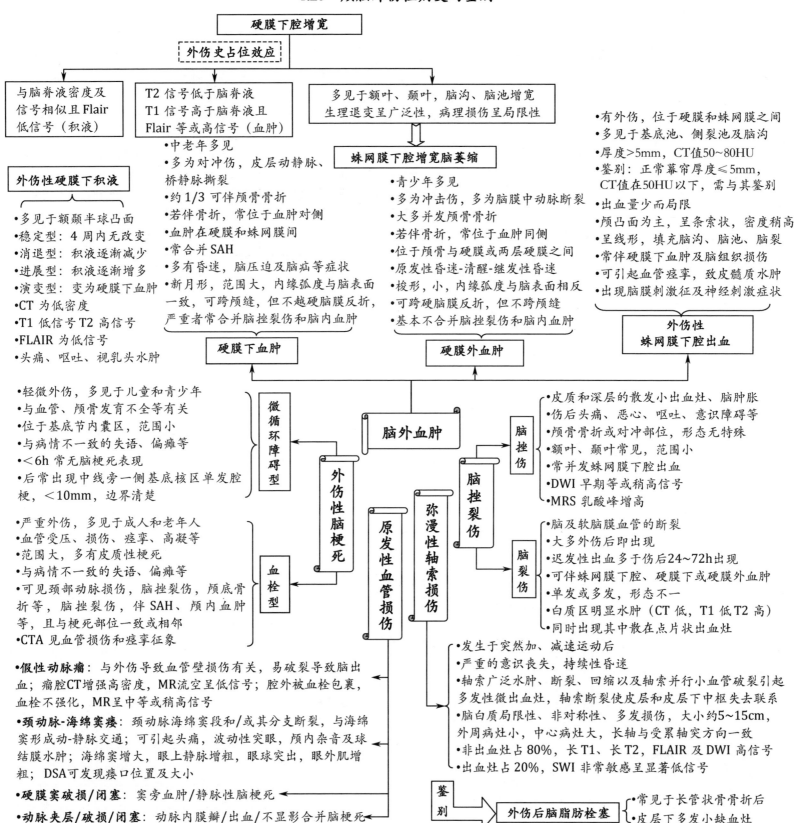

硬膜下腔增宽

外伤史占位效应

与脑脊液密度及信号相似且Flair低信号（积液）

T2信号低于脑脊液 T1信号高于脑脊液且 Flair等或高信号（血肿）

多见于额叶、颞叶，脑沟、脑池增宽 生理退变呈广泛性，病理损伤呈局限性

蛛网膜下腔增宽脑萎缩

- 有外伤，位于硬膜和蛛网膜之间
- 多见于基底池、侧裂池及脑沟
- 厚度>5mm，CT值50~80HU
- 鉴别：正常幕帘厚度≤5mm，CT值在50HU以下，需与其鉴别
- 出血量少而局限
- 颅凸面为主，呈条索状，密度稍高
- 呈线形，填充脑沟、脑池、脑裂
- 常伴硬膜下血肿及脑组织损伤
- 可引起血管痉挛，致皮髓质水肿
- 出现脑膜刺激征及神经刺激症状

外伤性硬膜下积液

- 多见于额颞半球凸面
- 稳定型：4周内无改变
- 消退型：积液逐渐减少
- 进展型：积液逐渐增多
- 演变型：变为硬膜下血肿
- CT为低密度
- T1低信号 T2高信号
- FLAIR为低信号
- 头痛、呕吐、视乳头水肿

- 中老年多见
- 多为对冲伤，皮层动静脉、桥静脉撕裂
- 约1/3可伴颅骨骨折
- 若伴骨折，常位于血肿对侧
- 血肿在硬膜和蛛网膜间
- 常合并SAH
- 多有昏迷，脑压迫及脑疝等症状
- 新月形，范围大，内缘弧度与脑表面一致，可跨颅缝，但不越硬脑膜反折，严重者常合并脑挫裂伤和脑内血肿

硬膜下血肿

- 青少年多见
- 多为冲击伤，多为脑膜中动脉断裂
- 大多并发颅骨骨折
- 若伴骨折，常位于血肿同侧
- 位于颅骨与硬膜或两层硬膜之间
- 原发性昏迷-清醒-继发性昏迷
- 梭形，小，内缘弧度与脑表面相反
- 可跨硬脑膜反折，但不跨颅缝
- 基本不合并脑挫裂伤和脑内血肿

硬膜外血肿

外伤性蛛网膜下腔出血

脑外血肿

- 轻微外伤，多见于儿童和青少年
- 与血管、颅骨发育不全等有关
- 位于基底节内囊区，范围小
- 与病情不一致的失语、偏瘫等
- <6h常无脑梗死表现
- 后常出现中线旁一侧基底核区单发腔梗，<10mm，边界清楚

微循环障碍型

外伤性脑梗死

- 严重外伤，多见于成人和老年人
- 血管受压、损伤、痉挛、高凝等
- 范围大，多有皮质性梗死
- 与病情不一致的失语、偏瘫等
- 可见颈部动脉损伤，脑挫裂伤，颅底骨折等，脑挫裂伤，伴SAH、颅内血肿等，且与梗死部位一致或相邻
- CTA见血管损伤和痉挛征象

血栓型

原发性血管损伤

弥漫性轴索损伤

脑挫伤

- 皮质和深层的散发小出血灶、脑肿胀
- 伤后头痛、恶心、呕吐、意识障碍等
- 颅骨骨折或对冲部位，形态无特殊
- 额叶、颞叶常见，范围小
- 常并发蛛网膜下腔出血
- DWI早期等或稍高信号
- MRS乳酸峰增高

脑挫裂伤

脑裂伤

- 脑及软脑膜血管的断裂
- 大多外伤后即出现
- 迟发性出血多于伤后24~72h出现
- 可伴蛛网膜下腔、硬膜下或硬膜外血肿
- 单发或多发，形态不一
- 白质区明显水肿（CT低，T1低T2高）
- 同时出现其中散在点片状出血灶

- **假性动脉瘤**：与外伤导致血管壁损伤有关，易破裂导致脑出血；瘤腔CT增强高密度，MR流空呈低信号；腔外被血栓包裹，血栓不强化，MR呈中等或稍高信号
- **颈动脉-海绵窦瘘**：颈动脉海绵窦段和/或其分支断裂，与海绵窦形成动-静脉交通；可引起头痛，波动性突眼，颅内杂音及球结膜水肿；海绵窦增大，眼上静脉增粗，眼球突出，眼外肌增粗；DSA可发现瘘口位置及大小
- **硬膜窦破损/闭塞**：窦旁血肿/静脉性脑梗死
- **动脉夹层/破损/闭塞**：动脉内膜瓣/出血/不显影合并脑梗死

- 发生于突然加、减速运动后
- 严重的意识丧失，持续性昏迷
- 轴索广泛水肿、断裂、回缩以及轴索并行小血管破裂引起多发性微出血灶，轴索断裂使皮层和皮层下中枢失去联系
- 脑白质局限性、非对称性、多发损伤，大小约5~15cm，外周病灶小，中心病灶大，长轴与受累轴突方向一致
- 非出血灶占80%，长T1、长T2，FLAIR及DWI高信号
- 出血灶占20%，SWI非常敏感呈显著低信号

鉴别 → 外伤后脑脂肪栓塞

- 常见于长管状骨骨折后
- 皮层下多发小缺血灶

1.21 松果体区病变的鉴别

1.22 小脑、脑干病变的鉴别

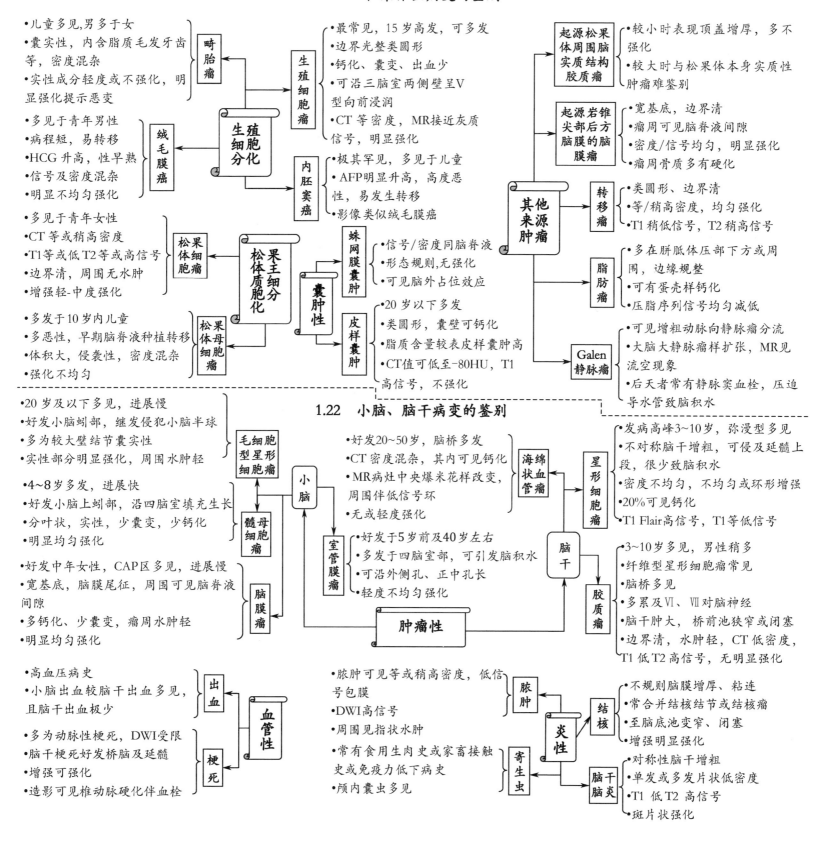

畸胎瘤
- 儿童多见,男多于女
- 囊实性,内含脂质毛发牙齿等,密度混杂
- 实性成分轻度或不强化,明显强化提示恶变

绒毛膜癌
- 多见于青年男性
- 病程短,易转移
- HCG 升高,性早熟
- 信号及密度混杂
- 明显不均匀强化

松果体细胞瘤
- 多见于青年女性
- CT 等或稍高密度
- T1等或低 T2 或高信号
- 边界清,周围无水肿
- 增强轻-中度强化

松果体母细胞瘤
- 多发于10岁内儿童
- 多恶性,早期脑脊液种植转移
- 体积大,侵袭性,密度混杂
- 强化不均匀

生殖细胞分化 → 生殖细胞瘤
- 最常见,15 岁高发,可多发
- 边界光整类圆形
- 钙化、囊变、出血少
- 可沿三脑室两侧壁呈V型向前浸润
- CT 等密度,MR接近灰质信号,明显强化

内胚窦瘤
- 极其罕见,多见于儿童
- AFP明显升高,高度恶性,易发生转移
- 影像类似绒毛膜癌

松果体主细胞分化

囊肿性 → 蛛网膜囊肿
- 信号/密度同脑脊液
- 形态规则,无强化
- 可见脑外占位效应

皮样囊肿
- 20 岁以下多发
- 类圆形,囊壁可钙化
- 脂质含量较表皮样囊肿高
- CT值可低至-80HU,T1高信号,不强化

其他来源肿瘤

起源松果体周围脑实质结构胶质瘤
- 较小时表现顶盖增厚,多不强化
- 较大时与松果体本身实质性肿瘤难鉴别

起源岩锥尖部后方脑膜的脑膜瘤
- 宽基底,边界清
- 瘤周可见脑脊液间隙
- 密度/信号均匀,明显强化
- 瘤周骨质多有硬化

转移瘤
- 类圆形、边界清
- 等/稍高密度,均匀强化
- T1 稍低信号,T2 稍高信号

脂肪瘤
- 多在胼胝体压部下方或周围,边缘规整
- 可有蛋壳样钙化
- 压脂序列信号均匀减低

Galen静脉瘤
- 可见增粗动脉向静脉瘤分流
- 大脑大静脉瘤样扩张,MR见流空现象
- 后天者常有静脉窦血栓,压迫导水管致脑积水

毛细胞型星形细胞瘤
- 20 岁及以下多见,进展慢
- 好发小脑蚓部,继发侵犯小脑半球
- 多为较大壁结节囊实性
- 实性部分明显强化,周围水肿轻

髓母细胞瘤
- 4~8 岁多发,进展快
- 好发小脑上蚓部,沿四脑室填充生长
- 分叶状,实性,少囊变,少钙化
- 明显均匀强化

脑膜瘤
- 好发中年女性,CAP区多见,进展慢
- 宽基底,脑膜尾征,周围可见脑脊液间隙
- 多钙化、少囊变,瘤周水肿轻
- 明显均匀强化

小脑 **肿瘤性**

室管膜瘤
- 好发于5岁前及40岁左右
- 多发于四脑室部,可引发脑积水
- 可沿外侧孔、正中孔长
- 轻度不均匀强化

脑干 **肿瘤性**
- 好发20~50岁,脑桥多发
- CT 密度混杂,其内可见钙化
- MR病灶中央爆米花样改变,周围伴低信号环
- 无或轻度强化

海绵状血管瘤

星形细胞瘤
- 发病高峰3~10岁,弥漫型多见
- 不对称脑干增粗,可侵及延髓上段,很少致脑积水
- 密度不均匀,不均匀或环形增强
- 20%可见钙化
- T1 Flair高信号,T1等低信号

胶质瘤
- 3~10岁多见,男性稍多
- 纤维型星形细胞瘤常见
- 脑桥多见
- 多累及Ⅵ、Ⅶ对脑神经
- 脑干肿大,桥前池狭窄或闭塞
- 边界清,水肿轻,CT 低密度,T1 低 T2 高信号,无明显强化

血管性 → 出血
- 高血压病史
- 小脑出血较脑干出血多见,且脑干出血极少

梗死
- 多为动脉性梗死,DWI受限
- 脑干梗死好发桥脑及延髓
- 增强可强化
- 造影可见椎动脉硬化伴血栓

脓肿
- 脓肿可见等或稍高密度,低信号包膜
- DWI高信号
- 周围见指状水肿
- 常有食用生肉史或家畜接触史或免疫力低下病史
- 颅内囊虫多见

炎性 → 结核
- 不规则脑膜增厚、粘连
- 常合并结核结节或结核瘤
- 至脑底池变窄、闭塞
- 增强明显强化

寄生虫

脑干脑炎
- 对称性脑干增粗
- 单发或多发片状低密度
- T1 低 T2 高信号
- 斑片状强化

1.23 颅内囊性病变的鉴别

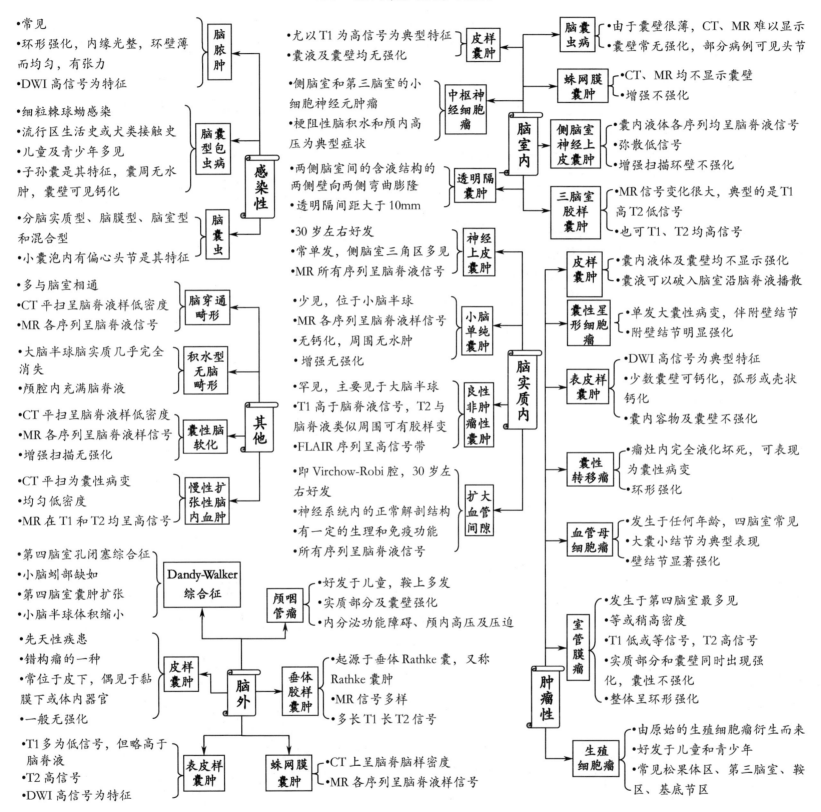

脑脓肿
- 常见
- 环形强化，内缘光整，环壁薄而均匀，有张力
- DWI 高信号为特征

脑囊型包虫病
- 细粒棘球蚴感染
- 流行区生活史或犬类接触史
- 儿童及青少年多见
- 子孙囊是其特征，囊周无水肿，囊壁可见钙化

脑囊虫
- 分脑实质型、脑膜型、脑室型和混合型
- 小囊泡内有偏心头节是其特征

脑穿通畸形
- 多与脑室相通
- CT 平扫呈脑脊液样低密度
- MR 各序列呈脑脊液信号

积水型无脑畸形
- 大脑半球脑实质几乎完全消失
- 颅腔内充满脑脊液

囊性脑软化
- CT 平扫呈脑脊液样低密度
- MR 各序列呈脑脊液样信号
- 增强扫描无强化

慢性扩张性脑内血肿
- CT 平扫为囊性病变
- 均匀低密度
- MR 在 T1 和 T2 均呈高信号

Dandy-Walker 综合征
- 第四脑室孔闭塞综合征
- 小脑蚓部缺如
- 第四脑室囊肿扩张
- 小脑半球体积缩小

皮样囊肿
- 先天性疾患
- 错构瘤的一种
- 常位于皮下，偶见于黏膜下或体内器官
- 一般无强化

表皮样囊肿
- T1 多为低信号，但略高于脑脊液
- T2 高信号
- DWI 高信号为特征

蛛网膜囊肿
- CT 上呈脑脊脑样密度
- MR 各序列呈脑脊液样信号

感染性
其他
脑外
垂体胶样囊肿

垂体胶样囊肿
- 起源于垂体 Rathke 囊，又称 Rathke 囊肿
- MR 信号多样
- 多长 T1 长 T2 信号

皮样囊肿
- 尤以 T1 为高信号为典型特征
- 囊液及囊壁均无强化

中枢神经细胞瘤
- 侧脑室和第三脑室的小细胞神经元肿瘤
- 梗阻性脑积水和颅内高压为典型症状

透明隔囊肿
- 两侧脑室间的含液结构的两侧壁向两侧弯曲膨隆
- 透明隔间距大于 10mm

神经上皮囊肿
- 30 岁左右好发
- 常单发，侧脑室三角区多见 MR 所有序列呈脑脊液信号

小脑单纯囊肿
- 少见，位于小脑半球
- MR 各序列呈脑脊液样信号
- 无钙化，周围无水肿
- 增强无强化

良性非肿瘤性囊肿
- 罕见，主要见于大脑半球
- T1 高于脑脊液信号，T2 与脑脊液类似周围可有胶样变
- FLAIR 序列呈高信号带

扩大血管间隙
- 即 Virchow-Robi 腔，30 岁左右好发
- 神经系统内的正常解剖结构
- 有一定的生理和免疫功能
- 所有序列呈脑脊液信号

颅咽管瘤
- 好发于儿童，鞍上多发
- 实质部分及囊壁强化
- 内分泌功能障碍、颅内高压及压迫

脑室内
脑实质内
肿瘤性

脑囊虫病
- 由于囊壁很薄，CT、MR 难以显示
- 囊壁常无强化，部分病例可见头节

蛛网膜囊肿
- CT、MR 均不显示囊壁
- 增强不强化

侧脑室神经上皮囊肿
- 囊内液体各序列均呈脑脊液信号
- 弥散低信号
- 增强扫描环壁不强化

三脑室胶样囊肿
- MR 信号变化很大，典型的是 T1 高 T2 低信号
- 也可 T1、T2 均高信号

皮样囊肿
- 囊内液体及囊壁均不显示强化
- 囊液可以破入脑室沿脑脊液播散

囊性星形细胞瘤
- 单发大囊性病变，伴附壁结节
- 附壁结节明显强化

表皮样囊肿
- DWI 高信号为典型特征
- 少数囊壁可钙化，弧形或壳状钙化
- 囊内容物及囊壁不强化

囊性转移瘤
- 瘤灶内完全液化坏死，可表现为囊性病变
- 环形强化

血管母细胞瘤
- 发生于任何年龄，四脑室常见
- 大囊小结节为典型表现
- 壁结节显著强化

室管膜瘤
- 发生于第四脑室最多见
- 等或稍高密度
- T1 低或等信号，T2 高信号
- 实质部分和囊壁同时出现强化，囊性不强化
- 整体呈环形强化

生殖细胞瘤
- 由原始的生殖细胞瘤衍生而来
- 好发于儿童和青少年
- 常见松果体区、第三脑室、鞍区、基底节区

1.24　颅内囊肿和肿瘤样病变的鉴别

肠源性囊肿

临床：

- 后颅窝延髓外硬膜下，桥小脑角和颅颈联合处脑干前方等处最常见
- 颅内肠源性囊肿见任何年龄，平均21岁，高峰<10岁，男性稍多

影像：

- 囊肿可分叶，密度低于脑实质
- 囊壁薄，无钙化及强化，囊肿界清
- T2高于、T1高或等于脑脊液信号
- 据信号与脑脊液不同，可与后颅窝蛛网膜囊肿和神经上皮囊肿鉴别
- 壁不强化可与神经纤维瘤囊变区别

神经上皮囊肿

临床：

- 神经外胚层在发育过程中隔离所致
- 囊肿具有原始室管膜或脉络膜丛
- 常位于脉络膜丛、脉络膜裂和脑室，最常见于侧脑室后部
- 脉络膜裂囊肿可为内折血管软膜所致，在侧脑室中央部于穹窿和丘脑间，在侧脑室角于海马伞和终纹间
- 脉络膜丛囊肿多于成年时发现
- 有症状的室管膜囊肿在男性中多见

影像：

- 偶尔可位于脑实质内，但罕见
- 大脑囊性病变，边缘锐利，界清
- 囊肿密度及各序列信号似脑脊液
- 囊壁薄可不显示或呈薄线等密度影
- 偶见局部侧脑室扩大，内含脑脊液
- 增强扫描囊壁及囊内液体不强化

鉴别：

- 仔细观察钙化的脉络膜丛有无移位，有移位说明有囊肿存在

胶样囊肿

临床：

- 研究发现，胶样囊肿起源于内胚层
- 25~40岁中青年多见，儿童和幼儿少见
- 发病无性别差异，临床无任何症状
- 阻塞室间孔时可见颅内压增高的表现
- 第三脑室前上方、室间孔附近常见
- 脉络丛、蛛网膜下腔和脑实质者少

影像：

- 囊肿直径可为数毫米至数厘米，呈圆形或类圆形，边缘圆滑清晰
- 囊肿表面光整，单发及纤维包膜多见
- 常为均匀高密度，少数可均匀等密度
- 囊肿不均匀密度罕见，中心呈低密度
- T1高T2低信号多，T1、T2亦可高
- 囊肿信号多均匀，无或仅有轻度强化
- 一侧室间孔被阻塞时一侧脑室扩大

Rathke囊肿

临床：

- 鞍区最常见肿瘤样病变，男性多，高峰20~40岁
- 多位于鞍内，可向鞍上生长，大小不等
- 临床症状多为压迫周围结构如视交叉、下丘脑等所致视力障碍、垂体功能不全等

影像：

- 边界清晰，形态规则，与垂体组织有分界
- 脑池造影最易显示，为低密度充盈缺损
- 多呈脑脊液样低密度，长T1长T2信号
- 囊内含黏多糖是造成T1高信号的主要原因
- 囊肿本身无强化，周围正常垂体腺组织强化

鉴别：

- 蛛网膜囊肿T1脑脊液信号，较本病稍低
- 本病T1高信号常均匀，而垂体瘤出血不均
- 颅咽管瘤钙化率高，直径常较大，常有强化的实性部分，而本病没有实性成分且无强化
- 本病向鞍上发展时，主体仍在鞍内；而颅咽管瘤主体在鞍上，易压迫三脑室底部
- 局限在鞍内、T1等高信号、T2低信号应首先考虑本病

皮样囊肿

临床：

- 好发于中线，多位于小脑蚓部及鞍区
- 四脑室最常见，为其颅内最常见部位
- 常由蚓部突入四脑室内，四脑室扩大
- 少数位于中线旁大脑半球脑实质内
- 可破裂，囊液破入脑室系统，沿脑脊液循环播散，呈"脂肪-脑脊液"平面

影像：

- 圆形或椭圆形，界清，周围无水肿
- 囊内容物多为较低密度，CT值多负
- 囊壁较厚，呈等稍高密度，偶见不完整钙化环，囊内液体及囊壁均不强化
- T1、T2均为高信号，呈不均质信号
- T1高低混杂信号，高信号为脂肪成分

表皮样囊肿

临床：

- 多于30~50岁发现，囊肿90%位于脑外
- 桥小脑角区最常见，其次鞍区、松果体区
- 沿缝隙缓慢生长，囊肿形态常不规则
- 四脑室常见，三脑室和侧脑室偶见
- 妊娠3~5周神经管闭合，因神经与皮肤外胚层不全分离，致神经沟内残留外胚层细胞

影像：

- 呈脑脊液样低密度或因含脂质CT值为负
- 当含较多蛋白或陈旧出血等或高密度
- T1呈略高于脑脊液的低信号，T2高信号
- 含脂质、较多蛋白或陈旧性出血时：T1呈高或等信号，T2高或低信号，DWI高信号
- 可致第四脑室扩大，并梗阻性脑积水，扩大四脑室常不规则

鉴别：

- 侧脑室神经上皮囊肿发生于侧脑室后部，而侧脑室表皮样囊肿常位于侧脑室前角
- 表皮样囊肿在DWI呈高信号，而神经上皮囊肿和蛛网膜囊肿DWI呈低信号

透明中隔囊肿

临床：

- 囊肿较大时可阻塞室间孔，使侧脑室扩大和颅压增高，有头痛等临床症状

影像：

- 透明中隔腔明显增宽，弧形外凸膨隆
- 囊内为脑脊液密度或信号

蛛网膜囊肿

临床：

- 颞底或颞叶前部最常见，外侧裂等亦常见
- 中青年人多见，男性多，分原发、继发性
- 原发性与蛛网膜下隙不相通，侧裂池、大脑半球凸面等多见；继发性见较大脑池处

影像：

- 于后颅窝等处者，常推压局部脑组织移位
- 囊肿较大者可使局部脑腔变大，颅骨变薄
- 原发性脑组织发育不良，占位效应不显著
- 囊肿各序列信号及密度均似脑脊液
- DWI低信号、增强扫描囊壁不强化

与表皮样囊肿鉴别：

- 表皮样囊肿有沿缝隙生长特点
- 形态常不规则，而蛛网膜囊肿比较光整
- 表皮样囊肿在DWI上呈高信号

与Dandy-Walker综合征鉴别：

- 后颅窝蛛网膜囊肿四脑室基本形态存在

1.25　颅内环形病变的鉴别

脑脓肿

临床：
- 多位于皮层下区
- 圆形、椭圆形或不规则形
- 急性感染和颅内压增高症状

影像：
- 长 T1 长 T2 信号
- 脓肿壁等或稍高 T1 等 T2 信号
- 脓液 DWI 呈明显高信号
- 早期不完整环形强化，成熟期较完整
- 强化的环壁薄、内壁光整，尤其近脑室侧
- 可见脓腔、脓肿壁、水肿三部分
- 有时可见肉芽肿性壁结节
- 少数多房性脓肿呈多环或多环相连
- 灶周明显指状水肿

结核瘤

临床：
- 结核分枝杆菌脑部引起的慢性肉芽肿
- 临床表现为结核中毒症状
- 脑实质和脑膜多见，可单发或多发
- 结核瘤中央可有干酪样坏死

影像：
- 环形病灶内见点状高密度，呈靶征
- 可伴或不伴结核性脑膜炎
- 周围无水肿或轻度水肿

曲霉菌

临床：
- 罕见，死亡率高
- 常见于骨髓移植术后患者
- 空气传播，通过鼻窦直接侵犯血行播散

影像：
- T2 含低信号区，边缘轻度强化

多发性硬化

临床：
- 时间和空间多发
- 20~40 岁女性多见
- 与自身免疫、病毒感染、遗传及环境有关
- 复发与缓解交替
- 多发，较小，类圆形或不规则形

影像：
- 直角脱髓鞘征：与侧脑室壁垂直
- 急性活动期可呈环形强化
- T1 低或略低信号、T2 "核心+晕环"
- ADC 快速增高

感染性

囊虫

临床：
- 猪肉绦虫的幼虫寄生于人体所致
- 癫痫、颅内压增高、脑膜刺激征、精神障碍
- 常伴皮下组织、骨骼肌等部位病变

影像：
- 分脑实质型、脑膜型、脑室型、混合型四种类型
- 可单发或多发
- 存活期多为小囊状，壁薄，囊壁有头节
- 增强明显强化，DWI 不受限
- 退变坏死时周围水肿明显

包虫

临床：
- 棘球绦虫幼虫感染
- 流行区生活史或犬类接触史
- 双侧大脑半球最多见
- 囊型儿童及青少年，泡型成人多见

影像：
- 囊型：子孙囊为其典型特征
- 泡型：常多发，多有钙化，T2 低信号和多发小囊泡是其特征

弓形虫

临床：
- 免疫缺陷、抑制或重度感染患者好发
- 常见于基底节区、丘脑、皮髓交界区

影像：
- 30%可见强化附壁结节
- DWI 低或高信号，出现 Lip 峰和 Lac 峰

脱髓鞘性

急性播散性脑脊髓炎

临床：
- 多见于 10 岁以下
- 近期病毒感染或疫苗接种史
- 起病急，首发症状常为头痛呕吐
- 脑干、基底节区多见

影像：
- 低密度，T1 低信号，T2 高信号
- 急性期环形强化

其他

溶解期血肿

临床：
- 壁可厚可薄
- 有近期急性脑出血病史

影像：
- T2 病灶周边见含铁血黄素沉积

放射性坏死

临床：
- 头颈部肿瘤放射治疗后引起的脑组织坏死

影像：
- DWI 低信号，ADC 图高信号
- PWI 低灌注
- Cho、NAA、Cho、Cr 均降低

肿瘤性

淋巴瘤

临床：
- 免疫低下人群多见
- 对激素治疗有明显而短暂的效果
- 常位于侧脑室周围、基底节区、丘脑等脑深部

影像：
- 囊变少见，钙化、出血罕见
- T2 稍低信号，DWI 高信号
- NAA 降低，Cho 升高，出现 Lip 峰和 Lac 峰

胶质瘤

临床：
- 高级别的肿瘤细胞增殖速度快

影像：
- CT 呈稍低密度
- 中心坏死，环形强化
- DWI 信号不高，PWI 高灌注
- NAA 降低，Cho 明显升高，出现 Lip/Lac

转移瘤

临床：
- 40~60 岁好发
- 男性多来源于肺癌，女性多来源于乳腺癌

影像：
- 常位于皮质下，小病灶大水肿
- 形态多样，呈肿块，结节，环形或囊状
- 囊变、出血常见，钙化罕见
- DWI 信号不高，PWI 高灌注，但低于胶质瘤
- Cho 明显升高，NAA 缺失

神经鞘瘤

临床：
- 桥小脑角区听神经鞘瘤多见

影像：
- 常与硬脑膜呈锐角相交，伴内听道扩大
- DWI 不受限，囊变多见
- 环形强化

1.26　基底节对称性病变的鉴别

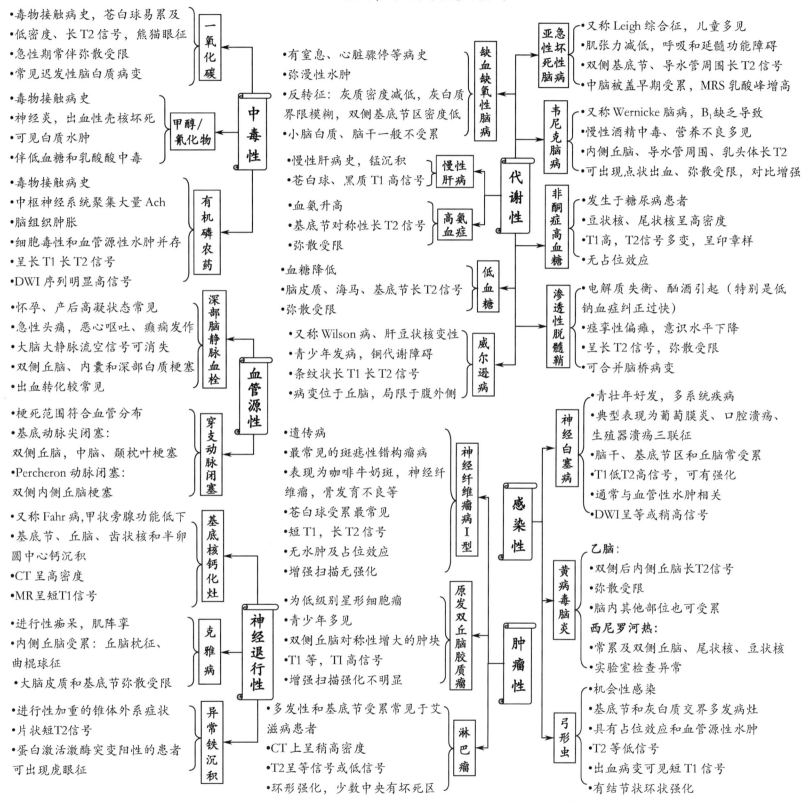

• 毒物接触病史, 苍白球易累及
• 低密度、长 T2 信号, 熊猫眼征
• 急性期常伴弥散受限
• 常见迟发性脑白质病变

— 一氧化碳

• 毒物接触病史
• 神经炎, 出血性壳核坏死
• 可见白质水肿
• 伴低血糖和乳酸酸中毒

— 甲醇/氰化物

— 中毒性

• 毒物接触病史
• 中枢神经系统聚集大量 Ach
• 脑组织肿胀
• 细胞毒性和血管源性水肿并存
• 呈长 T1 长 T2 信号
• DWI 序列明显高信号

— 有机磷农药

• 怀孕、产后高凝状态常见
• 急性头痛, 恶心呕吐, 癫痫发作
• 大脑大静脉流空信号可消失
• 双侧丘脑、内囊和深部白质梗塞
• 出血转化较常见

— 深部脑静脉血栓

— 血管源性

• 梗死范围符合血管分布
• 基底动脉尖闭塞:
双侧丘脑, 中脑、颞枕叶梗塞
• Percheron 动脉闭塞:
双侧内侧丘脑梗塞

— 穿支动脉闭塞

• 又称 Fahr 病, 甲状旁腺功能低下
• 基底节、丘脑、齿状核和半卵圆中心钙沉积
• CT 呈高密度
• MR 呈短 T1 信号

— 基底核钙化灶

• 进行性痴呆, 肌阵挛
• 内侧丘脑受累: 丘脑枕征、曲棍球征
• 大脑皮质和基底节弥散受限

— 克雅病

— 神经退行性

• 进行性加重的锥体外系症状
• 片状短 T2 信号
• 蛋白激活激酶突变阳性的患者可出现虎眼征

— 异常铁沉积

• 有窒息、心脏骤停等病史
• 弥漫性水肿
• 反转征: 灰质密度减低, 灰白质界限模糊, 双侧基底节区密度低
• 小脑白质、脑干一般不受累

— 缺血缺氧性脑病

• 慢性肝病史, 锰沉积
• 苍白球、黑质 T1 高信号

— 慢性肝病

• 血氨升高
• 基底节对称性长 T2 信号
• 弥散受限

— 高氨血症

— 代谢性

• 血糖降低
• 脑皮质、海马、基底节长 T2 信号
• 弥散受限

— 低血糖

• 又称 Wilson 病、肝豆状核变性
• 青少年发病, 铜代谢障碍
• 条纹状长 T1 长 T2 信号
• 病变位于丘脑, 局限于腹外侧

— 威尔逊病

• 又称 Leigh 综合征, 儿童多见
• 肌张力减低, 呼吸和延髓功能障碍
• 双侧基底节、导水管周围长 T2 信号
• 中脑被盖早期受累, MRS 乳酸峰增高

— 亚急性坏死性脑病

• 又称 Wernicke 脑病, B1 缺乏导致
• 慢性酒精中毒、营养不良多见
• 内侧丘脑、导水管周围、乳头体长 T2
• 可出现点状出血、弥散受限, 对比增强

— 韦尼克脑病

• 发生于糖尿病患者
• 豆状核、尾状核呈高密度
• T1 高, T2 信号多变, 呈印章样
• 无占位效应

— 非酮症高血糖

• 电解质失衡、酗酒引起 (特别是低钠血症纠正过快)
• 痉挛性偏瘫, 意识水平下降
• 呈长 T2 信号, 弥散受限
• 可合并脑桥病变

— 渗透性脱髓鞘

• 遗传病
• 最常见的斑痣性错构瘤病
• 表现为咖啡牛奶斑, 神经纤维瘤, 骨发育不良等
• 苍白球受累最常见
• 短 T1, 长 T2 信号
• 无水肿及占位效应
• 增强扫描无强化

— 神经纤维瘤病 I 型

• 为低级别星形细胞瘤
• 青少年多见
• 双侧丘脑对称性增大的肿块
• T1 等, T1 高信号
• 增强扫描强化不明显

— 原发双丘脑胶质瘤

• 多发性和基底节受累常见于艾滋病患者
• CT 上呈稍高密度
• T2 呈等信号或低信号
• 环形强化, 少数中央有坏死区

— 淋巴瘤

• 青壮年好发, 多系统疾病
• 典型表现为葡萄膜炎、口腔溃疡、生殖器溃疡三联征
• 脑干、基底节区和丘脑常受累
• T1 低 T2 高信号, 可有强化
• 通常与血管性水肿相关
• DWI 呈等或稍高信号

— 神经白塞病

乙脑:
• 双侧后内侧丘脑长 T2 信号
• 弥散受限
• 脑内其他部位也可受累

西尼罗河热:
• 常累及双侧丘脑、尾状核、豆状核
• 实验室检查异常

— 黄病毒脑炎

— 感染性

• 机会性感染
• 基底节和灰白质交界多发病灶
• 具有占位效应和血管源性水肿
• T2 等低信号
• 出血病变可见短 T1 信号
• 有结节状环状强化

— 弓形虫

— 肿瘤性

1.27　颈静脉孔区病变的鉴别

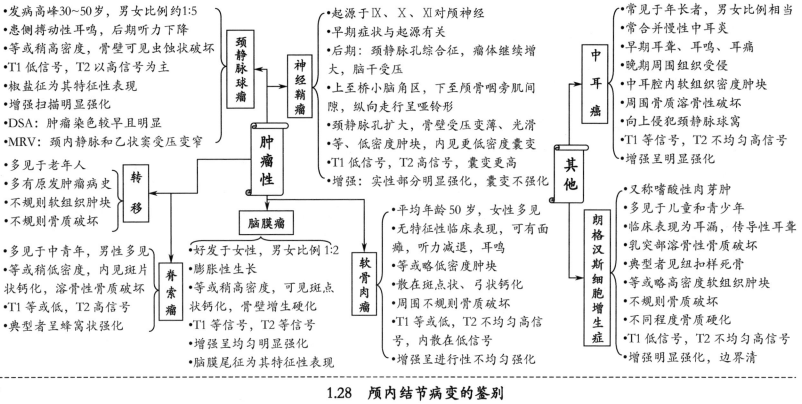

- 发病高峰30~50岁，男女比例约1:5
- 患侧搏动性耳鸣，后期听力下降
- 等或稍高密度，骨壁可见虫蚀状破坏
- T1低信号，T2以高信号为主
- 椒盐征为其特征性表现
- 增强扫描明显强化
- DSA：肿瘤染色较早且明显
- MRV：颈内静脉和乙状窦受压变窄

颈静脉球瘤

- 多见于老年人
- 多有原发肿瘤病史
- 不规则软组织肿块
- 不规则骨质破坏

转移

- 多见于中青年，男性多见
- 等或稍低密度，内见斑片状钙化，溶骨性骨质破坏
- T1等或低，T2高信号
- 典型者呈蜂窝状强化

脊索瘤

神经鞘瘤
- 起源于Ⅸ、Ⅹ、Ⅺ对颅神经
- 早期症状与起源有关
- 后期：颈静脉孔综合征，瘤体继续增大，脑干受压
- 上至桥小脑角区，下至颅骨咽旁肌间隙，纵向走行呈哑铃形
- 颈静脉孔扩大，骨壁受压变薄、光滑
- 等、低密度肿块，内见更低密度囊变
- T1低信号，T2高信号，囊变更高
- 增强：实性部分明显强化，囊变不强化

肿瘤性

脑膜瘤
- 好发于女性，男女比例1:2
- 膨胀性生长
- 等或稍高密度，可见斑点状钙化，骨壁增生硬化
- T1等信号，T2等信号
- 增强呈均匀明显强化
- 脑膜尾征为其特征性表现

软骨肉瘤
- 平均年龄50岁，女性多见
- 无特征性临床表现，可有面瘫，听力减退，耳鸣
- 等或略低密度肿块
- 散在斑点状、弓状钙化
- 周围不规则骨质破坏
- T1等或低，T2不均匀高信号，内散在低信号
- 增强呈进行性不均匀强化

中耳癌
- 常见于年长者，男女比例相当
- 常合并慢性中耳炎
- 早期耳聋、耳鸣、耳痛
- 晚期周围组织受侵
- 中耳腔内软组织密度肿块
- 周围骨质溶骨性破坏
- 向上侵犯颈静脉球窝
- T1等信号，T2不均匀高信号
- 增强呈明显强化

其他

朗格汉斯细胞增生症
- 又称嗜酸性肉芽肿
- 多见于儿童和青少年
- 临床表现为耳漏，传导性耳聋
- 乳突部溶骨性骨质破坏
- 典型者见纽扣样死骨
- 等或略高密度软组织肿块
- 不规则骨质破坏
- 不同程度骨质硬化
- T1低信号，T2不均匀高信号
- 增强明显强化，边界清

1.28　颅内结节病变的鉴别

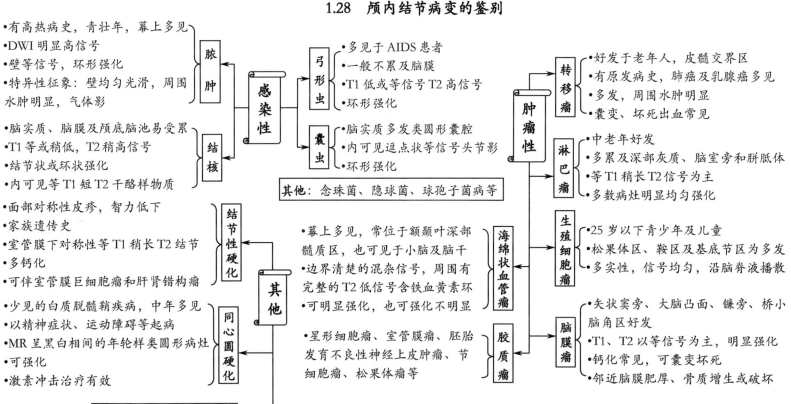

- 有高热病史，青壮年，幕上多见
- DWI明显高信号
- 壁等信号，环形强化
- 特异性征象：壁均匀光滑，周围水肿明显，气体影

脓肿

感染性

- 脑实质、脑膜及颅底脑池易受累
- T1等或稍低，T2稍高信号
- 结节状或环状强化
- 内可见等T1短T2干酪样物质

结核

弓形虫
- 多见于AIDS患者
- 一般不累及脑膜
- T1低或等信号T2高信号
- 环形强化

囊虫
- 脑实质多发类圆形囊腔
- 内可见逗点状等信号头节影
- 环形强化

其他：念珠菌、隐球菌、球孢子菌病等

- 面部对称性皮疹，智力低下
- 家族遗传史
- 室管膜下对称性等T1稍长T2结节
- 多钙化
- 可伴室管膜巨细胞瘤和肝肾错构瘤

结节性硬化

其他

- 少见的白质脱髓鞘病，中年多见
- 以精神症状、运动障碍等起病
- MR呈黑白相间的年轮样类圆形病灶
- 可强化
- 激素冲击治疗有效

同心圆硬化

多发性硬化、结节病等

- 幕上多见，常位于额颞叶深部髓质区，也可见于小脑及脑干
- 边界清楚的混杂信号，周围有完整的T2低信号含铁血黄素环
- 可明显强化，也可强化不明显

海绵状血管瘤

- 星形细胞瘤、室管膜瘤、胚胎发育不良性神经上皮肿瘤、节细胞瘤、松果体瘤等

胶质瘤

肿瘤性

转移瘤
- 好发于老年人，皮髓交界区
- 有原发病史，肺癌及乳腺癌多见
- 多发，周围水肿明显
- 囊变、坏死出血常见

淋巴瘤
- 中老年好发
- 多累及深部灰质、脑室旁和胼胝体
- 等T1稍长T2信号为主
- 多数病灶明显均匀强化

生殖细胞瘤
- 25岁以下青少年及儿童
- 松果体区、鞍区及基底节区为多发
- 多实性，信号均匀，沿脑脊液播散

脑膜瘤
- 矢状窦旁、大脑凸面、镰旁、桥小脑角区好发
- T1、T2以等信号为主，明显强化
- 钙化常见，可囊变坏死
- 邻近脑膜肥厚、骨质增生或破坏

1.29 颅底常见肿瘤的鉴别

前颅底

脑膜瘤

临床：
- 前中后颅凹均可发生
- 可发生于前颅凹嗅沟、蝶骨嵴、鞍结节及斜坡

影像：
- T1、T2分别表现为与脑灰白质等信号的稍低和稍高信号
- 明显强化，可有脑膜尾征
- 可有局部骨硬化

嗅神经母细胞瘤

临床：
- 来源于嗅区黏膜神经上皮细胞的恶性肿瘤
- 较罕见，病因未明
- 多见于成年人，无明显性别差异

影像：
- 好发鼻腔、筛窦，破坏筛板，侵入颅内
- 密度不均，可见钙化、坏死，明显强化
- T1稍低信号，T2稍高信号
- 较大者边界多不清，信号多不均
- 可见囊变、出血、钙化及骨化区域呈低信号影

鼻窦恶性肿瘤

临床：
- 鼻咽、鼻窦恶性肿瘤易远处转移侵犯颅底

影像：
- 侵犯鼻窦，侵入颅内，骨质破坏
- 密度信号不均匀，不均匀中度强化

转移瘤

临床：
- 原发癌常为前列腺癌、肺癌、乳腺癌、肾癌、甲状腺癌等
- 颅底各部分均可发生，以蝶骨体、蝶骨大翼和颞骨岩部好发

影像：
- 多为溶骨性破坏，少数表现为成骨性破坏
- 病灶内可含有软组织成分，可出血、囊变、坏死、钙化
- 常累及颅底孔道、Meckel's腔、翼腭窝等周围结构
- 增强扫描呈不均匀明显强化
- 可合并有脑膜及脑质内的异常强化

后颅底

副神经节瘤

临床：
- 多见于40~50岁，男女无明显差异
- 绝大多数为良性，14%~50%的恶性率
- 分为副交感和交感副神经节瘤

影像：
- 大部分形态规则，圆形或类圆形，边界清楚
- 部分易坏死、出血、钙化和囊变
- 血供丰富，增强后强化显著，部分区域强化与血管接近，可见到强化的肿瘤血管

听神经鞘瘤

临床：
- 极少真正发自听神经，而多来自前庭上神经，其次为前庭下神经
- 一般为单侧，两侧同时发生者较少
- 多见于成年人，高峰在30~50岁，20岁以下者少见

影像：
- X线：岩骨平片见内耳道扩大、骨侵蚀或骨质吸收
- 瘤体呈等密度或低密度，少数呈高密度
- 肿瘤多为圆形或不规则形，位于内听道口区，多伴内听道扩张，增强明显
- T1略低或等信号，T2高信号
- 第四脑室受压变形，脑干及小脑亦变形移位
- 增强实质部分明显强化，囊变区不强化

颈静脉球瘤

临床：
- 又称为非嗜铬性副神经节瘤、副神经节瘤、血管球瘤或化学感受器瘤
- 起源于颈静脉球壁的化学感受器的良性血管性肿瘤

影像：
- 颈静脉孔区软组织肿块
- 边界清楚，可向颅内、外蔓延
- 颈静脉孔扩大，周边骨质呈虫蚀样骨质破坏
- 肿瘤较大时可侵犯中耳鼓室、内耳道、颈动脉管、舌下神经管等结构
- 增强扫描呈明显强化
- MR可见特征性的盐和胡椒征

中颅底

垂体大腺瘤

临床：
- 均为直径大于10mm
- 可向鞍外广泛生长引起蝶鞍破坏并侵至蝶窦
- 少数可同时伴斜坡骨破坏

影像：
- T1呈等或稍低信号
- T2呈等或稍高信号
- 增强扫描明显强化

三叉神经瘤

临床：
- 可位于后颅凹桥小脑角处或中、后颅凹，少数可位于中颅凹

影像：
- 呈哑铃状
- 多可有岩骨尖破坏或吸收
- T1、T2分别为低、高信号
- 病灶明显强化，可以不均匀强化

脊索瘤

临床：
- 好发于颅底中线区域
- 以发生在蝶鞍和斜坡的最为多见

影像：
- 肿瘤部位颅底骨的溶骨性破坏
- 实质平扫呈不均匀的低密度
- 瘤内可见散在的钙化灶
- 长T1、长T2改变，增强明显强化
- 海绵窦侵犯：增强T1上正常海绵窦高信号被肿瘤组织低信号取代
- T2显著高信号和注射Gd-DTPA后延迟持续缓慢强化

骨软骨瘤

影像：
- MR扫描者仅信号不均
- CT示不同程度钙化，多为C形更高密度
- 增强扫描软组织有部分强化

软骨肉瘤

临床：
- 颅底软骨肉瘤少见，常由骨软骨瘤恶变而来
- 主要见于岩骨、枕骨、斜坡

影像：
- 颅底溶骨性破坏，边界不清且不规则的软组织肿物
- 瘤体密度不均匀，可见半环形、点片状或不规则形钙化
- 瘤体不同程度强化，强化程度与肿瘤分化及血供有关

1.30　桥小脑角区常见肿瘤的鉴别

神经源性

听神经瘤

临床：
- 最常见
- 起源于第八对脑神经的前庭神经
- 好发于鞘膜的施万细胞
- 通常单发
- 好发年龄40~60岁
- 女性多于男性
- 临床症状多与累及脑神经有关

影像：
- 首选MR
- 平扫示T1多数呈略低信号或呈等信号，少数呈混杂信号
- T2多呈高信号，少数呈高等混合信号
- 增强多呈均匀或不均匀强化
- 多呈椭圆形或不规则形，少数呈哑铃形
- 较大肿瘤见瘤周水肿，伴明显占位效应，显示患侧桥小脑角池受压、移位甚至闭塞
- 向上生长可使同侧侧脑室颞角、三角区抬高
- 可使第三脑室变形移位，也可压迫中脑导水管引起幕上脑室积水

三叉神经瘤

临床：
- 发生于其感觉支的施万细胞鞘
- 好发于30~40岁，女性较为常见

影像：
- 圆形或卵圆形边缘光滑的肿块
- 具有跨颅窝生长的趋势
- 可位于桥小脑角部分经小脑幕切迹孔伸入颅中窝或大部分位于颅中窝下延至桥小脑角
- T1信号强度等低
- T2信号强度低于脑脊液信号
- 冠状位：三叉神经瘤的中心偏离内听道，位于其前内上
- 较小的三叉神经瘤可表现为桥前段神经增粗，强化明显

血管源性

海绵状血管瘤

临床：
- 血管畸形，可位于脑实质内或硬脑膜外
- 桥小脑角区海绵状血管瘤较少见
- 多呈类圆形，可分叶，边界清晰
- 多见出血，占位效应明显
- 瘤周无水肿，邻近颅骨可破坏

影像：
- T1多呈等高信号
- T2呈不均匀高信号
- 增强扫描肿瘤明显强化，强化发生在动脉期后，且持续时间长

血管母细胞瘤

临床：
- 男性多见，高发年龄50~60岁
- 大多单发
- 病灶呈圆形，多边界清楚
- 病灶周围无水肿带，无包膜或有胶质细胞增生所形成的假包膜
- 60%为囊性，呈单房
- 多数肿瘤壁上有一富含血管的结节

影像：
- T1呈低信号或等信号
- T2呈略高信号或高信号
- 壁结节T1等信号、T2为稍高信号
- 实质性病灶T1呈等信号，中央有坏死者可呈等低混杂信号
- T2为高信号，可见肿瘤血管呈线形或蛇形的无信号区
- 并发出血时，较新鲜者，T1、T2均为高信号，陈旧性时，T1、T2均为低信号
- 典型者增强扫描壁结节明显强化，典型呈"大囊小结节"以及灶周或肿块内可见粗大的蛇形血管引入

颈静脉球瘤

临床：
- 是一种化学感受器肿瘤
- 富含血管和血窦
- 可引起颈静脉孔的扩大，颈静脉嵴、颈静脉管的侵蚀破坏
- 生长缓慢呈浸润性，边界较清晰
- 主要发生于耳蜗内，是中耳最常见的肿瘤，易侵入颅内
- 多见于40~60岁中年女性

影像：
- 稍长T1稍长T2异常信号影
- 增强扫描肿瘤明显强化
- 肿瘤侵入颅后窝，常延伸到桥小脑角池处，可使局部骨质破坏

脑室源性

室管膜瘤

临床：
- 起源于室管膜细胞
- 主要发生在脑室，也可发生幕上和小脑实质
- 位于小脑实质的室管膜瘤，可位于桥小脑角区
- 肿瘤内常有多发小囊变区存在

影像：
- 肿瘤呈混杂密度，实质部分呈稍高或等密度，囊壁部分为低密度
- T1肿瘤混杂低信号，T2肿瘤混杂高信号
- 实质部分强化显著，不规则多环状强化
- 肿瘤不以内听道为中心生长且有多发囊变时，考虑室管膜瘤

脉络丛乳头状瘤

临床：
- 大多数为良性，主要发生于脑室，好发部位依次为四脑室、侧脑室

影像：
- 等或稍高密度，少数为低密度
- 形态不规则，边缘多呈分叶状
- 轮廓清楚，瘤周水肿无或轻，25%患者可见钙化
- T1肿瘤多等信号或稍低信号，T2多为高信号，少数等信号
- 肿瘤边界清晰，可钙化
- 稍不均质显著强化

其他

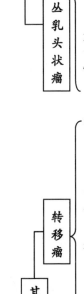

转移瘤

临床：
- 小脑四脑室区转移瘤是成人该区最常见的肿瘤，多位于小脑半球
- 单发转移瘤通常比较大，其内通常有多发不规则坏死灶

影像：
- 低、等混杂密度，等密度区为转移瘤实质部分，低密度区为坏死
- T1呈等信号或等低混杂信号
- T2实质呈等信号或稍高信号
- 周围常有较明显的水肿存在
- 实质明显强化，周围水肿不强化
- 转移瘤坏死严重时可呈囊性表现，呈环形强化

脑膜瘤

临床：
- 好发于中年人，女性多见
- 多位于颞骨岩部后面近内听道口
- 与岩骨以钝角相连，瘤体较大

影像：
- T1等或稍低信号，T2多变
- 多伴有流空信号，可有钙化
- 增强可见脑膜尾征
- 脑膜瘤不以内耳道为中心生长，故内耳道及听神经大多正常

1.31　鞍区常见肿瘤的鉴别

临床：
- 起源于Rathke囊
- 可发生于任何年龄
- 多30~40岁出现症状
- 多位于鞍内，垂体前后叶之间

影像：
- 囊壁薄、均匀、光滑，无强化
- 囊液因蛋白含量不同而信号变化不一
- T1高（黏液成分）或低信号（浆液成分），T2高或低信号

临床：
- 原发低度恶性骨肿瘤
- 高峰年龄40~60岁
- 好发于骶尾部、蝶枕联合区

影像：
- CT等、稍低密度
- MR信号不均，T1等、低信号，T2高信号，不规则低信号区
- 低信号分隔中等到显著蜂房样强化，持续缓慢强化，骨质破坏

临床：
- 起源颅底骨缝连接处的软骨
- 蝶岩、岩枕和蝶枕软骨结合处

影像：
- 累及斜坡侧面，偏离中线生长的倾向
- CT示骨质破坏、钙化（稀疏散在分布、边缘模糊）
- MR增强扫描呈周边及内部分隔状强化，花环状或蜂窝状改变

临床：
- 鞍内或鞍旁，圆形，光滑

影像：
- CT均匀稍高密度，少见钙化
- MR流空信号，位于边缘，邻近骨质多无变化
- 多明显强化，瘤内有血栓时强化不均匀

临床：
- 可位于脑内或脑外

影像：
- 体积多较大，CT均匀等或稍高密度，病灶内通常没有钙化
- 均匀的长T1长T2信号，多无流空信号，增强扫描显著渐进性强化

（树状分支）
- Rathke囊肿
- 垂体大腺瘤
- 鞍内肿瘤
  - 脊索瘤
  - 垂体微腺瘤
  - 软骨肉瘤
  - 三叉神经鞘瘤
- 鞍旁肿瘤
  - 动脉瘤
  - 海绵状血管瘤

临床：
- 直径>10mm的垂体瘤
- 多发生于成人
- 压迫症状和内分泌功能异常

影像：
- CT平扫为等密度或略高密度
- 鞍底骨质吸收或破坏，增强明显强化
- MR示T1/T2信号与脑灰质相似或略低
- 束腰征、雪人征，可有坏死、囊变、出血
- 钙化少见，视交叉受压移位

临床：
- 直径≤10mm的垂体瘤
- 临床可无任何症状

影像：
- 垂体上缘隆起超过正常高度
- 垂体柄移位
- 鞍底下陷
- 动态增强早期呈相对低信号，后期信号可高于正常垂体

临床：
- 起源于三叉神经，位于鞍旁

影像：
- 骑跨于中后颅窝之间，呈哑铃形，可伴岩尖骨质吸收

临床：
- 位于下丘脑、垂体柄及神经垂体
- 血行转移：乳腺癌、肺癌
- 脑脊液播散：室管膜瘤、髓母细胞瘤、生殖细胞瘤、松果体母细胞瘤
- 软脑膜浸润：淋巴瘤及白血病

影像：
- 原发肿瘤史
- 沿着下丘脑-垂体柄-神经垂体轴生长

临床：
- 鞍结节脑膜瘤为鞍上脑膜肿瘤，可向鞍内生长，类似垂体瘤
- 约15%的脑膜瘤发生于鞍旁海绵窦，多数起源于鞍结节

影像：
- 鞍结节为中心；密度↑，信号↓
- 明显均匀强化，脑膜尾征

（树状分支）
- 鞍上肿瘤
  - 转移瘤
  - 脑膜瘤

临床：
- 鞍区常见良性肿瘤
- 发病年龄呈双峰（5~14岁，50~70岁）
- 临床多为压迫症状

影像：
- 多为囊性或囊实性，囊壁光滑，厚薄不均
- 实性部分和囊壁钙化多见，部分出现受压吸收改变
- 囊液因成分不同表现不同实性部分T1等信号，T2高信号，增强呈明显强化

临床：
- 起源于原始生殖细胞
- 儿童和青少年多见，高峰年龄10~12岁
- 临床多有内分泌紊乱表现，以中枢性尿崩症多见

影像：
- CT边界清稍高密度灶，强化显著
- MR垂体柄增粗，垂体后叶短T1信号消失
- 肿瘤T1呈等、低信号，T2信号多变

临床
- 多为起源于视交叉、视神经或下丘脑的PA
- 多见于儿童及青少年

影像：
- 囊实性或实性，与周围组织分界不清
- CT表现为等或高密度
- MR信号混杂，T1等、低信号；T2呈高信号
- 增强扫描明显不均强化，囊壁可有强化，囊液因成分不同表现不同，实性部分T1等、T2高信号，增强呈明显强化

临床：
- 下丘脑错构瘤为先天性发育异常
- 异位脑组织构成的肿块
- 儿童早期发病，临床表现痴笑癫痫、性早熟

影像：
- 位于三脑室底部
- CT等密度
- T1与皮质信号相似，T2呈等信号无强化

（树状分支）
- 颅咽管瘤
- 生殖细胞肿瘤
- 毛细胞型星形细胞瘤
- 灰结节错构瘤

1.32　下丘脑及松果体区常见肿瘤的鉴别

临床：
- 属于发育畸形
- 发生在下丘脑灰结节的肿瘤样肿块
- 10~20岁高发，男性较女性多见
- 分为下丘脑旁错构瘤和下丘脑错构瘤，前者性早熟，后者痴笑型癫痫

影像：
- MR可见明确灰结节区有蒂或者无蒂的病变
- T1上等信号或稍低信号，T2等或高信号
- 增强扫描不强化，很少钙化
- 长时间肿瘤大小不会有变化，形状支持下丘脑错构瘤诊断

错构瘤

临床：
- 来源于颅咽鼓管残端，可沿着漏斗发生于第三脑室底到垂体的任何地方
- 高峰年龄10~14岁和40~60岁
- 男性更多见
- 常见发育迟缓，部分常伴视力障碍及少部分伴尿崩

影像：
- 为囊实性肿物，呈大囊伴小囊
- 蛋壳样钙化或中心团块样钙化
- 信号混杂，T1信号呈多样性（稍低-等-高信号）
- 典型的可见T1高信号（蛋白含量高所致），T2呈等、高信号
- 增强囊壁环状强化，实质部分不均质轻度强化

颅咽管瘤

临床：
- 特征性的低级别胶质瘤沿着垂体后叶分布，累及漏斗及垂体腺后叶
- 通常40~50岁被发现，女性多见
- 良性的缓慢生长的，没有明显侵袭性及复发倾向

影像：
- 表现为鞍上池边界清楚的肿瘤
- 实性成分在T1/T2相对于脑为等信号
- 信号强度特征主要在于囊性成分的存在
- 增强扫描不均匀强化

迷芽瘤

下丘脑区

临床：
- 起源于生殖细胞，常见于儿童和青年人
- 病变虽位于松果体区，但最初可发生于下丘脑区
- 常见三联征：尿崩、发育迟缓及视力障碍

影像：
- 均匀、边界清楚的圆形实性肿块
- 信号类似灰质信号，容易累及漏斗及第三脑室底
- 呈等T1等T2信号，DWI高信号
- 明显均匀强化
- 因为肿瘤影响了下丘脑垂体功能，垂体前、后叶功能降低，导致T1垂体后叶高信号会消失
- 可沿脑脊液播散转移

生殖细胞瘤

临床：
- 颅内不常见的发育畸形，容易累及中线结构，比如漏斗

影像：
- MR上下丘脑可发现一个或多个肿瘤位于漏斗的正后方，肿瘤呈特征性的脂肪信号

脂肪瘤

临床：
- 下丘脑和视交叉胶质瘤鉴别较困难，起源点不好界定
- 2~4岁患者会出现视力下降
- 内分泌功能下降，多表现为激素分泌的减少导致身材矮小症

影像：
- T1低信号，T2/FLAIR为高信号
- 大的肿瘤典型者为非均匀的，含囊实性成分
- 增强扫描实性成分强化

下丘脑视交叉胶质瘤

临床：
- 多起源于松果体周围结构

影像：
- CT呈低、等或混杂密度
- T1低信号T2高信号
- 可有瘤周水肿
- 良性不强化，恶性强化

胶质瘤

其他源性

临床：
- 松果体区最常见肿瘤
- 放疗敏感，试验性放射治疗有效是诊断依据

影像：
- 类圆形，境界清楚
- CT扫描呈稍高密度或等密度
- T1等或稍低信号，T2高信号
- 增强扫描呈均匀显著强化
- 肿瘤沿三脑室两侧缘生长较具有特征性
- 可钙化，一般位于中间，可有瘤灶

生殖细胞瘤

生殖源性

临床：
- 松果体区第二常见肿瘤
- 颅内畸胎瘤的50%位于松果体区
- 儿童最多见，平均年龄12岁

影像：
- 多数为部分囊性，囊内含脂质、毛发和牙齿
- 肿瘤内钙化常见
- 很不均质密度和很不均匀信号
- 实质部分不强化或轻度强化，明显强化应考虑为恶性

畸胎瘤

松果体区

临床：
- 起源于松果体胶质细胞
- 任何年龄，25~35岁高发
- 多见于青年女性

影像：
- 类圆形，境界清楚，轮廓光整
- 均匀稍高密度或等密度，可有散在钙化
- T1等或稍低信号，T2高信号均质，轻度到中度均匀强化
- 形态不规则、分叶、境界不清

松果体细胞瘤

松果体源性

临床：
- 一种高度恶性，发生于儿童的原始胚胎性松果体实质性肿瘤，罕见

影像：
- 呈大的分叶状，边界不清，密度均匀
- 增强后可强化，少见钙化
- 在T1上呈低信号或等信号

松果体母细胞瘤

1.33　脑室内常见肿瘤性病变的鉴别

第三脑室

脉络丛乳头状瘤

临床:
- 为起源于脑室内壁的原始神经上皮-脉络膜丛上皮的良性肿瘤
- 具有分泌脑脊液的功能
- 少见于第三脑室,临床缺乏特征性,大多见于5岁前儿童
- 肿瘤细胞可脱落并沿脑脊液循环种植播散

影像:
- 等或稍高密度,内可见散在钙化
- T1稍低信号,T2高信号,内可见颗粒状混杂信号
- 增强呈均匀显著强化

胶样囊肿

临床:
- 多见于25~40岁中青年
- 常位于第三脑室前上方,邻近室间孔附近,偶可因阻塞室间孔出现颅内压增高表现
- 囊肿呈圆形,多为单发,囊内为胶样物质,可合并出血、胆固醇结晶或顺磁性物质

影像:
- 囊肿呈高密度
- MR信号变异较大
- 增强扫描不强化

生殖细胞瘤

临床:
- 起源于第三脑室底部
- 多与松果体区生殖细胞瘤合并存在
- 儿童和青少年多见,高峰年龄10~12岁,鞍上生殖细胞瘤女性多见
- 临床多有内分泌紊乱表现,以中枢性尿崩症多见

影像:
- 多呈类圆形,边界清楚
- 等或稍高密度,显著均匀强化
- T1等或低信号,T2高信号
- 可见脑脊液种植转移灶

中枢神经细胞瘤

临床:
- 少见,好发于青壮年
- 临床表现为头痛、恶心、呕吐等梗阻性脑积水症状

影像:
- 肿瘤形态不规则,多有分叶
- 等或稍高密度,多见散在钙化灶
- T1等或稍低信号,T2等或稍高信号,内可见囊变和血管流空征
- 增强肿瘤呈轻到中度强化

室管膜瘤

临床:
- 生长缓慢,早期不易引起脑积水,发现时肿瘤多体积较大
- 多见于5岁前儿童
- 肿瘤形态不规则,边缘不光整呈分叶状

影像:
- 信号不均匀,多见囊变坏死和出血
- 等或稍高密度,内可见斑点状钙化
- T1稍低或等信号,T2稍高信号
- 增强显著不均匀强化

侧脑室

转移瘤

临床:
- 成人侧脑室最常见肿瘤,好发于三角区
- 多见于中年女性,呈类圆形,边界清楚,常见钙化

影像:
- 均匀等或稍高密度
- T1稍低或等信号,T2等或稍高信号
- 增强明显均匀强化

脉络丛乳头状瘤

临床:
- 多见于5岁前儿童,男性多见
- 多位于侧脑室三角区,呈圆形或类圆形,边界清楚,表面呈颗粒状或分叶状

影像:
- 等或稍高密度,内可见散在钙化
- T1稍低信号,T2高信号,内可见颗粒状混杂信号
- 增强呈均匀强化

脉络丛乳头状癌

临床:
- 占所有脉络丛肿瘤的10%~20%
- 儿童多见,好发于侧脑室三角区

影像:
- 类似脉络丛乳头状瘤
- 侵犯周围脑实质时多提示为乳头状癌

神经上皮囊肿

临床:
- 多见于成年人,平均30岁左右
- 神经上皮囊肿好发于侧脑室后部,多无临床症状
- 囊壁菲薄,内含脑脊液

影像:
- CT可清楚显示局部侧脑室扩大
- MR可清楚显示囊壁
- 增强扫描囊壁不强化

室管膜下瘤

临床:
- 少见,多见于中老年人
- 好发于室间孔附近,仅当肿瘤阻塞脑脊液通道时出现头痛等症状
- WHO I 级

影像:
- 类圆形,边界清楚,多有小囊变
- 等或稍低密度
- T1等或稍低信号,T2稍高信号
- 增强不强化

室管膜瘤

临床:
- 生长缓慢,早期不易引起脑积水,发现时多较大
- 多见于5岁前儿童,多位于三角区和体部
- WHO II 级

影像:
- 形态不规则,边缘不光滑呈分叶状,与侧脑室壁间有广基底相连
- 信号不均匀,多见囊变坏死和出血
- 等或稍高密度,内可见斑点状钙化
- T1稍低或等信号,T2稍高信号
- 增强显著不均匀强化

第四脑室

髓母细胞瘤

临床:
- 起源于小脑上蚓部
- 常向第四脑室生长并填塞第四脑室,引起梗阻性脑积水
- 15岁前多见,4~8岁最常见,男性多见
- 高度恶性,发展快,早期可沿脑脊液播散

影像:
- 分叶状实性肿块,边界清楚
- 肿瘤前方见脑脊液环绕
- 等或稍高密度,钙化囊变少见
- T1等或稍低信号,T2高信号
- 增强扫描呈明显均匀强化

表皮样囊肿

临床:
- 先天性生长缓慢的良性肿瘤
- 男性多见,30~50岁才可发现

影像:
- 较大时可使第四脑室不规则扩张,脑干受压前移
- 呈脑脊液信号或密度
- DWI高信号
- 增强扫描无强化

血管母细胞瘤

临床:
- 30~40岁成人好发
- 进展缓慢,幕上脑积水较轻

影像:
- 易囊变,多表现为大囊小结节型
- 附壁结节内有血管流空征
- 增强后附壁结节明显强化

1.34　脑膜病变的鉴别

临床：
- 细菌主要通过血行播散至颅内
- 以脑膜炎双球菌、流感嗜血杆菌、肺炎链球菌等感染为主
- 急性高热，头痛，脑膜刺激征，颅内压增高
- 白细胞及蛋白含量显著增高
- 炎症累及软脑膜和蛛网膜
- 急性期大量炎性渗出物分布于蛛网膜下腔
- 可并发脑炎、脑血管病变、硬膜下积液、脑积水、室管膜炎

影像：
- 早期：CT及MR平扫无明显异常改变
- 进展期：脑沟、脑池内密度增高，脓性渗出物信号高于脑脊液
- 增强扫描脑膜明显脑回样强化

→ **化脓性**

临床：
- 病毒性感染一般较少累及脑膜
- 大多为肠道病毒，如脊髓灰质炎病毒等
- 发热、头痛、呕吐、脑膜刺激征等

影像：
- 软脑膜轻度增厚，可见强化
- MR检查比CT敏感

→ **病毒性**

【感染性】

临床：
- 儿童多见，成人以青年居多
- 结核中毒症状、头痛、呕吐和脑膜刺激征
- 严重者可有抽搐、昏迷
- 主要累及软脑膜，脑基底部的鞍上池明显
- 大量炎性渗出物黏附时可形成小的结核结节
- 脑脊液穿刺：白细胞↑、淋巴细胞为主，蛋白质↑，糖↓，氯化物↓
- 可以出现脑水肿、脑积水和脑梗死等

影像：
- 增强:不规则条状或结节状明显强化
- 颅底鞍上池和外侧裂脑膜增厚
- 后期CT可见点状钙化

→ **结核性**

临床：
- 主要发生在AIDS患者或器官移植受体中
- 新型隐球菌、念珠菌、曲霉菌、球孢子菌等
- 起病缓慢，低热、头痛、呕吐、情绪淡漠等

影像：
- 早期CT表现可无异常表现
- T1脑池、脑沟内信号稍增高，T2信号更高
- 增强更易分辨脑表面软脑膜的异常强化
- 水抑制序列显示病灶更明显

→ **真菌性**

临床：
- 起源于脑膜间质毛细血管的外皮细胞
- 好发于颅底、矢状窦旁
- 男性多见，最常见症状是头痛

影像：
- 病灶呈分叶状或不规则形
- 稍高密度，多无钙化，可引起邻近骨质的破坏性改变
- 由于肿瘤多有囊变，可见混杂信号
- 增强扫描实质呈显著均匀强化
- MRS可见肌醇波升高

→ **血管外皮细胞瘤**

临床：
- 一般认为属于肉芽肿性脑膜炎的罕见形式
- 脑膜弥漫性明显增厚，由疏松或致密的纤维组织构成，伴炎细胞浸润，可见散在坏死及境界清楚的肉芽肿或坏死性血管炎
- 头痛、颅神经损害、小脑共济失调

影像：
- 硬脑膜弥漫性增厚呈等T1长T2信号
- 增强扫描可见强化，T1像更明显
- 部分累及静脉窦至静脉窦闭塞

→ **特发性肥厚性硬脑膜炎**

【感染性】

临床：
- 正常以脑底部、脑干和脊髓周围分布较多
- 该病以黑色素细胞增生为主要特征
- 主要累及软脑膜

影像：
- 深入到脑沟内的短T1短T2信号
- 增强扫描：软脑膜-蛛网膜下腔强化

→ **弥漫黑色素细胞增生症**

详见第一章1.15 → **脑膜瘤**

【肿瘤性】

临床：
- 良性间质瘤，胸膜最常受累
- 颅内最常累及脑膜
- 中老年人好发

影像：
- 等密度，明显均匀或不均匀强化
- T2特征性高低混杂信号，其内的T2小片状低信号有利于诊断

→ **孤立性纤维瘤**

临床：
- 血行转移：主要表现为软脑膜-蛛网膜型可分布于脑膜的任何部位，幕上多于幕下
- 直接侵犯：均为硬脑膜-蛛网膜型
- 脑脊液播散：均为软脑膜-蛛网膜型

影像：
- 硬脑膜-蛛网膜型：
  大脑表面、紧贴颅骨内板下方
  沿大脑镰、小脑幕走行，不深入脑沟脑池
  结节状或增厚的节段性线状病变
  连续层面均可见到
  可向硬膜外生长侵犯颅骨形成软组织肿块
- 软脑膜-蛛网膜型：
  多位于软脑膜、室管膜、蛛网膜下腔等
  紧贴大脑表面的小结节状及细线状改变
  能深入脑沟和脑池，伴脑室扩大
  MR平扫不能检出

→ **转移瘤**

临床：
- 多种原因导致的脑脊液压力降低
- 临床以体位性头痛为主要表现，立位加重
- 可伴头痛、恶心、眩晕、视力障碍等
- 脑脊液压力低于60mmH$_2$O可诊断
- 硬脑膜静脉丛扩张，致硬脑膜纤维化样增厚

影像：
- 脑膜增强：大脑凸面和小脑幕的脑膜呈弥漫、连续的线形增强，侧裂及脑干表面的脑膜无增强，脑膜增强为可逆性
- 局部脑结构移位：中脑导水管开口位置下移，小脑扁桃体下疝、脑干腹侧压向斜坡
- 硬膜下积液和硬膜下血肿

→ **低颅压综合征**

临床：
- 蛛网膜下腔出血、硬膜下出血致脑膜纤维化

影像：
- 脑膜呈多发结节样或肿块样增厚
- CT与脑灰质相比呈等或稍高密度
- T1、T2多呈等信号
  含铁血黄素沉积T2低信号
- 增强扫描明显均匀强化

→ **骨髓纤维化髓外造血**

【其他】

1.35 脑积水与脑水肿的分类及鉴别

临床：
- 脑体积减小导致的脑室或蛛网膜下腔扩大
- 脑脊液较常人多，但压力正常
- 多发生于正常老年人
- 可有缓慢进展的认知功能障碍

影像：
- 双侧脑室对称性中度扩大，三脑室扩大较轻
- 脑沟、脑裂、脑池增宽
- 脑室周围无间质性水肿
- 脑萎缩的常见表现（脑沟、脑裂增宽等）

临床：
- 先天性或后天性，有颅内压增高症状
- 脑脊液通路第四脑室出口及以上位置存在梗阻
- 多见于导水管狭窄，第四脑室出口粘连

影像：
- 梗阻点以上脑室系统扩大，脑实质显著变薄
- 额角上外侧部圆形扩大，颞角扩大
- 脑脊液重吸收征：脑室周围长T2高信号带
- 矢状面可直接显示中脑水管与第四脑室梗阻
- 冠状面可显示室间孔梗阻与第三脑室内梗阻
- 轴面有助于判断脑室外梗阻与内外合并梗阻

临床：
- 脑组织缺氧、神经细胞代谢障碍所致
- 急性期缺血性脑血管病好发，灰白质多见
- 以局部脑损害症状为主
- 各种致病因素→细胞内外环境改变→脑组织缺氧，细胞代谢障碍→ATP生成减少，钠-钾泵异常→钠在细胞内潴留→细胞内渗透压升高→细胞外间隙的水分子进入细胞内→细胞肿胀，细胞外间隙狭窄

影像：
- 脑沟变窄，脑回肿胀，模糊
- T1低信号，T2高信号
- FLAIR序列皮质呈高信号
- DWI高信号，ADC明显降低

临床：
- 常见于阻塞性脑积水
- 多分布第三脑室或侧脑室周围的白质
- 脑室内压力升高，脑脊液外渗，为结合水
- 有颅内压增高症状
- 脑积水→脑室内压力升高→压力梯度形成→脑脊液透过室管膜进入脑室周围的白质

影像：
- 脑室周围边缘光整水肿带
- T1稍低信号，稍高于脑脊液，T2高信号
- DWI不表现为高信号，ADC常轻度升高

·脑颜面血管瘤病
软脑膜血管瘤和同侧血管痣
病侧大脑发育不良或萎缩
一侧顶枕叶萎缩性改变
局部顶枕区表面弧带状钙化
皮质表面软脑膜异常血管脑回样强化
·一侧半球萎缩

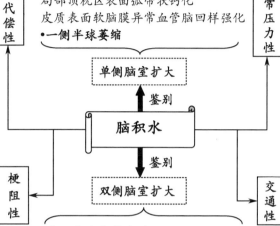

代偿性

梗阻性

单侧脑室扩大

脑积水

鉴别

鉴别

双侧脑室扩大

正常压力性

交通性

·先天大脑发育畸形：
临床少见，多见于青少年男性
伴巨脑畸形、前脑无裂畸形、脑裂畸形
·早产儿侧脑室扩大：
侧脑室胚胎早期相对较大
随发育逐渐变小，在胚胎36周达正常
早产儿常见轻度对称性扩张
·普遍性脑萎缩
有记忆力下降
见脑萎缩征象，脑池脑沟增宽
代偿性脑室扩张
·脑室周围白质软化症

临床：
- 常见50岁后，交通性脑积水的特殊类型
- 以步态异常、痴呆和尿失禁为特征
- 可继发于蛛网膜下腔出血或感染
- 脑脊液压力正常，分泌减少，吸收加强
- 脑脊液经室管膜吸收，脑实质张力降低
- 脑脊液分流术可使半数以上患者症状改善

影像：
- 脑室系统普遍扩大，额角和颞角圆钝
- 无明显的脑萎缩，部分有海马轻度萎缩
- T2见中脑导水管和第四脑室有流空征
- Flair序列显示脑室周边和深部白质大片高信号
- MR冠状位：蛛网膜下腔扩展性脑积水征象

临床：
- 病因有脑膜炎、蛛网膜下腔出血、外伤等
- 第四脑室出口后循环通路受阻或脑脊液吸收障碍
- 头痛、恶心、呕吐，严重者嗜睡、昏迷

影像：
- 排除脑脊液循环通路梗阻外
- 侧脑室、第三脑室、导水管、第四脑室均扩大
- 脑室壁周围水肿(间质性脑积水)
- 脑沟消失、脑皮质变薄或脑沟回明显加深的脑萎缩征象和腔隙性脑梗死

临床：
- 血脑屏障破坏，血浆外漏，细胞外液增加
- 见于肿瘤、出血、炎症、梗死、外伤
- 多分布于脑白质区域
- 有颅内压增高及脑损害症状
- 毛细血管内皮细胞受损→血管屏障发生障碍或新生毛细血管未生成血脑屏障→血管通透性增加→血液中富含蛋白质的血浆大量渗入细胞外间隙

影像：
- 脑白质区手指状分布异常信号
- T1稍低，T2高信号
- DWI不呈高信号，ADC常高于正常脑组织

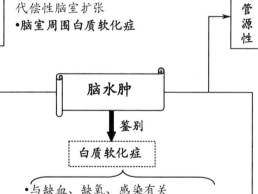

细胞毒性

脑水肿

鉴别

白质软化症

间质性

血管源性

渗透压性

- 与缺血、缺氧、感染有关
- 是早产儿脑瘫（主要是痉挛性下肢瘫或四肢瘫）的主要原因
- 脑瘫、智能低下、抽搐以及各种眼的异常，如眼震、斜视等
- 侧脑室体部及三角部扩大，不规则
- 周围脑白质明显减少
- 脑沟、脑裂加宽加深，皮层下灰质直接贴近脑室壁，几乎无白质成分
- 脑室周围白质T2高信号

临床：
- 细胞内、外液及血液中电解质与渗透压改变引起的细胞内水肿
- 常见病因：急性水中毒、低钠血症等
- 渗透性脱髓鞘综合征（ODS）：
  过快纠正低钠血症诱发

影像：
- ODS MR表现：
脑桥基底部蝙蝠翅膀样病灶，对称分布
TI低信号，T2高信号，无增强表现

1.36 癫痫性病变的鉴别

临床：
- 以不同器官形成错构瘤为特点
- 大脑皮层或室管膜下多发结节形成
- 三联征：皮脂腺瘤、智力低下、癫痫

影像：
- 室管膜下、皮质、皮质下等密度结节
  典型的室管膜下钙化呈多发结节状
  皮质与皮质下结节常见于幕上
- 皮质结节 T1 等或低信号，TI 高信号
  室管膜下结节信号与白质相似

临床：
- 又称 Sturge-weber 综合征
- 大脑半球枕顶区软脑膜血管瘤，同侧颜面三叉神经分布区有紫红色血管痣
- 病侧大脑发育不良或萎缩
- 神经系统表现以癫痫最多见

影像：
- 局部顶枕区表面弧带状钙化
- 局部脑萎缩性改变
- 皮质表面软脑膜异常血管脑回样强化

临床：
- 异位神经元出现于脑白质中
- 脑室周围神经元向大脑边缘移行异常所致
- 病灶大常有癫痫、精神障碍及脑发育异常

影像：
- 白质内发现异位的灰质灶
- 密度/信号均与正常灰质相近
- 多位于半卵圆中心，可有轻度占位效应

临床：
- 脑皮质神经元移行或细胞增殖障碍所致
- 特征性气球细胞分布于灰白质交界区
- 分两型，Ⅰ型部分患者癫痫发作，Ⅱ型难治性癫痫

影像：
- 局灶性脑皮质增厚，灰白质分界模糊
  T2 及 FLAIR 皮质下白质内高信号最常见
- 脑回增宽、脑沟形态异常

临床：
- 多见于青壮年
- 多见癫痫发作、进行性头痛、偏瘫等

影像：
- 多累及额叶或顶叶，病灶部位一般表浅，可单发也可多发，细小点状钙化为诊断的重要征象
- 脑实质内不同程度T1低T2高水肿信号，占位效应轻

[结节性硬化]
[脑颜面血管瘤病]
[脑灰质异位]
[局灶性皮质发育不良]
[脑裂头蚴病]
[发育异常]

临床：
- 急性期患者可出现颅内压增高表现
- 亚急性和慢性有视物模糊、复视等
- 约半数患者出现轻偏瘫、失语、局灶性癫痫等

影像：
- 位于受压的脑组织与颅骨之间的、均一的脑脊液密度/信号病灶，呈新月形

[硬膜下积液]
[外伤性]
[额叶血肿]

临床：
- 可引起癫痫发作、偏瘫和失语

影像：
- 额叶区边界不清的局限性高密度影
- 亚急性和慢性期可有包膜形成
- 超急性期 T1 等或略低，T2 高信号
- 急性期 T1 等信号，T2 低信号
  血肿周围水肿带高信号
- 亚急性期 T1 高，T2 逐渐变为高信号
- 慢性期信号均为低信号
- SWI 有助于发现微小出血

[寄生虫感染]
[脑血吸虫病]

临床：
- 急性期多见头痛、昏睡、抽搐及颅内高压征
- 慢性期多出现局灶性癫痫和占位征象

影像：
- 慢性期呈等或略高密度，有占位效应，边界不清，周边水肿，可见强化
- 慢性期肉芽肿表现为 T1 略低或等信号，T2 呈略高信号

[肿瘤性]

临床：
- 生长缓慢，常以局灶性癫痫为首发症状
- 好发于成人，多见于幕上
- 肿瘤向外生长，有时可与脑膜相连

影像：
- 典型者有弯曲条带状钙化灶
- 瘤周水肿轻或无，占位效应较轻
- T1 呈等低信号，T2 呈等高信号
- MRS 对肿瘤的定性有帮助
- 增强扫描轻中度强化

[少突胶质细胞瘤]

临床：
- 起源于软脑膜下的星形细胞瘤
- 主要发生于儿童和青少年
- 多发生在幕上，尤其好发于颞叶
- 多数患者有长期癫痫病史

影像：
- 位于颞叶表浅部位大囊伴壁结节
- 囊性部分 T1 低信号，T2 高信号
- 实质部分 T1 为低或等，T2 呈略高信号
- 增强见实质部分或附壁结节明显强化

[多形性黄色星形细胞瘤]

临床：
- 青少年多见
- 药物难以控制的长期癫痫发作
- 神经系统检查阴性，无颅内压增高症状

影像：
- 皮层或皮层下单囊或多囊样病变
- 或呈脑回样改变，边界清
- 无占位效应，增强扫描无强化

[胚胎发育不良性神经上皮肿瘤]

临床：
- 是最常见的脑寄生虫病
- 通常有头痛、癫痫、颅高压等症状

影像：
- 活虫期 为带偏心头节的圆囊，T1上囊液为低信号，头节为与白质相等的高信号，T2上囊液为高信号，头节低信号，无囊周水肿
- 变性水肿期 T1上囊液较脑脊液信号略高，头节消失或信号减低，可检出增厚的高信号囊壁，T2头节与囊壁较脑白质略高，囊液较脑脊液略低，囊周水肿明显
- 肉芽肿期 T1上囊虫为低或等信号，头节缺如，T2囊虫为等或略高于脑实质，伴或不伴有囊周水肿
- 钙化死亡期 MR示无信号区，钙化灶周围无水肿带，需结合CT分析

[脑囊虫病]

1.37 海绵窦常见病变的鉴别

肿瘤性

海绵状血管瘤

临床：
- 40~50岁女性患者多见
- 由内衬内皮的窦样腔隙构成，内为流动缓慢或停滞的血液
- 因为手术时易出血，术前诊断具有重要意义

影像：
- 紧贴海绵窦外侧壁的肿块，边缘清楚
- CT呈稍高密度，一般无钙化，T1和T2均为较高信号
- 缓慢渐进性强化，有时也呈均匀或不均匀明显强化

鼻咽癌

临床：
- 侵犯海绵窦最常见的原发颅外恶性肿瘤
- 可沿三叉神经周围途径直接侵犯至颅内，经岩枕联合或破裂孔侵入海绵窦下份或经颈动脉管进入海绵窦
- 三叉神经受侵可致颌面部去神经肌肉萎缩

影像：
- 鼻咽部及鞍旁等密度肿块，中度强化破裂孔及卵圆孔扩大、颅底骨质破坏
- 鼻咽部T1低或等，T2低信号较大肿块，中度强化冠状面可见鼻咽部与海绵窦肿块相连
- 三叉神经受侵：颌面部肌肉缩小，T1及T2上信号增高

鼻咽纤维血管瘤

临床：
- 好发于青年男性
- 富血供，可经圆孔、翼管及破裂孔侵犯中央颅底及海绵窦前部，并直接破坏岩锥侵犯海绵窦
- 临床特征：鼻咽部出血性肿块

影像：
- 等或略高密度，显著均匀强化，鼻腭窝及颅底孔扩大
- MR特征性表现是瘤内可见流空信号

转移瘤

临床：
- 颅外的原发肿瘤经血源性途径转移至海绵窦
- 原发肿瘤常为肾细胞癌、胃癌、甲状腺癌、肺癌及乳腺癌

影像：
- 海绵窦增大、外凸，Meckel腔被软组织影代替
- 肿瘤呈均匀强化，结合原发肿瘤病史可作出诊断

脊索瘤

临床：少数见于蝶枕联合的偏中线区，侵犯海绵窦

影像：
- T1呈中等信号，可因出血及高蛋白于T1呈高信号T2在相对低信号的周围骨质破坏及残留骨中呈高信号
- CT可见枕骨斜坡骨质破坏，内点片状钙化

垂体瘤

临床：垂体瘤较大时常侵犯海绵窦

影像：
- 鞍内-鞍旁等密度肿块，明显强化，内可合并高密度出血
- MR对海绵窦受侵的显示优于CT海绵窦外侧壁与颈内动脉之间信号增高及异常强化颈内动脉海绵窦段被肿块包绕
- 难以判断垂体瘤对海绵窦内侧壁的侵犯（均明显强化）

血管性

颈内动脉海绵窦瘘

临床：
- 直接型：颈内动脉与海绵窦直接高流量分流，外伤或动脉瘤破裂后所致
- 症状有急性搏动性突眼、结膜水肿及海绵窦综合征
- 脑膜分流型：颈动脉脑膜支与海绵窦之间的低流量分流

影像：
- 海绵窦扩大、外凸、密度增高眼球突出及眼环增厚，眼外肌增粗及眼上静脉扩张
- 海绵窦扩大、多发流空信号，突眼及眼上静脉扩张
- 其他：眼眶后部脂肪呈"脂肪与软组织密度混合"样分流量较大时双侧海绵窦均可增大

鼻窦炎致海绵窦炎及血栓

临床：多由眼鼻周围感染静脉播散所致，蝶窦炎多见

影像：
- 病变鼻窦内密度增高、海绵窦增宽，增强明显强化
- T1及T2上海绵窦增宽、信号增高
- 增强扫描单侧或双侧海绵窦异常增大及强化
- 颈内动脉狭窄，鼻窦信号增高及异常强化，若为血栓则同时见静脉曲张

海绵窦内动脉瘤

临床：
- 占颅内巨大动脉瘤（>2.5cm）的5%
- 可因肿块效应、炎症及破入海绵窦导致海绵窦综合征

影像：
- 管腔通畅部分为均匀密度，钙化和血栓形成时密度增高增强扫描管腔通畅部分呈显著、均匀强化海绵窦增大、外缘膨隆
- 无血栓型T2低信号，部分血栓化者呈混杂信号血栓形成部分呈新月形环形层状不同信号

炎性

疼痛性眼肌麻痹

临床：
- 又称Tolosa-Hunt综合征
- 为非特异性炎症，与免疫反应有关
- 为眶后部炎性假瘤延伸至海绵窦，病变多为单侧
- 三联征：单侧眼痛、脑神经麻痹、对类固醇激素治疗敏感

组织学检查示：
病变为非特异性低度炎症，可见淋巴细胞及浆细胞浸润

影像：
- 海绵窦增厚及眶尖密度增高，增强扫描可见异常强化
- 海绵窦增大，T1为与肌肉等信号，T2呈等或高信号

肥厚性硬脑膜炎

临床：
- 硬脑膜弥漫性增厚并蔓延至海绵窦，并可导致海绵窦血栓和脑水肿
- 激素治疗后病变可缩小

影像：
- 小脑幕、大脑镰及颅底肥厚的硬脑膜呈高密度，可伴钙化
- 肥厚的硬脑膜T1呈等、低信号，T2呈明显低信号
- 增强扫描脑膜明显强化

第二章 脊髓病变

2.1 椎管内常见肿瘤的鉴别

室管膜瘤

临床:
- 髓内最常见肿瘤,30~50岁好发
- 好发于颈段、圆锥、终丝
- 生长缓慢,病史较长,全切术后复发少见

影像:
- CT示脊髓外形不规则膨大,与正常脊髓分界不清
- MR示有假包膜,范围常广,信号混杂,T1等低,T2等高信号,累及多个节段,信号不均匀,T2肿瘤两端的低信号"帽征"具特征性
- 增强后实质呈明显均匀性强化

星形细胞瘤

临床:
- 儿童最常见的髓内肿瘤、成人第二常见的髓内肿瘤均可见
- 好发于颈段及上胸段

影像:
- 常累及多个脊髓节段,囊变率高,出血常见,界不清,密度多不均匀
- 表面可见粗大迂曲血管
- 伴脊髓空洞时更支持诊断
- 增强后实性部分多有强化,部分星形细胞瘤无强化

转移瘤（髓内）

临床:
- 髓内转移瘤多发生于软脊膜,脊髓实质内更为少见

影像:
- 脊髓局限或弥漫性增粗,增强后髓内及软脊膜上多发结节强化灶,少数受累的软脊膜可见薄的环形强化

脊髓内

海绵状血管瘤

临床:
- 好发于颈、胸段
- 临床病程长,时好时坏,逐步进展,合并出血症状加重

影像:
- 团块状、桑葚状、爆米花状混杂信号,周围可见含铁血黄素沉积形成的T1、T2低信号
- 一般无水肿,一般为点状强化或无强化

血管母细胞瘤

临床:
- 少见,多发病于40岁以前,1/3患者伴VonHipple-lindau综合征
- 颈胸段多见,常位脊髓背侧

影像:
- 肿瘤较小,多呈囊性,瘤周水肿明显
- 囊内明显强化结节具特征性
- T2病变呈明显大片高信号灶
- 肿瘤表面异常扩张迂曲血管
- 脊髓血管造影可明确供血动脉及引流静脉

详见"髓外硬膜下脂肪瘤"表现

神经源性肿瘤

临床:
- 20~60岁,男性多见
- 神经纤维瘤最常见,多为20~40岁
- 主要表现为神经根疼痛及后续的脊髓压迫症状

影像:
- CT:肿瘤密度略高于脊髓,易发生神经根鞘部位,呈穿过椎间孔向硬膜外发展,呈典型的哑铃状外观
- MR:T1等高、T2高信号,增强后实性成分呈均匀显著强化,常合并囊变
- 多为神经鞘瘤,若发现多发性神经源性肿瘤,应考虑是否为神经纤维瘤病

髓外硬膜下

临床:
- 多见于儿童和青少年男性
- 以椎管内占位病变损害所致的运动障碍和疼痛为最主要表现

影像:
- CT表现为椎管增宽及高密度钙化灶
- MR示不均匀混杂信号肿块,脂肪成分T1高、T2中高信号,增强扫描多无强化

转移瘤（髓外硬膜下）

临床:
- 多来源于颅内肿瘤和全身系统性肿瘤的脑脊液转移
- 最常见的首发症状及主要表现为夜间平卧位时疼痛明显,病情进展快

影像:
- CT和MR平扫可为阴性,增强后对检测软脊膜转移较为敏感
- 弥散型者可见肿瘤包裹在脊髓或神经根袖的表现,引起线样强化,严重者可见整个脊髓囊包壳样强化
- 局限型者可见软脊膜上多发结节样强化

转移瘤（髓外硬膜外）

临床:
- 多见于中老年,最常见,多为背痛
- 常见肺、乳、前列腺肿瘤转移

影像:
- X线见椎骨或附件骨质破坏
- CT见硬膜外软组织肿块,肿块呈跳跃性,压迫周围组织,使得蛛网膜下腔变窄,脊髓受压移位,椎体侵犯,可伴溶骨性椎骨破坏。CT示椎间盘一般不受累
- 一般T1呈低、T2呈高信号
- 增强呈不均匀、不规则强化
- 跳跃式、附件骨质破坏为特征性改变

淋巴瘤

临床:
- 多见于中老年男性

影像:
- CT示椎旁等密度软组织肿块,椎体多呈溶骨性破坏
- T1、T2等或稍低信号,包鞘样生长
- 肿瘤主要呈纵向浸润生长,可经椎间孔侵犯椎旁组织,常绕硬膜囊、神经根生长,使硬膜囊呈节段环形狭窄

白血病

临床:
- 儿童常见,可表现为贫血、出血,感染

影像:
- CT示椎体普遍密度减低,亦可见白血病浸润引起的软组织肿块
- MR示T1低、T2高信号。髓外的软组织肿块多为T1、T2均呈等信号,增强后可见肿瘤明显均匀强化

脂肪瘤（髓外硬膜外）

畸胎瘤

临床:
- 常见,好发于中年女性,胸、颈段多见,以运动和感觉障碍为主

影像:
- 最常见于蛛网膜下腔后方,脊髓背侧,多单发,肿瘤较局限,平扫密度多高于相应脊髓,多有不规则钙化
- 肿块T1等低、T2等高信号,多较均匀脊膜尾征
- 增强扫描呈持久、显著均匀强化,可见脊膜尾征具有相对特异性

脊膜瘤

脂肪瘤（髓外硬膜下）

临床:
- 好发于男性
- 一种多见于胸颈段,主要为脊髓压迫症状;另一种多见于腰骶段,常见脊髓发育畸形并存

影像:
- CT表现为极低密度肿块
- T1、T2均为高信号,增强后无强化

2.2　椎管内其他病变的鉴别

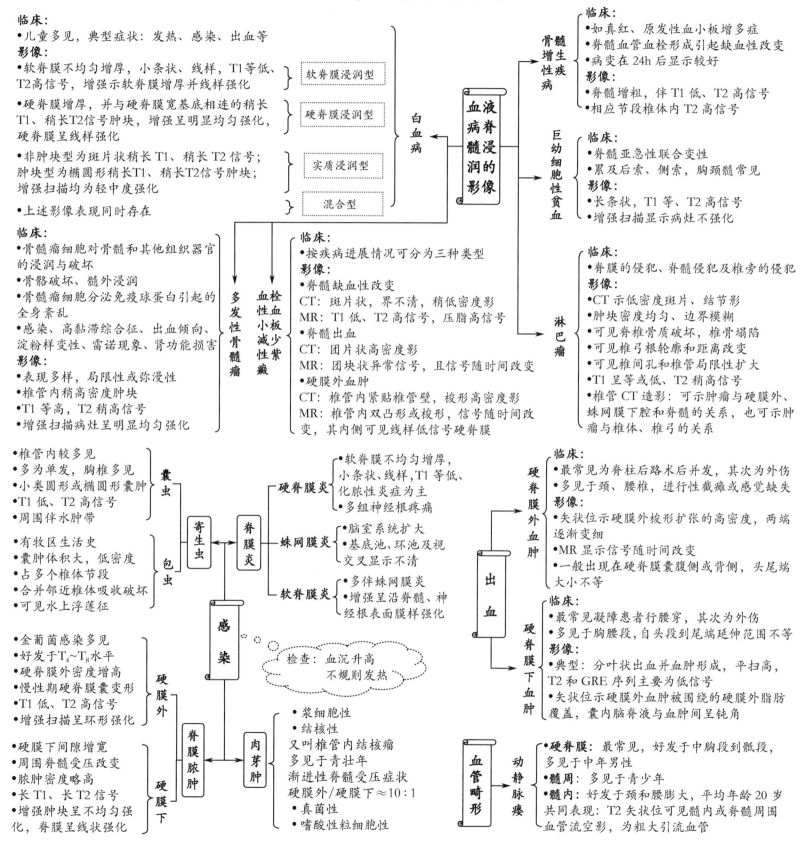

白血病

临床：
- 儿童多见，典型症状：发热、感染、出血等

影像：
- 软脊膜不均匀增厚，小条状、线样，T1等低、T2高信号，增强示软脊膜增厚并线样强化 } 软脊膜浸润型
- 硬脊膜增厚，并与硬脊膜宽基底相连的稍长T1、稍长T2信号肿块，增强呈明显均匀强化，硬脊膜呈线样强化 } 硬脊膜浸润型
- 非肿块型为斑片状稍长T1、稍长T2信号；肿块型为椭圆形稍长T1、稍长T2信号肿块；增强扫描均为轻中度强化 } 实质浸润型
- 上述影像表现同时存在 } 混合型

血液病脊髓浸润的影像

骨髓增生性疾病

临床：
- 如真红、原发性血小板增多症
- 脊髓血管血栓形成引起缺血性改变
- 病变在24h后显示较好

影像：
- 脊髓增粗，伴T1低、T2高信号
- 相应节段椎体内T2高信号

巨幼细胞性贫血

临床：
- 脊髓亚急性联合变性
- 累及后索、侧索，胸颈髓常见

影像：
- 长条状，T1等、T2高信号
- 增强扫描显示病灶不强化

淋巴瘤

临床：
- 脊膜的侵犯、脊髓侵犯及椎旁的侵犯

影像：
- CT示低密度斑片、结节影
- 肿块密度均匀、边界模糊
- 可见脊椎骨质破坏，椎骨塌陷
- 可见椎弓根轮廓和距离改变
- 可见椎间孔和椎管局限性扩大
- T1呈等或低、T2稍高信号
- 椎管CT造影：可示肿瘤与硬膜外、蛛网膜下腔和脊髓的关系，也可示肿瘤与椎体、椎弓的关系

多发性骨髓瘤

临床：
- 骨髓瘤细胞对骨髓和其他组织器官的浸润与破坏
- 骨骼破坏、髓外浸润
- 骨髓瘤细胞分泌免疫球蛋白引起的全身紊乱
- 感染、高黏滞综合征、出血倾向、淀粉样变性、雷诺现象、肾功能损害

影像：
- 表现多样，局限性或弥漫性
- 椎管内稍高密度肿块
- T1等高，T2稍高信号
- 增强扫描病灶呈明显均匀强化

血栓性血小板少紫减性癜

临床：
- 按疾病进展情况可分为三种类型

影像：
- 脊髓缺血性改变
  CT：斑片状，界不清，稍低密度影
  MR：T1低、T2高信号，压脂高信号
- 脊髓出血
  CT：团片状高密度影
  MR：团块状异常信号，且信号随时间改变
- 硬膜外血肿
  CT：椎管内紧贴椎管壁，梭形高密度影
  MR：椎管内双凸形或梭形，信号随时间改变，其内侧可见线样低信号硬脊膜

寄生虫

囊虫：
- 椎管内较多见
- 多为单发，胸椎多见
- 小类圆形或椭圆形囊肿
- T1低、T2高信号
- 周围伴水肿带

包虫：
- 有牧区生活史
- 囊肿体积大，低密度
- 占多个椎体节段
- 合并邻近椎体吸收破坏
- 可见水上浮莲征

脊膜炎

硬脊膜炎：
- 软脊膜不均匀增厚，小条状、线样，T1等低、化脓性炎症为主
- 多组神经根疼痛

蛛网膜炎：
- 脑室系统扩大
- 基底池、环池及视交叉显示不清

软脊膜炎：
- 多伴蛛网膜炎
- 增强呈沿脊髓、神经根表面膜样强化

感染

检查：血沉升高 不规则发热

硬脊膜外血肿

临床：
- 最常见为脊柱后路术后并发，其次为外伤
- 多见于颈、腰椎，进行性截瘫或感觉缺失

影像：
- 矢状位示硬膜外梭形扩张的高密度，两端逐渐变细
- MR显示信号随时间改变
- 一般出现在硬脊膜囊腹侧或背侧，头尾端大小不等

出血

硬脊膜下血肿

临床：
- 最常见凝障患者行腰穿，其次为外伤
- 多见于胸腰段，自头段到尾端延伸范围不等

影像：
- 典型：分叶状出血并血肿形成，平扫高，T2和GRE序列主要为低信号
- 矢状位示硬膜外血肿被围绕的硬膜外脂肪覆盖，囊内脑脊液与血肿间呈钝角

脊膜脓肿

硬膜外：
- 金葡菌感染多见
- 好发于T4~T8水平
- 硬脊膜外密度增高
- 慢性期硬脊膜囊变形
- T1低、T2高信号
- 增强扫描呈环形强化

硬膜下：
- 硬膜下间隙增宽
- 周围脊髓受压改变
- 脓肿密度略高
- 长T1、长T2信号
- 增强肿块呈不均匀强化，脊膜呈线状强化

肉芽肿
- 浆细胞性
- 结核性
  又叫椎管内结核瘤
  多见于青壮年
  渐进性脊髓受压症状
  硬膜外/硬膜下≈10:1
- 真菌性
- 嗜酸性粒细胞性

血管畸形

动静脉瘘：
- 硬脊膜：最常见，好发于中胸段到骶段，多见于中年男性
- 髓周：多见于青少年
- 髓内：好发于颈和腰膨大，平均年龄20岁
- 共同表现：T2矢状位可见髓内或脊髓周围血管流空影，为粗大引流血管

2.3 常见脊髓病变的鉴别

先天性

脊髓纵裂
临床：
- 女性多见，儿童多见，多见于胸腰段，单发多见，部分患者背侧中线附近可有异常改变，如毛发丛等

影像：
- MR 显示最佳，T1 示"双脊髓"（二眼征）

脊髓空洞
临床：
- 位于脊髓颈、胸段，为中央管末端先天扩张

影像：
- 脊髓增粗，呈囊性，T1 低、T2 高信号，增强扫描病灶不强化

脊髓栓系综合征
临床：
- 又称为终丝综合征，各年龄段可见

影像：
- MR 显示最佳，能清楚显示圆锥低位和终丝增粗表现，可伴其他畸形

其他

结节病
临床：
- 中青年多发，40 岁以下多见

影像：
- 平扫呈稍低密度，脊髓明显增粗，无水肿，界不清，可见囊变
- T1 信号多变，T2 呈边缘不清的高信号

平山病
临床：
- 青少年男性好发
- 自限性神经系统疾病，上肢远端肌萎缩

影像：
- 颈椎生理曲度直，低位颈髓变细、萎缩（萎缩节段$C_{5\sim7}$之间）
- 屈颈位示硬脊膜前移，硬脊膜外腔增宽
- 增强髓内见明显强化的增粗的静脉丛

放射性脊髓炎
临床：
- 多见于鼻咽癌放疗后

影像：
- 早期：脊髓肿大，边缘不整，T1 不均匀低、T2 斑片状高，较均匀，界不清，与放射野对应
- 急性、亚急性期：增强可强化

脊髓亚急性联合变性
临床：
- 中老年，男性多见
- 最常累及颈胸段脊髓

影像：
- 矢状位示脊髓后部，纵行条带状分布的等或长T1、长T2信号，而脊髓无明显增粗
- 周围病灶呈对称分布于后索及侧索（反兔耳征）有特征性
- 增强病灶无或轻度强化

感染性

急性脊髓炎
临床：
- 青壮年多见
起病急，有先驱感染症状

影像：
- 累及>5 个连续性椎体节段
- T1 示脊髓肿胀，T2 均匀高信号，界较清，增强示多无强化

脊髓结核
临床：
- 青壮年多见
- 脊髓梭形肿胀明显

影像：
- 平扫稍低密度
- T1 低或等、T2 低信号，伴或不伴中央高信号，增强可有环状强化

脊髓脓肿
临床：
- 出生数天至10岁、20~30岁好发

影像：
- 局部脊髓增粗，形态不规则，边界较轻，增强后包膜环形强化，信号不均，包膜T1、T2等信号，脓液T1 低、T2 高信号，增强扫描呈环形强化

脊髓肉芽肿
临床：
- 梅毒螺旋抗体多阳性

影像：
- 脊髓肿胀增粗
- 平扫示髓内多发、界清、结节状，低密度影
- T1 低、T2 高信号结节，增强呈环形强化结节，中央有未强化区，邻近脊膜增厚强化

脊髓损伤后水肿
临床：
- 有明确外伤史

影像：
- T1 示水肿节段脊髓肿大，信号正常或稍低，T2 高信号
- 单纯脊髓水肿信号均匀，界清，预后较好
- 当水肿并有坏死时，形态常欠规则，T2 高信号常不均匀，预后差

血管性

cobb综合征
临床：
- 病因不明,特征:同一节段内脊柱横断面的血管受累

影像：
- 见椎体及椎旁组织、髓内广泛的血液流空信号，脊髓造影可确诊
- 在特定脊髓节段内超过两种组织出现血管畸形可证实该诊断

脊髓梗死
临床：
- 严重动脉硬化和夹层者好发

影像：
- T1 脊髓肿胀增粗 T2 高信号，呈猫头鹰眼征，增强不强化

髓内动静脉瘘
临床：
- 20 岁多见，颈或腰膨大好发

影像：
- MR 髓内血管流空现象

脱髓鞘

多发性硬化
临床：
- 20-40 岁好发，女性多见
- 颈胸髓多见

影像：
- CT 平扫可为阴性 急性期不均匀斑片状强化
- MR 示①急性期 T1 脊髓增粗，T2 高
②横断面病灶常<脊髓面积的1/2
③脱髓鞘呈斑片样强化
④病灶长径与脊髓平行，但很少超过两个椎体节段，偏心分布

视神经脊髓炎
临床：
- 为视神经与脊髓同时或相继受累，急或亚急性起病的单或双眼失明，同时伴有横贯性或上升性脊髓炎

影像：
- 以颈段或颈胸段同时受累，常累及3 个或 3 个以上椎体节段，多位于脊髓中部，累及大部分灰质和部分白质
- 急性期多伴有脊髓肿胀并可见强化

急性播散性脑脊髓炎
临床：
- 多见于 10 岁以下儿童
- 发病前数周有感染或疫苗接种史

影像：
- CT 示脊髓白质区弥漫性低密度
- MR 示
①T1 等或低、T2 高信号，脊髓增粗
②灶周水肿，占位效应明显
③增强后可有强化
④脑部同时有散发灶

临床孤立综合征
临床：
- 早期约半数表现为单纯脊髓型，其中亚急性起病、颈部受累、感觉障碍较常见

影像：
- 一般单个病灶在轴位上<1/2 脊髓横径，长度<2 个椎体高度
- 多为长条状，T1 低或等、T2 高信号，周围无水肿
- 急性期病灶出现明显强化

第三章　头颈部病变

3.1　眼球内常见病变的鉴别（一）

临床：
- 5岁以下多见，常为单眼
- 主要表现为"白瞳症"
- 眼球后部玻璃体腔内常见
- 眼内期：眼球不大，内有结节
- 青光眼期：眼球增大，眼球玻璃体甚至前房内充满结节
- 眼球外期：结节侵犯眼球外，甚至沿视神经侵犯至颅内
- 远处转移期：转移至肺、肝等

影像：
- 为眼球后侧壁高密度结节
- 内见特征性斑点、团块状钙化
- T1等稍高信号，T2信号明显↓
- 未钙化部分轻中度强化

鉴别：
- 脉络膜骨瘤发病年龄轻，罕见
- 球内出血、异物：有明确外伤史
- 黄斑变性钙化：发病年龄大
- 黑色素瘤：成人常见恶性肿瘤

〔**视网膜母细胞瘤**〕

临床：
- 成人最常见眼内原发恶性肿瘤
- 中老年眼球后极多见，常单眼
- 视物变形、视力下降、失明等

影像：
- 多蘑菇、半球状突入玻璃体腔
- 结节高密度，短T1、T2信号
- 钙化少，多中度以上均匀强化

鉴别：脉络膜血管瘤：
- 密度较低，慢进慢出明显强化

脉络膜转移瘤：
- 眼球壁扁平局限性增厚
- 常伴泪腺等处软组织肿块

〔**脉络膜黑色素瘤**〕

临床：
- 少见，中老年好发，单眼多见
- 孤立性者界清，弥漫性界不清
- 眼球后极常见，局限于黄斑区
- 可伴颜面、颅内海绵状血管瘤

影像：
- 球后壁梭形厚或呈扁平状肿块
- 肿瘤高密度，长T1长T2信号
- 特征性"慢进慢出"明显强化

鉴别：脉络膜黑素瘤：
- 成人最常见眼内原发恶性肿瘤
- 与眼外肌等密度的局限性肿块
- 轻中度强化，强化程度较本病低

脉络膜转移瘤：
- 眼球后极部常见，易发生出血
- 常可见囊变，肿瘤密度不均

视网膜母细胞瘤：
- 婴幼儿最常见眼球内恶性肿瘤
- 早期眼环局限性增厚，后呈肿块
- 密度不均，90%以上可见钙化

〔**脉络膜血管瘤**〕

〔**肿瘤性**〕

〔**脉络膜转移瘤**〕

临床：
- 20~30岁女性多见，单眼多见
- 眼球后极视盘附近常见

影像：
- 呈新月、短线、点状或纺锤形
- 肿瘤高密度骨化，边缘光滑清楚
- 肿瘤增强扫描无强化

鉴别：
- 视盘疣：高密度影位于视盘，病变较小，且常为双侧病变

〔**脉络膜骨瘤**〕

临床：
- 罕见，中老年多见，有原发肿瘤病史，肺癌和乳腺癌多见
- 常单眼发病，眼球后极好发
- 可伴视网膜脱离，范围常较广

影像：
- 可见球壁局限性隆起或弥漫性不匀增厚，边缘清楚
- 稍长T1长T2信号，强化明显

临床：
- 罕见，20~50岁女性多见
- 单眼多见，好发眼球部

影像：
- 形态不规则，边缘清楚
- 多数肿瘤内见低密度囊变区
- T1中低信号，T2较高信号
- 明显强化，与晶状体关系密切

〔**睫状体神经鞘瘤**〕

临床：
- 球壁三层结构：外层巩膜，内层视网膜，中层脉络膜

影像：
- 视网膜剥离时视网膜前房向后与视盘紧密相连，特征性V形，尖端朝视盘
- 脉络膜剥离：为透镜样占据眼球后部
- 玻璃体出血：眼球后部高密度积液影

〔**后壁损伤**〕

临床：
- 钝伤方向多为由前至后，致晶状体部分、完全移位
- 钝性损伤可导致晶状体囊破裂，使晶状体水肿，致创伤性白内障

影像：
- 部分移位时晶状体在受外力损伤纤维一方上自由移动，完整纤维一方仍固定；完全移位时晶状体周悬吊纤维受损，晶状体移位入眼球后方，影像学表现明显

〔**晶状体损伤**〕

〔**闭合性**〕

临床：
- 角膜撕裂多穿通伤，临床症状较明显
- 前房积血多为虹膜或睫状体血管断裂
- 前房积血常见血-液平面

影像：
- 表浅角膜撕裂表现不明显
- 完全型穿通伤常致眼球破裂，前房减小
- 前房积血CT平扫可见前方密度↑

〔**前房损伤**〕

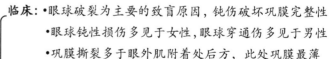

〔**外伤性**〕

〔**开放性**〕

临床：
- 眼球破裂为主要的致盲原因，钝伤破坏巩膜完整性
- 眼球钝性损伤多见于女性，眼球穿通伤多见于男性
- 巩膜撕裂多于眼外肌附着处后方，此处巩膜最薄

影像：
- CT为可疑眼球破裂首选检查，MR检查灵敏度高
- 眼球形态改变，巩膜不连续
- 眼内异物或积气提示眼球破裂
- 眼球前房深度改变，眼球后部撕裂致前房深度增加
- 前房压力降低、体积减小致晶状体沉入眼底后方

3.1 眼球内常见病变的鉴别（二）

先天性畸形

永存原始玻璃体增殖症

临床：
- 小儿常见，为白瞳症常见病因
- 临床表现为小眼球、浅前房、白内障、白瞳症等

影像：
- 患侧小眼球，病灶内无钙化
- 玻璃体内出血呈片状高密度影
- 晶状体后可见管形、圆锥形、三角形较高密度肿块影，明显强化

鉴别：

渗出性视网膜炎：
- 较大儿童多见，单眼视网膜脱离
- 可伴网膜下积液、类固醇结晶

早产儿视网膜病变：
- 多见于有吸氧史的早产儿
- 双眼眼球小、晶状体后密度高
- 单眼眼球壁增厚，全玻璃体高密度，无强化

小眼畸形：
- 多为眼内炎等先天或后天原因所致的眼球萎缩性疾病
- 眼内炎多有急性感染病史
- 常有角膜后沉着物，巩膜粘连

小眼畸形

临床：
- 可见眼窝凹陷，睑裂、角膜均小
- 瞳孔发白、视力差、失明等

影像：
- 患侧眼球、晶状体较小，前房浅
- 晶状体可圆隆，信号、密度异常
- 伴眼眶囊肿、眼底缺损，球后、底部常见
- 亦可伴永存原始玻璃体增生症

牵牛花综合征

临床：
- 罕见的视盘先天发育异常疾病
- 眼底表现有特征性，视盘范围大
- 常单眼发病，双眼罕见
- 多数患者视力减退，常合并小眼球等其他眼部畸形

影像：
- 视神经与眼球连接部漏斗状扩大
- 与玻璃体腔相通，囊腔水样密度

眼底缺损

临床：
- 常位于眼球下方偏内侧，缺损处巩膜向外膨出，常伴其他畸形
- 眼底检查示大片无正常视网膜和脉络膜缺损的灰白区，视盘可包括在内

影像：
- CT、MR检查可见眼球后部区域性向外膨隆，该处球壁较薄
- 玻璃体可由薄弱处向外疝出，密度正常，且常伴囊肿等其他畸形

无眼球

临床：
- 罕见，常伴脑部发育畸形
- 出生即可发现病变，多双侧
- 眼窝凹陷，眼球缺如，结膜存在

影像：
- 无眼球，或仅见结节状软组织影
- 患侧眼眶与视神经变细小
- 患侧眼附属器较大

渗出性视网膜炎

病因不明

临床：
- 青少年男性常见，>5岁发病
- 眼底有成簇胆固醇结晶、出血
- 血管异常，呈梭形、球状扩张
- 晚期可有视网膜脱离，伴继发性白内障、青光眼等

影像：
- 患侧球壁增厚，玻璃体密度↑
- 后方见新月形、V形高密度区
- 可见液-液平面，不伴钙化斑
- 病灶无明显强化，无眼外侵犯

鉴别：

眼内炎：
眼球内无实体性病灶
多有外伤、手术、感染等病史

永存原始玻璃体增殖症：
- 沿Cloquet管可见管状软组织影
- 玻璃体局部普遍密度增高
- 视神经正常或较对侧稍细
- 晶状体后软组织轻中度强化

炎性

感染性

寄生虫

临床：
- 儿童常见，常5~10岁发病
- 因视网膜剥离可致视力丧失

影像：
- CT可见玻璃体内密度增高
- 无钙化而不同于视母细胞瘤

眼内炎

临床：
- 多见于高热、急性传染病后
- 有红眼病史，巩膜后粘连
- 常有角膜后沉着物，低眼压
- 可并发白内障或眼球萎缩

影像：
- 玻璃体密度普遍增高无强化
- T1、T2均呈高信号

非感染性

结节病

临床：
- 80%伴眼部受累，表现为结膜、葡萄膜等非干酪样肉芽肿
- 常双侧受累，激素治疗有效

影像：
- 球内结构弥漫性浸润、肿块样，泪腺强化伴肿大为特征性

血管炎

临床：
- 肉芽肿性血管炎为一种多系统的小血管坏死性肉芽肿性血管炎，半数见眼部受累
- 视网膜血管炎常致缺血、小动脉瘤形成和出血相应的表现

影像：
- 肉芽肿性血管炎病灶在T2上呈低信号；常有缺血、小动脉瘤形成和出血的影像表现

眼球异物

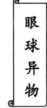

临床：
- 常有明确的异物进入史
- 处理不当会导致感染、视力丧失等
- 部分较浅眼内异物可直接查见
- 眼内异物多位于眼球后方
- 异物存留时间较长可伴有炎症

影像：

X线：
- 将定位器置于患侧眼球角膜表面后拍摄眼眶正、侧位片
- 若异物距眼球中心轴距离≤异物所在眼球半径，可判定异物在球内
- 无机物如金属多见，较少引发感染
- 有机物多为木质，感染复发率较高

CT：
- 冠状面重建图像上可获得其时钟方位，矢状面重建可测得异物与角巩膜缘之间的距离
- 木质类异物急性CT多低密度
- 木质类异物亚急性期呈等密度
- 木质类异物慢性期呈高密度

3.2 眶内球外常见病变的鉴别（一）

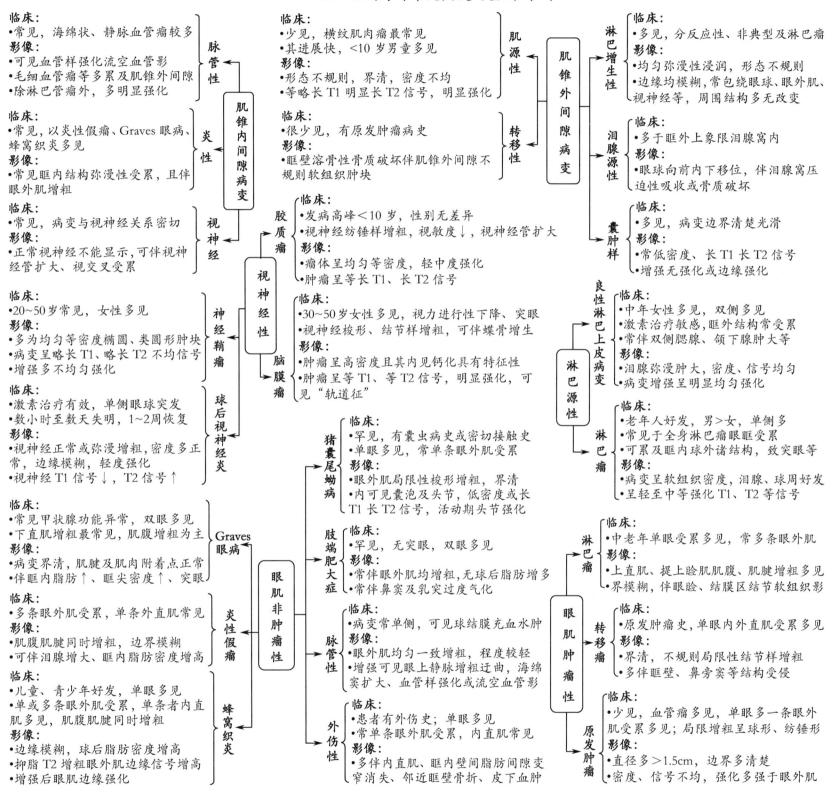

临床：
•常见，海绵状、静脉血管瘤较多
影像：
•可见血管样强化流空血管影
•毛细血管瘤等多累及肌锥外间隙
•除淋巴管瘤外，多明显强化
——脉管性

临床：
•常见，以炎性假瘤、Graves眼病、蜂窝织炎多见
影像：
•常见眶内结构弥漫性受累，且伴眼外肌增粗
——炎性

临床：
•常见，病变与视神经关系密切
影像：
•正常视神经不能显示，可伴视神经管扩大、视交叉受累
——视神经

肌锥内间隙病变

临床：
•20~50岁常见，女性多见
影像：
•多为均匀等密度椭圆、类圆形肿块
•病变呈略长T1、略长T2不均信号
•增强多不均匀强化
——神经鞘瘤

临床：
•激素治疗有效，单侧眼球突发
•数小时至数天失明，1~2周恢复
影像：
•视神经正常或弥漫增粗，密度多正常，边缘模糊，轻度强化
•视神经T1信号↓，T2信号↑
——球后视神经炎

胶质瘤
视神经性
脑膜瘤

临床：
•发病高峰<10岁，性别无差异
•视神经纺锤样增粗，视敏度↓，视神经管扩大
影像：
•瘤体呈均匀等密度，轻中度强化
•肿瘤呈等长T1、长T2信号

临床：
•30~50岁女性多见，视力进行性下降、突眼
•视神经梭形、结节样增粗，可伴蝶骨增生
影像：
•肿瘤呈高密度且其内见钙化具有特征性
•肿瘤呈等T1、等T2信号，明显强化，可见"轨道征"

临床：
•少见，横纹肌肉瘤最常见
•其进展快，<10岁男童多见
影像：
•形态不规则，界清，密度不均
•等略长T1明显长T2信号，明显强化
——肌源性

临床：
•很少见，有原发肿瘤病史
影像：
•眶壁溶骨性骨质破坏伴肌锥外间隙不规则软组织肿块
——转移性

肌锥外间隙病变

临床：
•多见，分反应性、非典型及淋巴瘤
影像：
•均匀弥漫性浸润，形态不规则
•边缘均模糊，常包绕眼球、眼外肌、视神经等，周围结构多无改变
——淋巴增生性

临床：
•多于眶外上象限泪腺窝内
影像：
•眼球向前内下移位，伴泪腺窝压迫性吸收或骨质破坏
——泪腺源性

临床：
•多见，病变边界清楚光滑
影像：
•常低密度、长T1长T2信号
•增强无强化或边缘强化
——囊肿样

临床：
•中年女性多见，双侧多见
•激素治疗敏感，眶外结构常受累
•常伴双侧腮腺、颌下腺肿大等
影像：
•泪腺弥漫肿大，密度、信号均匀
•病变增强呈明显均匀强化
——良性淋巴上皮病变

淋巴源性

临床：
•老年人好发，男>女，单侧多
•常见于全身淋巴瘤眼眶受累
•可累及眶内球外诸结构，致突眼等
影像：
•病变呈软组织密度，泪腺、球周好发
•呈轻至中等强化T1、T2等信号
——淋巴瘤

临床：
•罕见，有囊虫病史或密切接触史
•单眼多见，常单条眼外肌受累
影像：
•眼外肌局限性梭形增粗，界清
•内可见囊泡及头节，低密度或长T1长T2信号，活动期头节强化
——猪囊尾蚴病

临床：
•罕见，无突眼，双眼多见
影像：
•常伴眼外肌均增粗，无球后脂肪增多
•常伴鼻窦及乳突过度气化
——肢端肥大症

眼肌非肿瘤性

临床：
•病变常单侧，可见球结膜充血水肿
影像：
•眼外肌均匀一致增粗，程度较轻
•增强可见眼上静脉增粗迂曲，海绵窦扩大、血管样强化或流空血管影
——脉管性

临床：
•患者有外伤史；单眼多见
•常单条眼外肌受累，内直肌常见
影像：
•多伴内直肌、眶内壁间脂肪间隙变窄消失、邻近眶壁骨折、皮下血肿
——外伤性

临床：
•常见甲状腺功能异常，双眼多见
•下直肌增粗最常见，肌腹增粗为主
影像：
•病变界清，肌腱及肌肉附着点正常
•伴眶内脂肪↑、眶尖密度↑、突眼
——Graves眼病

临床：
•多条眼外肌受累，单条外直肌常见
影像：
•肌腹肌腱同时增粗，边界模糊
•可伴泪腺增大、眶内脂肪密度增高
——炎性假瘤

临床：
•儿童、青少年好发，单眼多见
•单或多条眼外肌受累，单条者内直肌多见，肌腹肌腱同时增粗
影像：
•边缘模糊，球后脂肪密度增高
•抑脂T2增粗眼外肌边缘信号增高
•增强后眼肌边缘强化
——蜂窝织炎

临床：
•中老年单眼受累多见，常多条眼外肌
影像：
•上直肌、提上睑肌肌腹、肌腱增粗多见
•界模糊，伴眼睑、结膜区结节软组织影
——淋巴瘤

临床：
•原发肿瘤史，单眼内外直肌受累多见
影像：
•界清，不规则局限性结节样增粗
•多伴眶壁、鼻旁窦等结构受侵
——转移瘤

眼肌肿瘤性

临床：
•少见，血管瘤多见，单眼多一条眼外肌受累多见；局限增粗呈球形、纺锤形
影像：
•直径多>1.5cm，边界多清楚
•密度、信号不均，强化多强于眼外肌
——原发肿瘤

3.2　眶内球外常见病变的鉴别（二）

海绵状血管瘤

临床：
- 最常见，肌锥内间隙好发
- 瘤内偶见小钙化（静脉石）

影像：
- 肿瘤呈中等或偏高密度
- 瘤呈T1等略低，T2高信号
- 明显渐进性强化

动静脉血管畸形

临床：
- 临床与颈动脉海绵窦瘘相似
- 青年好发，眶尖部多见

影像：
- 条状、团块状低信号伴粗大流空血管，眼上静脉迂曲扩张
- 可见粗大迂曲的管状强化影

淋巴管瘤

临床：
- 儿童和青少年好发
- 多位于眼睑及眶内上象限

影像：
- 眼睑和肌锥外间隙均累及
- 常低密度，长T1长T2信号
- 密度、信号不均，可无强化或边缘和分隔强化

静脉曲张

临床：
- 青壮年多见，见体位性突眼
- 多于眶内上下象限呈条状、团块状，眼上下静脉均受累

影像：
- 压迫同侧颈内静脉病灶增大
- 多均匀中等密度，长T1较长T2信号或流空血管影
- 扭曲条状、团块状显著强化

血管源性

毛细血管瘤

临床：
- 婴幼儿好发，常出生后2周内发现
- 多于眼睑、肌锥外间隙
- 眼睑或面部见蓝紫色肿块，不规则

影像：
- 均匀中等密度，常等T1长T2信号
- 均匀明显强化，强化时间早
- 瘤可由眶上裂、视神经管向颅内蔓延

颈动脉海绵窦瘘

临床：
- 多见，男性青年好发，多有外伤史
- 搏动性突眼，眼睑、球结膜高度水肿
- 好发于位于上直肌与视神经间

影像：
- 病变多呈多梭形、弯曲条状
- 均匀中等密度，MR见流空血管影
- 眼上下静脉迂曲扩张，眼上静脉明显
- 海绵窦扩大，可伴内眦静脉及面静脉扩张迂曲；眶壁、颅底骨折

静脉血管瘤

临床：
- 青少年多见，可有体位性突眼
- 体位性突眼多位于内上象限
- 可累及肌锥内间隙
- 压迫同侧颈内静脉病灶增大

影像：
- 瘤体呈不规则条状或结节状
- 密度较高，T1低、T2高信号
- 病灶密度、信号不均，内见出血
- 显著渐进性强化，见强化血管影
- 内见点条状血管流空，眶腔扩大

多形性腺瘤

临床：
- 中年单眼多发常见，患者无痛，病程长

影像：
- 肿瘤多圆形或椭圆形，密度多较均匀
- 泪腺窝压迫性吸收，瘤体轻中度均匀强化

腺样囊性癌

临床：
- 常见，中年女性多见，可感疼痛，病程短

影像：
- 单眼多发，边界不清，形态不规则，扁平
- 沿锥外间隙向眶尖生长，邻近骨质可破坏
- 肿块密度、信号不均，可见囊变，偶钙化
- 中度至明显不均强化，易累及鼻旁窦等

淋巴瘤

临床：
- 50~60岁男性多见，无痛，伴他处淋巴瘤
- 单眼多见，包绕眼球，弯曲薄饼、塑形样

影像：
- 密度、信号均匀，泪腺窝多无骨质破坏
- 增强扫描可见轻中度均匀强化

泪腺源性

炎性假瘤

临床：
- 好发于40岁左右，男性多见
- 可有疼痛，激素治疗敏感

影像：
- 单眼多见，多为椭圆形、类圆形
- 常伴眼外肌增粗、眼环增厚
- 密度、信号均匀，持续明显强化

淋巴上皮病变

临床：
- 良性，>30岁女性多见，多双侧
- 患者无痛，激素治疗敏感
- 可伴双侧腮腺或颌下腺肿大

影像：
- 可见泪腺弥漫性肿大
- 病变密度、信号均匀
- 可见中度以上均匀强化

骨纤维结构不良

临床：
- <20岁女性多见，颅面骨受累

影像：
- 骨质膨胀，内部结构紊乱，形态不规则
- 呈磨玻璃样密度或囊状，分界不清
- 沿骨生长方向延伸，可伴颅板增厚
- 长T1短T2信号为主，信号、强化不均

黏液囊肿

临床：
- 额、筛窦多见，中老年男性多见

影像：
- 多类圆形等低密度，长T1长T2信号
- 周围骨膨胀变薄，邻近窦腔扩大，界清
- 囊内不强化，周边黏膜环形强化

皮样囊肿

临床：
- <3岁多见，多于骨缝连接处及眶外皮下

影像：
- 圆、类圆形病灶内含脂肪密度，眶壁受压
- 囊内常为短T1长T2信号
- 囊内不强化，壁较厚呈环形强化

脑膜瘤

临床：
- 40~50岁女性多见，多为蝶骨嵴或翼病变的眶内蔓延，扁平状，宽基底附于眶壁

影像：
- 多均匀高密度，等T1等T2信号
- 邻近眶壁、蝶骨骨质增生或破坏边界清楚
- 常伴眶上裂或视神经管扩大
- 增强可见明显强化，可见硬膜尾征

骨瘤

临床：
- 儿童或青少年好发，男性额、筛窦常见

影像：
- 显著高密度，CT值500~1000HU
- 各序列为低信号，增强无强化

骨化性纤维瘤

临床：
- 11~30男性多见，上颌骨常见
- 发生于眶壁者常累及上颌骨

影像：
- 骨破坏呈磨玻璃样略高或高密度影
- 可见囊腔形成、点状高密度钙化
- 实性部分呈等T1短T2信号
- 增强可见不均中等、明显强化

转移瘤

临床：
- 中老年男性多见，肺癌、乳腺癌多见，形态不规则，边界不清

影像：
- 软组织肿块呈略长T1、略长T2信号，信号不均，实性成分常明显强化

眶壁源性

3.3 鼻腔、鼻窦肿瘤与肿瘤样病变的鉴别

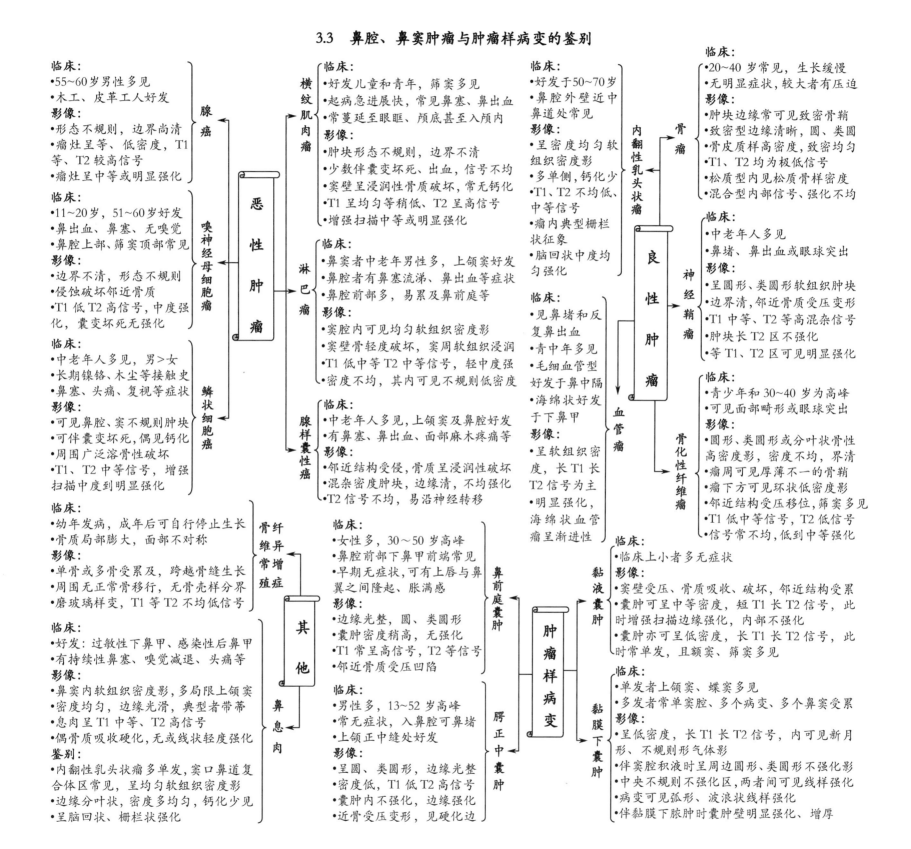

腺癌
临床：
- 55~60岁男性多见
- 木工、皮革工人好发

影像：
- 形态不规则，边界尚清
- 瘤灶呈等、低密度，T1等、T2较高信号
- 瘤灶呈中等或明显强化

嗅神经母细胞瘤
临床：
- 11~20岁，51~60岁好发
- 鼻出血、鼻塞、无嗅觉
- 鼻腔上部、筛窦顶部常见

影像：
- 边界不清，形态不规则
- 侵蚀破坏邻近骨质
- T1低T2高信号，中度强化，囊变坏死无强化

鳞状细胞癌
临床：
- 中老年人多见，男>女
- 长期镍铬、木尘等接触史
- 鼻塞、头痛、复视等症状

影像：
- 可见鼻腔、窦不规则肿块
- 可伴囊变坏死，偶见钙化
- 周围广泛溶骨性破坏
- T1、T2中等信号，增强扫描中度到明显强化

横纹肌肉瘤
临床：
- 好发儿童和青年，筛窦多见
- 起病急进展快，常见鼻塞、鼻出血
- 常蔓延至眼眶、颅底甚至入颅内

影像：
- 肿块形态不规则，边界不清
- 少数伴囊变坏死、出血，信号不均
- 窦壁呈浸润性骨质破坏，常无钙化
- T1呈均匀等稍低、T2呈高信号
- 增强扫描中等或明显强化

淋巴瘤
临床：
- 鼻窦者中老年男性多，上颌窦好发
- 鼻腔者有鼻塞流涕、鼻出血等症状
- 鼻腔前部多，易累及鼻前庭等

影像：
- 窦腔内可见均匀软组织密度影
- 窦壁骨轻度破坏，窦周软组织浸润
- T1低中等T2中等信号，轻中度强化
- 密度不均，其内可见不规则低密度

腺样囊性癌
临床：
- 中老年人多见，上颌窦及鼻腔好发
- 有鼻塞、鼻出血、面部麻木疼痛等

影像：
- 邻近结构受侵，骨质呈浸润性破坏
- 混杂密度肿块，边缘清，不均强化
- T2信号不均，易沿神经转移

恶性肿瘤

骨纤维异常增殖症
临床：
- 幼年发病，成年后可自行停止生长
- 骨质局部膨大，面部不对称

影像：
- 单骨或多骨受累及，跨越骨缝生长
- 周围无正常骨移行，无骨壳样分界
- 磨玻璃样变，T1等T2不均低信号

鼻息肉
临床：
- 好发：过敏性下鼻甲、感染性后鼻甲
- 有持续性鼻塞、嗅觉减退、头痛等

影像：
- 鼻窦内软组织密度影，多局限上颌窦
- 密度均匀，边缘光滑，典型者带蒂
- 息肉呈T1中等、T2高信号
- 偶骨质吸收硬化，无或线状轻度强化

鉴别：
- 内翻性乳头状瘤多单发，窦口鼻道复合体区常见，呈均匀软组织密度影
- 边缘分叶状，密度多均匀，钙化少见
- 呈脑回状、栅栏状强化

其他

鼻前庭囊肿
临床：
- 女性多，30~50岁高峰
- 鼻腔前部下鼻甲前端常见
- 早期无症状，可有上唇与鼻翼之间隆起、胀满感

影像：
- 边缘光整，圆、类圆形
- 囊肿密度稍高，无强化
- T1常呈高信号，T2等信号
- 邻近骨质受压凹陷

腭正中囊肿
临床：
- 男性多，13~52岁高峰
- 常无症状，入鼻腔可鼻堵
- 上颌正中缝处好发

影像：
- 呈圆、类圆形，边缘光整
- 密度低，T1低T2高信号
- 囊肿内不强化，边缘强化
- 近骨受压变形，见硬化边

内翻性乳头状瘤
临床：
- 好发于50~70岁
- 鼻腔外壁近中鼻道处常见

影像：
- 呈密度均匀软组织密度影
- 多单侧，钙化少
- T1、T2不均低、中等信号
- 瘤内典型栅栏状征象
- 脑回状中度均匀强化

血管瘤
临床：
- 见鼻堵和反复鼻出血
- 青中年多见
- 毛细血管型好发于鼻中隔
- 海绵状好发于下鼻甲

影像：
- 呈软组织密度，长T1长T2信号为主
- 明显强化，海绵状血管瘤呈渐进性

骨瘤
临床：
- 20~40岁常见，生长缓慢
- 无明显症状，较大者有压迫

影像：
- 肿块边缘常可见致密骨鞘
- 致密型边缘清晰，圆、类圆
- 骨皮质样高密度，致密均匀
- T1、T2均为极低信号
- 松质型内见松质骨样密度
- 混合型内部信号、强化不均

神经鞘瘤
临床：
- 中老年人多见
- 鼻堵、鼻出血或眼球突出

影像：
- 呈圆形、类圆形软组织肿块
- 边界清，邻近骨质受压变形
- T1中等、T2等高混杂信号
- 肿块长T2区不强化
- 等T1、T2区可见明显强化

骨化性纤维瘤
临床：
- 青少年和30~40岁为高峰
- 可见面部畸形或眼球突出

影像：
- 圆形、类圆形或分叶状骨性高密度影，密度不均，界清
- 瘤周可见厚薄不一的骨鞘
- 瘤下方可见环状低密度影
- 邻近结构受压移位，筛窦多见
- T1低中等信号，T2低信号
- 信号常不均，低到中等强化

良性肿瘤

黏液囊肿
临床：
- 临床上小者多无症状

影像：
- 窦壁受压、骨质吸收、破坏，邻近结构受累
- 囊肿可呈中等密度，短T1长T2信号，此时增强扫描边缘强化，内部不强化
- 囊肿亦可呈低密度，长T1长T2信号，此时常单发，且额窦、筛窦多见

黏膜下囊肿
临床：
- 单发者上颌窦、蝶窦多见
- 多发者常单窦腔、多个病变、多个鼻窦受累

影像：
- 呈低密度，长T1长T2信号，内可见新月形、不规则形气体影
- 伴窦腔积液时呈周边圆形、类圆形不强化影
- 中央不规则不强化区，两者间可见线样强化
- 病变可见弧形、波浪状线样强化
- 伴黏膜下脓肿时囊肿壁明显强化、增厚

肿瘤样病变

3.4　常见鼻窦炎性病变的鉴别

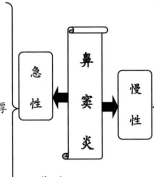

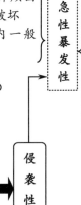

临床:
- 常全身不适、鼻塞流涕、鼻窦区明显疼痛
- 部分病例可伴窦周软组织肿胀、蜂窝织炎

影像:
- 窦腔透亮度↓,腔内常见气液平面
- 气液平面上颌窦、蝶窦常见
- 窦腔内见积液,窦壁无骨质破坏,黏膜轻度增厚
- 腔内积液呈T1低、T2明显高信号
- 增强后表面黏膜强化,积液无强化

鉴别:
- 慢性鼻窦炎有反复鼻塞脓涕、头痛发作病史
- 慢性鼻窦炎亦见鼻窦黏膜增厚,但可见钙化
- 腔内无气液平面,窦壁骨质增生硬化

临床:
- 患者多免疫状态正常,双侧病变少
- 常单鼻窦发病,上颌窦多,额窦少

影像:
- 受累鼻腔内见软组织病灶
- 中央见多种形态高密度钙化灶
- 窦壁骨质增生硬化、受压吸收
- 真菌球T1呈等、稍低信号,T2呈低信号,增强后无强化
- 周围炎症T1呈等、稍低信号,T2呈高信号,边缘黏膜强化

鉴别:
- 非真菌性炎症钙化少见,多位于窦壁周围,T2多呈高信号
- 内翻性乳头状瘤多呈分叶状肿块,T2多等信号,MR增强扫描病变呈脑回状、栅栏状强化

临床:
- 过敏体质年轻人多见,有家族过敏史
- 患者多有长期反复鼻窦炎或鼻息肉

影像:
- 窦腔透亮度↓,可膨大,骨质吸收变薄,感染时硬化,腔内可见软组织影,鼻道窄
- 病灶内弥漫分布高密度影,在MR上T1信号多变,T2呈低信号
- 增强扫描无强化,可见边缘黏膜强化

鉴别:
- 变应性鼻息肉与鼻窦炎CT表现相似,但变应性真菌性鼻窦炎常伴多组鼻窦膨大,且鼻窦内可见T2低信号影

急性　**鼻窦炎**　**慢性**

非侵袭性　**真菌性炎症**　**侵袭性**

真菌球

变应性

临床:
- 由急性鼻窦炎反复迁延发作所致
- 有鼻塞、流脓涕、鼻出血、头痛等

影像:
- 黏膜明显增厚,黏膜下囊肿形成
- 窦壁骨质增厚硬化,严重者窦腔狭小变形;可致儿童鼻窦发育不良
- 窦腔内分泌物信号随蛋白↑而↑
- 分泌物半凝固时,T1、T2低信号
- 增厚黏膜呈等T1高T2信号,环形或凹凸不平息肉状,可见强化

鉴别:
- Wegener肉芽肿为罕见坏死性肉芽肿性血管炎,常有肺部、肾脏病变
- 可有不规则发热,伴肺部团块,鼻塞、脓涕等鼻窦炎表现
- 抗感染无效,且c-ANCA阳性

鉴别:
- 与鼻腔和鼻窦恶性肿瘤相比,本病病程进展相对缓慢,很少发热
- 本病常局限于一侧鼻腔或窦腔
- 本病病灶向周围侵犯,很少伴颅面骨广泛骨质破坏
- 本病窦腔内一般无钙化

临床:
- 上颌窦和筛窦多见,其次为蝶窦
- 免疫功能低下或缺陷者常见
- 早期侵犯鼻腔和鼻窦,进展快
- 晚期鼻腔和面颊部严重组织坏死
- 严重者可侵犯颅内,出现脑膜炎等

影像:
- 窦腔内充满软组织病灶,明显强化
- 窦腔无变形,邻近结构广泛侵犯
- 病变T1多呈低等,T2呈高信号

急性暴发性

慢性侵袭性

临床:
- 健康成人多见,少数见于影响免疫功能的全身性疾病患者
- 病程>4周,早期症状与鼻窦炎相似
- 侵犯眼眶可致眶周肿胀、突眼等,侵犯颅内可致头痛等

影像:
- 上颌窦最常见,其次筛窦、蝶窦;窦腔内充满软组织病灶
- 病灶内钙化少见,窦壁骨质吸收破坏,形成较大缺损
- 可伴邻近骨质增生硬化,病变易向周围蔓延,特别是眶尖和海绵窦;亦可侵犯脑膜、翼腭窝、鼻咽等
- 病灶T1多等信号,T2信号不定,明显强化
- T2早期多高信号,晚期中低信号为主,信号不均匀

鉴别:
与眶尖炎性假瘤鉴别:
- 后者骨质破坏少见,激素治疗有效,较少侵犯周围结构
与鼻窦癌鉴别:
- 后者多为不规则软组织肿块,病灶边界不清,不均匀强化

临床:
- 双侧筛窦、上颌窦多见
- 过敏性好发于下鼻甲
- 感染性好发于后鼻甲
- 有持续性鼻塞、嗅觉减退、头痛等症状

影像:
- 鼻窦及后鼻孔息肉多见青少年,常来自上颌窦
- 见鼻窦内软组织密度影
- 密度均匀,边缘光滑
- 多局限于上颌窦,带蒂
- 偶见骨质吸收、硬化
- 呈T1中等、T2高信号
- 不强化或线状轻度强化

鉴别:
- 内翻性乳头状瘤双侧少见,多单发
- 窦口鼻道复合体区常见
- 瘤体呈均匀软组织密度影
- 瘤体边缘可见分叶状
- 密度多均匀,钙化少见
- 肿瘤邻近骨质受压变薄,局部骨侵蚀、破坏
- 肿瘤基底骨质可见硬化
- T1、T2呈低中等信号
- 脑回、栅栏状中度强化

鼻息肉

3.5 鼻咽部肿瘤的鉴别

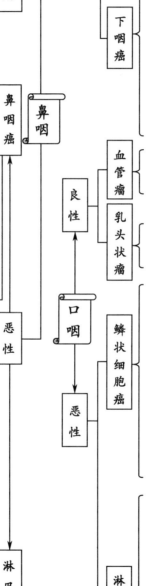

临床：
- 多见于青年男性
- 好发于鼻后孔区或蝶腭孔区，反复鼻出血
- 鼻咽部软组织肿块，或以翼突为中心，边缘清晰

影像：
- CT上呈软组织密度
- 等T1稍高T2信号，瘤体内低信号流空血管影——椒盐征
- 增强扫描显著强化
- 邻近压迫性骨吸收，翼突基底部局限性骨质侵袭
- 颅内侵犯一般只累及硬脑膜，向前后广泛浸润生长

临床：
- 多见于中老年男性
- 好发于咽隐窝、鼻咽顶后壁；隐匿，有回吸性血涕、闭塞

影像：
- 咽隐窝变浅、消失，鼻咽腔不对称软组织肿块
- 边界不清，等T1稍长T2信号
- 不均匀较明显强化，可有咽旁间隙侵犯，邻近骨质常有破坏，斜坡、岩尖、翼突，首发以Ⅰ、Ⅱ区淋巴结为主，转移淋巴结坏死常见

侵犯方向

- **向前：** 鼻后孔、鼻腔→翼腭窝→圆孔、翼管、眶下、翼上颌裂
- **向后：** 咽后间隙→斜坡骨质、椎前间隙→后颅窝
- **向下：** 软腭、口咽
- **向上：** 斜坡、蝶窦底部、岩骨尖部、破裂孔、卵圆孔→颅内侵犯
- **向外：** 咽旁间隙→咀嚼肌间隙→下颌神经→卵圆孔、海绵窦

临床：
- 多见于中年男性，好发于鼻咽顶部
- 无痛性颈部淋巴结肿大

影像：
- 鼻咽部较大软组织肿块，范围广泛，弥漫性对称性受累
- 边界清晰；密度/信号均匀，稍长T1稍长T2信号，DWI上呈高信号，轻中度均匀强化
- 咽旁间隙受压、推移，无浸润
- 颅底骨质少受累，多伴颈部淋巴结肿大，密度或信号均匀，少坏死
- 沿腔生长，可同时累及口咽、喉咽

临床： 10岁以下儿童；好发于悬雍垂、扁桃体、软腭、腭舌弓，多无自觉症状，可有咽部异物感
影像： 多为单发有蒂肿物，边界清楚，较均匀强化

临床： 多见于中老年；好发于梨状窝、环后区、咽后壁，有咽部异物感，吞咽困难，咽痛症状

影像：
- 梨状窝变形、狭窄、消失，壁不规整增厚，环形扩展，梨状窝软组织肿块
- 咽后壁环后区椎前软组织影增厚，或软组织肿块，边界不清，T1等低信号，T2较高信号，增强扫描不均匀明显强化，常见喉旁间隙侵犯，喉软骨易受侵犯
- 常见淋巴结转移，双侧颈部淋巴结肿大
- 易向周围组织蔓延浸润：向上侵犯会厌，向前侵犯室带、喉室声带及声门下区，向下侵犯食管

临床： 有咽部异物感症状
影像： 形态不规则，边界清楚，CT平扫可见钙化；MR长T1长T2信号，明显强化，咽旁间隙无侵犯

临床： 多见于扁桃体区，可有咽部异物感；单发或多发，带蒂，乳头状或颗粒状肿物
影像： 儿童可弥漫多发，边界清晰，较均匀强化

临床： 多见于中老年，好发于扁桃体、软腭、口咽后壁；有咽部不适、异物感、咽痛、吞咽梗阻症状

影像：
- 扁桃体不对称增大，扁桃体区、软腭或口咽后壁不规则软组织影
- 单侧发病，形态不规则，密度、信号不均匀
- 稍长T1稍长T2信号，不均匀强化，坏死、囊变多见，常侵犯咽旁间隙，可有邻近骨质破坏
- 淋巴结转移多见且常坏死而不均匀，边界不清；可直接颅内侵犯
- 无包膜，向周围组织、深部浸润生长，常累及舌根

临床：
- 多见于中老年男性，好发于舌后会厌区或咽后壁扁桃体、咽淋巴环，有咽部异物感、咽痛
- 颈部淋巴结肿大

影像：
- 圆形、类圆形软组织肿块或软组织影弥漫对称增厚，边界清楚，密度/信号均匀，呈等、稍长T1等稍长T2信号，DWI上呈高信号
- 轻中度均匀强化，咽旁间隙受压、推移，无浸润
- 多伴颈部淋巴结肿大且均匀
- 少坏死；沿腔生长，可同时累及鼻咽、喉咽

鼻咽纤维血管瘤

良性

喉咽

乳头状瘤

下咽癌

鼻咽癌

鼻咽

恶性

侵犯方向

淋巴瘤

口咽

良性

血管瘤

乳头状瘤

恶性

鳞状细胞癌

淋巴瘤

3.6　口腔颌面部常见病变的鉴别

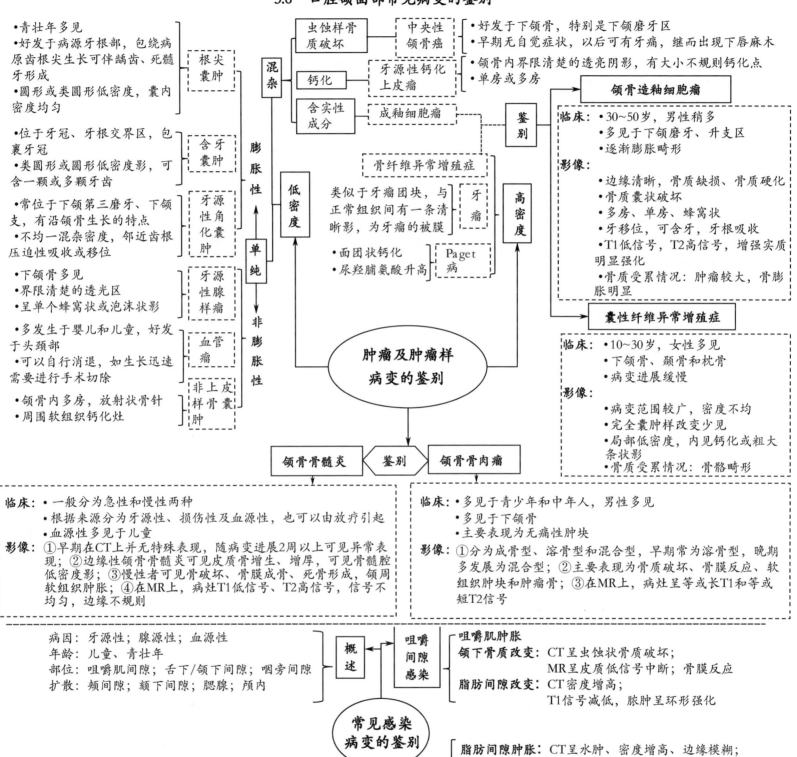

• 青壮年多见
• 好发于病源牙根部，包绕病原齿根尖生长可伴龋齿、死髓牙形成
• 圆形或类圆形低密度，囊内密度均匀
　　　　　　根尖囊肿

• 位于牙冠、牙根交界区，包裹牙冠
• 类圆形或圆形低密度影，可含一颗或多颗牙齿
　　　　　　含牙囊肿

• 常位于下颌第三磨牙、下颌支，有沿颌骨生长的特点
• 不均一混杂密度，邻近齿根压迫性吸收或移位
　　　　　　牙源性角化囊肿

• 下颌骨多见
• 界限清楚的透光区
• 呈单个蜂窝状或泡沫状影
　　　　　　牙源性腺样瘤

• 多发生于婴儿和儿童，好发于头颈部
• 可以自行消退，如生长迅速需要进行手术切除
　　　　　　血管瘤

• 颌骨内多房，放射状骨针
• 周围软组织钙化灶
　　　　　　非上皮样骨囊肿

膨胀性 / 单纯 / 非膨胀性　低密度

虫蚀样骨质破坏 —— 中央性颌骨癌
　• 好发于下颌骨，特别是下颌磨牙区
　• 早期无自觉症状，以后可有牙痛，继而出现下唇麻木

钙化 —— 牙源性钙化上皮瘤
　• 颌骨内界限清楚的透亮阴影，有大小不规则钙化点
　• 单房或多房

含实性成分 —— 成釉细胞瘤

混杂

鉴别

骨纤维异常增殖症

类似于牙瘤团块，与正常组织间有一条清晰影，为牙瘤的被膜 —— 牙瘤

• 面团状钙化
• 尿羟脯氨酸升高 —— Paget病

高密度

颌骨造釉细胞瘤

临床：• 30~50岁，男性稍多
　　　• 多见于下颌磨牙、升支区
　　　• 逐渐膨胀畸形

影像：• 边缘清晰，骨质缺损、骨质硬化
　　　• 骨质囊状破坏
　　　• 多房、单房、蜂窝状
　　　• 牙移位，可含牙，牙根吸收
　　　• T1低信号，T2高信号，增强实质明显强化
　　　• 骨质受累情况：肿瘤较大，骨膨胀明显

囊性纤维异常增殖症

临床：• 10~30岁，女性多见
　　　• 下颌骨、颞骨和枕骨
　　　• 病变进展缓慢

影像：• 病变范围较广，密度不均
　　　• 完全囊肿样改变少见
　　　• 局部低密度，内见钙化或粗大条状影
　　　• 骨质受累情况：骨骼畸形

肿瘤及肿瘤样病变的鉴别

颌骨骨髓炎　鉴别　颌骨骨肉瘤

临床：• 一般分为急性和慢性两种
　　　• 根据来源分为牙源性、损伤性及血源性，也可以由放疗引起
　　　• 血源性多见于儿童
影像：①早期在CT上并无特殊表现，随病变进展2周以上可见异常表现；②边缘性颌骨骨髓炎可见皮质骨增生、增厚，可见骨髓腔低密度影；③慢性者可见骨质破坏、骨膜成骨、死骨形成，颌周软组织肿胀；④在MR上，病灶T1低信号、T2高信号，信号不均匀，边缘不规则

临床：• 多见于青少年和中年人，男性多见
　　　• 多见于下颌骨
　　　• 主要表现为无痛性肿块
影像：①分为成骨型、溶骨型和混合型，早期常为溶骨型，晚期多发展为混合型；②主要表现为骨质破坏、骨膜反应、软组织肿块和肿瘤骨；③在MR上，病灶呈等或长T1和等或短T2信号

常见感染病变的鉴别

概述
病因：牙源性；腺源性；血源性
年龄：儿童、青壮年
部位：咀嚼肌间隙；舌下/颌下间隙；咽旁间隙
扩散：颊间隙；颌下间隙；腮腺；颅内

咀嚼间隙感染
咀嚼肌肿胀
颌下骨质改变：CT呈虫蚀状骨质破坏；
　　　　　　　MR呈皮质低信号中断；骨膜反应
脂肪间隙改变：CT密度增高；
　　　　　　　T1信号减低，脓肿呈环形强化

蜂窝织炎脓肿　舌下/颌下间隙感染　咽旁间隙感染
脂肪间隙肿胀：CT呈水肿、密度增高、边缘模糊；
　　　　　　　MR呈稍长T1稍长T2信号
脓肿：CT呈密度增高，边缘模糊；
　　　MR呈长T1长T2信号
经颅底侵犯颅内
Ludwing咽颊炎：颌下、口底化脓性、坏死性蜂窝织炎

3.7　颌面部常见肿瘤病变的鉴别

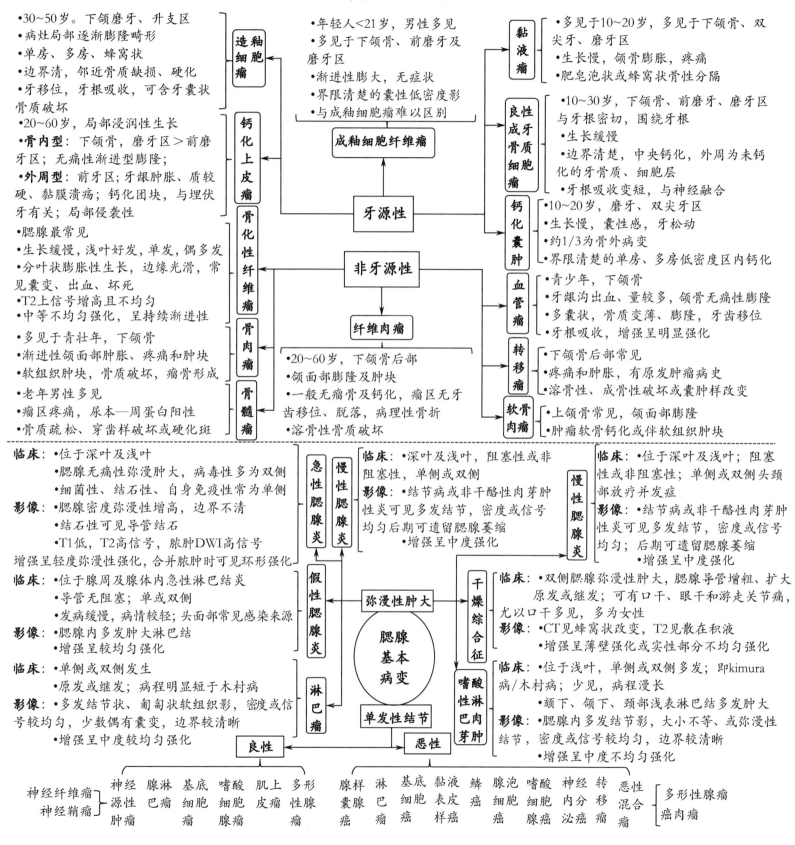

造釉细胞瘤
- 30~50岁。下颌磨牙、升支区
- 病灶局部逐渐膨隆畸形
- 单房、多房、蜂窝状
- 边界清，邻近骨质缺损、硬化
- 牙移位，牙根吸收，可含牙囊状骨质破坏

钙化上皮瘤
- 20~60岁，局部浸润性生长
- **骨内型**：下颌骨，磨牙区>前磨牙区；无痛性渐进型膨隆；
- **外周型**：前牙区；牙龈肿胀、质较硬、黏膜溃疡；钙化团块，与埋伏牙有关；局部侵袭性

骨化性纤维瘤
- 腮腺最常见
- 生长缓慢，浅叶好发，单发，偶多发
- 分叶状膨胀性生长，边缘光滑，常见囊变、出血、坏死
- T2上信号增高且不均匀
- 中等不均匀强化，呈持续渐进性

骨肉瘤
- 多见于青壮年，下颌骨
- 渐进性颌面部肿胀、疼痛和肿块
- 软组织肿块，骨质破坏，瘤骨形成

骨髓瘤
- 老年男性多见
- 瘤区疼痛，尿本—周蛋白阳性
- 骨质疏松、穿凿样破坏或硬化斑

成釉细胞纤维瘤
- 年轻人<21岁，男性多见
- 多见于下颌骨、前磨牙及磨牙区
- 渐进性膨大，无症状
- 界限清楚的囊性低密度影
- 与成釉细胞瘤难以区别

牙源性

非牙源性

纤维肉瘤
- 20~60岁，下颌骨后部
- 颌面部膨隆及肿块
- 一般无瘤骨及钙化，瘤区无牙齿移位、脱落，病理性骨折
- 溶骨性骨质破坏

黏液瘤
- 多见于10~20岁，多见于下颌骨、双尖牙、磨牙区
- 生长慢，颌骨膨胀，疼痛
- 肥皂泡状或蜂窝状骨性分隔

良性成牙骨质细胞瘤
- 10~30岁，下颌骨、前磨牙、磨牙区与牙根密切，围绕牙根
- 生长缓慢
- 边界清楚，中央钙化，外周为未钙化的牙骨质、细胞层
- 牙根吸收变短，与神经融合

钙化囊肿
- 10~20岁，磨牙、双尖牙区
- 生长慢，囊性感，牙松动
- 约1/3为骨外病变
- 界限清楚的单房、多房低密度区内钙化

血管瘤
- 青少年，下颌骨
- 牙龈沟出血、量较多，颌骨无痛性膨隆
- 多囊状，骨质变薄、膨隆，牙齿移位
- 牙根吸收，增强呈明显强化

转移瘤
- 下颌骨后部常见
- 疼痛和肿胀，有原发肿瘤病史
- 溶骨性、成骨性破坏或囊肿样改变

软骨肉瘤
- 上颌骨常见，颌面部膨隆
- 肿瘤软骨钙化或伴软组织肿块

急性腮腺炎
- **临床**：位于深叶及浅叶
  - 腮腺无痛性弥漫肿大，病毒性多为双侧
  - 细菌性、结石性、自身免疫性常为单侧
- **影像**：腮腺密度弥漫性增高，边界不清
  - 结石性可见导管结石
  - T1低，T2高信号，脓肿DWI高信号增强呈轻度弥漫性强化，合并脓肿时可见环形强化

慢性腮腺炎
- **临床**：深叶及浅叶，阻塞性或非阻塞性，单侧或双侧
- **影像**：结节病或非干酪性肉芽肿性炎可见多发结节，密度或信号均匀后期可遗留腮腺萎缩
  - 增强呈中度强化

慢性腮腺炎
- **临床**：位于深叶及浅叶；阻塞性或非阻塞性；单侧或双侧头颈部放疗并发症
- **影像**：结节病或非干酪性肉芽肿性炎可见多发结节，密度或信号均匀；后期可遗留腮腺萎缩
  - 增强呈中度强化

假性腮腺炎
- **临床**：位于腺周及腺体内急性淋巴结炎
  - 导管无阻塞；单或双侧
  - 发病缓慢，病情较轻；头面部常见感染来源
- **影像**：腮腺内多发肿大淋巴结
  - 增强呈较均匀强化

淋巴瘤
- **临床**：单侧或双侧发生
  - 原发或继发；病程明显短于木村病
- **影像**：多发结节状、葡萄状软组织影，密度或信号较均匀，少数偶有囊变，边界较清晰
  - 增强呈中度较均匀强化

弥漫性肿大

腮腺基本病变

单发性结节

干燥综合征
- **临床**：双侧腮腺弥漫性肿大，腮腺导管增粗、扩大原发或继发；可有口干、眼干和游走关节痛，尤以口干多见，多为女性
- **影像**：CT见蜂窝状改变，T2见散在积液
  - 增强呈薄壁强化或实性部分不均匀强化

嗜酸性淋巴芽肿
- **临床**：位于浅叶，单侧或双侧多发；即kimura病/木村病；少见，病程漫长
  - 颏下、颌下、颈部浅表淋巴结多发肿大
- **影像**：腮腺内多发结影，大小不等，或弥漫性结节，密度或信号较均匀，边界较清晰
  - 增强呈中度不均匀强化

良性
- 神经纤维瘤神经鞘瘤（神经源性肿瘤）
- 腺淋巴瘤
- 基底细胞瘤
- 嗜酸细胞腺瘤
- 肌上皮瘤
- 多形性腺瘤

恶性
- 腺样囊腺癌
- 淋巴瘤
- 基底细胞癌
- 黏液表皮样癌
- 鳞癌
- 腺泡细胞癌
- 嗜酸细胞腺癌
- 神经内分泌癌
- 转移瘤
- 多形性腺瘤癌肉瘤（恶性混合瘤）

3.8 咽喉部常见肿瘤的鉴别

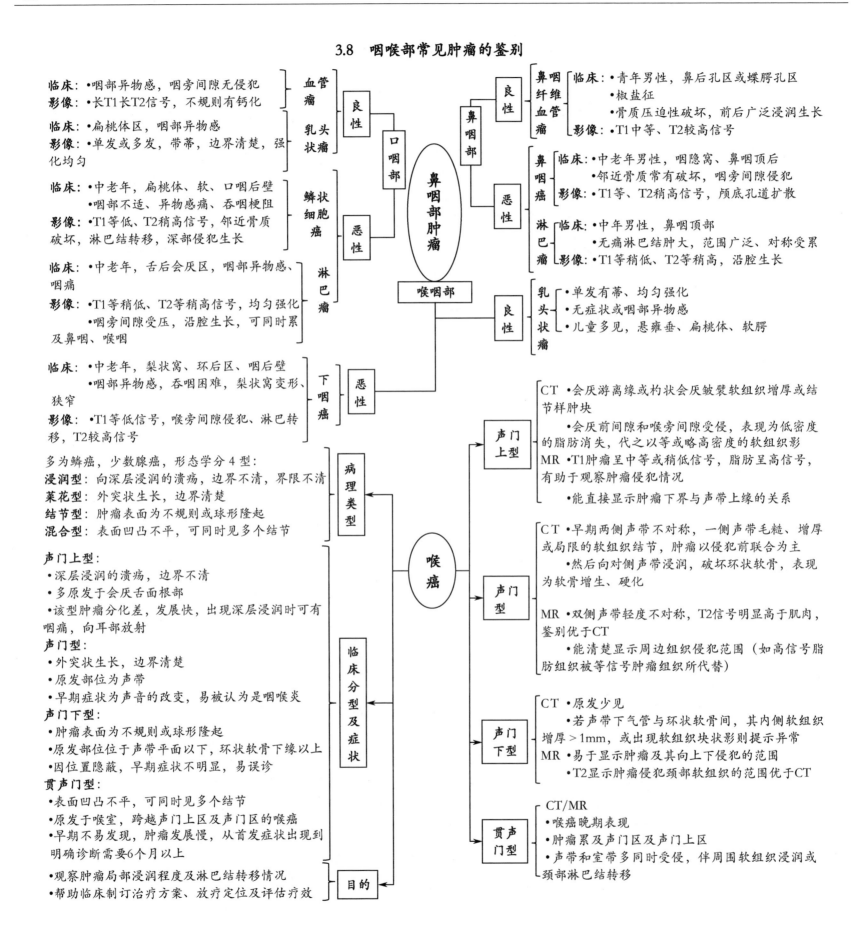

临床: •咽部异物感，咽旁间隙无侵犯
影像: •长T1长T2信号，不规则有钙化
血管瘤

临床: •扁桃体区，咽部异物感
影像: •单发或多发，带蒂，边界清楚，强化均匀
乳头状瘤

临床: •中老年，扁桃体、软、口咽后壁
•咽部不适、异物感痛、吞咽梗阻
影像: •T1等低、T2稍高信号，邻近骨质破坏，淋巴结转移，深部侵犯生长
鳞状细胞癌

临床: •中老年，舌后会厌区，咽部异物感、咽痛
影像: •T1等稍低、T2等稍高信号，均匀强化
•咽旁间隙受压，沿腔生长，可同时累及鼻咽、喉咽
淋巴瘤

良性 — 口咽部
恶性

临床: •中老年，梨状窝、环后区、咽后壁
•咽部异物感，吞咽困难，梨状窝变形、狭窄
影像: •T1等低信号，喉旁间隙侵犯、淋巴转移，T2较高信号
下咽癌

鼻咽纤维血管瘤
临床: •青年男性，鼻后孔区或蝶腭孔区
•椒盐征
•骨质压迫性破坏，前后广泛浸润生长
影像: •T1中等、T2较高信号
良性

鼻咽癌
临床: •中老年男性，咽隐窝、鼻咽顶后
•邻近骨质常有破坏，咽旁间隙侵犯
影像: •T1等、T2稍高信号，颅底孔道扩散

淋巴瘤
临床: •中年男性，鼻咽顶部
•无痛淋巴结肿大，范围广泛、对称受累
影像: •T1等稍低、T2等稍高，沿腔生长
恶性

鼻咽部 — 鼻咽部肿瘤 — 口咽部

喉咽部

乳头状瘤
•单发有蒂、均匀强化
•无症状或咽部异物感
•儿童多见，悬雍垂、扁桃体、软腭
良性

恶性

声门上型
CT •会厌游离缘或杓状会厌皱襞软组织增厚或结节样肿块
•会厌前间隙和喉旁间隙受侵，表现为低密度的脂肪消失，代之以等或略高密度的软组织影
MR •T1肿瘤呈中等或稍低信号，脂肪呈高信号，有助于观察肿瘤侵犯情况
•能直接显示肿瘤下界与声带上缘的关系

多为鳞癌，少数腺癌，形态学分4型：
浸润型: 向深层浸润的溃疡，边界不清，界限不清
菜花型: 外突状生长，边界清楚
结节型: 肿瘤表面为不规则或球形隆起
混合型: 表面凹凸不平，可同时见多个结节
病理类型

声门型
CT •早期两侧声带不对称，一侧声带毛糙、增厚或局限的软组织结节，肿瘤以侵犯前联合为主
•然后向对侧声带浸润，破坏环状软骨，表现为软骨增生、硬化
MR •双侧声带轻度不对称，T2信号明显高于肌肉，鉴别优于CT
•能清楚显示周边组织侵犯范围（如高信号脂肪组织被等信号肿瘤组织所代替）

声门上型:
•深层浸润的溃疡，边界不清
•多原发于会厌舌面根部
•该型肿瘤分化差，发展快，出现深层浸润时可有咽痛，向耳部放射
声门型:
•外突状生长，边界清楚
•原发部位为声带
•早期症状为声音的改变，易被认为是咽喉炎
声门下型:
•肿瘤表面为不规则或球形隆起
•原发部位位于声带平面以下，环状软骨下缘以上
•因位置隐蔽，早期症状不明显，易误诊
贯声门型:
•表面凹凸不平，可同时见多个结节
•原发于喉室，跨越声门上区及声门区的喉癌
•早期不易发现，肿瘤发展慢，从首发症状出现到明确诊断需要6个月以上

喉癌

临床分型及症状

声门下型
CT •原发少见
•若声带下气管与环状软骨间，其内侧软组织增厚>1mm，或出现软组织块状影则提示异常
MR •易于显示肿瘤及其向上下侵犯的范围
•T2显示肿瘤侵犯颈部软组织的范围优于CT

•观察肿瘤局部浸润程度及淋巴结转移情况
•帮助临床制订治疗方案、放疗定位及评估疗效
目的

贯声门型
CT/MR
•喉癌晚期表现
•肿瘤累及声门区及声门上区
•声带和室带多同时受侵，伴周围软组织浸润或颈部淋巴结转移

3.9 腮腺常见肿瘤的鉴别

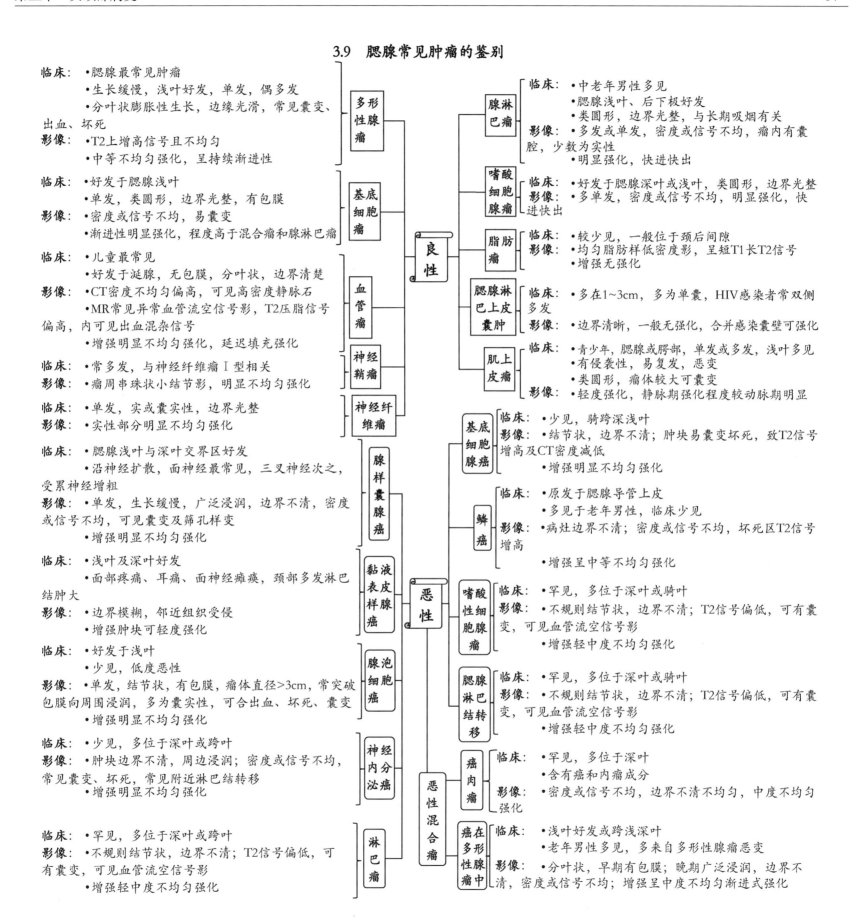

多形性腺瘤
临床：•腮腺最常见肿瘤
•生长缓慢，浅叶好发，单发，偶多发
•分叶状膨胀性生长，边缘光滑，常见囊变、出血、坏死
影像：•T2上增高信号且不均匀
•中等不均匀强化，呈持续渐进性

基底细胞瘤
临床：•好发于腮腺浅叶
•单发，类圆形，边界光整，有包膜
影像：•密度或信号不均，易囊变
•渐进性明显强化，程度高于混合瘤和腺淋巴瘤

血管瘤
临床：•儿童最常见
•好发于涎腺，无包膜，分叶状，边界清楚
影像：•CT密度不均匀偏高，可见高密度静脉石
•MR常见异常血管流空信号影，T2压脂信号偏高，内可见出血混杂信号
•增强明显不均匀强化，延迟填充强化

神经鞘瘤
临床：•常多发，与神经纤维瘤Ⅰ型相关
影像：•瘤周串珠状小结节影，明显不均匀强化

神经纤维瘤
临床：•单发，实或囊实性，边界光整
影像：•实性部分明显不均匀强化

腺样囊腺癌
临床：•腮腺浅叶与深叶交界区好发
•沿神经扩散，面神经最常见，三叉神经次之，受累神经增粗
影像：•单发，生长缓慢，广泛浸润，边界不清，密度或信号不均，可见囊变及筛孔样变
•增强明显不均匀强化

黏液表皮样腺癌
临床：•浅叶及深叶好发
•面部疼痛、耳痛、面神经瘫痪，颈部多发淋巴结肿大
影像：•边界模糊，邻近组织受侵
•增强肿块可轻度强化

腺泡细胞癌
临床：•好发于浅叶
•少见，低度恶性
影像：•单发，结节状，有包膜，瘤体直径>3cm，常突破包膜向周围浸润，多为囊实性，可合出血、坏死、囊变
•增强明显不均匀强化

神经内分泌癌
临床：•少见，多位于深叶或跨叶
影像：•肿块边界不清，周边浸润；密度或信号不均，常见囊变、坏死，常见附近淋巴结转移
•增强明显不均匀强化

淋巴瘤
临床：•罕见，多位于深叶或跨叶
影像：•不规则结节状，边界不清；T2信号偏低，可有囊变，可见血管流空信号影
•增强轻中度不均匀强化

良性

腺淋巴瘤
临床：•中老年男性多见
•腮腺浅叶、后下极好发
•类圆形，边界光整，与长期吸烟有关
影像：•多发或单发，密度或信号不均，瘤内有囊腔，少数为实性
•明显强化，快进快出

嗜酸细胞腺瘤
临床：•好发于腮腺深叶或浅叶，类圆形，边界光整
影像：•多单发，密度或信号不均，明显强化，快进快出

脂肪瘤
临床：•较少见，一般位于颈后间隙
影像：•均匀脂肪样低密度影，呈短T1长T2信号
•增强无强化

腮腺淋巴上皮囊肿
多发
临床：•多在1~3cm，多为单囊，HIV感染者常双侧
影像：•边界清晰，一般无强化，合并感染囊壁可强化

肌上皮瘤
临床：•青少年，腮腺或腭部，单发或多发，浅叶多见
•有侵袭性，易复发，恶变
•类圆形，瘤体较大可囊变
影像：•轻度强化，静脉期强化程度较动脉期明显

恶性

基底细胞腺癌
临床：•少见，骑跨深浅叶
影像：•结节状，边界不清；肿块易囊变坏死，致T2信号增高及CT密度减低
•增强明显不均匀强化

鳞癌
临床：•原发于腮腺导管上皮
•多见于老年男性，临床少见
影像：•病灶边界不清；密度或信号不均，坏死区T2信号增高
•增强呈中等不均匀强化

嗜酸性细胞腺瘤
临床：•罕见，多位于深叶或骑叶
影像：•不规则结节状，边界不清；T2信号偏低，可有囊变，可见血管流空信号影
•增强轻中度不均匀强化

腮腺淋巴结转移
临床：•罕见，多位于深叶或骑叶
影像：•不规则结节状，边界不清；T2信号偏低，可有囊变，可见血管流空信号影
•增强轻中度不均匀强化

恶性混合瘤

癌肉瘤
临床：•罕见，多位于深叶
•含有癌和内瘤成分
影像：•密度或信号不均，边界不清不均匀，中度不均匀强化

癌在多形性腺瘤中
临床：•浅叶好发或跨浅深叶
•老年男性多见，多来自多形性腺瘤恶变
影像：•分叶状，早期有包膜；晚期广泛浸润，边界不清，密度或信号不均；增强呈中度不均匀渐进式强化

3.10　甲状腺常见病变的鉴别

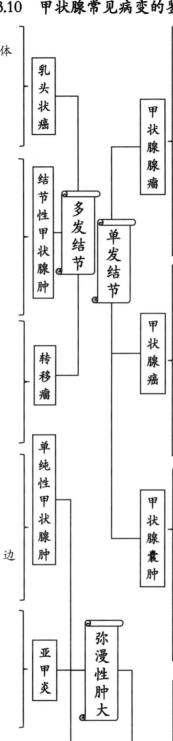

临床：•青壮年多见，易颈部淋巴结转移，可多灶性
　　　　•无明显包膜，浸润生长，可囊变及钙化砂砾体
影像：
　　•不规则低密度影，边界不清，见砂砾体钙化
　　•囊变者囊壁见乳头状结节，明显不均匀强化
　　•多伴颈部淋巴结转移
病变呈等、稍长T1长T2信号，出血呈短T1信号

临床：•多见于缺碘地区，多数为多发结节
　　　　•主要为胶体潴留结节和腺瘤增生结节
　　　　•结节可坏死、囊变及出血
　　　　•3%可恶变
影像：
　　•多发稍低密度结节
　　•边缘可见弧形或粗大斑块状钙化
　　•边界清，轻度强化，邻近组织器官受压
结节呈长至短T1长T2信号，钙化为低信号

临床：•少见，可多发
　　　　•原发肿瘤常为肾癌、乳腺癌、肺癌
影像：
　　•多发低密度结节，边界清，无钙化
　　•均匀或环形强化
　　•转移灶T2可呈不同信号
　　•约半数转移瘤T2及增强扫描呈低信号

临床：•青春期女性，甲状腺弥漫性肿大
　　　　•可发展为结节性甲状腺肿
　　　　•缺碘致甲状腺代偿性增生，可发展为结节
影像：
　　•CT值70HU以上
　　•发展为结节时，可出血、囊变、坏死或钙化，边
界模糊，甲状腺强化，坏死、囊变不强化
T1、T2可为均匀高信号

临床：•中年妇女多见；急性起病
　　　　•甲状腺疼痛，肿大质硬；ESR显著增快
　　　　•血清FT3和FT升高
　　　　•与病毒感染有关，患者血中有病毒抗体存在
影像：
低密度，边界模糊，强化幅度低于正常甲状腺
T1、T2可为均匀高信号

临床：•常见于20~40岁女性
　　　　•有甲亢症状
　　　　•血FT3和FT4水平升高
　　　　•腺体对称性增大，质地变脆，血管丰富
影像：
均匀稍低密度，边界清，轻度均匀强化
　　•T1、T2均为均匀高信号
　　•可伴发血管流空信号及低信号纤维间隔

乳头状癌

结节性甲状腺肿

转移瘤

单纯性甲状腺肿

亚甲炎

Graves病

多发结节

单发结节

弥漫性肿大

甲状腺腺瘤

甲状腺癌

甲状腺囊肿

桥本

临床：•30岁以上女性多见
　　　　•单侧单发多见
　　　　•最常见的甲状腺良性肿瘤
　　　　•常有完整包膜
　　　　•瘤内可见出血、坏死、囊变及钙化
影像：
　　•边界清晰，可见包膜
　　•多小于4cm，边缘可钙化
　　•圆形低密度影，囊变更低密度，出血呈稍高密度
　　•常见不均匀强化
　　•病变呈稍长T1稍长T2信号
　　•囊性部分长T1长T2信号，出血区呈双高信号，周
围包膜呈低信号

临床：•颈前无痛性肿块，肿物较大时引起压迫症状
　　　　•为最常见的甲状腺恶性肿瘤
　　　　•以乳头状癌最多见，无包膜，部分见囊变及钙
化砂砾体
影像：
　　•不规则结节或肿块，边界不清
　　•乳头状癌常伴砂砾状钙化，不规则高密度区内混
杂低密度区，不均匀强化
　　•可伴颈部淋巴结肿大，可侵及邻近器官结构
病变T1可呈稍高、稍低或等信号，出血可见高信号，
T2呈不均匀高信号

临床：•多为单发，触之囊性感或坚韧
　　　　•分为胶样和非胶样囊肿，前者富含蛋白质，后
者多为出血性囊肿
影像：
　　•边缘清晰光整，囊壁可伴钙化
　　•密度均匀，浆液性呈低密度，富含蛋白质或出血
　　•囊肿密度稍高，囊壁可强化
　　•浆液性囊肿在T1呈低信号
　　•胶样囊肿T1呈稍高信号
　　•出血性囊肿呈高信号，囊壁可见含铁血黄素沉积
　　•T2均呈高信号

临床：•40~50岁女性多见
　　　　•常合并甲状腺功能减低，也可发生淋巴瘤
　　　　•弥漫性增大
　　　　•淋巴和浆细胞浸润、滤泡细胞萎缩和小叶间纤
维化，嗜酸上皮细胞增生
影像：
　　•密度普遍低于正常甲状腺，可合并钙化和囊变
　　•边界模糊，不均匀强化
　　•T1呈等或稍低信号、T2表现为区域高信号
　　•纤维化表现为线状、分隔状低信号带

3.11　耳部常见病变的鉴别

临床：•多有持续性流脓，并有臭味，偶带血丝
　　　　•鼓室内可见肉芽组织和黏稠的脓液
影像：
　　　•鼓室、乳突内软组织影，密度均匀；骨质破坏轻、边缘模糊，可伴鼓室和乳突积脓
　　　T1等、长T1长T2信号，可强化

临床：•长期持续性耳流脓，恶臭
　　　　•多为混合性耳聋，听力损失较重
　　　　•白或黄色的角化物质团块
影像：
　　　•鼓室及鼓窦区软组织影
　　　•膨胀性骨质破坏，边缘光整、硬化
　　　•外耳道棘骨质破坏，听小骨结构破坏（特征性）
　　　•T1等或稍长T1长T2信号
　　　•无强化或仅边缘强化

临床：•长期慢性中耳乳突炎病史
　　　　•中老年人，男女发病率相当
　　　　•外耳道水样、血样分泌物，疼痛明显
影像：
　　　•中耳鼓室内部规则软组织影
　　　•听骨及鼓室壁骨质破坏
　　　•病变增大时，以鼓室为中心弥漫软组织肿块和骨质广泛虫蚀状破坏
　　　•软组织呈等、稍长T1稍长T2信号
　　　•增强中等强化

临床：•由急性化脓性中耳乳突炎迁延所致
　　　　•多发生于成年人
　　　　•耳部疼痛，耳漏及听力下降，继发多见
　　　　•先天性为胚胎期外胚层遗留
影像：
　　　•呈团块状，瘤体周围见环状低密度影
　　　•多位于上鼓室或鼓室入口区
　　　•低密度圈外的腔壁骨质常有硬化边
　　　•破坏鼓室盾板，听小骨受压移位
　　　•增强无强化
　　　•呈等或稍长T1稍长T2信号
　　　•胆脂瘤本身无强化，边缘组织可强化

临床：•病因不明，家族发病倾向，＞30岁女性
　　　　•多为单发，常有搏动性耳鸣
　　　　•传导性耳聋，为颈静脉孔区最常见肿瘤
　　　　•多为良性，NSE是最敏感免疫组化标志物
影像：
　　　•等或稍高密度软组织影，颈静脉孔扩大，边缘骨质虫蚀样破坏，明显强化
　　　•呈等T1长T2信号，椒盐征具有特征性，显著强化

肉芽肿型
胆脂瘤型
慢性化脓性中耳乳突炎

中耳癌

胆脂瘤

颈静脉球瘤

鉴别

鉴别

骨瘤
临床：•病史长，无明显诱因，中青年多见，单发多见
　　　　•外耳道峡部，基底位于鼓鳞缝或鼓乳缝
　　　　•板层骨、成熟骨小梁，血管及纤维组织
影像：
　　　•外耳道壁广基底的骨性突起
　　　•T1及T2无信号，与邻近骨皮质信号一致

慢性炎症伴钙化
临床：•挖耳为诱因，单发多见，外耳道内多见
　　　　•肉芽组织增生包裹，钙盐沉积
影像：
　　　•软组织密度炎伴钙化
　　　•软组织呈稍长T1稍长T2信号，钙化呈低信号

外生骨疣
临床：•与经常水刺激外耳道有关，青壮年多见
　　　　•通常为双侧，对称性、多发性
　　　　•起源于鼓环
　　　　•骨小梁间无骨髓腔
影像：
　　　•高密度骨性突起，表面软骨帽覆盖
　　　•骨性部分无信号，软骨帽呈稍长T1稍长T2信号

听神经瘤
临床：•高频性感音神经性聋，伴耳鸣、眩晕及平衡失调
　　　　•大多起源于前庭神经，30~60岁，女性多见
　　　　•起源于前庭上神经
　　　　•一般单侧，双侧发病见于神经纤维瘤Ⅱ型
　　　　•少突胶质细胞Schwann细胞连接处
影像：
　　　•肿瘤较大时，内听道口扩大；肿瘤较小时，容易漏诊，增强扫描实性部分显著强化
　　　•能检出内通道内小听神经瘤，T1等信号，T2稍高信号，实质成分明显强化

鉴别

面神经瘤
临床：•本病少见，但病灶多位于乳突段面神经膝部
　　　　•面神经麻痹并进行性加重、面瘫或面肌抽搐、听力下降和前庭症状，可在面神经任何部位发生
　　　　•一般单发，可沿面神经蔓延生长
　　　　•多为神经外胚层Schwann神经瘤
影像：
　　　•肿瘤较小时，常局限在内听道前上象限；管壁破坏，抱球征
　　　•面神经走行区条状软组织影，T1呈等信号，T2稍高信号，实质成分中度至明显强化

横纹肌肉瘤
临床：•无中耳乳突炎病史，好发于儿童及婴幼儿
　　　　•耳道血性或脓血性分泌物，腥臭味，在儿童颅外肿瘤中居第3位
　　　　•恶性程度较高，以胚胎型为多见
影像：
　　　•等或稍低密度软组织肿块，密度混杂，边界可清晰或模糊，溶骨性骨质破坏，明显强化
　　　•呈等或稍长T1等或稍长T2信号，明显强化

3.12 颈部正常解剖分区

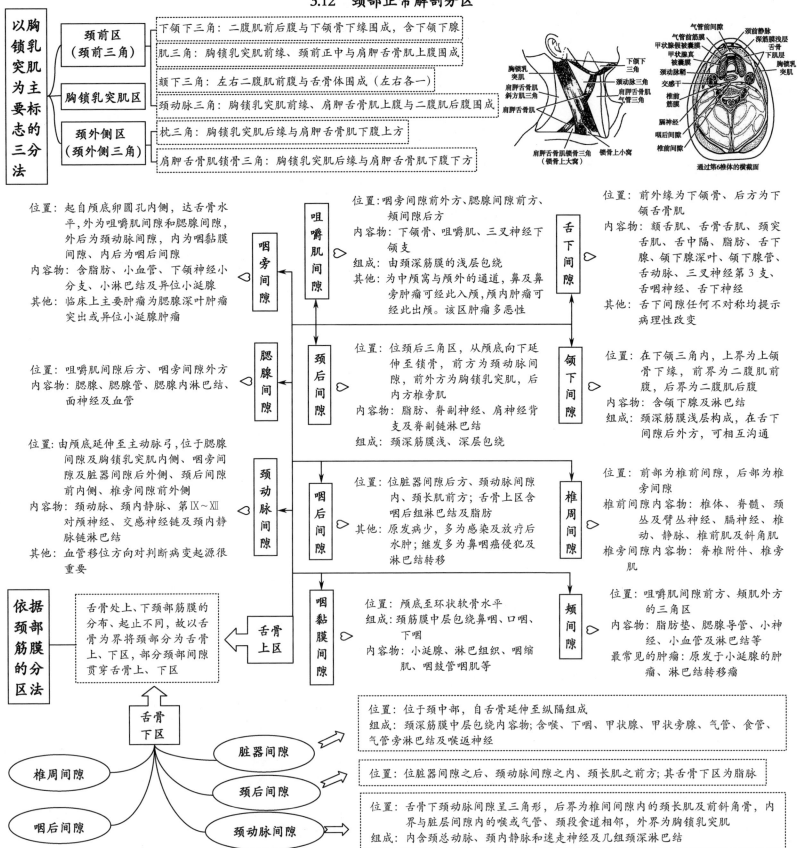

以胸锁乳突肌为主要标志的三分法

颈前区（颈前三角）
- 下颌下三角：二腹肌前后腹与下颌骨下缘围成，含下颌下腺
- 肌三角：胸锁乳突肌前缘、颈前正中与肩胛舌骨肌上腹围成

胸锁乳突肌区
- 颏下三角：左右二腹肌前腹与舌骨体围成（左右各一）
- 颈动脉三角：胸锁乳突肌前缘、肩胛舌骨肌上腹与二腹肌后腹围成

颈外侧区（颈外侧三角）
- 枕三角：胸锁乳突肌后缘与肩胛舌骨肌下腹上方
- 肩胛舌骨肌锁骨三角：胸锁乳突肌后缘与肩胛舌骨肌下腹下方

咽旁间隙
位置：起自颅底卵圆孔内侧，达舌骨水平，外为咀嚼肌间隙和腮腺间隙，外后为颈动脉间隙，内为咽黏膜间隙、内后为咽后间隙
内容物：含脂肪、小血管、下颌神经小分支、小淋巴结与异位小涎腺
其他：临床上主要肿瘤为腮腺深叶肿瘤突出或异位小涎腺肿瘤

咀嚼肌间隙
位置：咽旁间隙前外方、腮腺间隙前方、颊间隙后方
内容物：下颌骨、咀嚼肌、三叉神经下颌支
组成：由颈深筋膜的浅层包绕
其他：为中颅窝与颅外的通道，鼻及鼻旁肿瘤可经此入颅，颅内肿瘤可经此出颅。该区肿瘤多恶性

舌下间隙
位置：前外缘为下颌骨、后方为下颌舌骨肌
内容物：颏舌肌、舌舌肌、颈突舌肌、舌中隔、脂肪、舌下腺、颌下腺深叶、颌下腺管、舌动脉、三叉神经第3支、舌咽神经、舌神经
其他：舌下间隙任何不对称均提示病理性改变

腮腺间隙
位置：咀嚼肌间隙后方、咽旁间隙外方
内容物：腮腺、腮腺管、腮腺内淋巴结、面神经及血管

颈后间隙
位置：位颈后三角区，从颅底向下延伸至锁骨，前方为颈动脉间隙，前外方为胸锁乳突肌，后内方椎旁肌
内容物：脂肪、脊副神经、肩神经背支及脊副链淋巴结
组成：颈深筋膜浅、深层包绕

颌下间隙
位置：在下颌三角内，上界为上颌骨下缘，前界为二腹肌前腹，后界为二腹肌后腹
内容物：含颌下腺及淋巴结
组成：颈深筋膜浅层构成，在舌下间隙后外方，可相互沟通

颈动脉间隙
位置：由颅底延伸至主动脉弓，位于腮腺间隙及胸锁乳突肌内侧、咽旁间隙及脏器间隙后外侧、颈后间隙前内侧、椎旁间隙前外侧
内容物：颈动脉、颈内静脉、第IX～XII对颅神经、交感神经链及颈内静脉链淋巴结
其他：血管移位方向对判断病变起源很重要

咽后间隙
位置：位脏器间隙后方、颈动脉间隙内、颈长肌前方；舌骨上区含咽后组淋巴结及脂肪
其他：原发病少，多为感染及放疗后水肿；继发多为鼻咽癌侵犯及淋巴结转移

椎周间隙
位置：前部为椎前间隙，后部为椎旁间隙
椎前间隙内容物：椎体、脊髓、颈丛及臂丛神经、膈神经、椎动、静脉、椎前肌及斜角肌
椎旁间隙内容物：脊椎附件、椎旁肌

依据颈部筋膜的分区法

舌骨处上、下颈部筋膜的分布、起止不同，故以舌骨为界将颈部分为舌骨上、下区，部分颈部间隙贯穿舌骨上、下区

咽黏膜间隙
位置：颅底至环状软骨水平
组成：颈筋膜中层包绕鼻咽、口咽、下咽
内容物：小涎腺、淋巴组织、咽缩肌、咽鼓管咽肌等

颊间隙
位置：咀嚼肌间隙前方、颊肌外方的三角区
内容物：脂肪垫、腮腺导管、小神经、小血管及淋巴结等
最常见的肿瘤：原发于小涎腺的肿瘤、淋巴结转移瘤

舌骨上区

舌骨下区
- 椎周间隙
- 脏器间隙
  - 位置：位于颈中部，自舌骨延伸至纵隔组成
  - 组成：颈深筋膜中层包绕内容物；含喉、下咽、甲状腺、甲状旁腺、气管、食管、气管旁淋巴结及喉返神经
- 颈后间隙
  - 位置：位脏器间隙之后、颈动脉间隙之内、颈长肌之前方；其舌骨下区为脂脉
- 咽后间隙
- 颈动脉间隙
  - 位置：舌骨下颈动脉间隙呈三角形，后界为椎间间隙内的颈长肌与前斜角骨，内界与脏层间隙内的喉或气管、颈段食道相邻，外界为胸锁乳突肌
  - 组成：内含颈总动脉、颈内静脉和迷走神经及几组颈深淋巴结

3.13 颈部软组织病变的鉴别

| 皮样囊肿 | 炎症性 | 淋巴源性 | 甲状舌管囊肿 | **颈前间隙** | | **颈后间隙** | 淋巴源性 | 神经源性 | 淋巴管瘤 | 脂肪瘤 |

病变分布

| 腮裂囊肿 | 血管源性 | 神经源性 | 淋巴源性 | **颈动脉间隙** | | **椎周间隙** | 神经源性 | 颈椎骨源性 | 淋巴源性 | 血管源性 |

脂肪源性

脂肪肉瘤
临床:
•少见,中老年多见
影像:
•平扫示脂肪密度中见软组织成分
•增强肿块内可强化

脂肪瘤
临床:
•中老年男性多见
•多为无痛性、生长缓慢的圆形肿块
•质软、活动度小,有假波动感
影像:
•平扫示均匀的脂肪密度,抑脂序列呈低信号,增强肿块内无强化

间叶组织来源

横纹肌肉瘤
临床:
•青少年多见
•咀嚼肌或咽旁间隙的巨大肿块
影像:
•邻近骨质破坏,伴周围淋巴结肿大

血管瘤
临床:
•多位于皮下或颈深部软组织
影像:
•与肌肉密度相当,可见钙化及静脉石,增强呈渐进性强化

涎腺来源
临床:
•舌下、颌下、咽旁等处多见
•病种多样,以多形性腺瘤常见
影像:影像表现见"腮腺病变"

神经源性

神经鞘瘤
临床:
•多见,分布范围广,沿神经走行
影像:
•密度均匀或不均匀,界清
•增强呈渐进性强化,推移周围血管

副神经节瘤
临床:
•颈动脉体瘤:位于颈总动脉分叉处,颈动脉分叉增宽
•颈静脉球瘤:可多发,位颅底颈静脉孔区,孔扩大,呈浸润性骨破坏
影像:
•肿块血供丰富,增强呈明显强化
•流空血管呈典型胡椒盐征

实性

淋巴源性

巨淋巴结增生症
临床:
•少见,多单发
影像:
•平扫示密度均匀,边缘光整或浅分叶,增强呈均匀显著强化
•可见淋巴周围引流的血流

淋巴瘤
临床:
•老年男性多见,原发肿瘤病史
•多发质硬、无痛、固定肿大淋巴结
影像:
•平扫示密度不均
•增强示肿块呈不规则强化伴中央低密度

反应性淋巴结增生
临床:
•青年女性多见
•多发肿大淋巴结
影像:
•平扫示密度均匀,界清,可见淋巴门,增强呈轻中度强化

淋巴结结核
临床:
•青壮年多见,可有毒血症状
影像:
•单一或散在结节影,界尚清,密度常不均,外周脂肪间隙模糊
•增强呈环形强化,内有花环状分隔

淋巴结转移瘤
临床:
•单发或融合肿块
影像:
•平扫示密度不均,内见坏死,界不清,增强呈环状强化,周围水肿

化脓性淋巴结炎
临床:
•青年多见,可不规则发热、消瘦等
•双侧多发肿大淋巴结,质稍硬无压痛,生长较快
影像:
•平扫示密度较均匀,边界清晰
•增强呈轻中度强化

获得性

淋巴结转移
临床:
•为颈部最常见的囊性病变,多见于成人
•多位于胸锁乳突肌附近
•质硬、固定、无痛
影像:
•囊变部分无强化

脓肿
临床:
•发展较快,伴发热、疼痛等感染症状,血象升高
•可沿筋膜间隙蔓延
•儿童易引起咽后间隙脓肿
影像:
•囊壁较厚,明显环形强化

肿瘤囊变
临床:
•以神经鞘瘤和腮腺肿瘤囊变多见
影像:
•实性成分表现为原有肿瘤性病变的特点,坏死囊变区无强化

囊性

先天性

甲状舌管囊肿
临床:
•常见,见颈前中线、舌骨水平,壁薄,常无分叶,特征性朝向舌骨的尖角
影像:
•密度均匀,偶见分隔,壁及分隔强化
•信号随囊内液体性质改变

腮裂囊肿
详情见"腮腺病变"

皮样囊肿
临床:
•口底及颌下、舌下间隙多见,含良性囊性畸胎瘤、上皮样囊肿、畸胎瘤
•生长缓慢、质软、可活动
影像:
•界清均匀低密度,无强化

囊性淋巴管瘤
详情见"咽旁间隙"

3.14 腮腺常见病变的鉴别

炎性病变

急性
- 临床：
- 由病毒或球菌类感染所致
- 影像：
- 腮腺弥漫性肿大
- 一般为双侧，平扫示密度增高
- 可伴有淋巴结炎，一般无需影像学检查即可诊断

慢性
- 临床：
- 轻度淋巴细胞浸润为特征
- 临床一般无症状
- 影像：
- 腮腺缩小，平扫示密度增高
- 可形成局限性肿块，界不清
- 发现液-气平面，伴广泛蜂窝织炎及表面皮肤溃烂提示脓肿形成

良性肿瘤

多形性腺瘤
- 临床：
- 又称混合瘤，是最常见的大涎腺肿瘤，约84%发生于腮腺
- 30~50岁多见，男女无异
- 一般无功能障碍
- 影像：
- 多单发，界清，常为实性肿块
- 膨胀性生长，均匀
- 密度明显高于正常腮腺，可有斑片状钙化，瘤体较大时中央可囊变
- 增强示实质部分强化

腺淋巴瘤
- 临床：
- 又称Warthin瘤
- 占所有单形性腺瘤的70%
- 男多于女，高峰为50~70岁
- 90%患者有吸烟史
- 好发于腮腺浅叶和后下级
- 一般不易复发，多数肿块生长缓慢
- 影像：
- 平扫示于较低密度的腮腺中见略高于腮腺的肿物
- 界清，多为囊性，CT值为0~20HU
- 增强实性部分一般不强化

脂肪瘤
- 临床：
- 少见，多于40~60岁，男多于女
- 缓慢生长的无痛性肿块
- 影像：
- 质软，活动，无压痛
- 平扫于较低密度的腮腺内见更低密度的瘤体
- CT为-100~-50HU
- 腺体明显增大，界清
- 发现有脂肪成分有确诊价值

良性淋巴上皮病
- 临床：
- 系统自身免疫性疾病
- 生长缓慢增大，常双侧对称受累
- 影像：
- 腺体明显肿大，平扫示密度增大
- 内可见小囊变区
- 增强示壁薄强化，实性部分不均匀强化

淋巴管瘤
- 临床：
- 分3型：①毛细血管型；②海绵状型；③囊肿型：又称囊性水瘤，透光试验阳性，好发于10岁以下
- 影像：
- 平扫示低密度为主，密度较均匀
- 圆形或椭圆形，界清
- 增强示瘤体不强化

大嗜酸性粒细胞瘤
- 临床：
- 多见于50~80岁
- 多位于腮腺，生长缓，无痛
- 被膜完整，质地中等
- 影像：
- 平扫于低密度的腮腺内见等密度肿块
- 密度多均匀，少数可囊变
- 界清，呈圆形、分叶状
- 瘤体多为轻度均匀强化

血管瘤
- 临床：
- 多为先天性
- 分4型：①毛细血管型：最多见；②海绵状型；③混合型；④蔓状型
- 好发于婴幼儿，一般发生于腮腺
- 影像：
- 界不清，形态不规则，密度略低
- 海绵状型内见静脉石具特征性
- 增强呈渐进性、明显团块状强化

黏液表皮样癌
- 临床：
- 是最常见的涎腺恶性肿瘤
- 占恶性涎腺肿瘤的1/3
- 高峰为40~50岁
- 影像：
- 高分化：界清，低密度
- 低分化：形态不规则，界不清，可包绕血管鞘，浸润毗邻皮肤时，该处皮肤可增厚
- 增强肿块可轻度强化，与正常腮腺对比明显

恶性肿瘤

腺癌、鳞癌、未分化癌
- 临床：
- 鳞癌多由上呼吸道、消化道、皮肤肿瘤转移而来
- 影像：
- 没有特征性的影像表现病灶
- 边界多不清，形态不规则
- 邻近肌肉多受累
- 肿瘤密度均匀或是瘤内见大片坏死，出血常见，T1低T2高信号
- 增强呈明显不均匀强化，可见颈部多发淋巴结转移

恶性混合性肿瘤
- 临床：
- 系多形性腺瘤中的癌
- 原发者病程较短，可有疼痛等
- 恶性者病程较长，近期生长迅速，有疼痛、功能障碍
- 影像：
- 腮腺局部膨隆，突破包膜
- 平扫示等密度为主，中心可坏死出血
- 增强可见肿瘤轻度不规则强化

转移瘤
- 临床：
- 原发灶常见于头颈部
- 恶性黑色素瘤和鳞癌最常见
- 影像：
- 平扫于低密度腮腺中见等密度肿块
- 多个结节状，常界清
- 均匀结节状强化或不规则强化，中心部分常不强化

淋巴瘤
- 临床：
- 几乎源自B细胞
- 影像：
- 弥漫性、团块状、多发结节型
- 单或双侧，均匀的等密度
- 较均匀轻中度强化
- 伴两侧颈部多发淋巴结受累淋巴结增大，密度均匀
- 增强扫描和T2可用于分期

囊腺癌
- 临床：
- 好发50~70岁以上，男多于女
- 浸润生长，无包膜，生长迅速
- 质地中等，易复发
- 影像：
- 低级别：界较清，增强示实性部分明显强化
- 高级别：平扫呈等密度，界不清

3.15　咽旁间隙病变的鉴别

咽旁间隙病变 分为：咽旁间隙原发病变（少见）、邻近病变累及（常见）

咽旁间隙原发病变（少见）

先天性

第二腮裂囊肿
临床：
• 为颈部最常见的先天性囊性、无痛性肿块
• 位于舌骨水平，胸锁乳突肌前缘上1/3附近，向内经颈血管鞘附近达咽侧壁
• 生长缓慢，继发感染时可突然增大
影像：
• CT值一般为0～20HU，囊性低密度，其内密度均匀
• 囊壁甚薄，界清，MR呈T1低T2高信号
• 继发感染时囊内密度增高，信号不均，囊壁明显增厚
• 增强示囊内容物不强化，囊壁可有轻微强化，感染时囊壁明显强化

囊性淋巴管瘤
临床：
• 多发生于婴幼儿，好发于颈部，又称为囊性水瘤
• 也可见于腋部、纵隔、后腹膜和盆腔
影像：
• 肿块呈单房或多房，界清，密度均匀，房与房相通
• 伴有出血或继发感染时，囊内密度可增高
• 肿块沿组织间隙匍匐性生长，不侵犯周围组织
• T1低T2高信号，若伴出血时T1、T2均呈高信号
• 增强示病灶本身无强化，囊壁和分隔可强化

肿瘤性

涎腺源性

多形性腺瘤
临床：
• 常见，中青年多见，分叶状，一般有完整包膜
影像：
• 由于病变组织成分多样且基质或黏液的含量变化范围大，密度和信号常呈多样性
• 均匀或不均匀的等低密度，MR呈等T1稍长T2

黏液表皮样癌
临床：
• 儿童、青少年最常见的涎腺恶性肿瘤
• 生长缓慢、无痛，形态规则，边缘规整
影像：
• 高分化者：形态规则，界清，偶见钙化，轻度强化；低分化者：实性，形态不规则，界不清，强化较明显，与周围组织粘连

神经源性

神经鞘瘤
临床：
• 多见于茎突后间隙，与颈部神经、血管关系密切
影像：
• 界清，圆或卵圆形，靶征，边缘T1低T2高信号，可沿面神经腮腺段生长，可延伸进入茎乳孔

其他

脂肪瘤
临床：
• 多见于中老年男性，有包膜，不侵犯周围组织
影像：
• 肿块呈低密度，T1高T2中高，抑脂序列信号减低
• 咽旁间隙增大或正常，增强示无强化的软组织成分

潜入性舌下囊肿
临床：
• 舌下腺潜留囊肿破裂进入下颌区-咽旁间隙
影像：
• 舌下间隙尾征与下颌下间隙-咽旁间隙囊性部分相连

邻近病变累及（常见）

咽旁间隙向外侧移位

非霍奇金淋巴瘤
临床：
• 无痛性、渐进性淋巴结肿大，有发热、盗汗
影像：
• 软组织肿块密度均匀，增强呈均匀强化
• 颅底骨质无直接侵犯破坏，无直接侵犯

腭扁桃体鳞癌
临床：
• 早期症状为咽部不适、异物感晚期咽痛加剧，引起同侧反射性耳痛，吞咽困难，讲话含糊不清，呼吸困难等
影像：
• 软组织肿块与咽旁间隙脂肪间隙的脂肪交界不规则、模糊、消失

咽旁间隙向后内侧移位

鼻咽癌
临床：
• 多见于中老年男性，好发于咽隐窝、鼻咽顶后壁
影像：
• 咽隐窝变浅、消失；鼻咽腔不对称
• 直接侵犯颅底骨质，经周围孔道、间隙蔓延浸润
• T1等T2稍高信号，增强呈不均匀较明显强化

间叶源性恶性肿瘤
影像：
• 侵袭性软组织肿块，向后内侧侵犯咽旁间隙
• 多不均匀，信号各异

咽旁间隙向内侧移位

良性混合瘤
• 又称为多形性腺瘤，详见"腮腺常见疾病鉴别"章节的良性肿瘤部分

腺样囊性癌
• 详见"腮腺常见疾病的鉴别"章节的恶性肿瘤部分

黏液表皮样癌
• 详见"腮腺常见疾病的鉴别"章节的恶性肿瘤部分

肿瘤性 / 炎症性

咽黏膜间隙

扁桃体脓肿
临床：
• 多见于青壮年
影像：
• 扁桃体肿胀，CT示低密度脓肿影
• 咽旁间隙外侧壁受压，交界面模糊、渗出
• 增强脓肿壁有强化，DWI弥散受限

咀嚼肌间隙

咀嚼肌间隙脓肿
临床：
• 牙源性感染是咀嚼肌间隙炎症的最常见原因，常伴有面部肿胀、疼痛、牙关紧闭
• 有近期拔牙史
影像：
• 咀嚼肌间隙见低密度脓肿影，周围软组织水肿、渗出，咽旁间隙外侧壁交界面模糊
• 增强脓肿壁有强化，DWI弥散受限

腮腺间隙

急性腮腺炎
临床：
• 单侧受累较多见
• 腮腺还有轻微疼痛、肿大、压痛
影像：
• 腮腺肿胀，压迫咽旁间隙外侧壁
• 咽旁间隙外侧壁交界面模糊，增强见强化
• 腮腺密度增高、不均匀，伴腮腺导管结石

3.16　头颈部肿瘤的分类

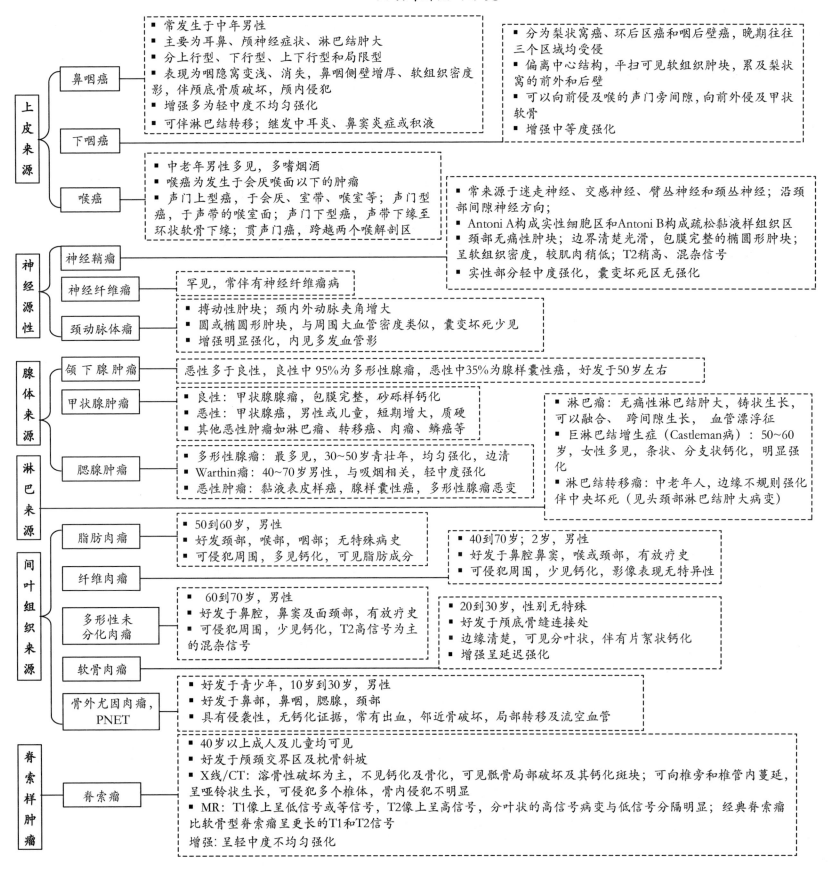

上皮来源

鼻咽癌
- 常发生于中年男性
- 主要为耳鼻、颅神经症状、淋巴结肿大
- 分上行型、下行型、上下行型和局限型
- 表现为咽隐窝变浅、消失，鼻咽侧壁增厚、软组织密度影，伴颅底骨质破坏，颅内侵犯
- 增强多为轻中度不均匀强化
- 可伴淋巴结转移；继发中耳炎、鼻窦炎症或积液

下咽癌
- 分为梨状窝癌、环后区癌和咽后壁癌，晚期往往三个区域均受侵
- 偏离中心结构，平扫可见软组织肿块，累及梨状窝的前外和后壁
- 可以向前侵及喉的声门旁间隙，向前外侵及甲状软骨
- 增强中等度强化

喉癌
- 中老年男性多见，多嗜烟酒
- 喉癌为发生于会厌喉面以下的肿瘤
- 声门上型癌，于会厌、室带、喉室等；声门型癌，于声带的喉室面；声门下型癌，声带下缘至环状软骨下缘；贯声门癌，跨越两个喉解剖区

神经源性

神经鞘瘤
- 常来源于迷走神经、交感神经、臂丛神经和颈丛神经；沿颈部间隙神经方向；
- Antoni A构成实性细胞区和Antoni B构成疏松黏液样组织区
- 颈部无痛性肿块；边界清楚光滑，包膜完整的椭圆形肿块；呈软组织密度，较肌肉稍低；T2稍高、混杂信号
- 实性部分轻中度强化，囊变坏死区无强化

神经纤维瘤
- 罕见，常伴有神经纤维瘤病

颈动脉体瘤
- 搏动性肿块；颈内外动脉夹角增大
- 圆或椭圆形肿块，与周围大血管密度类似，囊变坏死少见
- 增强明显强化，内见多发血管影

腺体来源

颌下腺肿瘤
- 恶性多于良性，良性中95%为多形性腺瘤，恶性中35%为腺样囊性癌，好发于50岁左右

甲状腺肿瘤
- 良性：甲状腺腺瘤，包膜完整，砂砾样钙化
- 恶性：甲状腺癌，男性或儿童，短期增大，质硬
- 其他恶性肿瘤如淋巴瘤、转移瘤、肉瘤、鳞癌等

腮腺肿瘤
- 多形性腺瘤：最多见，30~50岁青壮年，均匀强化，边清
- Warthin瘤：40~70岁男性，与吸烟相关，轻中度强化
- 恶性肿瘤：黏液表皮样癌，腺样囊性癌，多形性腺瘤恶变

淋巴来源
- 淋巴瘤：无痛性淋巴结肿大，铸状生长，可以融合、跨间隙生长，血管漂浮征
- 巨淋巴结增生症（Castleman病）：50~60岁，女性多见，条状、分支状钙化，明显强化
- 淋巴结转移瘤：中老年人，边缘不规则强化伴中央坏死（见头颈部淋巴结肿大病变）

间叶组织来源

脂肪肉瘤
- 50到60岁，男性
- 好发颈部，喉部，咽部；无特殊病史
- 可侵犯周围，多见钙化，可见脂肪成分

纤维肉瘤
- 40到70岁；2岁，男性
- 好发于鼻腔鼻窦，喉或颈部，有放疗史
- 可侵犯周围，少见钙化，影像表现无特异性

多形性未分化肉瘤
- 60到70岁，男性
- 好发于鼻腔，鼻窦及面颈部，有放疗史
- 可侵犯周围，少见钙化，T2高信号为主的混杂信号

软骨肉瘤
- 20到30岁，性别无特殊
- 好发于颅底骨缝连接处
- 边缘清楚，可见分叶状，伴有片絮状钙化
- 增强呈延迟强化

骨外尤因肉瘤，PNET
- 好发于青少年，10岁到30岁，男性
- 好发于鼻部，鼻咽，腮腺，颈部
- 具有侵袭性，无钙化证据，常有出血，邻近骨破坏，局部转移及流空血管

脊索样肿瘤

脊索瘤
- 40岁以上成人及儿童均可见
- 好发于颅颈交界区及枕骨斜坡
- X线/CT：溶骨性破坏为主，不见钙化及骨化，可见骶骨局部破坏及其钙化斑块；可向椎旁和椎管内蔓延，呈哑铃状生长，可侵犯多个椎体，骨内侵犯不明显
- MR：T1像上呈低信号或等信号，T2像上呈高信号，分叶状的高信号病变与低信号分隔明显；经典脊索瘤比软骨型脊索瘤呈更长的T1和T2信号
  增强：呈轻中度不均匀强化

3.17 头颈部囊性病变的鉴别

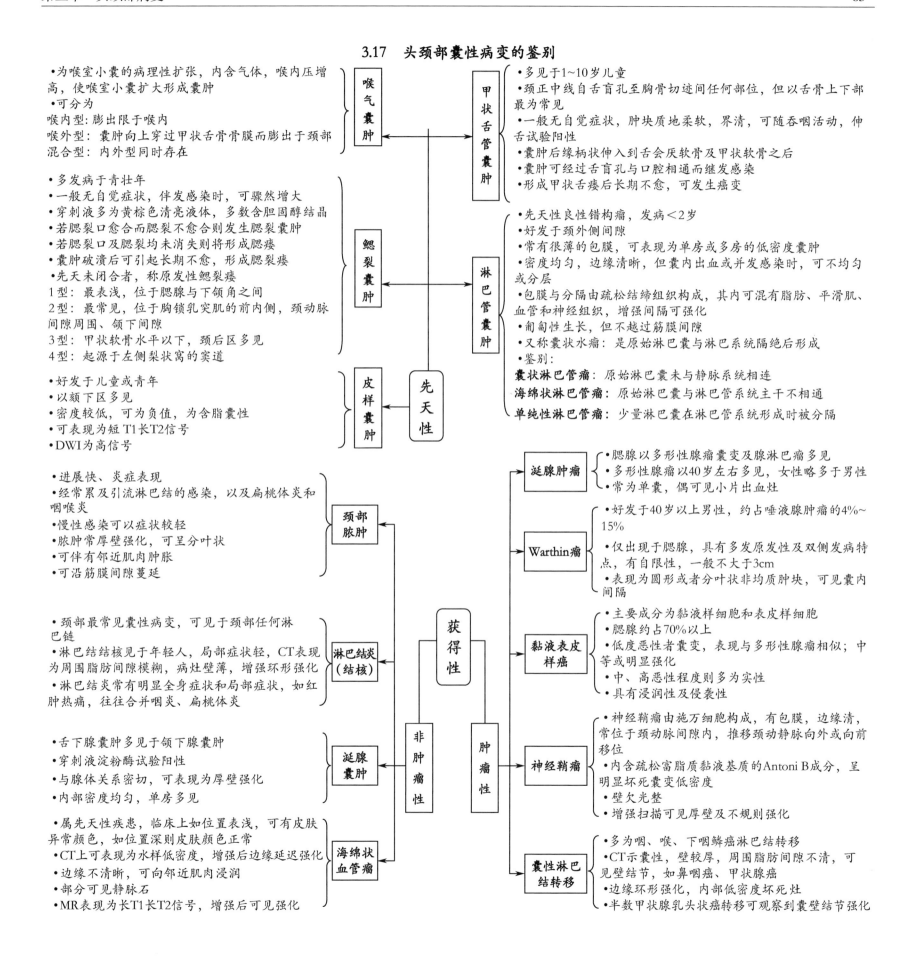

• 为喉室小囊的病理性扩张,内含气体,喉内压增高,使喉室小囊扩大形成囊肿
• 可分为
喉内型: 膨出限于喉内
喉外型: 囊肿向上穿过甲状舌骨骨膜而膨出于颈部
混合型: 内外型同时存在
<喉气囊肿>

• 多发病于青壮年
• 一般无自觉症状,伴发感染时,可骤然增大
• 穿刺液多为黄棕色清亮液体,多数含胆固醇结晶
• 若腮裂口愈合而腮裂不愈合则发生腮裂囊肿
• 若腮裂口及腮裂均未消失则将形成腮瘘
• 囊肿破溃后可引起长期不愈,形成腮裂瘘
• 先天未闭合者,称原发性腮裂瘘
1型: 最表浅,位于腮腺与下颌角之间
2型: 最常见,位于胸锁乳突肌的前内侧,颈动脉间隙周围、颌下间隙
3型: 甲状软骨水平以下,颈后区多见
4型: 起源于左侧梨状窝的窦道
<腮裂囊肿>

• 好发于儿童或青年
• 以颌下区多见
• 密度较低,可为负值,为含脂囊性
• 可表现为短T1长T2信号
• DWI为高信号
<皮样囊肿>

<先天性>

• 多见于1~10岁儿童
• 颈正中线自舌盲孔至胸骨切迹间任何部位,但以舌骨上下部最为常见
• 一般无自觉症状,肿块质地柔软,界清,可随吞咽活动,伸舌试验阳性
• 囊肿后缘柄状伸入到舌会厌软骨及甲状软骨之后
• 囊肿可经过舌盲孔与口腔相通而继发感染
• 形成甲状舌瘘后长期不愈,可发生癌变
<甲状舌管囊肿>

• 先天性良性错构瘤,发病<2岁
• 好发于颈外侧间隙
• 常有很薄的包膜,可表现为单房或多房的低密度囊肿
• 密度均匀,边缘清晰,但囊内出血或并发感染时,可不均匀或分层
• 包膜与分隔由疏松结缔组织构成,其内可混有脂肪、平滑肌、血管和神经组织,增强间隔可强化
• 葡萄性生长,但不越过筋膜间隙
• 又称囊状水瘤: 是原始淋巴囊与淋巴系统隔绝后形成
• 鉴别:
囊状淋巴管瘤: 原始淋巴囊未与静脉系统相连
海绵状淋巴管瘤: 原始淋巴囊与淋巴管系统主干不相通
单纯性淋巴管瘤: 少量淋巴囊在淋巴管系统形成时被分隔
<淋巴管囊肿>

• 进展快、炎症表现
• 经常累及引流淋巴结的感染,以及扁桃体炎和咽喉炎
• 慢性感染可以症状较轻
• 脓肿常厚壁强化,可呈分叶状
• 可伴有邻近肌肉肿胀
• 可沿筋膜间隙蔓延
<颈部脓肿>

• 颈部最常见囊性病变,可见于颈部任何淋巴链
• 淋巴结结核见于年轻人,局部症状轻,CT表现为周围脂肪间隙模糊,病灶壁薄,增强环形强化
• 淋巴结炎常有明显全身症状和局部症状,如红肿热痛,往往合并咽炎、扁桃体炎
<淋巴结炎(结核)>

• 舌下腺囊肿多见于颌下腺囊肿
• 穿刺液淀粉酶试验阳性
• 与腺体关系密切,可表现为厚壁强化
• 内部密度均匀,单房多见
<涎腺囊肿>

• 属先天性疾患,临床上如位置表浅,可有皮肤异常颜色,如位置深则皮肤颜色正常
• CT上可表现为水样低密度,增强后边缘延迟强化
• 边缘不清晰,可向邻近肌肉浸润
• 部分可见静脉石
• MR表现为长T1长T2信号,增强后可见强化
<海绵状血管瘤>

<非肿瘤性>

<获得性>

<肿瘤性>

• 腮腺以多形性腺瘤囊变及腺淋巴瘤多见
• 多形性腺瘤以40岁左右多见,女性略多于男性
• 常为单囊,偶可见小片出血灶
<涎腺肿瘤>

• 好发于40岁以上男性,约占唾液腺肿瘤的4%~15%
• 仅出现于腮腺,具有多发原发性及双侧发病特点,有自限性,一般不大于3cm
• 表现为圆形或者分叶状非均质肿块,可见囊内间隔
<Warthin瘤>

• 主要成分为黏液样细胞和表皮样细胞
• 腮腺约占70%以上
• 低度恶性者囊变,表现与多形性腺瘤相似;中等或明显强化
• 中、高恶性程度则多为实性
• 具有浸润性及侵袭性
<黏液表皮样癌>

• 神经鞘瘤由施万细胞构成,有包膜,边缘清,常位于颈动脉间隙内,推移颈动静脉向外或向前移位
• 内含疏松富脂黏液基质的Antoni B成分,呈明显坏死囊变低密度
• 壁欠光整
• 增强扫描可见厚壁及不规则强化
<神经鞘瘤>

• 多为咽、喉、下咽鳞癌淋巴结转移
• CT示囊性,壁较厚,周围脂肪间隙不清,可见壁结节,如鼻咽癌、甲状腺癌
• 边缘环形强化,内部低密度坏死灶
• 半数甲状腺乳头状癌转移可观察到囊壁结节强化
<囊性淋巴结转移>

3.18 头颈部淋巴结肿大病变的鉴别

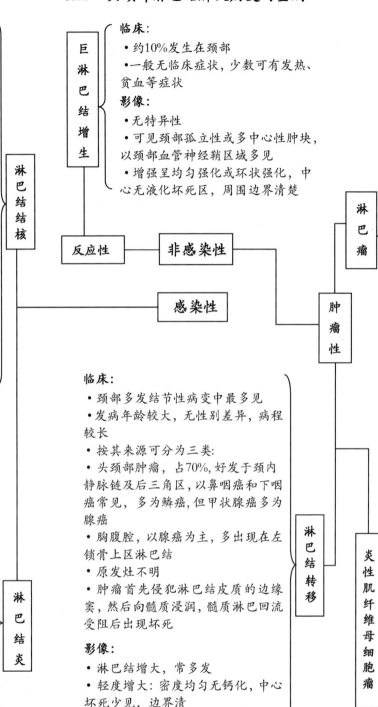

临床：
- 青年女性多见，病程较长
- 单侧颈部多发
- 多数患者临床症状表现不典型，少数患者出现结核中毒症状
- 多发淋巴结相互融合后，淋巴结内干酪性坏死，部分或全部破坏淋巴结包膜，从而出现多个分隔和多个环死区
- 颈部淋巴结结核常发生于预后三角区、锁骨上下区、颈静脉链周围，也可发生于颈浅淋巴结

影像：
- 淋巴结增大常小于2cm，边缘不规则
- 其内可见斑点、片状或蛋壳状钙化
- 周围脂肪间隙清楚或模糊
- 干酪样坏死时，CT增强扫描后病变呈环状强化
- 相互融合时，多个分隔轻度强化和多房液化坏死区不强化为其特征性改变

临床：
- 发病年龄较轻，有典型红肿热痛症状
- 出现迅速，消退快，平均病程短
- 呈双侧串珠状沿颈内静脉排列
- 临床往往合并咽喉、扁桃体或头面部皮肤感染
- 化脓性淋巴结炎，头颈部常有原发病灶，淋巴结内部出现液化坏死，边缘呈环状强化

影像：
- Ⅰ区好发

急性感染或慢性炎症：
- 淋巴结轻度增大呈椭圆形，均匀
- 平扫密度与血管相似
- 增强扫描后呈不同程度强化

化脓性淋巴结炎：
- 头颈部常有原发感染病灶
- 淋巴结内部出现液化坏死，边缘呈环状强化，边缘多不规则

非特异性和化脓性淋巴结炎常为单发淋巴结增大，融合、钙化少见
- 因炎症长期，淋巴结被膜与周围软组织发生炎性粘连，边缘模糊

淋巴结结核

淋巴结炎

临床：
- 约10%发生在颈部
- 一般无临床症状，少数可有发热、贫血等症状

影像：
- 无特异性
- 可见颈部孤立性或多中心性肿块，以颈部血管神经鞘区域多见
- 增强呈均匀强化或环状强化，中心无液化坏死区，周围边界清楚

巨淋巴结增生

反应性

非感染性

感染性

临床：
- 颈部多发结节性病变中最多见
- 发病年龄较大，无性别差异，病程较长
- 按其来源可分为三类：
- 头颈部肿瘤，占70%，好发于颈内静脉链及后三角区，以鼻咽癌和下咽癌常见，多为鳞癌，但甲状腺癌多为腺癌
- 胸腹腔，以腺癌为主，多出现在左锁骨上区淋巴结
- 原发灶不明
- 肿瘤首先侵犯淋巴结皮质的边缘窦，然后向髓质浸润，髓质淋巴回流受阻后出现坏死

影像：
- 淋巴结增大，常多发
- 轻度增大：密度均匀无钙化，中心坏死少见，边界清
- 明显增大：多相互融合成团，中心坏死而呈低密度
- 不规则或分叶状，边界不清，与周围组织有粘连
- 增强：无坏死的淋巴结呈均匀强化，中心坏死后呈环状或不规则强化

淋巴结转移

肿瘤性

淋巴瘤

炎性肌纤维母细胞瘤

临床：
- 颈部淋巴结是淋巴瘤的最好发部位
- 常发生于咽后组、颈静脉链周围及颈后三角区
- 发病率仅次于淋巴结转移瘤
- 男性发病率高于女性
- 以非霍奇金淋巴瘤多见
- 大多数患者有临床发热病史，平均病程较短
- 淋巴结增大明显，部分融合，很少出现坏死改变

影像：
- 淋巴结增大呈圆形或椭圆形，可为单发或多发，双侧颈部多见
- 未经治疗或无免疫缺陷平扫呈均匀等密度，增强呈均匀性强化，边界清楚
- 治疗后增大淋巴结内可出现液化坏死区，少数可伴钙化
- 随病变发展，多个增大淋巴结可相互融合
- 淋巴结包膜穿破侵犯周围组织，边界不清楚

临床：
- 非常罕见，病因不明
- 部分病例发生于手术、创伤或炎症以后
- 起初可能是人体对损伤的一种异常或过度反应，直至发展成肿瘤
- 可见于任何年龄，成人多见

影像：
- 呈实性或囊实性肿块
- 增强扫描实性部分呈均匀或不均匀轻至中度甚至显著强化，周围边界清楚或模糊
- CT上无特征性表现，但可为本病的诊断提供有价值的信息

第四章　心脏大血管病变

4.1　常见先天性心脏病的鉴别

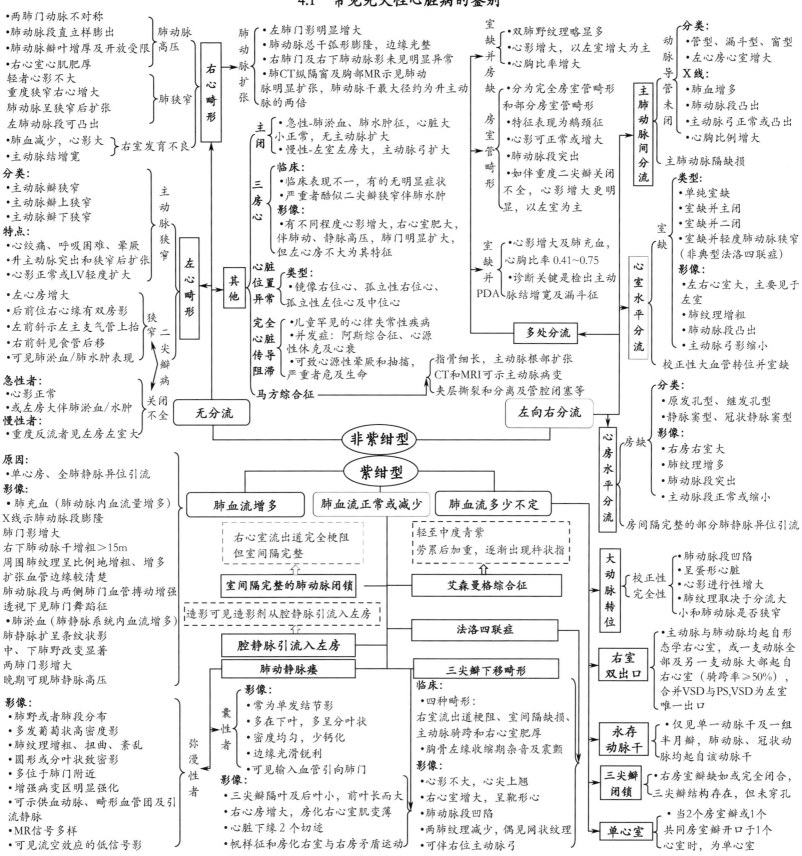

4.2　常见心包病变的鉴别

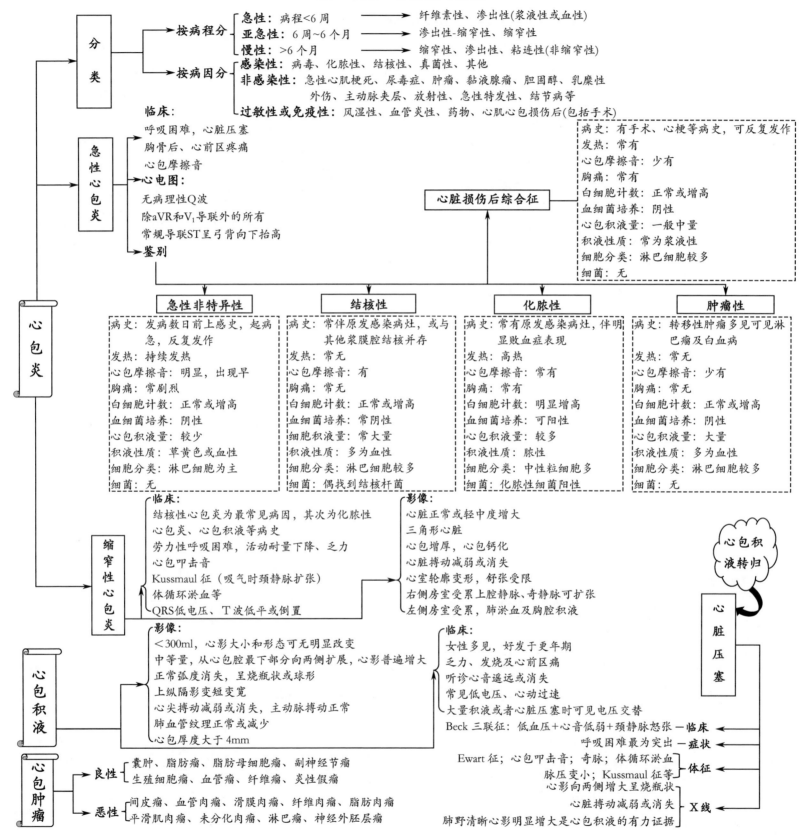

分类

按病程分
- **急性**：病程<6周 → 纤维素性、渗出性(浆液性或血性)
- **亚急性**：6周~6个月 → 渗出性-缩窄性、缩窄性
- **慢性**：>6个月 → 缩窄性、渗出性、粘连性(非缩窄性)

按病因分
- **感染性**：病毒、化脓性、结核性、真菌、其他
- **非感染性**：急性心肌梗死、尿毒症、肿瘤、黏液腺瘤、胆固醇、乳糜性、外伤、主动脉夹层、放射性、急性特发性、结节病等
- **过敏性或免疫性**：风湿性、血管炎性、药物、心肌心包损伤后(包括手术)

急性心包炎

临床：
呼吸困难，心脏压塞
胸骨后、心前区疼痛
心包摩擦音

心电图：
无病理性Q波
除aVR和V$_1$导联外的所有
常规导联ST呈弓背向下抬高

鉴别

心脏损伤后综合征

病史：有手术、心梗等病史，可反复发作
发热：常有
心包摩擦音：少有
胸痛：常有
白细胞计数：正常或增高
血细菌培养：阴性
心包积液量：一般中量
积液性质：常为浆液性
细胞分类：淋巴细胞较多
细菌：无

心包炎

缩窄性心包炎

心包积液

心包肿瘤

急性非特异性
病史：发病数日前上感史，起病急，反复发作
发热：持续发热
心包摩擦音：明显，出现早
胸痛：常剧烈
白细胞计数：正常或增高
血细菌培养：阴性
心包积液量：较少
积液性质：草黄色或血性
细胞分类：淋巴细胞为主
细菌：无

结核性
病史：常伴原发感染病灶，或与其他浆膜腔结核并存
发热：常无
心包摩擦音：有
胸痛：常无
白细胞计数：正常或增高
血细菌培养：常阴性
细胞积液量：常大量
积液性质：多为血性
细胞分类：淋巴细胞较多
细菌：偶找到结核杆菌

化脓性
病史：常有原发感染病灶，伴明显败血症表现
发热：高热
心包摩擦音：常有
胸痛：常有
白细胞计数：明显增高
血细菌培养：可阳性
心包积液量：较多
积液性质：脓性
细胞分类：中性粒细胞多
细菌：化脓性细菌阳性

肿瘤性
病史：转移性肿瘤多见可见淋巴瘤及白血病
发热：常无
心包摩擦音：少有
胸痛：常无
白细胞计数：正常或增高
血细菌培养：阴性
心包积液量：大量
积液性质：多为血性
细胞分类：淋巴细胞较多
细菌：无

临床：
结核性心包炎为最常见病因，其次为化脓性
心包炎、心包积液等病史
劳力性呼吸困难，活动耐量下降、乏力
心包叩击音
Kussmaul征（吸气时颈静脉扩张）
体循环淤血等
QRS低电压、T波低平或倒置

影像：
心脏正常或轻中度增大
三角形心脏
心包增厚，心包钙化
心脏搏动减弱或消失
心室轮廓变形，舒张受限
右侧房室受累上腔静脉、奇静脉可扩张
左侧房室受累，肺淤血及胸腔积液

影像：
<300ml，心影大小和形态可无明显改变
中等量，从心包腔最下部分向两侧扩展，心影普遍增大
正常弧度消失，呈烧瓶状或球形
上纵隔影变短变宽
心尖搏动减弱或消失，主动脉搏动正常
肺血管纹理正常或减少
心包厚度大于4mm

临床：
女性多见，好发于更年期
乏力、发烧及心前区痛
听诊心音遥远或消失
常见低电压、心动过速
大量积液或者心脏压塞时可见电压交替
Beck三联征：低血压+心音低弱+颈静脉怒张 ─ 临床
呼吸困难最为突出 ─ 症状
Ewart征；心包叩击音；奇脉；体循环淤血
脉压变小；Kussmaul征等 ─ 体征
心影向两侧增大呈烧瓶状
心脏搏动减弱或消失 ─ X线
肺野清晰心影明显增大是心包积液的有力证据

心包积液转归

心脏压塞

良性：囊肿、脂肪瘤、脂肪母细胞瘤、副神经节瘤、生殖细胞瘤、血管瘤、纤维瘤、炎性假瘤

恶性：间皮瘤、血管肉瘤、滑膜肉瘤、纤维肉瘤、脂肪肉瘤、平滑肌肉瘤、未分化肉瘤、淋巴瘤、神经外胚层瘤

4.3　常见胸腹部大血管病变的鉴别

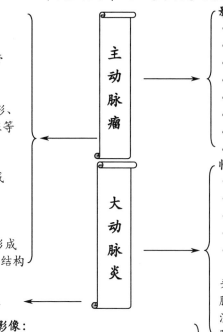

临床:
•若升主动脉管径≥4cm、降主动脉管径≥3cm提示主动脉扩张
•常将病变管径为正常1.5倍以上或超过近心端管径的1/3定义为动脉瘤
•胸部胀痛或跳痛、搏动性肿块、压迫症状
•病因可为动脉粥样硬化、感染、创伤、先天畸形、大动脉炎、梅毒、马方综合征、贝赫切特综合征等
•类型:
真性:
主动脉中层薄弱,在高血压冲击下向外膨出形成完整的三层动脉壁结构
瘤体较大,由主动脉壁构成,一般无细颈
假性:
动脉壁破裂后形成血肿,周围包绕结缔组织所形成
瘤壁由机化的纤维组织构成,无正常动脉壁三层结构

主动脉瘤

影像:
•纵隔增宽或局限性包块
•瘤壁常伴钙化,瘤体压迫或侵蚀周围器官
•腹主动脉瘤仅可见钙化
•造影示主动脉扩张,管径>正常主动脉的30%
•主动脉显影时,瘤腔内有造影剂充盈
•若瘤周有造影剂外渗,则为动脉瘤渗漏
•CT增强能显示附壁血栓、主动脉瘤渗漏
•MSCTA可显示主动脉瘤与分支血管的关系

大动脉炎

临床:
•累及主动脉及分支的慢性进行性非特异性全层动脉炎
•主要累及动脉中膜
•女性多见,发病年龄5~45岁,30岁以上多见
•脉搏减弱或无脉、高血压、血管杂音等
•管壁较均匀、弥漫性向心性增厚,管腔内壁较光滑
•分型:
头臂动脉型
腹主-肾动脉型:肾血管性高血压原因之一
混合型:Ⅰ、Ⅱ型的组合
肺动脉型:多累及肺内叶段分支,以狭窄为主

影像:
•管壁增厚,无强化或轻度强化
•管腔狭窄与闭塞,呈向心性,边缘光滑
•可呈动脉瘤样扩张
•有时血管狭窄与扩张交替出现,呈串珠样变
•动脉期早期强化,延迟期管壁强化,主动脉壁内侧同心圆状低密度环提示病变活动性
•增强扫描管壁无强化,平扫管壁密度增高或伴钙化提示病变处于非活动期
•T2可见多环状信号改变

肺动脉异常

影像:
•肺动静脉瘘在影像呈中等密度
•肺动静脉瘘少钙化,增强后有强化
临床:
•临床依类型而改变
•分类:一侧肺动脉缺如、先天性肺动静脉瘘、肺动脉及分支狭窄、肺动脉起源异常

先天性大动脉畸形

主动脉缩窄
•CT增强示主动脉峡部管腔变细
•造影示主动脉峡部狭窄
•升主/左锁骨下/内乳动脉扩张
•占先心病5%~8%

主动脉弓离断
•主动脉弓中断
•升降主动脉之间无直接连接
•占先心病1.5%
•离断远端经动脉导管维持血液供应

主动脉弓畸形
•右位主动脉弓
•双主动脉弓
•左位主动脉弓伴迷走右锁骨下动脉
•右位主动脉弓

主动脉闭锁
分型:
•Ⅰ型:伴左心发育不良综合征,约95%
•Ⅱ型:左室正常,有一个或多个室缺损约占5%
影像:
•肺血增多,外围分支扭曲,肺动脉段凸出
•心脏及左右心室均明显增大

主动脉夹层

临床:
•急性者突发性剧烈胸痛
•慢性者可无临床表现
•血肿外漏可有杂音和心包填塞
•血肿压迫主动脉致肢体血压脉搏不对称

影像:
•血液进入中膜,于中膜内1/3处剥离
•钙化内膜移位,内膜片呈线样低密度影
•增强可示内膜片、真假腔、假腔内血栓等
•可并发纵隔血肿、心包和胸腔积血等
•假腔>真腔,真腔从左室流出道呈延续性
•造影时造影剂通过内膜破口呈壁龛样突出
•真假腔之间见线、条状撕脱内膜片透亮影
•有时可见附壁血栓所致的充盈缺损影
•可见再破口,造影剂回入真腔

分型:
•DeBakey分型法
Ⅰ型:夹层起自升主动脉,并累及腹主动脉
Ⅱ型:夹层仅累及升主动脉
Ⅲ型:夹层起自降主动脉,并向远端扩展,罕有逆行累及主动脉弓
•Stanford分型法
A型:相当于DeBakeyⅠ型和Ⅱ型
B型:相当于DeBakeyⅢ型

急性主动脉综合征

主动脉穿通性溃疡
临床:
•多见于老年男性,病因多为高血压、高血脂
•广泛动脉粥样硬化和钙化,多发于降主动脉
影像:
•壁在性"充盈缺损"+"深大龛影"
•CT示主动脉管腔呈囊袋状突出,有强化
•病灶周围多合并局限性壁间血肿
•在主动脉旁、纵隔或心包内可见高密度积血影

主动脉壁间血肿
•主动脉壁内出血或壁内局限血肿无内膜破口且不与管腔相通
•主动脉内膜完整,增强扫描血肿内无造影剂进入
•主要与高血压、主动脉粥样硬化有关
•血肿位于中膜与外膜之间
影像:
•主动脉壁新月形高密度增厚区>5mm
•随时间推移,增厚主动脉壁密度减低
•CT上可见内膜钙化移位,没有明确内膜片,无血流灌注
•T1及T2血肿于急性期呈等信号,亚急性与慢性期呈高信号

4.4　原发性心脏肿瘤的鉴别

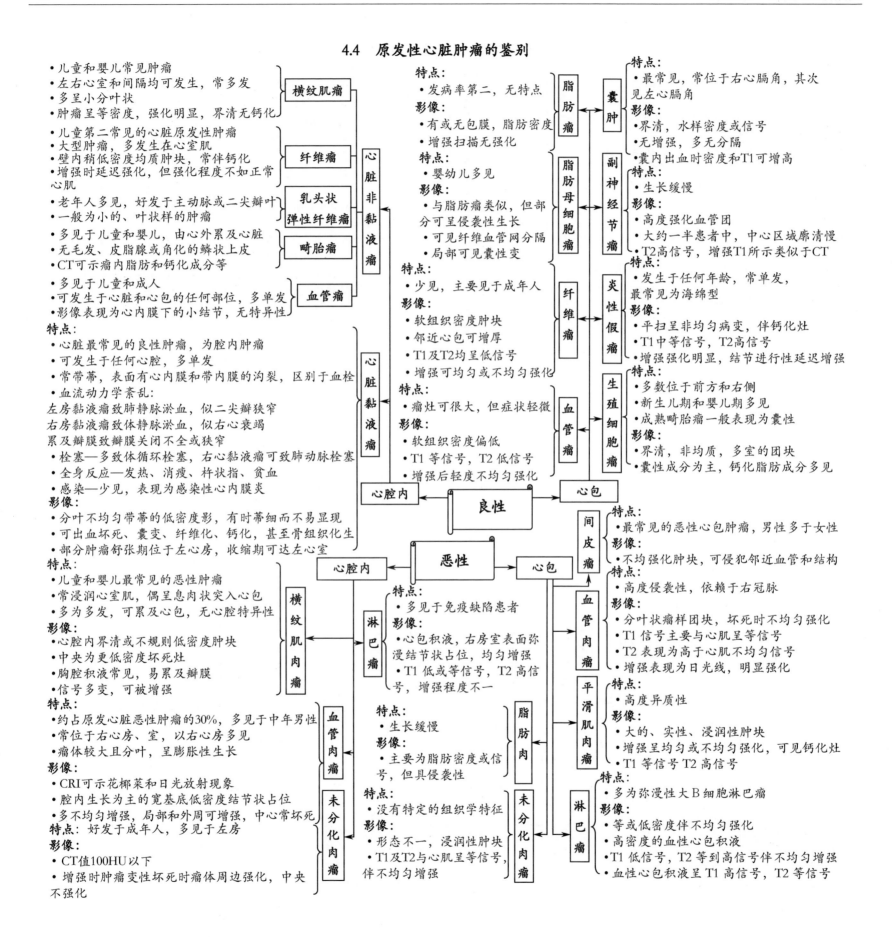

横纹肌瘤
- 儿童和婴儿常见肿瘤
- 左右心室和间隔均可发生，常多发
- 多呈小分叶状
- 肿瘤呈等密度，强化明显，界清无钙化

纤维瘤
- 儿童第二常见的心脏原发性肿瘤
- 大型肿瘤，多发生在心室肌
- 壁内稍低密度均质肿块，常伴钙化
- 增强时延迟强化，但强化程度不如正常心肌

乳头状弹性纤维瘤
- 老年人多见，好发于主动脉或二尖瓣叶
- 一般为小的、叶状样的肿瘤

畸胎瘤
- 多见于儿童和婴儿，由心外累及心脏
- 无毛发、皮脂腺或角化的鳞状上皮
- CT可示瘤内脂肪和钙化成分等

血管瘤
- 多见于儿童和成人
- 可发生于心脏和心包的任何部位，多单发
- 影像表现为心内膜下的小结节，无特异性

心脏黏液瘤
特点:
- 心脏最常见的良性肿瘤，为腔内肿瘤
- 可发生于任何心腔，多单发
- 常带蒂，表面有心内膜和带内膜的沟裂，区别于血栓
- 血流动力学紊乱:
左房黏液瘤致肺静脉淤血，似二尖瓣狭窄
右房黏液瘤致体静脉淤血，似右心衰竭
累及瓣膜致瓣膜关闭不全或狭窄
- 栓塞—多致体循环栓塞，右心黏液瘤可致肺动脉栓塞
- 全身反应—发热、消瘦、杵状指、贫血
- 感染—少见，表现为感染性心内膜炎
影像:
- 分叶不均匀带蒂的低密度影，有时蒂细而不易显现
- 可出血坏死、囊变、纤维化、钙化，甚至骨组织化生
- 部分肿瘤舒张期位于左心房，收缩期可达左心室

心脏非黏液瘤

特点:
- 发病率第二，无特点
影像:
- 有或无包膜，脂肪密度
- 增强扫描无强化

脂肪瘤

特点:
- 婴幼儿多见
影像:
- 与脂肪瘤类似，但部分可呈侵袭性生长
- 可见纤维血管网分隔
- 局部可见囊性变

脂肪母细胞瘤

特点:
- 少见，主要见于成年人
影像:
- 软组织密度肿块
- 邻近心包可增厚
- T1及T2均呈低信号
- 增强可均匀或不均匀强化

纤维瘤

特点:
- 瘤灶可很大，但症状轻微
影像:
- 软组织密度偏低
- T1等信号，T2低信号
- 增强后轻度不均匀强化

血管瘤

囊肿
特点:
- 最常见，常位于右心膈角，其次见左心膈角
影像:
- 界清，水样密度或信号
- 无增强，多无分隔
- 囊内出血时密度和T1可增高

副神经节瘤
特点:
- 生长缓慢
影像:
- 高度强化血管团
- 大约一半患者中，中心区域廓清慢
- T2高信号，增强T1所示类似于CT

炎性假瘤
特点:
- 发生于任何年龄，常单发，最常见为海绵型
影像:
- 平扫呈非均匀病变，伴钙化灶
- T1中等信号，T2高信号
- 增强强化明显，结节进行性延迟增强

生殖细胞瘤
特点:
- 多数位于前方和右侧
- 新生儿期和婴儿期多见
- 成熟畸胎瘤一般表现为囊性
影像:
- 界清，非均质，多室的团块
- 囊性成分为主，钙化脂肪成分多见

良性 心腔内 ———— 心包

恶性 心腔内 ———— 心包

横纹肌肉瘤
- 儿童和婴儿最常见的恶性肿瘤
- 常浸润心室肌，偶呈息肉状突入心包
- 多为多发，可累及心包，无心腔特异性
影像:
- 心腔内界清或不规则低密度肿块
- 中央为更低密度坏死灶
- 胸腔积液常见，易累及瓣膜
- 信号多变，可被增强

血管肉瘤
特点:
- 约占原发心脏恶性肿瘤的30%，多见于中年男性
- 常位于右心房、室，以右心房多见
- 瘤体较大且分叶，呈膨胀性生长
影像:
- CRI可示花椰菜和日光放射现象
- 腔内生长为主的宽基底低密度结节状占位
- 多不均匀增强，局部和外周可增强，中心常坏死

未分化肉瘤
特点: 好发于成年人，多见于左房
影像:
- CT值100HU以下
- 增强时肿瘤变性坏死时瘤体周边强化，中央不强化

淋巴瘤
特点:
- 多见于免疫缺陷患者
影像:
- 心包积液，右房室表面弥漫结节状占位，均匀增强
- T1低或等信号，T2高信号，增强程度不一

脂肪肉瘤
特点:
- 生长缓慢
影像:
- 主要为脂肪密度或信号，但具侵袭性

未分化肉瘤
特点:
- 没有特定的组织学特征
影像:
- 形态不一，浸润性肿块
- T1及T2与心肌呈等信号，伴不均匀增强

间皮瘤
特点:
- 最常见的恶性心包肿瘤，男性多于女性
影像:
- 不均强化肿块，可侵犯邻近血管和结构

血管肉瘤
特点:
- 高度侵袭性，依赖于右冠脉
影像:
- 分叶状瘤样团块，坏死时不均匀强化
- T1信号主要与心肌呈等信号
- T2表现为高于心肌不均匀信号
- 增强表现为日光线，明显强化

平滑肌肉瘤
特点:
- 高度异质性
影像:
- 大的、实性、浸润性肿块
- 增强呈均匀或不均匀强化，可见钙化灶
- T1等信号 T2高信号

淋巴瘤
特点:
- 多为弥漫性大B细胞淋巴瘤
影像:
- 等或低密度伴不均匀强化
- 高密度的血性心包积液
- T1低信号，T2等到高信号伴不均匀增强
- 血性心包积液呈T1高信号，T2等信号

4.5　冠状动脉病变的鉴别

临床：
- 为最常见的冠状动脉畸形
- 婴幼儿期可出现焦躁、哭闹、心衰及呼吸道感染
- 青壮年患者剧烈运动时心肌缺血或心梗症状，重者可猝死

分类：
高位或多发开口；起源于肺动脉或其分支；对侧或非冠状窦

影像：
- X线表现为心脏增大，以左心室为主、肺动脉段突出
- MSCT、导管造影可发现冠状动脉起源部位异常

临床：
- 造成冠状动脉狭窄的最常见原因
- 包括脂点和脂纹、纤维斑块、粥样斑块和斑块的复合病变
- 中老年患者，有高血压、高血脂、糖尿病及冠心病家族史
- 轻者可无明显症状
- 重者有胸痛、呼吸困难、头晕、出冷汗等心绞痛临床症状
- 心电图或心肌酶等实验室检查有心肌缺血或心梗表现

影像：
- CT上将斑块分为非钙化斑块、混合性斑块和钙化斑块
- CT有助于评价斑块的稳定性
- 冠状动脉造影发现血管外形僵硬，局部变细或增粗
- MIP重建现高密度钙化斑块及低密度非钙化斑块致管腔窄
- CPR重建示血管腔内造影剂充盈缺损，管壁低密度斑块
- 大的钙化斑块和纤维性斑块多为稳定性斑块
- 不稳定斑块的特点：
多富含脂质的低密度、偏心性分布
正性重塑及具斑点状钙化的斑块

临床：
冠脉瘤定义：
- 超过局部原来直径的两倍以上，呈早发性或多发性瘤样改变
- 小于5岁的儿童：冠脉直径＞3mm
- 大于或等于5岁的儿童：冠脉直径＞4mm
- 冠脉扩张定义→指累及50%或以上冠脉的弥漫性扩张
- 两种病变以右冠状动脉多见，占50%左右
- 冠状动脉瘤根据血管壁组成可分为真性、假性
- 冠状动脉瘤根据形态可分为梭形和囊状动脉瘤
- 病因以粥样硬化最多见，先天性和感染性病变次之
- 一般无临床症状，有症状者与其基础病变有关，可猝死

临床：
- 近30年最常用的心肌血液循环重建术式
- 以主动脉-冠状动脉旁路移植最为普遍
- 桥血管包括胸廓内动脉、大隐静脉、冠状动脉

影像：
- 首选CTA，可清楚显示桥血管连接及其远、近端吻合处
- CTA可示桥血管有无血栓及狭窄、逆向充盈
- CTA可观察心肌活性及心腔功能情况
- 桥血管评价是冠状动脉血运重建术后影像检查重要内容

临床：
- 某一段冠状动脉部分或完全走行于心肌内
- 特点为壁冠状动脉收缩期挤压
- 左前降支中远段最常见（约75%）
- 偶见于回旋支、后降支及右冠状动脉等
- 可单个或多个出现
- 可长期无症状，也可有心肌缺血的表现
- 分为心肌桥和重复冠状动脉

影像：
- 多层螺旋CT能更多更有效地检测心肌桥的存在
- 诊断心肌桥依据：心肌内冠状动脉、挤牛奶效应、上下跳跃征

临床：
- 冠脉起源正常，但引流或称终止异常
- 冠脉或其分支直接与心脏、其他心脏血管或肺血管交通
- 多为右冠脉-右心系统（右心房、右心室、肺静脉）瘘
- 左向右分流量小者，可无症状
- 分流量大者，可引起充血性心力衰竭

影像：
- X线示心脏扩大，肺血流量增多
- 冠脉造影及MR能示受累的冠状动脉和瘘的入口部位

临床：
- 冠脉狭窄或闭塞的原因很多，主要是冠脉粥样硬化病变
- 分级：
轻度狭窄（管腔狭窄程度小于50%）
中度狭窄（管腔狭窄程度在50%~75%）
重度狭窄（管腔狭窄程度大于75%）、次全闭塞或全闭塞

影像：
- CT易区分冠状动脉狭窄的原因
- CT增强可示血管和邻近心肌和其他结构的三维关系
- 4D电影也助于病变性质的区分
- CT诊断心律失常甚至房颤的冠脉狭窄具较高准确性
- CT诊断狭窄＞50%冠脉狭窄的敏感性和特异性高
- 与MR冠脉成像结合提高诊断准确性

影像：
- CT上可分为局灶型和弥漫型冠状动脉扩张
- 局灶型冠脉扩张表现为冠脉局部瘤样扩大
- 弥漫型冠脉扩张表现为一支或数支冠脉扩大
- 可伴血栓形成、血管壁钙化

临床：
- 冠状动脉最重要的介入治疗方法
- 血管造影仍是支架术后评价的"金标准"，但有创伤
- 置入支架后的再狭窄是临床需解决的问题
- 支架置入后再狭窄率约8%~25%

影像：
- 螺旋CT可示支架位置形态大小及支架通畅性、是否狭窄
- 支架内狭窄表现为支架内充盈缺损
- 支架闭塞表现为支架远端无造影剂充盈，血管连续中断
- CT诊断支架内再狭窄的敏感性和特异性在90%以上

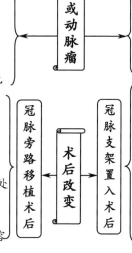

（中央流程图文字：）
起源异常　走行异常
先天性
终止异常
后天性
冠脉粥样硬化
冠脉狭窄或闭塞性病变
冠脉瘤样扩张或动脉瘤
冠脉旁路移植术后　术后改变　冠脉支架置入术后

4.6 腔静脉血栓的鉴别

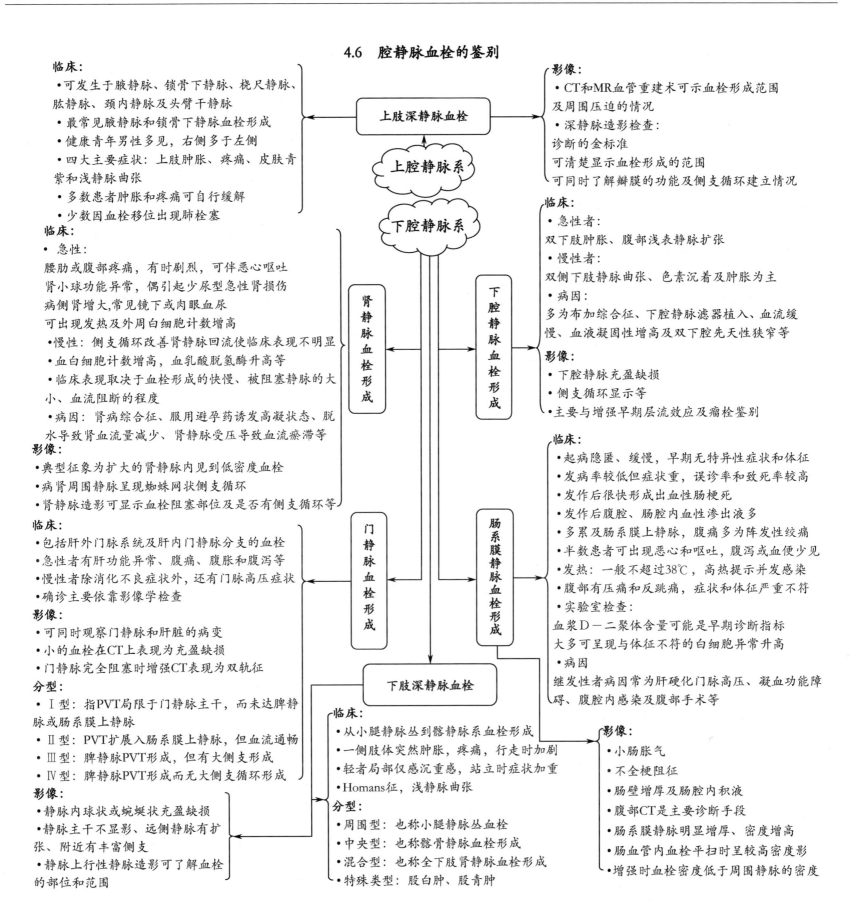

临床：
- 可发生于腋静脉、锁骨下静脉、桡尺静脉、肱静脉、颈内静脉及头臂干静脉
- 最常见腋静脉和锁骨下静脉血栓形成
- 健康青年男性多见，右侧多于左侧
- 四大主要症状：上肢肿胀、疼痛、皮肤青紫和浅静脉曲张
- 多数患者肿胀和疼痛可自行缓解
- 少数因血栓移位出现肺栓塞

临床：
- 急性：
腰肋或腹部疼痛，有时剧烈，可伴恶心呕吐
肾小球功能异常，偶引起少尿型急性肾损伤
病侧肾增大,常见镜下或肉眼血尿
可出现发热及外周白细胞计数增高
- 慢性：侧支循环改善肾静脉回流使临床表现不明显
- 血白细胞计数增高，血乳酸脱氢酶升高等
- 临床表现取决于血栓形成的快慢、被阻塞静脉的大小、血流阻断的程度
- 病因：肾病综合征、服用避孕药诱发高凝状态、脱水导致肾血流量减少、肾静脉受压导致血流瘀滞等

影像：
- 典型征象为扩大的肾静脉内见到低密度血栓
- 病肾周围静脉呈现蜘蛛网状侧支循环
- 肾静脉造影可显示血栓阻塞部位及是否有侧支循环等

临床：
- 包括肝外门脉系统及肝内门静脉分支的血栓
- 急性者有肝功能异常、腹痛、腹胀和腹泻等
- 慢性者除消化不良症状外，还有门脉高压症状
- 确诊主要依靠影像学检查

影像：
- 可同时观察门静脉和肝脏的病变
- 小的血栓在CT上表现为充盈缺损
- 门静脉完全阻塞时增强CT表现为双轨征

分型：
- Ⅰ型：指PVT局限于门静脉主干，而未达脾静脉或肠系膜上静脉
- Ⅱ型：PVT扩展入肠系膜上静脉，但血流通畅
- Ⅲ型：脾静脉PVT形成，但有大侧支形成
- Ⅳ型：脾静脉PVT形成而无大侧支循环形成

影像：
- 静脉内球状或蜿蜒状充盈缺损
- 静脉主干不显影、远侧静脉有扩张，附近有丰富侧支
- 静脉上行性静脉造影可了解血栓的部位和范围

影像：
- CT和MR血管重建术可示血栓形成范围及周围压迫的情况
- 深静脉造影检查：
诊断的金标准
可清楚显示血栓形成的范围
可同时了解瓣膜的功能及侧支循环建立情况

临床：
- 急性者：
双下肢肿胀、腹部浅表静脉扩张
- 慢性者：
双侧下肢静脉曲张、色素沉着及肿胀为主
- 病因：
多为布加综合征、下腔静脉滤器植入、血流缓慢、血液凝固性增高及双下腔先天性狭窄等

影像：
- 下腔静脉充盈缺损
- 侧支循环显示等
- 主要与增强早期层流效应及瘤栓鉴别

临床：
- 起病隐匿、缓慢，早期无特异性症状和体征
- 发病率较低但症状重，误诊率和致死率较高
- 发作后很快形成出血性肠梗死
- 发作后腹腔、肠腔内血性渗出液多
- 多累及肠系膜上静脉，腹痛多为阵发性绞痛
- 半数患者可出现恶心和呕吐，腹泻或血便少见
- 发热：一般不超过38℃，高热提示并发感染
- 腹部有压痛和反跳痛，症状和体征严重不符
- 实验室检查：
血浆D－二聚体含量可能是早期诊断指标
大多可呈现与体征不符的白细胞异常升高
- 病因
继发性者病因常为肝硬化门脉高压、凝血功能障碍、腹腔内感染及腹部手术等

临床：
- 从小腿静脉丛到髂静脉系血栓形成
- 一侧肢体突然肿胀，疼痛，行走时加剧
- 轻者局部仅感沉重感，站立时症状加重
- Homans征，浅静脉曲张

分型：
- 周围型：也称小腿静脉丛血栓
- 中央型：也称髂骨静脉血栓形成
- 混合型：也称全下肢肾静脉血栓形成
- 特殊类型：股白肿、股青肿

影像：
- 小肠胀气
- 不全梗阻征
- 肠壁增厚及肠腔内积液
- 腹部CT是主要诊断手段
- 肠系膜静脉明显增厚、密度增高
- 肠血管内血栓平扫时呈较高密度影
- 增强时血栓密度低于周围静脉的密度

第五章 胸部病变

5.1 WHO肺肿瘤组织学分类 (2015)

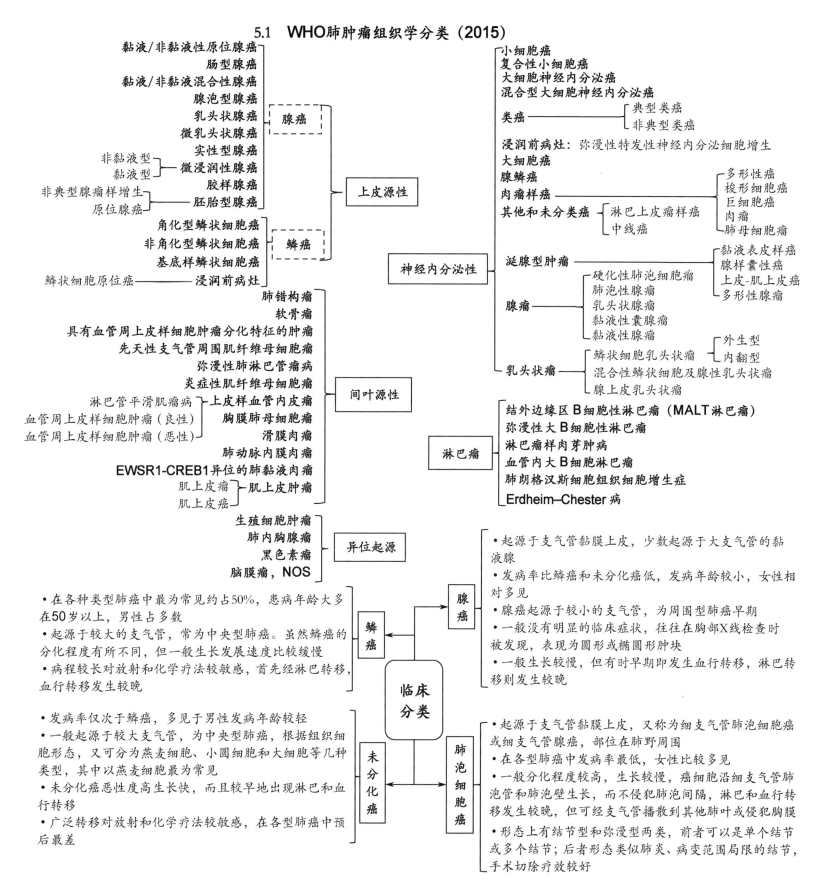

5.2　常见肺肿瘤性病变的鉴别

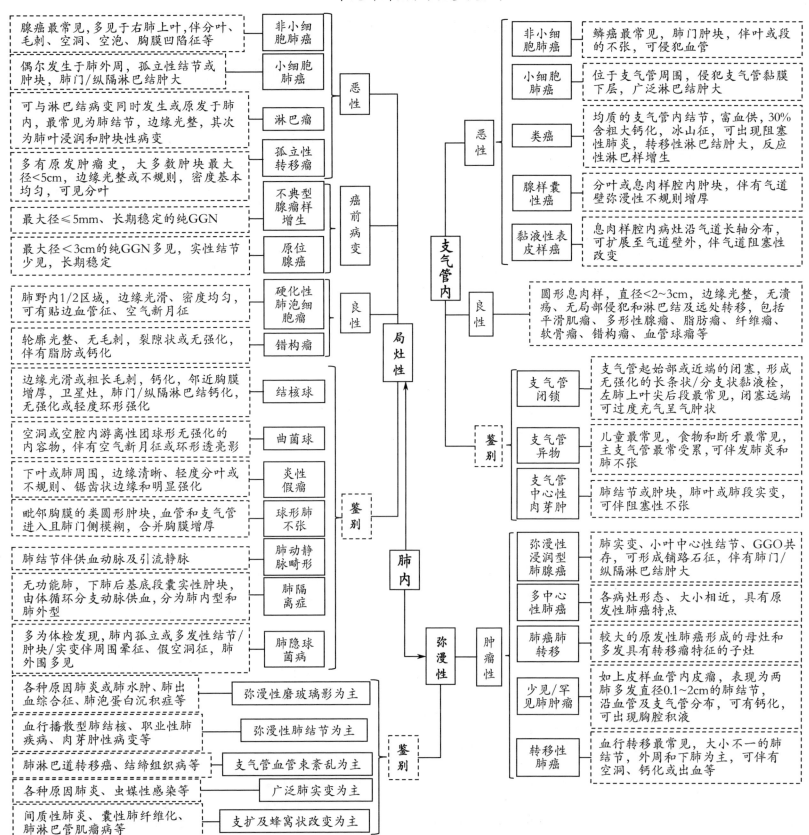

5.3 肺部常见磨玻璃样病变的鉴别

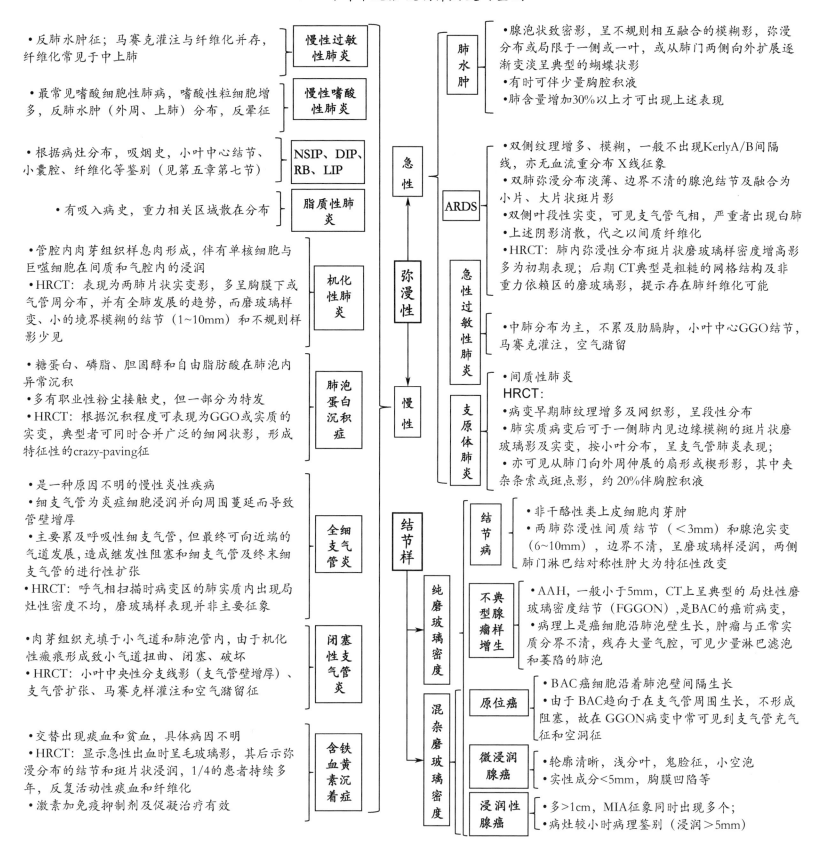

• 反肺水肿征；马赛克灌注与纤维化并存，纤维化常见于中上肺 —— **慢性过敏性肺炎**

• 最常见嗜酸细胞性肺病，嗜酸性粒细胞增多，反肺水肿（外周、上肺）分布，反晕征 —— **慢性嗜酸性肺炎**

• 根据病灶分布，吸烟史，小叶中心结节、小囊腔、纤维化等鉴别（见第五章第七节）—— **NSIP、DIP、RB、LIP**

• 有吸入病史，重力相关区域散在分布 —— **脂质性肺炎**

• 管腔内肉芽组织样息肉形成，伴有单核细胞与巨噬细胞在间质和气腔内的浸润
• HRCT：表现为两肺片状实变影，多呈胸膜下或气管周分布，并有全肺发展的趋势，而磨玻璃样变、小的境界模糊的结节（1~10mm）和不规则样影少见 —— **机化性肺炎**

• 糖蛋白、磷脂、胆固醇和自由脂肪酸在肺泡内异常沉积
• 多有职业性粉尘接触史，但一部分为特发
• HRCT：根据沉积程度可表现为GGO或实质的实变，典型者可同时合并广泛的细网状影，形成特征性的crazy-paving征 —— **肺泡蛋白沉积症**

• 是一种原因不明的慢性炎性疾病
• 细支气管为炎症细胞浸润并向周围蔓延而导致管壁增厚
• 主要累及呼吸性细支气管，但最终可向近端的气道发展，造成继发性阻塞和细支气管及终末细支气管的进行性扩张
• HRCT：呼气相扫描时病变区的肺实质内出现局灶性密度不均，磨玻璃样表现并非主要征象 —— **全细支气管炎**

• 肉芽组织充填于小气道和肺泡管内，由于机化性瘢痕形成致小气道扭曲、闭塞、破坏
• HRCT：小叶中央性分支线影（支气管壁增厚）、支气管扩张、马赛克样灌注和空气潴留征 —— **闭塞性气管炎**

• 交替出现咯血和贫血，具体病因不明
• HRCT：显示急性出血时呈毛玻璃影，其后示弥漫分布的结节和斑片状浸润，1/4的患者持续多年，反复活动性咯血和纤维化
• 激素加免疫抑制剂及促凝治疗有效 —— **含铁血黄素沉着症**

急性 → **弥漫性** ← **慢性**

结节样

肺水肿
• 腺泡状致密影，呈不规则相互融合的模糊影，弥漫分布或局限于一侧或一叶，或从肺门两侧向外扩展逐渐变淡呈典型的蝴蝶状影
• 有时可伴少量胸腔积液
• 肺含量增加30%以上才可出现上述表现

ARDS
• 双侧纹理增多、模糊，一般不出现KerlyA/B间隔线，亦无血流重分布X线征象
• 双肺弥漫分布淡薄、边界不清的腺泡结节及融合为小片、大片状斑片影
• 双侧叶段性实变，可见支气管气相，严重者出现白肺
• 上述阴影消散，代之以间质纤维化
• HRCT：肺内弥漫性分布斑片状磨玻璃样密度增高影多为初期表现；后期CT典型是粗糙的网格结构及非重力依赖区的磨玻璃影，提示存在肺纤维化可能

急性过敏性肺炎
• 中肺分布为主，不累及肋膈脚，小叶中心GGO结节，马赛克灌注，空气潴留

支原体肺炎
• 间质性肺炎
HRCT：
• 病变早期肺纹理增多及网织影，呈段性分布
• 肺实质病变后可于一侧肺内见边缘模糊的斑片状磨玻璃影及实变，按小叶分布，呈支气管肺炎表现；
• 亦可见从肺门向外周伸展的扇形或楔形影，其中夹杂条索或斑点影，约20%伴胸腔积液

结节病
• 非干酪性类上皮细胞肉芽肿
• 两肺弥漫性间质结节（<3mm）和腺泡实变（6~10mm），边界不清，呈磨玻璃样浸润，两侧肺门淋巴结对称性肿大为特征性改变

纯磨玻璃密度

不典型腺瘤样增生
• AAH，一般小于5mm，CT上呈典型的局灶性磨玻璃密度结节（FGGON），是BAC的癌前病变，
• 病理上是癌细胞沿肺泡壁生长，肿瘤与正常实质分界不清，残存大量气腔，可见少量淋巴滤泡和萎陷的肺泡

混杂磨玻璃密度

原位癌
• BAC癌细胞沿着肺泡壁间隔生长
• 由于BAC趋向于在支气管周围生长，不形成阻塞，故在GGON病变中常可见到支气管充气征和空洞征

微浸润腺癌
• 轮廓清晰，浅分叶，兔脸征，小空泡
• 实性成分<5mm，胸膜凹陷等

浸润性腺癌
• 多>1cm，MIA征象同时出现多个；
• 病灶较小时病理鉴别（浸润>5mm）

5.4 弥漫性肺间质性病变的鉴别

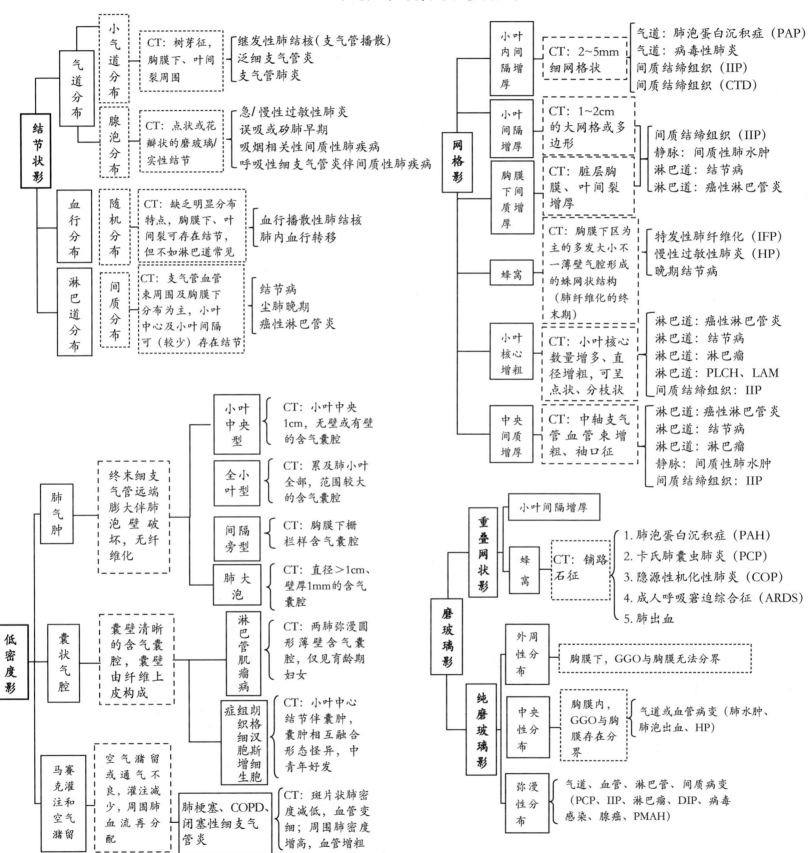

5.5　肺结核的鉴别

原发性
- 临床：多见于儿童和青少年
- 影像：
  - 原发浸润：肺内胸膜下，多位于右侧；
    局限性斑片状阴影中央浓密周边模糊
  - 淋巴管炎：原发病灶向肺门处走行
  - 肺门淋巴结肿大：粗条索状影，不规则
    只在2~3周后出现，后即消失
    炎症型肿大淋巴结边缘模糊
- 鉴别：
  - 节段性肺炎：淋巴结无肿大，抗炎治疗有效
  - 胸内结节病：淋巴结肿大，结核菌素试验阴性
  - 淋巴瘤：淋巴结短期内增大迅速，多为双侧性
    结核菌素试验阳性或阴性，穿刺活检确诊
  - 中央型肺癌：肺门肿块1~2个月内明显增大，并发阻塞性肺炎

血行播散
- 急性
  - 临床：未接种卡介苗的儿童及青年多见
  - X线·两周内双肺透亮度减低，似云雾状
    - 血管影不清晰，膈肌运动减弱
    - 两周后弥漫性粟粒状影（1~2mm小圆形结节影）
    - 三均匀：分布均匀、大小均匀、密度均匀
  - CT·多发性分布均匀的小颗粒状阴影
    - 沿血管走行，边缘清晰、锐利
- 亚急性
  - 临床：结核菌少量、多次侵入循环
  - 影像：·病变多位于双肺上、中野
    - 三不均：大小不均、密度不均、分布不均
    - 余肺野可呈代偿性肺气肿，双膈降低，心影垂直
    - 可见胸膜增厚、粘连
- 慢性
  - 临床：结核菌少量、多次的血行播散
  - 影像：·病变多位于双肺上、中野
    - 呈粟粒状，斑片状不规则影
    - 三不均：大小不均、密度不均、分布不均
    - 代偿性肺气肿、胸膜增厚粘连，肺纹理增粗、紊乱
    - 部分病变因溶解形成空洞
- 鉴别
  - 细支气管肺泡癌：中下肺野为主粟粒状影，增多迅速
  - 肺隐球菌病：中下肺野粟粒状；分布密度大小不均，变化慢
  - 肺粟粒状转移癌：增长迅速，有原发病史
  - 尘肺：中下肺野为主，结节多沿支气管分布，尘肺接触史
  - 特发性含铁血黄素沉着症：多有心脏病史
  - 肺泡微石症：以肺门为中心，向上中下分布的颗粒状高密度钙化影

结核性胸膜炎
- 干性：呼吸时胸痛加重，刺激性干咳，听诊有胸膜摩擦音
- 渗出性：积液压迫呼吸循环，出现气短、气急，甚至发绀
- 影像：·多为单侧性，显示一侧"横膈"抬高
  - 呼吸时，肺底阴影上下移动，似横膈升降
  - 卧位，液体弥漫单侧胸腔，肺野密度降低，真正横膈影显示
  - 起立后恢复原样

继发性
- 临床：内源性病灶复燃；外源性重复感染
- 影像：
  - 渗出为主
    - 呈边缘模糊的淡片状影，病理为渗出性肺泡炎
    - 渗出性病变可完全吸收或形成纤维化
  - 增殖为主
    - 病灶大小≤0.1mm
    - 结节相互融合后呈粟粒大小，边缘清晰，密度稍高
    - 因腺泡排列可呈梅花瓣状影——特征表现
  - 纤维病变
    - 高密度的不规则的条索状影，边缘锐利
    - 也可构成网状影，使肺叶体积缩小，纵隔牵拉移位
  - 干酪病变
    - 以一个小叶或多个小叶或大叶分布，边缘模糊
    - 邻近胸膜面，呈片状密度增高影，常见虫蚀样空洞
  - 结核球
    - 多单发，圆形或类圆形
    - 边界多清晰，可有浅分叶，毛刺，粗长索条影
  - 结核空洞
    - 空洞多在一侧或两侧上中肺野，可单发或多发
    - 空洞壁被较厚的纤维组织所包围
    - 空洞周围肺组织多伴有进行性支气管播散病灶和纤维修补同时存在，并常以纤维增生为主
- 鉴别
  - **斑片状阴影的鉴别**
    - 支原体肺炎
      - 节段性斑片状，两肺中下野
      - 1~2周有变化，4周可完全吸收
    - 肺炎
      - 局限性斑片阴影，斑片状、絮状阴影
      - 中央密度高，周边密度较低
      - 数周，1~2个月有变化
      - 支气管充气征是鉴别的有力征象
    - 肺真菌病
      - 阴影密度较高，边缘略清晰，长时间无变化
      - 单从影像鉴别困难
      - 痰真菌培养，病灶活检可鉴别
    - 肺泡蛋白沉着症
      - 少见，咳嗽，咳稀而白的痰
      - 阴影密度高低不均，边缘模糊，可时多时少，但不能完全消失
      - 病理PAS染色阳性即可确诊
    - 支扩继发感染
      - 双肺中下野，时多时少，沿支气管分布
      - 阴影边缘模糊，可见蜂窝状透亮区
      - 薄层CT检查可确诊
    - 肺隔离症
      - 发育异常的肺组织与正常支气管、肺动脉相分离
      - 根据与支气管有无相通，症状不同：反复的肺部感染，胸背痛及胸部不适，和无临床症状
  - **结核空洞鉴别**
    - 周围型肺癌
      - 上叶前段、下叶前基底段、外基底段及中叶、舌叶者应高度怀疑肿瘤
      - 肿瘤阴影密度较高（CT值35~60Hu）
      - 边缘多有毛刺、切迹征
      - 超过2cm后可见小泡征（溶解区）
      - 邻近胸膜常见三角形胸膜皱缩征
      - 短期内（1~2个月）进行性增大

5.6　肺不张的病因、类型及其鉴别

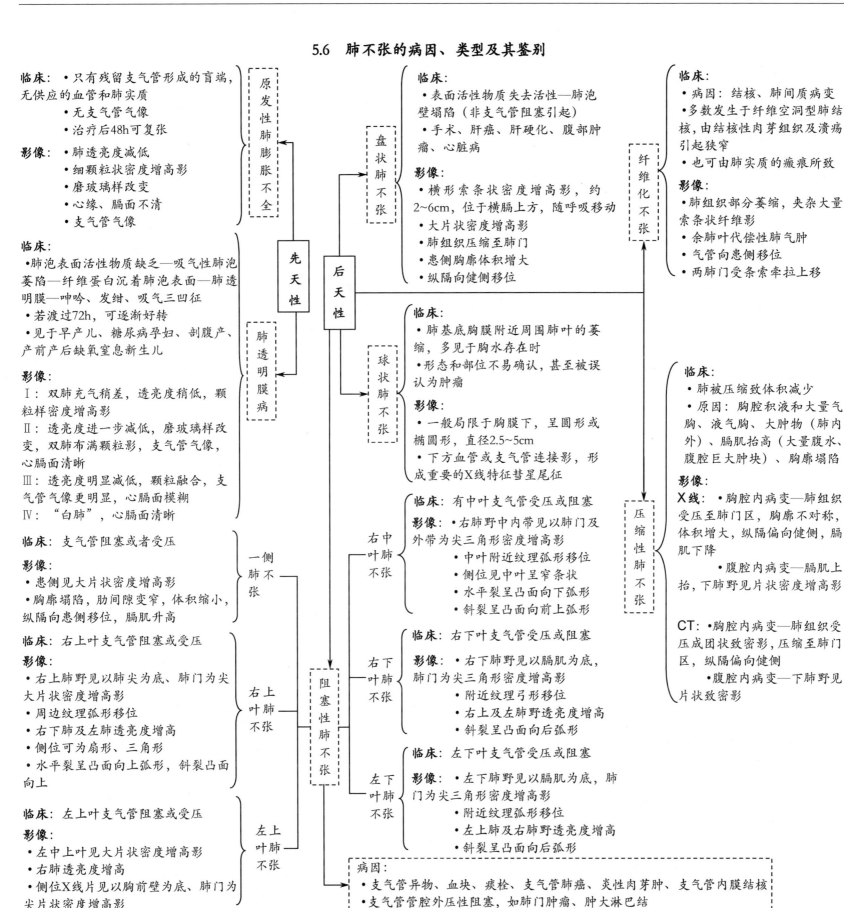

临床： • 只有残留支气管形成的盲端，无供应的血管和肺实质
• 无支气管气像
• 治疗后48h可复张
影像： • 肺透亮度减低
• 细颗粒状密度增高影
• 磨玻璃样改变
• 心缘、膈面不清
• 支气管气像

原发性肺膨胀不全

临床：
• 肺泡表面活性物质缺乏—吸气性肺泡萎陷—纤维蛋白沉着肺泡表面—肺透明膜—呻吟、发绀、吸气三四征
• 若渡过72h，可逐渐好转
• 见于早产儿、糖尿病孕妇、剖腹产、产前产后缺氧窒息新生儿
影像：
Ⅰ：双肺充气稍差，透亮度稍低，颗粒样密度增高影
Ⅱ：透亮度进一步减低，磨玻璃样改变，双肺布满颗粒，支气管气像，心膈面清晰
Ⅲ：透亮度明显减低，颗粒融合，支气管气像更明显，心膈面模糊
Ⅳ："白肺"，心膈面清晰

肺透明膜病

先天性

临床： 支气管阻塞或者受压
影像：
• 患侧见大片状密度增高影
• 胸廓塌陷，肋间隙变窄，体积缩小，纵隔向患侧移位，膈肌升高

一侧肺不张

临床： 右上叶支气管阻塞或受压
影像：
• 右上肺野见以肺尖为底、肺门为尖大片状密度增高影
• 周边纹理弧形移位
• 右下肺及左肺透亮度增高
• 侧位可为扇形、三角形
• 水平裂呈凸面向上弧形，斜裂凸面向上

右上叶肺不张

临床： 左上叶支气管阻塞或受压
影像：
• 左中上叶见大片状密度增高影
• 右肺透亮度增高
• 侧位X线片见以胸前壁为底、肺门为尖片状密度增高影

左上叶肺不张

阻塞性肺不张

后天性

临床：
• 表面活性物质失去活性—肺泡壁塌陷（非支气管阻塞引起）
• 手术、肝癌、肝硬化、腹部肿瘤、心脏病
影像：
• 横形索条状密度增高影，约2～6cm，位于横膈上方，随呼吸移动
• 大片状密度增高影
• 肺组织压缩至肺门
• 患侧胸廓体积增大
• 纵隔向健侧移位

盘状肺不张

临床：
• 肺基底胸膜附近周围肺叶的萎缩，多见于胸水存在时
• 形态和部位不易确认，甚至被误认为肿瘤
影像：
• 一般局限于胸膜下，呈圆形或椭圆形，直径2.5～5cm
• 下方血管或支气管连接影，形成重要的X线特征彗星尾征

球状肺不张

临床： 有中叶支气管受压或阻塞
影像： • 右肺野中内带见以肺门及外带为尖三角形密度增高影
• 中叶附近纹理弧形移位
• 侧位见中叶呈窄条状
• 水平裂呈凸面向下弧形
• 斜裂呈凸面向前上弧形

右中叶肺不张

临床： 右下叶支气管受压或阻塞
影像： • 右下肺野见以膈肌为底，肺门为尖三角形密度增高影
• 附近纹理弓形移位
• 右上及左肺野透亮度增高
• 斜裂呈凸面向后弧形

右下叶肺不张

临床： 左下叶支气管受压或阻塞
影像： • 左下肺野见以膈肌为底，肺门为尖三角形密度增高影
• 附近纹理弧形移位
• 左上肺及右肺野透亮度增高
• 斜裂呈凸面向后弧形

左下叶肺不张

病因：
• 支气管异物、血块、痰栓、支气管肺癌、炎性肉芽肿、支气管内膜结核
• 支气管管腔外压性阻塞，如肺门肿瘤、肿大淋巴结

临床：
• 病因：结核、肺间质病变
• 多数发生于纤维空洞型肺结核，由结核性肉芽组织及溃疡引起狭窄
• 也可由肺实质的瘢痕所致
影像：
• 肺组织部分萎缩，夹杂大量索条状纤维影
• 余肺叶代偿性肺气肿
• 气管向患侧移位
• 两肺门受条索牵拉上移

纤维化不张

临床：
• 肺被压缩致体积减少
• 原因：胸腔积液和大量气胸、液气胸、大肿物（肺内外）、膈肌抬高（大量腹水、腹腔巨大肿块）、胸廓塌陷
影像：
X线：• 胸腔内病变—肺组织受压至肺门区，胸廓不对称，体积增大，纵隔偏向健侧，膈肌下降
• 腹腔内病变—膈肌上抬，下肺野见片状密度增高影

CT：• 胸腔内病变—肺组织受压成团状致密影，压缩至肺门区，纵隔偏向健侧
• 腹腔内病变—下肺野见片状致密影

压缩性肺不张

5.7　肺门常见肿块的鉴别

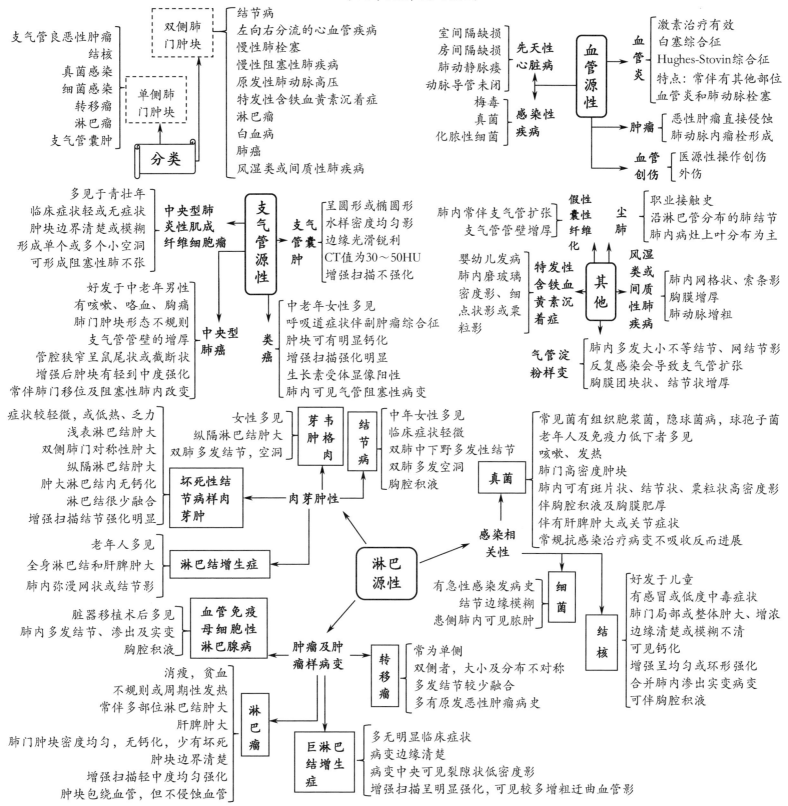

5.8　肺部感染性病变的鉴别

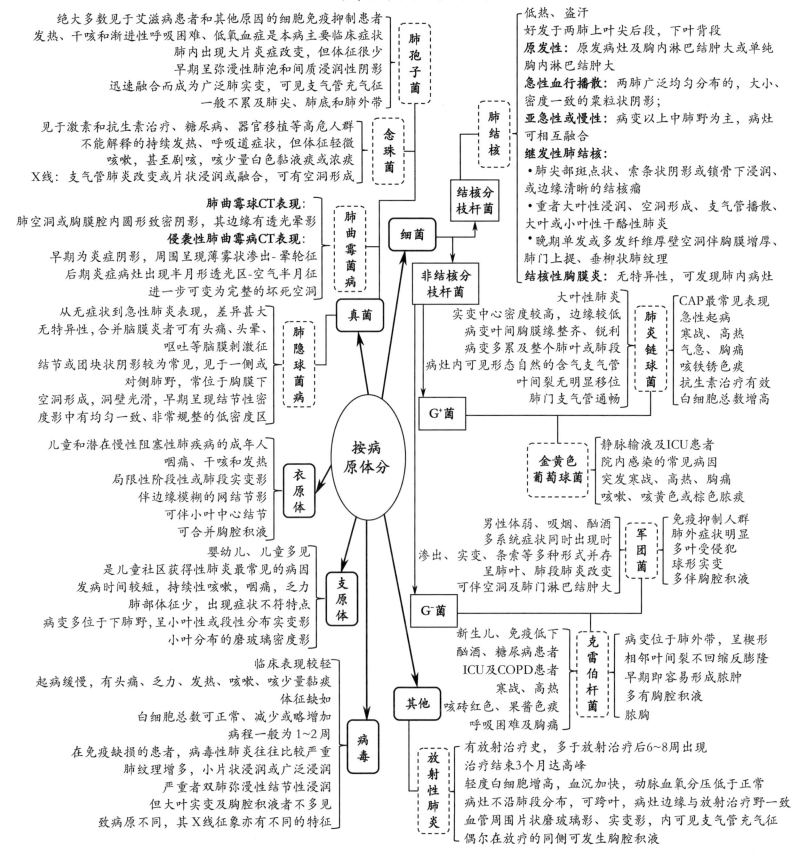

绝大多数见于艾滋病患者和其他原因的细胞免疫抑制患者
发热、干咳和渐进性呼吸困难、低氧血症是本病主要临床症状
肺内出现大片炎症改变，但体征很少
早期呈弥漫性肺泡和间质浸润性阴影
迅速融合而成为广泛肺实变，可见支气管充气征
一般不累及肺尖、肺底和肺外带
【肺孢子菌】

见于激素和抗生素治疗、糖尿病、器官移植等高危人群
不能解释的持续发热、呼吸道症状，但体征轻微
咳嗽，甚至剧咳，咳少量白色黏液痰或浓痰
X线：支气管肺炎改变或片状浸润或融合，可有空洞形成
【念珠菌】

肺曲霉球CT表现：
肺空洞或胸膜腔内圆形致密阴影，其边缘有透光晕影
侵袭性肺曲霉病CT表现：
早期为炎症阴影，周围呈现薄雾状渗出-晕轮征
后期炎症病灶出现半月形透光区-空气半月征
进一步可变为完整的坏死空洞
【肺曲霉菌病】

从无症状到急性肺炎表现，差异甚大
无特异性，合并脑膜炎者可有头痛、头晕、
呕吐等脑膜刺激征
结节或团块状阴影较为常见，见于一侧或
对侧肺泡
空洞形成，洞壁光滑，早期呈现结节性密
度影中有均匀一致、非常规整的低密度区
【肺隐球菌病】

儿童和潜在慢性阻塞性肺疾病的成年人
咽痛、干咳和发热
局限性阶段性或肺段实变影
伴边缘模糊的网结节影
可伴小叶中心结节
可合并胸腔积液
【衣原体】

婴幼儿、儿童多见
是儿童社区获得性肺炎最常见的病因
发病时间较短，持续性咳嗽，咽痛，乏力
肺部体征少，出现症状不符特点
病变多位于下肺野，呈小叶性或段性分布实变影
小叶分布的磨玻璃密度影
【支原体】

临床表现较轻
起病缓慢，有头痛、乏力、发热、咳嗽、咳少量黏痰
体征缺如
白细胞总数可正常、减少或略增加
病程一般为1~2周
在免疫缺损的患者，病毒性肺炎往往比较严重
肺纹理增多，小片状浸润或广泛浸润
严重者双肺弥漫性结节性浸润
但大叶实变及胸腔积液者不多见
致病原不同，其X线征象亦有不同的特征
【病毒】

按病原体分

真菌　**细菌**

结核分枝杆菌
非结核分枝杆菌
G⁺菌　**G⁻菌**
其他

低热、盗汗
好发于两肺上叶尖后段，下叶背段
原发性： 原发病灶及胸内淋巴结肿大或单纯
胸内淋巴结肿大
急性血行播散： 两肺广泛均匀分布的，大小、
密度一致的粟粒状阴影；
亚急性或慢性： 病变以上中肺野为主，病灶
可相互融合
继发性肺结核：
•肺尖部斑点状、索条状阴影或锁骨下浸润、
或边缘清晰的结核瘤
•重者大叶性浸润、空洞形成、支气管播散、
大叶或小叶性干酪性肺炎
•晚期单发或多发纤维厚壁空洞伴胸膜增厚、
肺门上提、垂柳状肺纹理
结核性胸膜炎： 无特异性，可发现肺内病灶
【肺结核】

大叶性肺炎
实变中心密度较高，边缘较低
病变叶间胸膜缘整齐、锐利
病变多累及整个肺叶或肺段
病灶内可见形态自然的含气支气管
叶间裂无明显移位
肺门支气管通畅
【肺炎链球菌】
CAP最常见表现
急性起病
寒战、高热
气急、胸痛
咳铁锈色痰
抗生素治疗有效
白细胞总数增高

静脉输液及ICU患者
院内感染的常见病因
突发寒战、高热、胸痛
咳嗽、咳黄色或棕色脓痰
【金黄色葡萄球菌】

男性体弱、吸烟、酗酒
多系统症状同时出现时
渗出、实变、条索等多种形式并存
呈肺叶、肺段肺炎改变
可伴空洞及肺门淋巴结肿大
免疫抑制人群
肺外症状明显
多叶受侵犯
球形实变
多伴胸腔积液
【军团菌】

新生儿、免疫低下
酗酒、糖尿病患者
ICU及COPD患者
寒战、高热
咳砖红色、果酱色痰
呼吸困难及胸痛
病变位于肺外带，呈楔形
相邻叶间裂不回缩反膨隆
早期即容易形成脓肿
多有胸腔积液
脓胸
【克雷伯杆菌】

有放射治疗史，多于放射治疗后6~8周出现
治疗结束3个月达高峰
轻度白细胞增高，血沉加快，动脉血氧分压低于正常
病灶不沿肺段分布，可跨叶，病灶边缘与放射治疗野一致
血管周围片状磨玻璃影、实变影，内可见支气管充气征
偶尔在放疗的同侧可发生胸腔积液
【放射性肺炎】

5.9 肺部结缔组织病变的鉴别

皮肌炎
- 非化脓性多发性肌炎、皮肤炎和退行性变为特点
- 近半数累及肺部
- 易并发恶性肿瘤
- 女多于男，30~50岁

影像：
- 间质性肺炎和肺纤维化改变
- 间质纤维增生形成网织状和结节状影，两下肺明显
- 少量胸腔积液，膈肌运动减弱
- 右心增大，肺动脉高压及肺心病

系统性硬皮病
- 女性发病率高
- 结缔组织黏液样水肿、硬化和萎缩

影像：
- 弥漫性肺间质纤维化，以中下肺为主，表现为条状、网状或细微的小结节影，晚期可见肺大泡和蜂窝状影
- 肺动脉高压，肺动脉扩张
- 肺大泡破裂导致气胸
- 继发肺内炎症，合并肺泡癌

强直性脊柱炎
- 是以脊柱及骶髂关节的慢性炎症为特征的全身性疾病
- 青少年男性多见
- 肺尖胸膜增厚为最初表现
- 肺尖纤维化、支气管扩张
- 纵隔旁肺气肿
- 胸膜增厚
- 双侧骶髂关节炎

肺类风湿病
- 可使肺部出现广泛性间质性肺纤维病变、类风湿胸膜炎、渐进性坏死性结节等改变

影像：
- 弥漫性肺间质纤维化
- 类风湿肺结节较少见表现为大小不等的圆形或卵圆形结节影
- Caplan综合征：硅沉着病患者同时患类风湿关节炎，在肺周边出现单发或多发结节
- 胸膜增厚和胸腔积液，可自行吸收

混合性结缔组织病
- 具有SLE、DM及硬皮病等结缔组织病的临床表现，但不符合其中一种疾病的诊断，血清中有RNP抗体
- 青年女性
- 轻度胸膜肥厚
- 磨玻璃密度影
- 网格影，小结节
- 肺动脉高压
- 伴支气管扩张，细支气管扩张
- 少量胸腔积液可自行吸收
- 临床症状多样，无特异性

风湿性肺炎
- 常伴有风湿性胸膜炎
- 临床少见，难诊断，往往在病理解剖时才被发现

影像：
- 两肺纹理增强、紊乱，肺门影增大
- 两肺小叶性或节段性模糊阴影，可呈对称性蝶翼状改变
- 肺内病变变化迅速，且有游走倾向
- 激素治疗有效，肺部阴影消失较快
- 心脏可增大，胸腔积液

系统性红斑狼疮
- 青年女性多见

影像：
- 早期无异常
- 肺纹理增多，周围有炎症浸润阴影
- 肺内有间质性改变，表现为两肺中下野网状及结节状影，晚期形成蜂窝状样改变
- 肺水肿，两肺门旁蝴蝶状、绒毛状实变影，狼疮性肾炎所致
- 胸膜增厚或胸腔积液
- 心脏增大及心包积液

结节性多动脉炎
- 全身性广泛性小动脉血管壁炎症性损害

影像：
- 肺门影增大，肺纹理增强、紊乱，四周有片状浸润
- 两肺常可见多发性、散在的小结节或片状影。结节影可因梗死或坏死而出现空洞
- 单侧或双侧少至中量胸腔积液
- 心影增大，系心肌及心包病变所致

干燥综合征
- 是一种免疫介导的，主要累及全身外分泌腺的慢性炎症
- 月经初潮和绝经后女性多见
- 磨玻璃密度影
- 网格影伴空泡影
- 常伴轻度支气管扩张
- 常伴肺实变
- 口、眼干燥症
- 关节炎

常见病理类型的 HRCT表现

非特异性间质性肺炎
- 双下肺及胸膜下分布斑片状磨玻璃密度影
- 伴肺结构扭曲
- 细网格影
- 可伴有牵拉性支气管扩张

普通型间质性肺炎
- 病变沿双肺中下野外带分布
- 早期：斑片状磨玻璃密度影+实变影
- 晚期：不规则线状影+网状影+牵拉细支气管扩张+蜂窝影

机化性肺炎
- 双肺外带及支气管血管周围、次级肺小叶周围分布
- 多发斑片状实变影，病变游走
- 可伴磨玻璃密度影、结节及网格影

弥漫性肺泡损伤
- 广泛磨玻璃密度影和实变影
- 病变边缘模糊
- 进展中期，夹杂网状影、囊状影
- 晚期出现牵拉性支气管扩张

呼吸性细支气管炎
- 边缘模糊的小叶中心结节
- 斑片状磨玻璃密度影
- 中央和周围气道管壁增厚

脱屑性间质性肺炎
- 双肺中下野外带随机分布
- 磨玻璃密度影
- 可伴网状及网结节影
- 一般无蜂窝肺

病理形态学类型	临床-影像-病理诊断
普通型间质性肺炎	特发性肺纤维化
非特异性间质性肺炎	特发性非特异性间质性肺炎
机化性肺炎	隐源性机化性肺炎
弥漫性肺泡损伤	急性间质性肺炎
脱屑性间质性肺炎	脱屑性间质性肺炎
呼吸性细支气管炎	呼吸性细支气管炎-间质性肺疾病

5.10　纵隔常见肿瘤病变的鉴别

胸腺源性

胸腺瘤

临床：
- 40~60岁常见，儿童罕见
- 半数患者伴重症肌无力

影像：
- 前纵隔心脏大血管连接处附近常见，接触面光滑
- 均匀圆、分叶状软组织影
- T1中等略低≥骨骼肌信号，T2中高信号<脂肪
- 纤维分隔T1、T2低信号
- 肿瘤呈轻中度均匀强化

与胸腺癌鉴别：
- 肿瘤较大，瘤内缺乏分隔
- 大血管连接处凹凸不平

与胸腺类癌鉴别：
- 前纵隔肿块，库欣综合征
- MR T2呈明显高信号

与胸腺囊肿鉴别：
- 无强化，薄壁均匀
- 水样密度，无软组织成分

胸腺癌

临床：
- 鳞状上皮细胞癌最多见
- 30~60岁为高峰，男性稍多
- 见胸痛、消瘦、呼吸困难等

影像：
- 为前纵隔大肿块，边界模糊
- 边缘不规则或分叶状，内常有坏死出血囊变
- 呈T1中等T2高的不均信号
- 侵犯邻近结构，致胸腔积液、淋巴结肿大、膈神经麻痹等
- 轻中度强化，可有包膜

与侵袭性胸腺瘤鉴别：
- 钙化与肿瘤坏死更常见，但纵隔脂肪层侵犯较胸腺癌少
- 胸腔与心包积液较少见
- 大血管侵犯仅见于胸腺癌
- PET-CT有一定的鉴别价值

胸腺囊肿

临床：
- 罕见，颈部与前上纵隔常见
- 多为继发性，如开胸术后等

影像：
- 壁清晰完整，偶见弧形钙化
- 囊内信号不定，当蛋白含量较高时呈T1高T2低信号

与囊性畸胎瘤鉴别：
- 囊内常见脂肪、软骨等成分

与淋巴管瘤鉴别：
- 腋窝等常见，线样囊壁强化

淋巴源性

淋巴管瘤

临床：
- 为罕见的源自淋巴管良性先天畸形
- 可分为单纯性、海绵状与囊状
- 纵隔内以囊状最多见，儿童多见
- 肿块大小不一，自颈部向下延伸
- 纵隔型多成人，单、多房或蜂窝状

影像：
- 圆、类圆界清孤立肿块，包绕纵隔
- 均匀水样低密度，T1低T2高信号
- 合并感染时轮廓模糊，密度增高
- 内见薄分隔，囊壁及分隔轻度强化
- 可并血管瘤，此时可见强化血管腔

与支气管囊肿鉴别：
- 中后纵隔多见，于气管旁或隆突下
- 呈光滑圆形，可因出血或感染增大
- 特征性T1高T2高信号，无强化

淋巴瘤

临床：
- PMBCL常见，多见于年轻女性
- 易累及前纵隔和气管旁淋巴结
- 纵隔肿块致压迫症状，常有呼吸道受压和上腔静脉综合征
- 可伴颈淋巴结增大，胸腔、心包积液，并侵犯胸部
- 常在结外部位复发

影像：
- 前纵隔肿物，体积较大，常侵犯邻近器官，如肺、心包、胸腔
- 呈等密度，坏死囊变呈低密度
- 肿块T1低等、T2中高信号
- 内部有囊变坏死时T1低信号
- 增强后肿块呈中度强化

与胸腺肿瘤鉴别：
- 中老年好发，部分伴重症肌无力
- 前纵隔心脏大血管连接处常见
- 良性信号多均匀，恶性多不均匀

气管肿瘤

乳头状瘤

临床：
- 支气管良性肿瘤，少见，与HPV感染相关
- 支气管近端常见，呈息肉状，带蒂突入管腔

影像：
- 可显示为结节样不透光区和薄壁囊性结节

支气管癌

临床：
- 鳞状上皮细胞癌常见，次之为囊状腺癌
- 纵隔等处恶性肿瘤亦可侵入气管形成继发性
- 肿瘤呈息肉状，局灶无蒂病灶，转移少见
- 气管可偏心性狭窄，亦可见管壁环形增厚

其他

食管肿瘤
- >40岁男性多见，食管中下段多见
- 恶性多见，多为食管癌；良性多为平滑肌瘤，详见食管病变章节

胸内甲状腺肿

临床：
- 多胸骨后，气管前间隙常见
- 前上纵隔肿块连接颈部甲状腺

影像：
- 肿块呈圆形或梭形，密度不均
- T1略低或等、T2不均匀高信号
- 实质部分明显强化，上升快持久

生殖细胞瘤

精原细胞瘤

临床：
- 罕见，20~40岁男性好发，恶性
- 前纵隔界清的分叶状大肿块

影像：
- 均匀软组织密度
- 坏死囊变、钙化少
- 邻近脂肪间隙消失
- 可侵犯邻近结构
- 均匀或不均强化

与纵隔淋巴瘤鉴别：
- 多为支气管周围迅速增长结节状肿块
- 包绕血管生长，可见肿大淋巴结

畸胎瘤

临床：
- 平均年龄28岁，女>男
- 良性畸胎瘤多见，多成熟

影像：
- 多于前纵隔中部，常向一侧肺野突出，少数向两侧
- 成熟者多为实囊性包块
- 不成熟呈实性软组织包块
- 成熟者瘤内可见脂肪、钙化和特征性脂-液平面等
- 呈混杂T1低、T2高信号

与胸腺囊肿鉴别：
- 儿童多见，且信号多均匀

神经源性

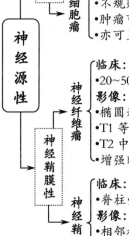

交感神经节性

神经节细胞瘤

临床：
- <20岁常见，男>女，后纵隔常见

影像：
- 肿瘤呈垂直生长，椭圆形，3~5个椎体
- 低密度，偶斑点状钙化，渐进性强化

神经母细胞瘤

临床：
- 常见于5岁以下，腹部>纵隔>颈部>下肢

影像：
- 不规则椎旁肿块可伴局部浸润、广泛转移
- 肿瘤可呈实性肿块、密度均一
- 亦可呈囊性肿块，无包膜、密度不均

神经鞘膜性

神经纤维瘤

临床：
- 20~50岁好发，儿童偶见

影像：
- 椭圆形椎旁均匀低密度肿块，钙化少见
- T1等低信号，中央较周边区信号略高
- T2中等高信号，周边高、中央中等信号
- 增强时肿瘤中央区可见强化，呈现靶征

神经鞘瘤

临床：
- 脊柱旁常见，侵及椎管，邻近椎间孔扩大

影像：
- 相邻椎体、肋骨有边缘光滑的压迹
- 圆形、密度均匀，似肌肉密度
- 偶含脂质低密度灶、囊变钙化，强化不均

5.11　纵隔常见淋巴结病变的鉴别

临床：
- 一种原因不明、多系统器官受累的肉芽肿性疾病，胸内淋巴结和肺实质受累多
- 多见于女性，20~30 岁为发病高峰期
- 两肺门淋巴结最易受累，受累者常融合
- 急性者多自行缓解，慢性可致渐进性肺纤维化，激素治疗有效，预后良好

影像：
- 典型者两侧肺门淋巴结对称性肿大
- 纵隔淋巴结肿大为多区（气管旁多见）
- 肿大淋巴结密度均匀，T1 中等、略低信号，T2 呈中等、略高信号，且较均匀
- 肿大淋巴结界清，均匀性中高度强化
- 肿大淋巴结可钙化，钙化多呈局灶性，亦可呈弥漫、蛋壳状
- 肺内病变为沿胸膜、叶间裂分布的斑片状、结节影，支气管血管束增粗

与结节病鉴别：
- 无具体的症状和体征结节病是最常见的双侧淋巴结增大的原因

（结节病 — 增生性 — 结节病）

临床：
- 纵隔淋巴结肿大，常无特殊症状
- 肿大淋巴结致压迫症状，食管受压可吞咽困难、气管受压可致呼吸困难、上腔静脉受压可致上腔静脉阻塞综合征
- 最常见原发肿瘤为肺癌、次为乳腺、肾等

影像：
- 纵隔内单、多发圆、类圆形肿大淋巴结影
- 中纵隔多见，上腔静脉与气管间的间隙、主动脉弓旁、气管分叉上下部最多见
- 多发肿大淋巴结可融合成软组织肿块，常见于小细胞肺癌
- 肿大淋巴结 T1、T2 呈较均匀中等信号
- 肿块坏死囊变处 T2 呈液体样高信号
- 肿块轻度环状强化，与邻近结构分界不清

与恶性淋巴瘤鉴别：
- 恶性淋巴瘤多侵犯前、中纵隔，多为双侧，可见淋巴结边缘呈波浪状，见血管漂浮征

（转移性 — 炎性 — 结核性/非结核性）

临床：
- 可由淋巴管炎局部扩散而致
- 常位于气管旁、隆突下或肺门处局限性含钙化的淋巴结
- 中纵隔>肺门>后纵隔>前纵隔

影像：
- 圆形、卵圆形，边缘光整实性肿块
- 有分叶、密度不均，强化程度不一

临床：
- 罕见、病因不明的淋巴结增生性病变
- 分局限型与多中心型，前者青年多见，无全身症状，预后良好；后者老年多，伴全身症状，预后差，易恶变
- 好发：胸部>颈部>腹部>腋部
- 病理分透明血管、浆细胞、混合型
- 透明细胞型好发于纵隔

影像：
- 纵隔内孤立性球形肿块，边界光滑
- 密度均匀，可有分支、斑点状钙化
- 明显均匀强化，程度似胸主动脉
- T1 等、稍高信号，T2 不均匀高信号
- 瘤内、周见特征性扭曲扩张流空血管

与纵隔内异位化学感受器瘤鉴别：
- 两者均有丰富的扩张扭曲血管，但其常沿主动脉生长而本病按淋巴链分布

（巨淋巴结增生 — 增生性）

临床：
- 罕见，结节硬化型多见，青壮年、老年人多见
- 易累及胸部，可表现为纵隔、肺门淋巴结增大

影像：
- 肿大淋巴结融合呈不规则肿块
- 纵隔血管漂浮征，坏死囊变罕见
- 主要累及气管前间隙及气管周围淋巴结，后纵隔淋巴结少见
- 肿瘤呈均匀、轻中度强化

胸腺肿瘤：
- 中老年好发，部分伴重症肌无力
- 前纵隔近心脏大血管连接处常见

（霍奇金型 — 淋巴瘤）

临床：
- 纵隔和肺门淋巴结结核为常见表现
- 儿童多见，偶见未感染青少年或成人
- 单、多发，右气管支气管旁区最常见
- 淋巴结内干酪灶可破溃至纵隔，亦可破溃至血管或气管而血行、气管播散
- 可有低热、盗汗、乏力消瘦等症状
- 淋巴结受累多组>单组，单侧>双侧，右侧>左侧

影像：
- 早期淋巴结边缘光滑，密度强化均匀
- 病变进展，密度不均，中心呈低密度
- 钙化多样，点状、斑片状，后期多见
- 强化形式多样，有特征性环形、分隔样强化

与结节病鉴别：
- 结节病可见两侧肺门对称性增大

与淋巴瘤鉴别：
- 淋巴瘤：前纵隔及大血管旁淋巴结为主

临床：
- 为罕见的源自淋巴良性先天畸形
- 儿童多见，90%于<2岁时发现
- 颈部多见，部分可延伸至上纵隔
- 临床可分为颈纵隔型与纵隔型
- 颈纵隔型因体征明显，发现较早
- 纵隔型成人多见，无明显症状

影像：
- 圆形或类圆形孤立性肿块，界清
- 呈均匀水样密度，T1低T2高信号，为囊肿信号特征，可包绕纵隔
- 合并感染时轮廓模糊，密度增高
- 囊内见薄分隔，其及囊壁轻度强化
- 可合并血管瘤，见强化的血管腔

与支气管囊肿鉴别：
- 中后纵隔多见，于气管旁或隆突下
- 呈光滑圆形，可因出血或感染增大
- 特征性 T1 高 T2 高信号，无强化

（淋巴管瘤 — 囊性）

临床：
- 本病中弥漫大 B 细胞淋巴瘤多见
- 常为多中心，累及前中纵隔淋巴结
- 常见，成年男性多见，常单组，且多见于上纵隔、隆突下

影像：
- 可见前纵隔较大融合肿块伴周围小的淋巴结增生
- 肿瘤常为多中心起源，跳跃式播散
- 肿瘤呈等密度，坏死囊变呈低密度
- 肿大淋巴结 T1 呈中等、等低信号，T2 呈中等偏高信号，信号较均匀
- 内部有囊变坏死时 T2 呈高信号
- 放疗所致的纤维成分在 T1、T2 均表现为低信号
- 肿瘤的复发在 T2 表现为高信号
- 增强扫描后肿块呈轻中度强化

与生殖细胞肿瘤鉴别：
- 青少年好发，以畸胎类肿瘤常见
- 为前纵隔肿块，向一侧肺野突出
- 畸胎类肿瘤内常有脂肪、钙化
- 非畸胎瘤类常见于青年男性，其中精原细胞瘤常密度均匀，其他多密度不均，常有囊变坏死

与霍奇金淋巴瘤鉴别：
- 后纵隔及心包组淋巴结几乎仅见于非霍奇金淋巴瘤

（淋巴瘤 — 非霍奇金型）

5.12　胸膜常见病变的鉴别

常见肿瘤

恶性间皮瘤

局限型

临床:
- 间皮瘤为最常见胸膜原发肿瘤
- 男>女，常胸痛、咳嗽、气短
- 局限型为良、低度恶性，多于侧胸膜，下半胸腔常见

影像:
- 呈卵圆形软组织肿块，宽基底与胸膜相连，夹角多呈钝角
- 侵及胸壁时胸膜外脂肪层模糊
- 肋骨破坏少，肿瘤轻中度强化

与胸膜淋巴瘤鉴别:
- 多伴纵隔和肺淋巴瘤，胸腔积液常少量，全身浅表淋巴结肿大

弥漫型

临床:
- 发病高峰为60~70岁，儿童罕见
- 间皮瘤高危因素为石棉接触史
- 弥漫型广泛胸膜增厚，恶性高

影像:
- 胸膜面多个不规则结节或肿块，以壁层胸膜为主
- 病变多伴有中到大量胸腔积液
- 冰冻纵隔：即纵隔向患侧移位固定，患侧胸廓可塌陷
- 病灶T2高信号、可明显强化

与良性间皮瘤鉴别:
- 良性病变T1中等信号，与邻近肌肉相似，T2信号较恶性病变低

转移瘤

临床:
- 为胸腺最常见的恶性肿瘤，最常见的原发灶是肺、乳腺及胃肠道肿瘤
- 中老年患者多见，转移好发下半胸廓
- 胸腔局部表现胸痛、胸腔积液所致胸闷、呼吸困难，转移可致血性积液

影像:
- 胸腔积液为最常见表现，常为单侧
- 可见胸膜多发结节，胸膜广泛增厚
- T1上壁层胸膜出现局限性肿瘤信号，为壁层胸膜受侵犯的最特征性的征象

与胸膜间皮瘤鉴别:
- 多有石棉接触史，表现以壁层胸膜为主的脏、壁层胸膜的多发肿块
- 可见胸膜环形增厚，常侵犯叶间裂和纵隔胸膜，同侧胸廓塌陷

少见肿瘤

脂肪瘤

临床:
- 罕见，40~50岁常见，四肢及腹部的皮下常见，可有胸痛、咳嗽等症状

影像:
- 肿块边界清楚光整，与胸壁成钝角
- 内部常为均匀脂肪密度，T1、T2均为高信号,偶见线样软组织分隔

与肺内错构瘤相鉴别:
- 肺内病变与胸壁的夹角呈锐角

孤立性纤维瘤

临床:
- 少见梭形细胞软组织肿瘤，中老年多见
- 好发：胸膜>纵隔>鼻咽等，女性稍多

影像:
- 肿块偶带蒂，见弥漫、不规则线状钙化
- 肿瘤内成熟的纤维组织有一定特征
- 富血供肿瘤，持续明显不均强化
- 肿瘤呈T1低、T2低~中低混杂信号

与局限性胸膜间皮瘤鉴别:
- 胸膜为基底的软组织肿块，伴胸腔积液
- 部分见钙化，肿块呈明显不均匀强化

原始神经外胚瘤

临床:
- 青年男性好发;腹腔内多见
- 胸腔内病变者有胸壁肿块、胸痛、呼吸困难、发热等

影像:
- 胸壁结节状软组织肿块影
- 瘤内偶见斑片状钙化
- 瘤灶沿胸膜和叶间裂蔓延
- 周围组织及血管见受压推移
- 可伴胸腔积血、肺内转移、纵隔淋巴结转移等恶性征象
- 瘤体T1等低、T2稍高信号
- 轻中度强化，其内见分隔状血管强化影

鉴别:
- 当侵犯胸壁伴骨质破坏时，需与尤因肉瘤、骨原发性淋巴瘤及转移瘤等鉴别

胸腔积液

临床:
- 少量积液时症状多不明显
- 中量积液者可感胸闷，胸痛
- 大量积液时纵隔受压，症状明显

影像:
- T1低T2高信号，信号均匀
- 血性积液T1、T2均高信号
- 水平裂积液呈片状或类圆形斜裂积液呈条状或梭形

炎性、恶性积液鉴别:
- 炎性以结核性常见，年轻患者多见
- 恶性积液多血性，短期内大量增长

感染性

结核

临床:
- 儿童、<40岁青壮年常见
- 可伴胸痛，积液量增多胸痛可消失

影像:
- 胸腔积液常为单侧，以右侧多见
- 渗出液易致胸膜粘连，见包裹性积液
- 胸膜增厚为其重要特征，下胸部常见
- 胸膜结节常单发，与胸膜宽基底接触，夹角钝角的边缘光整的软组织影
- 肉芽肿性结节强化较均匀，干酪样结节呈特征性的边缘环形强化

与胸膜纤维瘤鉴别:
- 肿瘤血供丰富，T1、T2信号均较低
- 肿瘤带蒂，位置随呼吸、体位变化

与胸膜转移瘤鉴别:
- 结节强化明显，常有原发肿瘤的病史

胸腔脓肿

临床:
- 青壮年好发，伴胸腔积气为脓气胸
- 急性可见高热、胸痛气短、咳脓痰
- 慢性可见消瘦贫血等慢性中毒症状

影像:
- 脏壁层胸膜均强化，呈胸膜分离征
- 肋骨下软组织厚，膜外脂肪密度高
- 脓液蛋白含量高，T1、T2均高信号

与肺脓肿鉴别:
- 脓胸常呈凸透镜形，与胸壁成钝角，而肺脓肿常为球形、与胸壁呈锐角
- 脓胸内缘为光滑薄壁，肺脓肿常为厚而不规则的壁

其他

气胸

临床:
- 脏壁层胸膜破裂，空气入胸膜腔
- 主要可见突发性呼吸困难、胸痛
- 脏层破裂多自发，壁层多因外伤
- 若裂口呈活瓣样，为张力性气胸
- 若胸膜腔液气体并存，为液气胸

影像:
- 腔内气体为均匀一致低密度，位于较高部位，同时可见受压肺组织
- 受压肺组织密度增高，缩向肺门
- 可见脏层胸膜线，与胸壁平行
- 弧形细线样软组织影，突向胸壁
- 其外侧为无肺组织的透亮区
- 除以上征象外，液气胸见液平面

与肺表面肺大疱鉴别:
- 可似张力性气胸，体积可渐渐增大，但增大速度较慢，且位置固定

5.13　肺部常见空洞性病变的鉴别

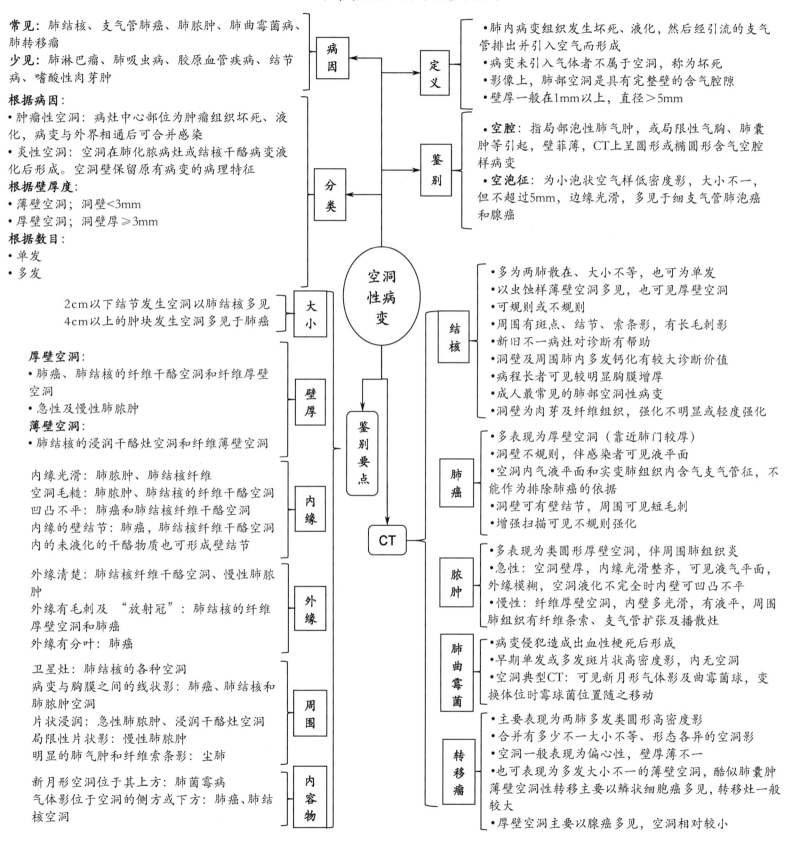

常见：肺结核、支气管肺癌、肺脓肿、肺曲霉菌病、肺转移瘤

少见：肺淋巴瘤、肺吸虫病、胶原血管疾病、结节病、嗜酸性肉芽肿

根据病因：
• 肿瘤性空洞：病灶中心部位为肿瘤组织坏死、液化，病变与外界相通后可合并感染
• 炎性空洞：空洞在肺化脓病灶或结核干酪病变液化后形成。空洞壁保留原有病变的病理特征

根据壁厚度：
• 薄壁空洞；洞壁<3mm
• 厚壁空洞；洞壁厚≥3mm

根据数目：
• 单发
• 多发

2cm以下结节发生空洞以肺结核多见
4cm以上的肿块发生空洞多见于肺癌

厚壁空洞：
• 肺癌、肺结核的纤维干酪空洞和纤维厚壁空洞
• 急性及慢性肺脓肿

薄壁空洞：
• 肺结核的浸润干酪灶空洞和纤维薄壁空洞

内缘光滑：肺脓肿、肺结核纤维
空洞毛糙：肺脓肿、肺结核的纤维干酪空洞
凹凸不平：肺癌和肺结核纤维干酪空洞
内缘的壁结节：肺癌，肺结核纤维干酪空洞内的未液化的干酪物质也可形成壁结节

外缘清楚：肺结核纤维干酪空洞、慢性肺脓肿
外缘有毛刺及"放射冠"：肺结核的纤维厚壁空洞和肺癌
外缘有分叶：肺癌

卫星灶：肺结核的各种空洞
病变与胸膜之间的线状影：肺癌、肺结核和肺脓肿空洞
片状浸润：急性肺脓肿、浸润干酪灶空洞
局限性片状影：慢性肺脓肿
明显的肺气肿和纤维索条影：尘肺

新月形空洞位于其上方：肺菌霉病
气体影位于空洞的侧方或下方：肺癌、肺结核空洞

病因
定义
• 肺内病变组织发生坏死、液化，然后经引流的支气管排出并引入空气而形成
• 病变未引入气体者不属于空洞，称为坏死
• 影像上，肺部空洞是具有完整壁的含气腔隙
• 壁厚一般在1mm以上，直径>5mm

鉴别
• **空腔：**指局部泡性肺气肿，或局限性气胸、肺囊肿等引起，壁菲薄，CT上呈圆形或椭圆形含气空腔样病变
• **空泡征：**为小泡状空气样低密度影，大小不一，但不超过5mm，边缘光滑，多见于细支气管肺泡癌和腺癌

分类

空洞性病变

鉴别要点

CT

结核
• 多为两肺散在、大小不等，也可为单发
• 以虫蚀样薄壁空洞多见，也可见厚壁空洞
• 可规则或不规则
• 周围有斑点、结节、索条影，有长毛刺影
• 新旧不一病灶对诊断有帮助
• 洞壁及周围肺内多发钙化有较大诊断价值
• 病程长者可见较明显胸膜增厚
• 成人最常见的肺部空洞性病变
• 洞壁为肉芽及纤维组织，强化不明显或轻度强化

肺癌
• 多表现为厚壁空洞（靠近肺门较厚）
• 洞壁不规则，伴感染者可见液平面
• 空洞内气液平面和实变肺组织内含气支气管征，不能作为排除肺癌的依据
• 洞壁可有壁结节，周围可见短毛刺
• 增强扫描可见不规则强化

脓肿
• 多表现为类圆形厚壁空洞，伴周围肺组织炎
• **急性：**空洞壁厚，内缘光滑整齐，可见液气平面，外缘模糊，空洞液化不完全时内壁可凹凸不平
• **慢性：**纤维厚壁空洞，内壁多光滑，有液平，周围肺组织有纤维条索、支气管扩张及播散灶

肺曲霉菌
• 病变侵犯造成出血性梗死后形成
• 早期单发或多发斑片状高密度影，内无空洞
• 空洞典型CT：可见新月形气体影及曲霉菌球，变换体位时霉球菌位置随之移动

转移瘤
• 主要表现为两肺多发类圆形高密度影
• 合并有多少不一大小不等、形态各异的空洞影
• 空洞一般表现为偏心性，壁厚薄不一
• 也可表现为多发大小不一的薄壁空洞，酷似肺囊肿
薄壁空洞性转移主要以鳞状细胞癌多见，转移灶一般较大
• 厚壁空洞主要以腺癌多见，空洞相对较小

大小
壁厚
内缘
外缘
周围
内容物

5.14　常见气管、支气管病变的鉴别

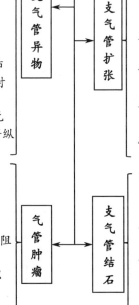

临床：是由于气管软骨发育异常所致，或前肠气管与食管不均有关，分局限性和弥漫性狭窄

影像：
- X线：两肺肺气肿，肺内有斑片状炎性实变影，侧位片示气管狭窄；局限性狭窄在气管下端较多见
- CT：气管内腔横断面各个径限变小，气管软骨环缺如，肺内有肺气肿或斑片状炎症影；多层CT扫描MPR及三维重建可以显示气管狭窄的形态
- 鉴别：结核性支气管狭窄，结核菌素试验等相关实验室检查可协助诊断

【**先天性气管、支气管狭窄**】

临床：慢性进行性咳嗽连续2年以上，每年连续咳嗽、咳痰3个月以上，并除外其他疾病

影像：
- X线：·常无特异性
  - 异常征象有：两肺纹理增粗、增多
- CT：·支气管壁增厚，以两下肺多见
  - 增厚的支气管壁形成两条互相平行的线状影，即轨道征

【**慢性支气管炎**】

临床：
- 误吸入异物，堵塞气管或支气管
- 常见于幼儿，多有明显异物吸入史，阵发性呛咳，不同程度呼吸困难

影像：
- 直接征象：高密度异物直接被显示其形状、位置
- 间接征象：
- 肺气肿：气管异物可见呼、吸两相心影反常变化
支气管异物则只为一侧局限性肺气肿，可导致吸气性或呼气性活瓣阻塞
- 纵隔摆动：即支气管活瓣性阻塞造成
- 肺不张
- 肺部炎症性改变、气胸等
- 横膈运动或位置异常

*注　吸气性活瓣阻塞：吸气时异物阻塞支气管，该侧入肺气体少，对侧进入大量气体，将纵隔推向阻塞侧；呼气时纵隔回复中位

*注　呼气性活瓣阻塞：吸气时支气管扩张，两肺含气量无差别；呼气时支气管收缩，加重阻塞，气体不能排出，将纵隔推向健侧

【**气管、支气管异物**】

临床：
- 良性（少见）：乳头状瘤、纤维瘤、平滑肌瘤等
- 恶性（多见）：主要是鳞状上皮癌和腺癌

影像：
- X线：显示困难，仅可见肿瘤的间接表现，如肺气肿和阻塞性肺炎
- CT：良性肿瘤为气管内表面结节状软组织，多为2cm以下，突向管腔；较大者使气管狭窄，引起堵塞症状
鉴别：多发性软骨炎、气管结核

【**气管肿瘤**】

【**先天性**】　【**后天性**】

临床：
- 指气管和主支气管明显扩张
- 病理为肌层和弹力纤维发育不良

影像：
- X线：气管影增宽，达正常的1.5倍；气管投影区可见多个横行带状低密度影；气管内径吸气时增宽，呼气时变窄
- CT：气管和支气管内径增大，可为正常的1.5倍气管内壁在软骨环间向外膨出
- 鉴别：慢性支气管炎、肺气肿也引起气管内径增宽，但是扩张的程度较轻，多呈刀鞘状

【**巨气管支气管症**】

临床：
- 呼吸系统发育障碍
- 单支发育障碍-孤立性囊肿；多支-多发囊肿
- 纵隔内，称支气管囊肿；肺野内，称肺囊肿
- 多见于青少年，部分病人无症状

影像：
- 含液囊肿：类圆形或分叶状密度增高影，边缘光滑锐利，深呼吸时形态大小可改变
- 含气囊肿：薄壁环状透亮影，内外缘光滑一致，呼吸时可有大小变化可形成张力性含气囊肿
- 气液囊肿：液平，常因感染而壁厚、形态不规则
- 多发性囊肿：密集者形如蜂窝，壁薄而锐利，感染后可增厚模糊，常伴有胸膜增厚和肺体积减小
- CT：有助于准确定位，CT值测定能明确囊性液体
- MR：能准确显示其液体特性

【**先天性支气管囊肿**】

临床：
- 管壁弹性组织不足或破坏；支气管感染和阻塞是重要因素，相互影响、促成
- 先天性者可无症状，后天性支扩以咳嗽、咳痰、咯血三大症状为主，均可有反复呼吸道感染
- 分类：柱状、静脉曲张状、囊状

影像：
- X线：两下叶基底段、左肺舌叶和右肺中叶多见；柱状支扩表现为轨道征；囊状支扩表现为多发囊腔，蜂窝状
- CT：柱状支扩表现为轨道征；静脉曲张型支扩表现为管腔内径增宽，凹凸不平，有黏液时呈棒状；囊状支扩表现为印戒征

【**支气管扩张**】

临床：
- 主要来自支气管周围钙化的淋巴结
- 由于呼吸运动及心脏搏动，钙化的淋巴结穿破支气管壁而进入管腔
- 淋巴结钙化：结核、肺尘埃沉着症、组织胞质菌病

影像：
- 肺门钙化的淋巴结影
- 阻塞性肺炎或肺不张征象
- 结石阻塞的支气管远端发生支气管黏液栓塞后形成柱状、V或Y形致密影

【**支气管结石**】

5.15　肺部常见血管性病变的鉴别

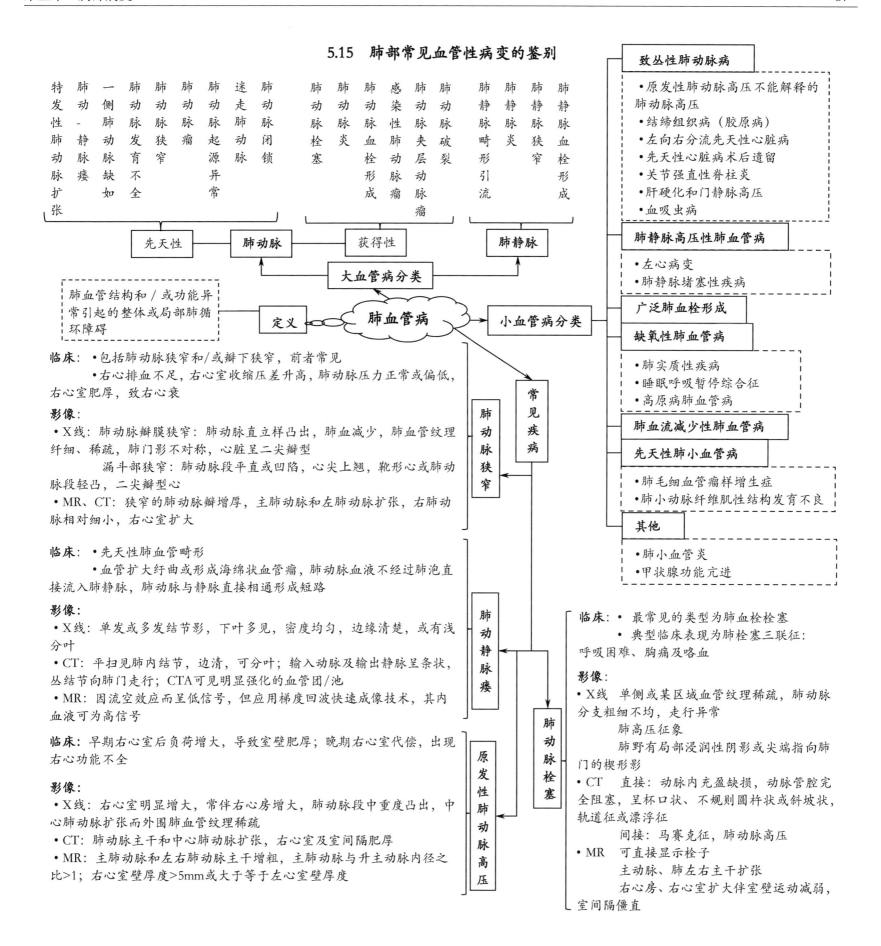

特发性肺动脉扩张

肺动脉-静脉瘘

一侧肺动脉发育缺如

肺动脉狭窄

肺动脉瘤

肺动脉起源异常

迷走肺动脉

肺动脉闭锁

先天性 → **肺动脉** → **获得性**

肺动脉栓塞

肺动脉炎

肺动脉血栓形成

感染性肺动脉瘤

肺动脉夹层动脉瘤

肺动脉破裂

肺静脉

肺静脉畸形引流

肺静脉炎

肺静脉狭窄

肺静脉血栓形成

大血管病分类

肺血管结构和/或功能异常引起的整体或局部肺循环障碍 → **定义** → **肺血管病** → **小血管病分类**

致丛性肺动脉病
- 原发性肺动脉高压不能解释的肺动脉高压
- 结缔组织病（胶原病）
- 左向右分流先天性心脏病
- 先天性心脏病术后遗留
- 关节强直性脊柱炎
- 肝硬化和门静脉高压
- 血吸虫病

肺静脉高压性肺血管病
- 左心病变
- 肺静脉堵塞性疾病

广泛肺血栓形成

缺氧性肺血管病
- 肺实质性疾病
- 睡眠呼吸暂停综合征
- 高原病肺血管病

肺血流减少性肺血管病

先天性肺小血管病
- 肺毛细血管瘤样增生症
- 肺小动脉纤维肌性结构发育不良

其他
- 肺小血管炎
- 甲状腺功能亢进

常见疾病

肺动脉狭窄

临床：
- 包括肺动脉狭窄和/或瓣下狭窄，前者常见
- 右心排血不足，右心室收缩压差升高，肺动脉压力正常或偏低，右心室肥厚，致右心衰

影像：
- X线：肺动脉瓣膜狭窄：肺动脉直立样凸出，肺血减少，肺血管纹理纤细、稀疏，肺门影不对称，心脏呈二尖瓣型
  漏斗部狭窄：肺动脉段平直或凹陷，心尖上翘，靴形心或肺动脉段轻凸，二尖瓣型心
- MR、CT：狭窄的肺动脉瓣增厚，主肺动脉和左肺动脉扩张，右肺动脉相对细小，右心室扩大

肺动脉静脉瘘

临床：
- 先天性肺血管畸形
- 血管扩大纤曲或形成海绵状血管瘤，肺动脉血液不经过肺泡直接流入肺静脉，肺动脉与静脉直接相通形成短路

影像：
- X线：单发或多发结节影，下叶多见，密度均匀，边缘清楚，或有浅分叶
- CT：平扫见肺内结节，边清，可分叶；输入动脉及输出静脉呈条状，丛结节向肺门走行；CTA可见明显强化的血管团/池
- MR：因流空效应而呈低信号，但应用梯度回波快速成像技术，其内血液可为高信号

原发性肺动脉高压

临床： 早期右心室后负荷增大，导致室壁肥厚；晚期右心室代偿，出现右心功能不全

影像：
- X线：右心室明显增大，常伴右心房增大，肺动脉段中重度凸出，中心肺动脉扩张而外围肺血管纹理稀疏
- CT：肺动脉主干和中心肺动脉扩张，右心室及室间隔肥厚
- MR：主肺动脉和左右肺动脉主干增粗，主肺动脉与升主动脉内径之比>1；右心室壁厚度>5mm或大于等于左心室壁厚度

肺动脉栓塞

临床：
- 最常见的类型为肺血栓栓塞
- 典型临床表现为肺栓塞三联征：呼吸困难、胸痛及咯血

影像：
- X线　单侧或某区域血管纹理稀疏，肺动脉分支粗细不均，走行异常
  肺高压征象
  肺野有局部浸润性阴影或尖端指向肺门的楔形影
- CT　直接：动脉内充盈缺损，动脉管腔完全阻塞，呈杯口状、不规则圆柱状或斜坡状，轨道征或漂浮征
  间接：马赛克征，肺动脉高压
- MR　可直接显示栓子
  主动脉、肺左右主干扩张
  右心房、右心室扩大伴室壁运动减弱，室间隔僵直

5.16 肺动脉血栓栓塞性疾病的鉴别

直接征象:
- 血栓处血管增宽,阻塞远端血流少
- 血管完全阻塞:CTA见血管完全阻塞血管腔,使血管腔截断,阻塞端可呈多种形态,如杯口状、隆起状
- 血管内充盈缺损:在血栓未完全阻塞肺动脉分支时,CTA可见血管内高密度造影剂背景中形成低密度充盈缺损
- 完全性、中心性充盈缺损为急性肺栓塞典型表现
- 跨越主肺动脉分叉同时累及左右肺动脉的血栓为骑跨状血栓
- 轨道征:在中心性充盈缺损时,栓子位于血管腔中央,四周有造影剂环绕
- CT平扫可见肺动脉内较高密度影
- MRI对段及段以上肺动脉栓子显示较清楚,表现为T1高T2高信号
- 因空间分辨率明显低于CT,故直接显示更小的栓子有困难

间接征象:
- 韦斯特马克征:当肺叶或肺段动脉栓塞时,相应区域内肺血灌注量下降,肺纹理减少或消失,肺野透亮度增加
- 下叶(右肺甚)栓塞多,故体积小,叶间裂下移,可并盘状肺不张
- 急性大面积肺栓塞后,可继发右心衰,可见右室内径>左室,室间隔向左偏移
- 当血管阻力较大时,可致血液流动伪影,似急性肺A栓塞
- 相邻层面可见疑似栓子边界不清,且密度较高
- 双下肺A内造影剂与血液混合不佳,造成造影剂连续中断,呈边界不清的低密度区
- 必要时延迟扫描,排除低血流灌注区内的小栓子

急性

临床:
- 由于周围静脉内血栓脱落后随血液循环进入肺动脉所致
- 血栓大多源于下腔静脉通路,源于腘静脉至髂静脉DVT最常见
- 急性栓塞仅见肺动脉内单纯血栓,动脉壁基本正常,溶栓治疗效果好
- 栓塞部位:多发>单发、双侧>单侧、下肺>上肺、右侧>左侧
- DVT形成可致下肢非对称水肿,两下肢周径相差>1cm即有诊断意义
- 急性肺动脉栓塞多不引起肺梗死,无临床典型症状,误诊和漏诊率高
- 较重者胸闷、气急、胸痛、脉率快等
- 严重者肺循环阻力突增,肺动脉压升高,心输出量下降,可致晕厥、休克,似心源性休克症状

与先天性肺动脉狭窄鉴别:
- 常发生于儿童
- 表现为孤立的近端动脉狭窄

与纤维纵隔炎鉴别:
- 结核、组织胞浆菌病及其他肉芽肿性疾病病史
- 常可见增大纵隔淋巴结,且增大且钙化肺门淋巴结可致近端肺动脉狭窄,但腔内无血栓

与大动脉炎鉴别:
- 血管壁增厚密度增高,注入造影剂后延迟强化
- 肺动脉尖端变细光滑,腔内无栓,可见全身动脉炎

与肿瘤栓子:
- 可致渐进呼吸困难与亚急性肺动脉高压
- 多有近期其他组织的肿瘤栓塞
- 小栓子多累及亚段动脉,可致血管扩张呈串珠状
- 小栓子累及次级肺小叶动脉,可见树芽征

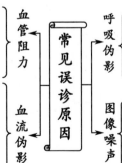

血管阻力

血流伪影

常见误诊原因

呼吸伪影
- 呼吸运动伪影为最常见的伪影,肺窗常可见海鸥征
- 呼吸运动使连续层面血管位置变化
- 应在保证图像质量前提下减少扫描时间

图像噪声
- 体重较大的患者常产生较大图像噪声,干扰血管内血栓的定位定性诊断
- 增宽探测器宽度,可减低图像噪声,但也降低敏感性

临床:
- 患者多有四肢深静脉血栓
- 约40%深静脉血栓患者合并无症状的肺动脉栓塞
- 慢性肺动脉栓塞常伴不同程度的肺梗死,但因病程长,患者常有适应性而仅表现较轻的临床症状,易误诊为心脏病
- 慢性者溶栓治疗效果不如急性者
- 慢性者血栓有机化,血管腔狭窄明显,同时可出现支气管动脉增粗
- 久病卧床、妊娠、外科手术后、心肌梗死、心功能不全和抗血栓因子-Ⅲ缺乏可发生深静脉血栓,是发生肺动脉栓塞的主要病因
- 并发肺梗死时,可产生气急、呼吸困难和持续加重的脉搏增速体征
- 且并发肺梗死时,常伴发热、胸膜性胸痛、咳嗽、咯血等症状,其中气急、胸痛最常见,咯血较少见

直接征象:
- 附壁性充盈缺损为亚急性或慢性肺栓塞的表现,提示血栓已被肉芽组织机化,溶栓后栓子不能完全消失
- 附壁性充盈缺损表现为栓子紧贴血管内壁分布,栓子内侧呈环形凹向或凸向血流,尤其好发血管分叉处
- 慢性肺栓塞也常合并较小肺动脉的中心性充盈缺损,是在慢性栓塞基础上出现的急性栓塞,经及时溶栓治疗后优先缓解

间接征象:
- 肺野内见马赛克征,纵隔内可见支气管动脉
- 可见支气管动脉适应性增粗、扭曲
- 可见肺动脉高压、右心功能不全(右心房、心室增大)、胸腔积液等
- 阻塞血管常伴相应肺段梗死,表现为楔形高密度影,为磨玻璃样渗出,尖端与相应的肺动脉相连
- 肺梗死亦可表现为驼峰征

慢性

5.17　胸部常见软组织病变的鉴别

感染性

结核性

临床：
- 发病高峰为15~35岁，病初为无痛性冷脓肿，压之波动感；部分见疼痛性软组织肿块
- 好发于乳腺深面、胸大肌深面或肋骨周围

影像：
- 骨多溶骨性破坏，皮质断裂或呈虫蚀状
- 病变处软组织梭形增厚肿胀，边缘模糊
- 病灶边缘强化，中心低密度无强化液化区
- 液化和钙化均出现，高度提示结核冷脓肿

真菌性

临床：
- 为肺和胸膜活动性放线菌病变伴发瘘道直接蔓延所致，常呈无痛性肿胀

影像：
- CT可见胸壁软组织肿胀，肋骨破坏
- 骨膜反应呈波浪状，常可显示引流瘘管

化脓性

临床：
- 原发性少见，继发性最多，术后感染尤甚
- 如未能早期发现，则死亡率较高

影像：
- CT见胸骨后软组织影增厚（血肿、出血）
- 无感染时，软组织影多术后一周内恢复正常，气体影吸收，肿胀和局限性积液少见
- 若患者发热、积液↑，提示合并感染
- 若发展为慢性胸壁炎症，常无明显临床症状，CT可见骨质破坏、软组织增厚及钙化

其他

血管瘤

临床：
- 由分化成熟的血管所构成的良性肿瘤
- 婴幼儿好发，女性多见，多见于浅表真皮和皮下组织，头颈部甚，胸壁少见
- 当触及成串高硬度静脉石，应高度怀疑胸壁海绵状血管瘤

影像：
- 胸壁海绵状血管瘤病变范围较广，与正常软组织边界不甚清楚
- 肿块内见散在的小钙化灶、静脉石影
- 肿块内见大量近似脂肪或水样密度影
- T1高信号为主、T2明显高信号，其间间杂条片状低信号
- 肿块逐渐强化，持续时间长，呈均匀一致、结节状，见增粗迂曲血管影

与胸壁转移瘤鉴别：
- 多有其他部位原发肿瘤，可伴不同程度的骨质破坏，软组织密度较均匀

与胸壁纤维性肿瘤鉴别：
- 青少年多见，肿块质硬，无明显触痛

纤维瘤

临床：
- 源于胸壁深筋膜、肌腱膜纤维，生长慢，质硬
- 生育期妇女好发，多于背阔肌及肋间肌间隙内

影像：
- T1等低、T2低信号，边缘常光滑，密度均匀
- 部分较大肿瘤坏死囊变，钙化密度不均
- 中等强化，肿瘤较大时地图样强化

与纤维肉瘤鉴别：
- 生长常迅速，常有假包膜，质软，常有坏死灶

转移瘤

临床：
- 最常见的是胸壁骨转移，其次是胸壁软组织内转移
- 胸壁转移后患者出现局部剧痛、活动障碍

影像：
- 髓腔T2高信号，与相对低信号骨质破坏对比明显
- 直接示流动血液血管，瘤灶边缘晕环样不均匀强化

脂肪源性

脂肪瘤

临床：
- 背、颈、肩胛部好发，常单发
- 最常见原发性胸壁软组织肿瘤

影像：
- 为大小不一胸部肿块性病变
- 病变的密度均匀，边缘光滑
- 部分瘤体因坏死囊变密度不均匀
- 可伴肿瘤邻近骨的骨赘形成
- T1、T2高信号，压脂低信号
- 肿瘤内纤细的分隔可轻度强化

与高分化脂肪肉瘤鉴别：
- 应仔细观察脂肪肿物内部的软组织成分与软组织分隔
- 高分化肉瘤中软组织分隔常较粗且多强化，良性分隔常纤细
- 脂肪肉瘤边界不清、呈浸润性生长；良性肿瘤界清、生长慢

脂肪肉瘤

临床：
- 好发于肢体近端，最常见股部

影像：
- 浸润性生长，无包膜，界不清
- 部分脂肪密度部分软组织密度
- 脂肪密度多大于正常脂肪
- 实性部分不均匀强化
- 部分病灶内见粗大肋间动脉
- 圆细胞型含脂量少，多为等T1等T2信号；黏液型以囊性成分为主，多为长T1长T2信号
- 肿块可破坏肋骨或椎体，也可向肺组织浸润

神经源性

良性——神经鞘瘤

临床：
- 最常见神经元性肿瘤
- 20~50岁患者多见
- 胸壁深面、肋骨下缘多见
- 有沿神经干走行趋势

影像：
- 平扫肿瘤密度等于、略小于肌肉的软组织肿块影
- 肿瘤包膜完整且密度高
- 肿瘤不均匀强化，内见散在斑片状无强化低密度区

恶性

临床：
- 见孤立弥漫性肿块，一般倍增快，易复发
- 除邻近骨、软组织受压外，可见浸润性破坏、胸水、胸膜结节及肺内转移

影像：
- 边缘光滑不规则，密度不均，液化坏死多见
- 中心有大面积低密度区
- 实质部分呈网格、斑片状中、显著强化

神经纤维瘤

临床：
- 20~30岁好发，良性
- 多单发，皮下、颈、纵隔、腹膜后等处常见
- 肿瘤与神经干密切关系
- 多发者又称为神经纤维瘤病，多于前胸壁、腹壁

影像：
- 包膜边缘光滑不完整
- 椭圆形均匀低密度肿块
- 边界清晰，可见钙化
- 受压骨骼见骨质吸收
- 大神经受累呈哑铃形
- T1等低、T2等高信号为主，且T2可见靶征
- 病变呈轻度不均匀强化
- 神经纤维瘤病的肿块中心密度较低且均匀

与胸壁炎性肿块鉴别：
- 多有感染病史，局部有红肿、疼痛等症状

5.18　肺部的基本病变

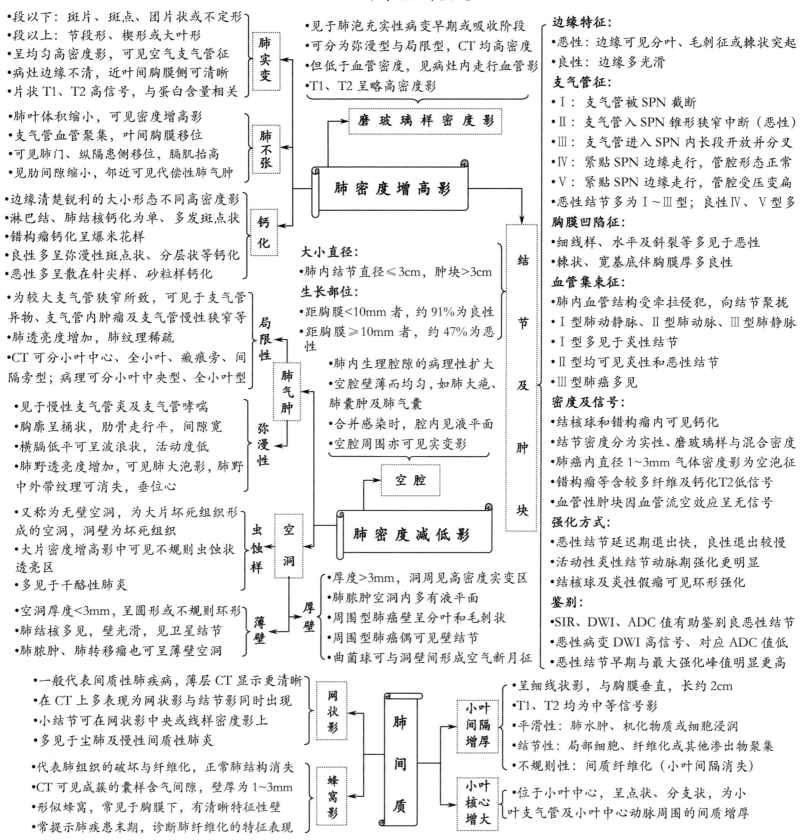

肺实变
- 段以下：斑片、斑点、团片状或不定形
- 段以上：节段形、楔形或大叶形
- 呈均匀高密度影，可见空气支气管征
- 病灶边缘不清，近叶间胸膜侧可清晰
- 片状T1、T2高信号，与蛋白含量相关

肺不张
- 肺叶体积缩小，可见密度增高影
- 支气管血管聚集，叶间胸膜移位
- 可见肺门、纵隔患侧移位，膈肌抬高
- 见肋间隙缩小，邻近可见代偿性肺气肿

钙化
- 边缘清楚锐利的大小形态不同高密度影
- 淋巴结、肺结核钙化为单、多发斑点状
- 错构瘤钙化呈爆米花样
- 良性多呈弥漫性斑点状、分层状等钙化
- 恶性多呈散在针尖样、砂粒样钙化

局限性
- 为较大支气管狭窄所致，可见于支气管异物、支气管内肿瘤及支气管慢性狭窄等
- 肺透亮度增加，肺纹理稀疏
- CT可分小叶中心、全小叶、瘢痕旁、间隔旁型；病理可分小叶中央型、全小叶型

肺气肿

弥漫性
- 见于慢性支气管炎及支气管哮喘
- 胸廓呈桶状，肋骨走行平，间隙宽
- 横膈低平可呈波浪状，活动度低
- 肺野透亮度增加，可见肺大泡影，肺野中外带纹理可消失，垂位心

虫蚀样
- 又称为无壁空洞，为大片坏死组织形成的空洞，洞壁为坏死组织
- 大片密度增高影中可见不规则虫蚀状透亮区
- 多见于干酪性肺炎

空洞

薄壁
- 空洞厚度<3mm，呈圆形或不规则环形
- 肺结核多见，壁光滑，见卫星结节
- 肺脓肿、肺转移瘤也可呈薄壁空洞

磨玻璃样密度影
- 见于肺泡充实性病变早期或吸收阶段
- 可分为弥漫型与局限型，CT均高密度
- 但低于血管密度，见病灶内走行血管影
- T1、T2呈略高密度影

肺密度增高影

肺密度减低影

空腔
- 肺内生理腔隙的病理性扩大
- 空腔壁薄而均匀，如肺大疱、肺囊肿及肺气囊
- 合并感染时，腔内见液平面
- 空腔周围亦可见实变影

厚壁
- 厚度>3mm，洞周见高密度实变区
- 肺脓肿空洞内多有液平面
- 周围型肺癌壁呈分叶和毛刺状
- 周围型肺癌偶可见壁结节
- 曲菌球可与洞壁间形成空气新月征

结节及肿块

大小直径：
- 肺内结节直径≤3cm，肿块>3cm

生长部位：
- 距胸膜<10mm者，约91%为良性
- 距胸膜≥10mm者，约47%为恶性

边缘特征：
- 恶性：边缘可见分叶、毛刺征或棘状突起
- 良性：边缘多光滑

支气管征：
- Ⅰ：支气管被SPN截断
- Ⅱ：支气管入SPN锥形狭窄中断（恶性）
- Ⅲ：支气管进入SPN内长段开放并分叉
- Ⅳ：紧贴SPN边缘走行，管腔形态正常
- Ⅴ：紧贴SPN边缘走行，管腔受压变扁
- 恶性结节多为Ⅰ~Ⅲ型；良性Ⅳ、Ⅴ型多

胸膜凹陷征：
- 细线样、水平及斜裂等多见于恶性
- 棘状、宽基底伴胸膜厚多良性

血管集束征：
- 肺内血管结构受牵拉侵犯，向结节聚拢
- Ⅰ型肺动静脉、Ⅱ型肺动脉、Ⅲ型肺静脉
- Ⅰ型多见于炎性结节
- Ⅱ型均可见炎性和恶性结节
- Ⅲ型肺癌多见

密度及信号：
- 结核球和错构瘤内可见钙化
- 结节密度分为实性、磨玻璃样与混合密度
- 肺癌内直径1~3mm气体密度影为空泡征
- 错构瘤等含较多纤维及钙化T2低信号
- 血管性肿块因血管流空效应呈无信号

强化方式：
- 恶性结节延迟期退出快，良性退出较慢
- 活动性炎性结节动脉期强化更明显
- 结核球及炎性假瘤可见环形强化

鉴别：
- SIR、DWI、ADC值有助鉴别良恶性结节
- 恶性病变DWI高信号，对应ADC值低
- 恶性结节早期与最大强化峰值明显更高

网状影
- 一般代表间质性肺疾病，薄层CT显示更清晰
- 在CT上多表现为网状影与结节影同时出现
- 小结节可在网状影中央或线样密度影上
- 多见于尘肺及慢性间质性肺炎

肺间质

蜂窝影
- 代表肺组织的破坏与纤维化，正常肺结构消失
- CT可见成簇的囊样含气间隙，壁厚为1~3mm
- 形似蜂窝，常见于胸膜下，有清晰特征性壁
- 常提示肺疾患末期，诊断肺纤维化的特征表现

小叶间隔增厚
- 呈细线状影，与胸膜垂直，长约2cm
- T1、T2均为中等信号影
- 平滑性：肺水肿、机化物质或细胞浸润
- 结节性：局部细胞、纤维化或其他渗出物聚集
- 不规则性：间质纤维化（小叶间隔消失）

小叶核心增大
- 位于小叶中心，呈点状、分支状，为小叶支气管及小叶中心动脉周围的间质增厚

5.19　急性胸痛病变的鉴别

临床：
- 又称主动脉夹层动脉瘤
- 多见于50~60岁，男多于女
- 突发、胸背部持续性撕裂样剧痛
- 3/4 以上患者可合并高血压
- 依据病程分 { 急性期：发病<2周　慢性期：发病>2周

影像：
- 主动脉夹层呈螺旋形走行
- 假腔大于真腔
- 假腔内血流速度慢
- 真假腔内见线性低密度内膜影，内膜呈凸向假腔的弧形或螺旋形
- 动脉期见造影剂进入假腔的撕裂口
- 延迟扫描示假腔强化时间延长
- 主动脉壁可有增厚和钙化
- CTA显示典型的双腔影

临床：
- 直径>正常直径的1.5倍
- 多见中老年男性，主要为周围组织压迫症状
- 查体见体表搏动性膨隆

影像：
- 主动脉管径增粗
- 超过正常的50%或>4cm
- 管壁常不规则增厚
- 可见钙化和血栓形成
- 梭形动脉瘤瘤体与主动脉腔相延续
- 血栓为腔内异常软组织信号

主动脉夹层　**主动脉瘤破裂**

临床：
- 突发胸部剧痛，常伴呼吸困难、发绀
- 血浆 D-二聚体升高

影像：
- 动脉 CTA 或造影示肺动脉充盈缺损，肺动脉残根征、截断征
- CT 直接征象：动脉腔内中心性、偏心性或附壁性充盈缺损，造成管腔不同程度狭窄
- 急性：管腔完全阻塞时：可呈杯口状、不规则圆杆状、斜坡征；轨道征为管腔中心的充盈缺损，缺损边缘有造影剂充填；漂浮征为血栓栓子随血流在管腔内漂动
- 慢性：肺血管壁不规则增厚和血栓钙化
- CT 间接征象：马赛克征，尖端指向肺门的三角形影
- MR：快速自旋回波序列上示，血栓在T1、T2均异常等高信号，正常血流为流空低信号；梯度回波电影图像上示，血栓为低信号，正常血流高信号

大血管　**肺动脉栓塞**

心血管源性

瓣膜　**心脏**

心电图异常

临床：
- 活动后呼吸困难、心绞痛、干咳、劳力性晕厥、胃肠道出血、血管栓塞
- 主动脉听诊区粗糙响亮的收缩期杂音
- 风心病是最常见的原因

影像：
- 主动脉型心，肺野血管一般正常，晚期有肺淤血
- 心血管造影见主动脉瓣瓣叶增厚，跨瓣压差增大、瓣口面积减小，瓣口开放征

主动脉瓣狭窄

临床：
- 心悸、胸痛、晕厥
- 二尖瓣听诊区吹风样的收缩期杂音
- 风心病是最常见的原因

影像：
- 心血管造影可明确脱垂的瓣叶，瓣叶脱垂的部位，脱垂程度

二尖瓣脱垂

临床：
- 可有胸痛，呼吸困难，发热双期心包摩擦音，心包压塞，心电图异常

影像：
- 心影向两侧大，烧瓶状，随体位而异
- 透视可显示心脏搏动减弱或消失
- MR可清晰显示积液的量和性质：如非出血性渗液大多是低信号，尿毒症性、外伤性、结核性渗液内含蛋白和细胞较多，可见中高信号

急性心包炎

临床：
- 常有明显家族遗传史
- 劳力性呼吸困难、乏力
- 部分患者无自觉症状，严重者可见肺水肿或肺充血

影像：
- 心影向左扩大
- 心室不对称肥厚而无心室腔增大，室壁及室间隔增厚

肥厚型心肌病

临床：
- 胸骨后、心前、剑突下压榨感，心电图异常
- 心肌酶、肌钙蛋白增高

影像：
- 冠状动脉主要分支阻塞和重度狭窄

急性心肌梗死

临床：
- 多为学龄前期和学龄儿童
- 发病前1~3周，常有上呼吸道感染或消化道感染等疾病，心律失常

影像：
- 早期及局限性无特征性影像表现
- 弥漫性：心影扩大，心尖搏动减弱，严重者见肺水肿或充血

急性心肌炎

临床：突发胸痛、呼吸困难
影像：后前位示胸膜腔内气体影，伴肺组织压缩

气胸

临床：急性期高热、气急、胸痛
影像：胸腔游离性或包裹性积液，部分并发支气管胸膜瘘

胸膜炎

胸膜

临床：反酸嗳气、胸骨后疼痛，平躺时加重
影像：造影示造影剂从胃反流至食管下段

胃食管反流

临床：反酸、嗳气、胸骨后灼烧感
影像：胃镜或消化道造影示膈上疝囊

食管裂孔疝

纵隔

临床：胸部创伤后剧烈疼痛，可伴胸廓畸形
影像：发生肋骨骨折者，见肋骨骨皮质不连续或骨折透亮影
- 周围软组织局部或弥漫性肿胀

胸部创伤　**其他**

非心血管源性

肺部

影像：
- 间质性：间隔线，KerleyB线常见，支气管周围袖口征、胸膜下水肿
- 肺泡型：咳大量白色或血性泡沫痰，蝶翼状或弥漫分布于两肺

急性肺水肿

临床：误吸异物致胸痛、呼吸困难
影像：直接征象：观察到阳性异物
- 间接征象：纵隔摆动、肺气肿征象

气管异物

肺癌或肺炎　具体临床及影像表现见 肺部章节

临床：
- 突发胸痛、呼吸困难
- 常见原因：纵隔穿透伤、胸部闭合伤、气管及食管破裂

影像：
- 后前位胸片示：纵隔旁含气透亮影，两侧肺组织压缩

纵隔气肿

5.20 肺挫伤的影像表现及其演变

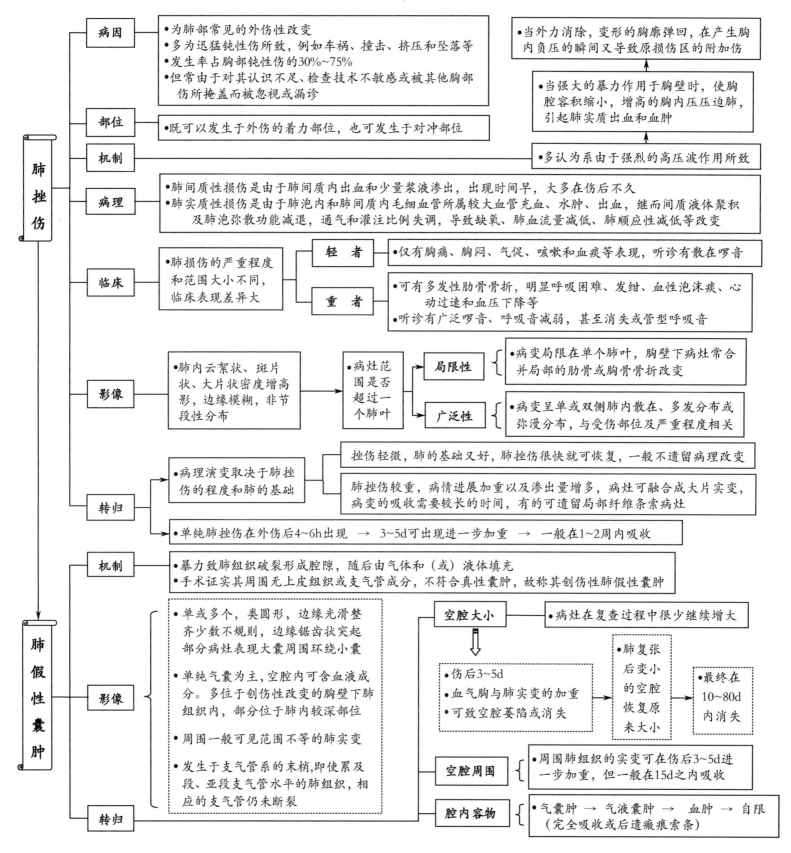

肺挫伤

病因
- 为肺部常见的外伤性改变
- 多为迅猛钝性伤所致,例如车祸、撞击、挤压和坠落等
- 发生率占胸部钝性伤的30%~75%
- 但常由于对其认识不足、检查技术不敏感或被其他胸部伤所掩盖而被忽视或漏诊

部位
- 既可以发生于外伤的着力部位,也可发生于对冲部位

机制
- 多认为系由于强烈的高压波作用所致

病理
- 肺间质性损伤是由于肺间质内出血和少量浆液渗出,出现时间早,大多在伤后不久
- 肺实质性损伤是由于肺泡内和肺间质内毛细血管所属较大血管充血、水肿、出血,继而间质液体聚积及肺泡弥散功能减退,通气和灌注比例失调,导致缺氧、肺血流量减低、肺顺应性减低等改变

临床
- 肺损伤的严重程度和范围大小不同,临床表现差异大
  - **轻者**
    - 仅有胸痛、胸闷、气促、咳嗽和血痰等表现,听诊有散在啰音
  - **重者**
    - 可有多发性肋骨骨折,明显呼吸困难、发绀、血性泡沫痰、心动过速和血压下降等
    - 听诊有广泛啰音、呼吸音减弱,甚至消失或管型呼吸音

影像
- 肺内云絮状、斑片状、大片状密度增高影,边缘模糊,非节段性分布
  - 病灶范围是否超过一个肺叶
    - **局限性**
      - 病变局限在单个肺叶,胸壁下病灶常合并局部的肋骨或胸骨骨折改变
    - **广泛性**
      - 病变呈单或双侧肺内散在、多发分布或弥漫分布,与受伤部位及严重程度相关

转归
- 病理演变取决于肺挫伤的程度和肺的基础
  - 挫伤轻微,肺的基础又好,肺挫伤很快就可恢复,一般不遗留病理改变
  - 肺挫伤较重,病情进展加重以及渗出量增多,病灶可融合成大片实变,病变的吸收需要较长的时间,有的可遗留局部纤维条索病灶
- 单纯肺挫伤在外伤后4~6h出现 → 3~5d可出现进一步加重 → 一般在1~2周内吸收

当外力消除,变形的胸廓弹回,在产生胸内负压的瞬间又导致原损伤区的附加伤

当强大的暴力作用于胸壁时,使胸腔容积缩小,增高的胸内压压迫肺,引起肺实质出血和血肿

肺假性囊肿

机制
- 暴力致肺组织破裂形成腔隙,随后由气体和(或)液体填充
- 手术证实其周围无上皮组织或支气管成分,不符合真性囊肿,故称其创伤性肺假性囊肿

影像
- 单或多个,类圆形,边缘光滑整齐少数不规则,边缘锯齿状突起部分病灶表现大囊周围环绕小囊
- 单纯气囊为主,空腔内可含血液成分。多位于创伤性改变的胸壁下肺组织内,部分位于肺内较深部位
- 周围一般可见范围不等的肺实变
- 发生于支气管系的末梢,即使累及段、亚段支气管水平的肺组织,相应的支气管仍未断裂

空腔大小
- 病灶在复查过程中很少继续增大
  - 伤后3~5d
  - 血气胸与肺实变的加重
  - 可致空腔萎陷或消失
    → 肺复张后变小的空腔恢复原来大小 → 最终在10~80d内消失

空腔周围
- 周围肺组织的实变可在伤后3~5d进一步加重,但一般在15d之内吸收

腔内容物
- 气囊肿 → 气液囊肿 → 血肿 → 自限(完全吸收或后遗瘢痕索条)

转归

第六章 乳腺病变

6.1 乳腺影像报告和数据系统评估

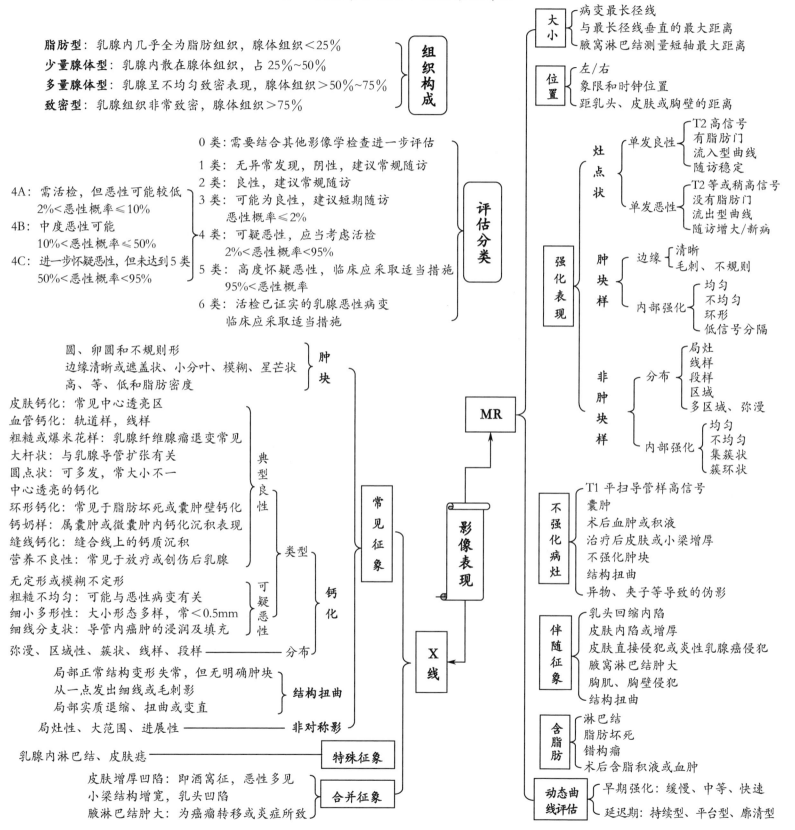

脂肪型：乳腺内几乎全为脂肪组织，腺体组织<25%
少量腺体型：乳腺内散在腺体组织，占25%~50%
多量腺体型：乳腺呈不均匀致密表现，腺体组织>50%~75%
致密型：乳腺组织非常致密，腺体组织>75%

组织构成

大小：
病变最长径线
与最长径线垂直的最大距离
腋窝淋巴结测量短轴最大距离

位置：
左/右
象限和时钟位置
距乳头、皮肤或胸壁的距离

0 类：需要结合其他影像学检查进一步评估
1 类：无异常发现，阴性，建议常规随访
2 类：良性，建议常规随访
3 类：可能为良性，建议短期随访 恶性概率≤2%

4A：需活检，但恶性可能较低 2%<恶性概率≤10%
4B：中度恶性可能 10%<恶性概率≤50%
4C：进一步怀疑恶性，但未达到5类 50%<恶性概率<95%

4 类：可疑恶性，应当考虑活检 2%<恶性概率<95%
5 类：高度怀疑恶性，临床应采取适当措施 95%<恶性概率
6 类：活检已证实的乳腺恶性病变 临床应采取适当措施

评估分类

强化表现：

灶点状：
单发良性：T2高信号 / 有脂肪门 / 流入型曲线 / 随访稳定
单发恶性：T2等或稍高信号 / 没有脂肪门 / 流出型曲线 / 随访增大/新病

肿块样：
边缘：清晰 / 毛刺、不规则
内部强化：均匀 / 不均匀 / 环形 / 低信号分隔

非肿块样：
分布：局灶 / 线样 / 段样 / 区域 / 多区域、弥漫
内部强化：均匀 / 不均匀 / 集簇状 / 簇环状

MR

圆、卵圆和不规则形
边缘清晰或遮盖状、小分叶、模糊、星芒状
高、等、低和脂肪密度

肿块

皮肤钙化：常见中心透亮区
血管钙化：轨道样，线样
粗糙或爆米花样：乳腺纤维腺瘤退变常见
大杆状：与乳腺导管扩张有关
圆点状：可多发，常大小不一
中心透亮的钙化
环形钙化：常见于脂肪坏死或囊肿壁钙化
钙奶样：属囊肿或微囊肿内钙化沉积表现
缝线钙化：缝合线上的钙质沉积
营养不良性：常见于放疗或创伤后乳腺

典型良性

无定形或模糊不定形
粗糙不均匀：可能与恶性病变有关
细小多形性：大小形态多样，常<0.5mm
细线分支状：导管内癌肿的浸润及填充

可疑恶性

类型

弥漫、区域性、簇状、线样、段样 —— 分布

钙化

常见征象

不强化病灶：
T1 平扫导管样高信号
囊肿
术后血肿或积液
治疗后皮肤或小梁增厚
不强化肿块
结构扭曲
异物、夹子等导致的伪影

局部正常结构变形失常，但无明确肿块
从一点发出细线或毛刺影
局部实质退缩、扭曲或变直

结构扭曲

局灶性、大范围、进展性 —— 非对称影

影像表现

X线

伴随征象：
乳头回缩内陷
皮肤内陷或增厚
皮肤直接侵犯或炎性乳腺癌侵犯
腋窝淋巴结肿大
胸肌、胸壁侵犯
结构扭曲

乳腺内淋巴结、皮肤痣 —— 特殊征象

皮肤增厚凹陷：即酒窝征，恶性多见
小梁结构增宽，乳头凹陷
腋淋巴结肿大：为癌瘤转移或炎症所致

合并征象

含脂肪：
淋巴结
脂肪坏死
错构瘤
术后含脂积液或血肿

动态曲线评估：
早期强化：缓慢、中等、快速
延迟期：持续型、平台型、廓清型

6.2　乳腺常见肿瘤的鉴别

临床：
- 绝经期前后40~60岁妇女好发
- 起源于末梢导管-小叶单位的上皮细胞为最常见
- 乳房肿块，乳头溢液、回缩，伴或不伴疼痛
- 肿瘤广泛浸润时可出现整个乳腺质地坚硬、固定，腋窝及锁骨上窝可触及肿大的淋巴结
- 分为非浸润性、浸润性非特殊型、浸润性特殊型三类

影像：
- 肿块边缘呈分叶状、不规则形，并见长短不一的毛刺
- 密度一般高于周围腺体密度
- T1低信号、T2不均匀高信号
- DWI高信号，ADC值较低
- 1H-MRS上，部分可见胆碱峰增高
- 钙化：无定形或模糊、粗糙不均匀、细小多形性、细线或细线分枝状
- 乳腺实质与脂肪界面发生扭曲、变形、紊乱，可呈星芒状或蟹足样
- 明显强化，呈向心性强化、导管或段性分布强化
- 强化方式为快进快出
- 皮肤增厚和局限性凹陷，乳头内陷
- 腋窝和锁骨上淋巴结肿大
- 乳头下一支或数支导管增粗、密度增高、边缘粗糙

【原发性淋巴瘤】

临床：
- 发病率低，大多为非霍奇金淋巴瘤
- 绝经前女性多见
- 多数患者为单侧乳腺受累
- 乳房无痛性肿块，少数呈弥漫浸润使乳房变硬，局部皮肤受累，伴炎性改变

影像：
- 肿块型：
  肿块边缘多清楚
  部分边缘不清者多为与周围腺体重叠
- 致密浸润型：
  病变较弥漫，界限多不清楚
  多数伴皮肤的弥漫水肿、增厚
  T1等信号，T2高于乳腺腺体信号
- DWI高信号，ADC值明显降低
- 多呈较均匀强化

【乳腺癌】

【恶性】

临床：
- 也称恶性血管内皮瘤
- 40岁以下好发，妊娠、哺乳期妇女及乳腺癌保乳术后患者发病率高
- 短期内迅速增大的乳房肿物，瘤组织表浅处皮肤呈局限性斑点状或边界不清的紫蓝色或紫红色改变
- 一般体积较大，直径多>4cm

影像：
- 高密度较大肿块，边界较清楚，常呈分叶状，内部可伴有粗大钙化
- T1低T2高信号，瘤内囊性出血灶在T1上表现为点状或片状高信号
- 增强检查肿瘤明显强化

【血管肉瘤】

临床：
- 发生于乳晕区大导管，又称中央型
- 乳腺导管上皮增生突入导管内并呈乳头样生长
- 常为单发，少数同时累及几支大导管
- 40~45岁经产妇多发
- 无痛性乳头溢液，可为浆液性或血性
- 多数可触及肿块，多位于乳晕下

影像：
- 乳腺导管造影显示扩张的导管中断，断端呈光滑杯口状，腔内可见类圆形充盈缺损，管壁光滑整齐
- 乳晕下圆或卵圆形肿物，边缘光滑
- T1低或中等信号，T2等或高信号
- 强化表现多样，可为结节肿块型、非肿块型或无明显强化

【大导管乳头状瘤】

临床：
- 起源于成纤维细胞或成肌纤维细胞
- 具有局部侵袭性，但无转移潜能
- 通常起源于胸肌筋膜而蔓延至乳腺
- 孤立性、无痛、质硬肿物
- 乳头内陷或皮肤凹陷

影像：
- 边界不清、形态不规则
- 胸肌和肋间肌可受累
- MR可评估肿物对胸壁浸润程度

【侵袭性纤维瘤病】

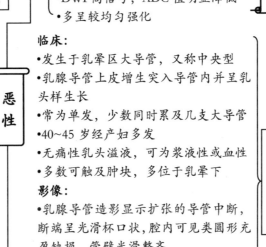

【纤维腺瘤】

临床：
- 由小叶内纤维组织和腺上皮组织构成
- 40岁以下女性好发，无明显临床症状
- 大多位于外上象限
- 质韧、活动，与皮肤无粘连

影像：
- 密度一般较淡或等于周围腺体密度
- T1呈低或中等信号，T2呈不均匀稍高信号
- 64%有胶原纤维形成的分隔，在T2上为低或中等信号
- 可见粗大或爆米花样钙化
- 表面光滑，边界清楚，周围见晕征
- 轻、中度强化，少数明显强化

【良性】

临床：
- 由成熟、无异型的脂肪细胞构成
- 中年以上好发，无明显临床症状
- 边缘光整，位置无殊
- 柔软、光滑、可活动的肿块

影像：
- 皮下脂肪或腺体层表面圆形或卵圆形肿块，边界清楚，见完整包膜
- 多呈均匀脂肪密度/信号，部分内见纤细的纤维分隔
- 当脂肪瘤坏死时，脂肪组织内会出现钙化

【脂肪瘤】

临床：
- 由间质细胞和上皮组成
- 中年妇女多见，平均45岁左右
- 无痛性肿块，少数伴局部轻度疼痛
- 主要是通过血行转移

影像：
- 分叶状、高密度、边缘光滑锐利
- 患乳出现粗大的血管影
- 瘤内可出现粗大不规则钙化
- T1不均匀低信号，T2不均匀高信号
- 瘤内可出现出血、坏死或黏液样变
- 早期呈明显渐进性强化，延迟相时间-信号强度曲线多为平台型，囊腔和其间分隔无强化
- DWI高信号，ADC值较低
- MRS可见明显增高的胆碱峰

【交界性】

【叶状肿瘤】

6.3 乳腺非肿瘤性病变的鉴别

临床:
- 由小叶结构、基质及脂肪组织组成的良性肿块
- 可分为致密型、混合型、脂肪型,混合型最为常见
- 可发生在任何年龄
- 一般无明显临床症状,妊娠期及哺乳期肿物迅速增大
- 病灶1~20cm不等
- 肿物质地软或软硬不一,呈圆形、卵圆形,活动,无皮肤粘连受累

影像:
- 较大的边界清晰肿块
- 边缘光整无毛刺,位置无特殊
- 内含致密和透亮的混合区域,密度、信号混杂
- 轻度渐进性强化

临床:
- 又称皮脂腺囊肿,位于乳腺者少见
- 囊内壁为皮肤表层的复层鳞状上皮
- 囊内含角蛋白、脂类、胆固醇结晶

影像:
- 类圆形肿块,位于腺体后部
- 边界光滑清楚,内部以等密度为主,可见条状脂肪密度影

临床:
- <40岁,曾哺乳
- 多在产后1~5年发现
- 继发感染可有红、肿、热、痛等炎性症状及体征
- 触诊触及不到肿块而由X线或超声检查意外发现
- 少数可自发性吸收消散

影像:
- 大小不一,轮廓清楚,边缘光滑
- 可发现在任何位置,一般较深
- 表现类型可为致密型、透亮型
- 具体表现取决于囊肿内容物成分
- 水分含量多时T1低、T2高信号
- 脂质成分高时T1、T2均明显高信号,抑脂序列为低信号
- 无强化,合并感染轻度强化

错构瘤

表皮样囊肿

积乳囊肿

瘤样病变

临床:
- 急性乳腺炎治疗不及时所致
- 少数来自囊肿感染发热
- 疼痛,白细胞增高,抗生素治疗有效
- 乳腺结构紊乱,皮肤增厚

影像:
- 边界不清楚的肿块,密度增高
- 结构紊乱,皮肤增厚
- T1病灶中心无增强,脓肿壁明显强化
- DWI中央区呈高信号,ADC值降低

临床:
- 致病菌常为金黄色葡萄球菌
- 初期可无全身反应
- 严重时寒战、高热、患乳肿大
- 表面皮肤发红、发热,并有跳痛及触痛
- 常并有同侧腋下淋巴结肿大,压痛
- 治疗不及时可形成慢性乳腺炎或脓肿

影像:
- 片状不规则致密影,乳腺小梁增粗
- 边缘模糊,结构扭曲,血供增加
- 患处皮肤水肿、增厚,皮下脂肪层浑浊
- 出现较粗大的网状结构
- T1低信号,T2高信号
- 增强检查轻中度强化,延迟强化为主
- 抗生素治疗后上述征象可很快消失

临床:
- 乳腺组织在雌、孕激素作用下发生增生与退化的过程
- 大多为生理性反应,而非真正的病变
- 多发生于30~40岁,常为双侧发病
- 症状为乳房胀痛和乳腺内多发性结节
- 症状常与月经周期有关

影像:
- 因乳腺增生成分不同表现各异
- 乳腺内片状、棉絮状大小不等的结节影
- 小乳管高度扩张时可形成囊肿
- 囊肿如钙化多表现为囊壁弧线样钙化
- 乳腺组织增厚,呈片状或块状多发致密影,密度略高于周围腺体
- 增厚的组织中可见条索状低密度影
- T1低或中等信号
- T2信号依赖于增生组织含水量

脓肿

结核

急性乳腺炎

其他

感染性

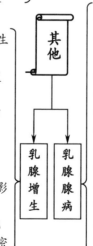

乳腺增生

乳腺腺病

临床:
- 分原发性和继发性
- 好发于30~50岁
- 病程长,病灶时大时小
- 乳房肿块常为首发症状

影像:
浸润型:
- 浸润影密度较淡,边缘模糊
- 累及浅筋膜至该处筋膜增厚、致密

结节型:
- 圆形、卵圆形、分叶状,直径为3~5cm,边缘光滑、整齐、锐利
- 1/3结节内可见钙化,多为细砂粒样或粗大钙化
- 少数皮肤增厚、乳头内陷

干酪型:
- 病变范围广泛,呈片状浸润,浸润区内多发不规则透亮区
- 皮肤常破溃并明显增厚,乳头内陷

CT及MR:
- 皮肤增厚,皮下脂肪模糊,呈网格状及蜂窝状改变
- 腺体结构紊乱、模糊,且密度增高
- 形成肉芽肿时,边缘环形强化,中央干酪样坏死区不强化

临床:
- 乳腺小叶内末梢导管或腺泡数目增多,伴小叶内间质纤维组织增生而形成的一种良性增生性疾病
- 发病原因与卵巢功能失调有关
- 乳腺结构不良症的早期表现
- 30~40岁年轻女性多发
- 常有月经周期相关的乳腺疼痛

影像:
- 可局限于乳腺的某一区域,也可广泛弥散于乳房中
- 局限型:密度增高呈结节状或毛玻璃状,形态不规则,边缘一般模糊不清
- 弥漫型:整个乳腺密度增高,正常的腺体结构消失,病变阴影趋向融合
- 少数可出现钙化相对粗大的钙化灶
- 病灶T1等T2高信号,DWI高信号
- 可见明显强化,边缘强化不明显

第七章 腹部病变

7.1 肝脏肿瘤病变的鉴别

临床：•好发于年轻女性
　　　•多无症状
影像：•肿块界清，等或稍低密度
　　　•中央瘢痕更低密度
　　　•动脉期除瘢痕外为显著强化
△
局灶性结节增生

临床：•好发于6个月内
　　　•肝大，腹部膨隆
影像：•低密度，不均匀
　　　•钙化、出血常见
　　　•增强呈渐进性强化
△
婴儿型血管内皮瘤

临床：•少见，好发于中青年男性
　　　•WBC增高，血沉增快
影像：•肿块呈低密度
　　　•动脉期强化不明显，门脉期、延迟期轻中度环状强化
△
炎性假瘤

临床：•极为罕见
　　　•好发于儿童，无痛性包块
影像：•肿块呈囊性，界清
　　　•壁及分隔轻度强化，壁结节明显强化
△
淋巴管瘤

肿瘤样病变

临床：
•好发于青年女性
•与服用避孕药及类固醇有关
影像：
•平扫呈低密度，界清，有假包膜
•合并出血、坏死时混杂密度
•强化为快进慢出
→ **肝腺瘤**

临床：
•罕见，女性多见，多无症状
影像：
•均匀低密度，有包膜
•动脉期不均匀强化，后逐渐均匀
→ **平滑肌瘤**

临床：
•多见于中年女性，多无症状
影像：
•囊实性，囊性为主可有壁结节
•分隔厚薄均匀
•囊壁、分隔、壁结节明显强化
→ **胆管细胞囊腺瘤**

临床：
•罕见，多见于1岁以下
影像：
•囊实性肿块，成分复杂，见钙化和脂肪，实性成分或索条状分隔可强化
→ **畸胎瘤**

良性肿瘤

临床：
•中年男性多见，腹胀腹痛，早期可肺转移
影像：
•多发低密度，囊实性肿块，可有腹水，动脉期斑点状强化，范围逐渐扩大
→ **血管肉瘤**

临床：
•较少见，好发于中青年女性
•可与肾错构瘤、结节性硬化并存
影像：
•类圆形，界清成分复杂多样，密度差异大，钙化、出血、坏死少见
•肿块成分不同，强化程度不同，强化不均匀，可见条索状血管或肝静脉"早显"
→ **肝错构瘤**

临床：
•罕见，好发40岁以上女性，多无症状
影像：
•肿块界清，呈均匀的脂肪密度和信号
•增强各期均无明显强化
→ **脂肪瘤**

恶性肿瘤

临床：
•中年男性多见，乙肝病史，AFP升高
影像：
•等或低密度，可有假包膜
•增强呈快进快出强化
→ **肝细胞肝癌**

临床：
•男童多见，无痛包块、AFP升高
影像：
•巨块，密度不均，可囊变坏死、钙化常见，增强呈不均匀强化，分隔强化
→ **肝母细胞瘤**

临床：
•中老年人多见，有肿瘤病史
影像：
•单或多发类圆形低密度灶
•增强病灶呈中心低密度，边缘强化，外围低密度水肿带，可见牛眼征表现
→ **肝转移瘤**

临床：
•好发于中老年男性
•上腹部隐痛，早期转移至肺
影像：
•单或多发低密度肿块，可有周围胆管扩张，邻近包膜常皱缩
•增强呈渐进性强化
→ **肝内胆管细胞癌**

7.2 肝脏囊性病变的鉴别

•多为先天性单纯性肝囊肿
•单或多发，均质水样
•边缘光滑，囊肿壁一般不显示
•囊肿可为多房，内见间隔
•囊肿不强化，显示更清
•肝囊肿常伴肾囊肿
•多见中老年，可缓慢增大
•容积效应的影响，小囊肿CT值常偏高，应薄层扫描以确诊
均一水样密度性病变

•常见于囊内出血、感染
•囊液含蛋白量较多的囊肿
•多为复杂性肝囊肿
•囊肿感染或脓肿时，平扫示厚壁
•囊内见实性血凝块，提示出血
•出现气泡影，为感染的特征性
•完全坏死的肿瘤
密度有所增高性囊肿病变

•肝肿瘤坏死和出血，常见富血供性肿瘤
•肝癌坏死，常伴有门静脉瘤栓
•肝内富血供性转移瘤如平滑肌肉瘤、肾癌
实性肿瘤内囊性病灶

•微小脓肿可能性大，可有发热，免疫力低下
•液化的血肿或胆汁样瘤有外伤史
•肝动脉栓塞治疗或无水酒精局部肿瘤治疗术后残腔
•实性为肿瘤坏死后
短期内动态变化的病变

按CT值分类

稳定性小囊性
•单纯囊肿
•血管瘤
•紫癜性肝炎
•胆管错构瘤

有壁结节性囊肿病变
•转移瘤
•黏蛋白性囊腺瘤和囊腺癌
•实性肿瘤

扩张的管状囊性变
•胆管梗阻扩张(肿瘤压迫、结石、黏蛋白嵌塞)
•结石阻塞
•节段性Caroli化病
•单纯胆管炎
•肝内胆管柱状或囊状扩张时，应考虑Caroli化病或硬化性胆管炎

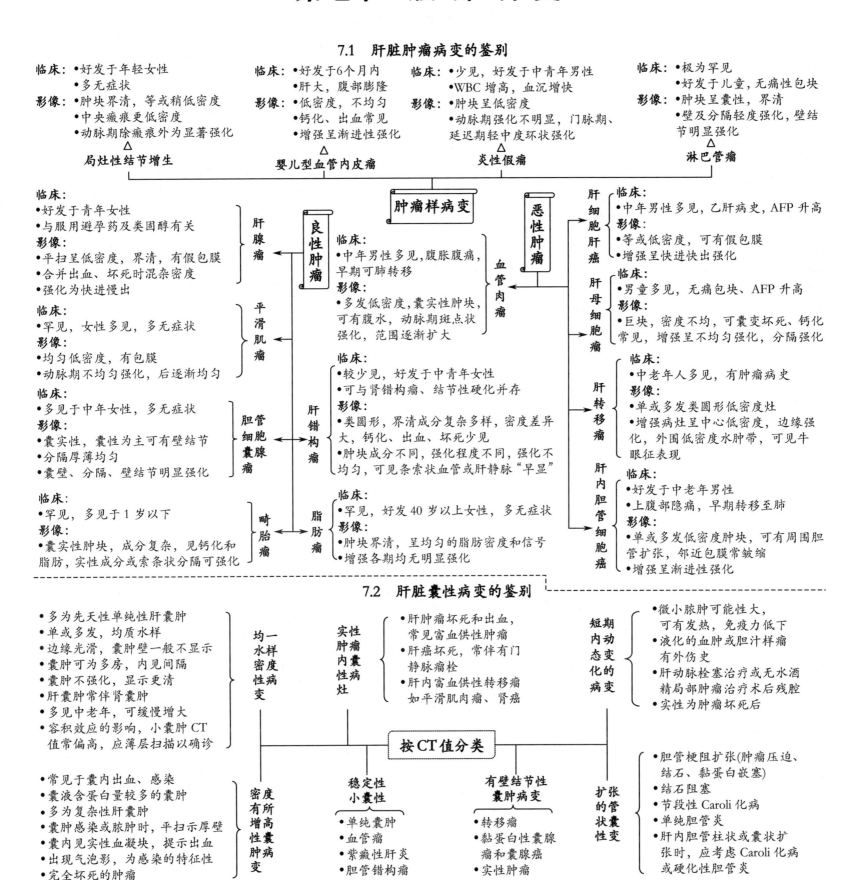

7.3　肝脏代谢性、遗传性、弥漫性病变的鉴别

临床：
- 多见于中年男性，常有慢性贫血、反复溶血史及输血史
- 本病三大特征：肝硬化、糖尿病及皮肤青铜色色素沉着

影像：
- 平扫示肝密度均匀明显升高，CT值可达75~130HU
- T1、T2呈"黑肝"
- 增强肝脏未见异常强化

〔血色素沉着症〕

临床：
- 多为5~10岁发病
- 游离血清铜浓度上升
- 特征性角膜色素环

影像：
- 肝脾大，晚期可肝硬化、再生结节等；有时周围见肝周边有脂肪沉积所致的低密度带
- 肝增强扫描未见异常强化

〔肝豆状核变性〕

临床：
- 心律失常，有服用胺碘酮史

影像：
- 平扫肝脏密度弥漫性升高

〔乙胺碘呋酮沉着症〕

〔高密度〕

临床：
- 男多于女，年龄多>40岁
- 常表现为肝区不适，黄疸，皮肤瘙痒等

影像：
- 肝大，肝实质弥漫性低密度区，有时可表现为地图样、块状低密度区，偶见钙化性淀粉样沉积
- T2上肝实质无异常，T1上信号可增高
- 病变由于血管和肝窦受累，常延迟强化

〔淀粉样变性〕

临床：
- 发病年龄较轻，肝脏肿大
- 实验室检查可有空腹低血糖，高血脂等

影像：
- 糖原含量多者密度增高，典型脂肪变特征
- T1、T2上肝脏信号明显升高，抑脂信号显著减低
- 肝内血管显示清楚，肝内无异常强化

〔糖原贮积病〕

临床：
- 食用含吡咯双烷类生物碱食物
- 应用肿瘤化疗药物及免疫抑制剂

影像：
- 肝脏增大，平扫示密度降低
- 肝静脉显示不清或不显示

〔肝窦阻塞综合征〕

〔无强化〕

〔低密度〕

〔异常强化并见侧支血管〕

临床：
- 1岁左右发病，眼部等多器官受累改变
- 尿黏多糖排泄增高，体格智力发育障碍

影像：
- 肝脾可轻至重度增大，肝密度弥漫降低

〔黏多糖沉积病〕

临床：
- 肥胖者，男多于女，少数进展为肝硬化

影像：
- 单或多发，肝实质密度减低，CT值低于脾，未受累肝呈相对高密度
- 肝内血管密度相对高而清楚，血管走向、大小、分支正常
- T1、T2与正常肝实质信号相同，反相位信号下降

〔脂肪肝〕

临床：
- 男性青年多见

影像：
- 下腔静脉肝后段及肝静脉内狭窄

〔布加综合征〕

临床：
- 肝功异常、门脉高压，可继发充血性心衰

影像：
- 肝内外多发迂曲扩张动脉血管，肝内弥漫扩张的毛细血管网、肝动静脉瘘

〔遗传性出血性毛细血管扩张症〕

7.4　肝脏感染性病变的鉴别

临床：
- 发热、乏力、上腹部不适
- 中年人常见，常单发

影像：
- 结节状、斑片状的等或稍低密度影，T1等、稍低信号，T2等、稍高信号
- 动脉期强化不明显，门脉期或延迟期边缘环状强化，中心密度更低

〔炎性假瘤〕

临床：
- 发热、腹痛、乏力，有宠物接触史

影像：
- 多发散在不规则片状低密度，界不清，T1低T2高信号
- 增强示动脉期不明显或无强化，门脉期、延迟期无强化

〔弓形虫感染〕

临床：
- 生吃淡水鱼、虾
- 腹水、脾大、门脉高压、肝功异常

影像：
- 肝硬化及腹水影像表现
- 肝内钙化：线状、蟹足状、地图状
- 门脉系钙化，肠系膜、肠壁增厚

〔慢性血吸虫肝病〕

临床：
- 发热、盗汗及肝区痛
- 中老年男性多见

影像：
- 粟粒型：肝弥漫肿大，多发低密度灶，灶无增强呈明显强化
- 局限型：中心密度高，静脉期环状强化
- 结核瘤型：界清，中央坏死，包膜轻度强化，周围卫星灶

〔结核〕

临床：
- 20~40岁多见，流行于牧区
- 肝区不适，查体有包虫囊震颤征。实验室检查示包虫内皮试验、补体结合试验阳性，嗜酸性粒细胞升高

影像：
- 肝内多个囊性灶，边缘光滑，内呈水样密度，可伴钙化。特征表现囊内囊，破裂后表现为飘带征、双环征。T1低T2高信号
- 增强囊液及囊壁无强化

〔棘球蚴病〕

临床：
- 盆腔炎性疾病累及引起
- 突发急性上腹疼痛

影像：
- 平扫示包膜增厚，增强示包膜强化及邻近肝实质内见点片状强化灶

〔肝周炎〕

临床：
- 发热、乏力、肝大、肝功能异常

影像：
- 地图样低密度影，其他表现：门静脉周围晕征、轨道征
- T2示肝实质信号普遍均匀增高，T1示无明显异常信号改变
- 动脉期门静脉周围、近肝包膜下实质内多发斑片状、楔形强化。门脉期及延迟期肝边缘强化高于中央区域

〔病毒性肝炎〕

临床：
- 有高热、寒战、肝区疼痛，老年人多见

影像：

早期：
- 片状低密度影，界不清，部分脓腔内见液平或小气泡，T1低、T2高信号，DWI高信号、ADC值较低
- 动脉期强化不明显，静脉期见蜂窝征，延迟期强化

脓肿形成：
- 环形脓肿壁，中央为低密度，密度高于水而低于实质，外周为环形水肿带，界不清
- 动脉期壁环形强化，水肿带无强化，对应肝段明显强化，静脉期及延迟期，壁持续强化，水肿带逐渐强化，对应肝段无强化

〔肝脓肿〕

7.5 肝脏结节病变的鉴别

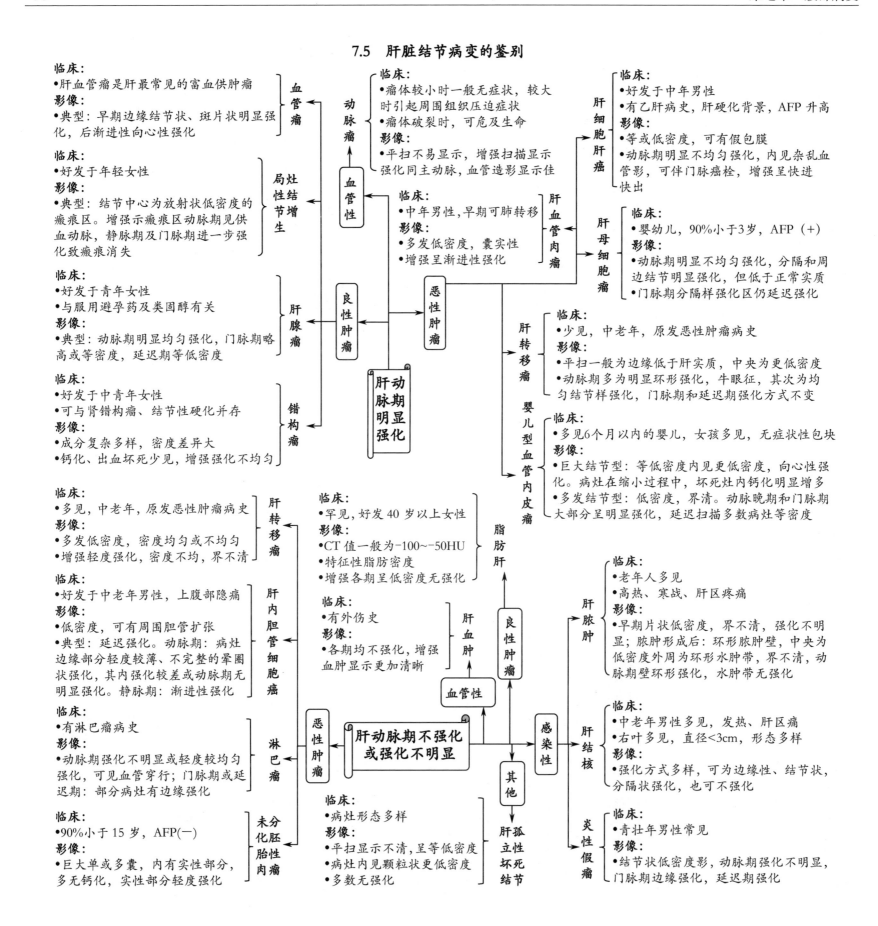

血管瘤
临床：
•肝血管瘤是肝最常见的富血供肿瘤
影像：
•典型：早期边缘结节状、斑片状明显强化，后渐进性向心性强化

局灶性结节增生
临床：
•好发于年轻女性
影像：
•典型：结节中心为放射状低密度的瘢痕区。增强示瘢痕区动脉期见供血动脉，静脉期及门脉期进一步强化致瘢痕消失

肝腺瘤
临床：
•好发于青年女性
•与服用避孕药及类固醇有关
影像：
•典型：动脉期明显均匀强化，门脉期略高或等密度，延迟期等低密度

错构瘤
临床：
•好发于中青年女性
•可与肾错构瘤、结节性硬化并存
影像：
•成分复杂多样，密度差异大
•钙化、出血坏死少见，增强强化不均匀

动脉瘤
临床：
•瘤体较小时一般无症状，较大时引起周围组织压迫症状
•瘤体破裂时，可危及生命
影像：
•平扫不易显示，增强扫描显示强化同主动脉，血管造影显示佳

肝血管肉瘤
临床：
•中年男性，早期可肺转移
影像：
•多发低密度，囊实性
•增强呈渐进性强化

血管性

良性肿瘤

恶性肿瘤

肝动脉期明显强化

肝细胞肝癌
临床：
•好发于中年男性
•有乙肝病史，肝硬化背景，AFP 升高
影像：
•等或低密度，可有假包膜
•动脉期明显不均匀强化，内见杂乱血管影，可伴门脉癌栓，增强呈快进快出

肝母细胞瘤
临床：
•婴幼儿，90%小于3岁，AFP（+）
影像：
•动脉期明显不均匀强化，分隔和周边结节明显强化，但低于正常实质
•门脉期分隔样强化区仍延迟强化

肝转移瘤
临床：
•少见，中老年，原发恶性肿瘤病史
影像：
•平扫一般为边缘低于肝实质，中央为更低密度
•动脉期多为明显环形强化，牛眼征，其次为均匀结节样强化，门脉期和延迟期强化方式不变

婴儿型血管内皮瘤
临床：
•多见6个月以内的婴儿，女孩多见，无症状性包块
影像：
•巨大结节型：等低密度内见更低密度，向心性强化。病灶在缩小过程中，坏死灶内钙化明显增多
•多发结节型：低密度，界清。动脉晚期和门脉期大部分呈明显强化，延迟扫描多数病灶等密度

肝转移瘤
临床：
•多见，中老年，原发恶性肿瘤病史
影像：
•多发低密度，密度均匀或不均匀
•增强轻度强化，密度不均，界不清

脂肪肝
临床：
•罕见，好发 40 岁以上女性
影像：
•CT 值一般为-100~-50HU
•特征性脂肪密度
•增强各期呈低密度无强化

肝内胆管细胞癌
临床：
•好发于中老年男性，上腹部隐痛
影像：
•低密度，可有周围胆管扩张
•典型：延迟强化。动脉期：病灶边缘部分轻度较薄、不完整的晕圈状强化，其内强化较差或动脉期无明显强化。静脉期：渐进性强化

肝血肿
临床：
•有外伤史
影像：
•各期均不强化，增强血肿显示更加清晰

良性肿瘤

血管性

肝脓肿
临床：
•老年人多见
•高热、寒战、肝区疼痛
影像：
•早期片状低密度，界不清，强化不明显；脓肿形成后：环形脓肿壁，中央为低密度外周为环形水肿带，界不清，动脉期壁环形强化，水肿带无强化

淋巴瘤
临床：
•有淋巴瘤病史
影像：
•动脉期强化不明显或轻度较均匀强化，可见血管穿行；门脉期或延迟期：部分病灶有边缘强化

恶性肿瘤

肝动脉期不强化或强化不明显

感染性

其他

肝结核
临床：
•中老年男性多见，发热、肝区痛
•右叶多见，直径<3cm，形态多样
影像：
•强化方式多样，可为边缘性、结节状，分隔状强化，也可不强化

未分化胚胎性肉瘤
临床：
•90%小于 15 岁，AFP(一)
影像：
•巨大单或多囊，内有实性部分，多无钙化，实性部分轻度强化

肝孤立性坏死结节
临床：
•病灶形态多样
影像：
•平扫显示不清，呈等低密度
•病灶内见颗粒状更低密度
•多数无强化

炎性假瘤
临床：
•青壮年男性常见
影像：
•结节状低密度影，动脉期强化不明显，门脉期边缘强化，延迟期强化

7.6　常见胆囊与胆道病变的鉴别

鉴别：
- 患胆囊炎时胆囊壁均匀增厚，常伴胆囊结石，胆囊轮廓清楚
- 胆囊类癌以老年男性多见，确诊主要靠病理诊断
- 原发性肝癌可有肝硬化表现、门脉瘤栓、甲胎蛋白升高
- 胆囊良性肿瘤中以胆固醇性息肉多，常有蒂与黏膜相连，无胆管扩张

胆囊癌

临床：
- 病因不明，可能与胆囊炎、结石慢性刺激有关
- 表现隐匿、无特异性、中上腹放射状痛等
- 胆道系统最常见的恶性肿瘤，多为腺癌
- >50 岁女性多见，胆囊底、顶部多见

影像：
- 厚壁型可见胆囊壁灶性或弥漫性不规则性增厚，边缘毛糙，常伴肝转移，明显持续强化
- 结节型可见肿物向腔内突起，强化明显
- 肿块型可见胆囊腔被实性软组织肿块替代，与肝实质分界不清，呈花环状强化
- 肿块型 MR 壁厚，囊内 T1 较低 T2 稍高实性肿块
- 癌肿可侵犯邻近结构及淋巴结
- 肝脏受侵见肝内不规则低密度影，肝脏、胆囊边界模糊
- 肝实内不规则 T2 高信号带亦提示肝脏受累
- 偶见胆管扩张为癌肿或肿大淋巴结压迫或侵及胆管所致
- 淋巴结转移以肝门或胰周腹膜后淋巴结多见
- 腹水一般量少且局限

恶性肿瘤

胆管癌

临床：
- 指左右肝管以下的肝外胆管癌
- 60 岁以上男性多见，多为腺癌
- 右上腹痛，进行性黄疸，陶土样大便
- 生长方式：结节型、弥漫型、乳头型
- 按部位分胆管上中下段癌，上段癌最多见
- 肿瘤处可见局部管壁增厚或肿物形成
- 肝内和近端胆管扩张（变小或中断处为肿瘤）

影像：
- 三管征：梗阻近端、胆总管末端及未扩张的主胰管，为胆总管下段癌的特征表现
- 下段癌管腔偏心性狭窄，胆管柱状或软藤状扩张
- 多伴肝转移，肝门、腹膜后淋巴结转移
- 增强早期强化不明显，延迟强化为特征

与胆管良性狭窄鉴别：
- 壁厚但<5mm，狭窄端光滑呈移行、漏斗状改变

与胆管囊腺癌鉴别：
- 肿瘤伴有囊肿形成，中年女性多见，病程长

与胆管黏液腺癌鉴别：
- 胆道内大量黏液及胶冻样物质聚集是其特征

与胰头癌鉴别：
- 为乏血供肿瘤，MRCP四管征为特异征象

与十二指肠乳头癌鉴别：
- 乳头增大，低位胆道梗阻，病灶轻中度强化

胆系结石症

临床：
- 胆管结石与胆囊结石统称为胆结石症
- 多见于中青年，多为胆色素类结石
- 表现为反复、突发性右上腹绞痛、呕吐等

影像：
- T2 高信号胆囊内可见低信号胆结石
- 胆结石 T1、T2 均为低信号，少数高信号
- MRCP 见扩张的胆管下端呈倒杯口状充盈缺损为胆总管结石的典型表现

影像：
- 胆囊内易见高密度（>25HU）结石，呈单、多发高密度影
- 等、低密度结石呈胆囊内充盈缺损，位置可随体位改变，不同于占位性病变
- 胆管结石中高密度结石多见
- 胆固醇类结石密度低，色素性密度高
- 肝内胆管结石常伴周围胆管扩张
- 充满低密度胆汁的扩张性胆管与结石呈靶环征

胆囊炎

急性

临床：
- 常见急腹症，<45 岁常见，男:女=1:2
- 胆囊增大，直径>5cm，壁弥漫性增厚>3mm

影像：
- 炎症渗出，周围脂肪密度↑，并液体潴留
- 囊壁内层强化明显，外层无强化
- 胆囊坏死、穿孔，可见胆囊壁连续性中断

慢性

临床：
- 胆囊萎缩缩小或胆囊积水增大

影像：
- 黄色肉芽肿性壁不规则增厚，周围分界不清

息肉样病变

腺瘤

临床：
- 分乳头状（多见）与囊状，常合并结石
- 年龄>50 岁、肿物单发无蒂

影像：
- 腔内软组织密度结节影，光滑，壁无增厚
- >1cm 有血流信号、进行性增大，应切除
- 腺肌症可见壁增厚伴腔缩小或呈亚葫芦样

与黄色肉芽肿性胆囊炎鉴别：
- 增厚囊壁光滑，CT 表现为低密度影

息肉

临床：
- 为胆囊壁上边缘光滑的结节灶

影像：
- 体部多无蒂，球形或不规则状
- 体颈部多有蒂、<10mm 球形或乳头

与胆管囊腺癌鉴别：
- 肿瘤伴囊肿形成，中年女性多见，病程长

与胆囊癌鉴别：
- 动脉期不匀明显强化，门脉期强化减退

先天性

胆管囊状扩张

肝外

临床：
- 女性和儿童多见，表现为右上腹包块、腹痛、间歇性黄疸

影像：
- 肝外胆管呈水样密度囊性肿块
- 边缘光滑，壁薄而均匀
- 胆囊造影 CT 造影剂进入囊内
- 胆囊正常，胆管不或轻度扩张

肝内

临床：
- 为先天性染色体缺陷引起
- 可分单纯性胆管扩张无肝硬化
- 部分胆管扩张合并肝硬化和门脉高压

影像：
- 肝内多发囊肿，大小不等，无强化
- 中心点征即增强囊肿包绕门脉小分支
- 单纯者，囊肿位于肝周围，可见结石
- 合并肝硬化者，囊肿主要在肝门附近

7.7　常见胆道梗阻或扩张性病变的鉴别

【扩张形态】

- 为肝实质内树枝状分布的条带状低密度区，从肝门向肝的外周延伸
- 肝总管和胆总管扩张直径>1cm
- 肝内胆管扩张直径常>5mm，可呈：
  - **枯枝状**：仅于肝门附近见少数胆管显影呈细条状，由近及远逐渐变细
  - **残根状**：肝内胆管近端扩张较显著，而远端突然变细
  - **软藤状**：肝内胆管从肝门向肝脏周围扩张，走行迂曲
- 胆管可分为四段：
  - Ⅰ **肝门段**：左右肝管和肝总管段
  - Ⅱ **胰上段**：进入胰腺之前的胆总管段
  - Ⅲ **胰腺段**：穿过胰腺组织的胆总管段
  - Ⅳ **壶腹段**：胰腺以下的胆总管段

【梗阻部位】

- **肝门段梗阻**：肝内左右肝管扩张，胆总管正常，胆囊不扩张
- **胆囊管阻塞**：胆囊扩张，胆总管正常
- **胰上段梗阻**：胆总管、胆囊扩张，但扩张胆总管未达到胰腺组织内
- **胰腺段梗阻**：扩张胆总管远端见有胰腺组织包绕
- **壶腹段阻塞**：胆总管和胰管扩张呈双管征

【鉴别诊断】

征象	良性梗阻	恶性梗阻
病因	炎症、结石、瘢痕	胆管癌、胰腺癌等
梗阻部位	低、中位梗阻	高、中位梗阻
扩张程度	轻~中度	中~重度
扩张形态	枯枝状或残根征	软藤状
扩张比例	肝外较肝内扩张明显	肝内外程度一致
阻塞程度	多不完全	多较完全
狭窄形态	杯口状充盈缺损或逐渐变细的鼠尾状狭窄	不规则、偏心充缺或鸟嘴状狭窄

【梗阻原因】

结石性

临床：
- 反复、突发右上腹绞痛
- 继发于胆道梗阻、感染
- 阻塞常在胆总管下端

影像：
- 梗阻断端呈倒杯口状
- 结石为点状、不规则状高密度影
- 肝内胆管结石常伴周围胆管扩张
- 胆总管结石：上部胆管扩张，于结石部位层面突然截断并可见致密影，靶环或半月征
- 结石无强化，扩张的管壁强化

炎性

胰腺炎

临床：
- 有发热、恶心呕吐、腹胀等胃肠症状

影像：
- 胆道狭窄或显影中断，末端呈光滑圆锥状
- 轻度扩张的胆总管渐变细，远端呈线状

胆管炎

急性

- 胆道病变范围较广，病变区胆管呈粗细相间的节段性分布，原发性胆管炎多见

影像：
- 可见肝内外胆管明显扩张，充满脓性胆囊胆汁，CT值较正常高
- 胆管壁弥漫增厚，增厚可见明显强化
- 胆管内积气、结石，肝内多发小脓肿

慢性

临床：
- 可有剧烈上腹痛、高热、寒战、黄疸

影像：
- 可见特征性肝内胆管结石
- 肝内胆管明显扩张，内有多发结石
- 肝外胆管呈广泛性不规则壁增厚

硬化性

临床：
- 上腹胀痛，慢性进行性梗阻性黄疸

影像：
- 串珠状肝内胆管，梗阻扩张无连续性
- 胆管壁增厚及管腔狭窄呈节段性发生
- 肝外胆管狭窄和扩张呈局限或弥漫性
- 管壁强化，易致肝硬化与门脉高压

胆管囊肿

临床：
- 扩张胆管内偶见高密度小结石影，偶肝硬化

影像：
- 肝内条状或小分支低密度影（不累及肺门）
- 肝内多个小囊性病灶与扩张胆管相连，呈逗号征或树枝挂果征

先天性——胆内胆管扩张症

临床：
- 一种先天性胆管发育异常，<10岁女性多见

影像：
- 胆总管一侧或整个胆总管呈囊状扩张
- 壁薄光滑，囊内为均匀水样低密度，界清
- 巨大者可突入肝内，增强囊内可见高密度造影剂，说明囊肿与胆总管相通或相连
- MRCP可明确诊断囊性病变与胆管的关系

肿瘤性

胰腺癌

临床：
- 腹部胀痛、纳差、体重减轻，早期黄疸
- 胰头部（梗阻性黄疸最早）>胰体>胰尾
- 胰腺局部或弥漫性、不规则增大

影像：
- 低密度且多不均匀，不或不明显强化
- 胰管阻塞：可见肿块后整个主胰管扩张
- 扩张的胰管呈条状低密度，沿胰腺走行
- 可早期侵犯胆总管下端使胆总管阻塞
- 梗阻近端胆总管、胆囊、及肝胆管扩张
- 胰管、胆总管扩张呈双管征为诊断征象

胆管癌

临床：
- 右上腹痛，进行性黄疸，陶土样大便
- 肿瘤处可见局部管壁增厚或肿物形成

影像：
- 肿块周围胆管扩张（变小或中断为肿瘤）
- 三管征：梗阻近端、胆总管末端及扩张的主胰管，为胆管下段癌特征表现
- 下段癌管腔偏心狭窄呈柱或软藤状扩张
- 多伴肝转移，肝门、腹膜后淋巴结转移
- 早期强化不明显，延迟强化为特征

7.8　胰腺常见肿瘤的鉴别

临床：
- 中老年女性多见，胰头多见
- 查体发现，腹部不适，罕有恶变

影像：
- 多囊常>6个且最大者<2cm
- 微囊型常单发、体积较大
- 肿瘤壁薄且无壁结节
- 特征性蜂窝状肿物、放射状钙化
- 壁及囊性结构无强化、分隔延迟强化
- 10%病灶中央有星状纤维瘢痕
- 其内见放射状钙化，与胰管无交通

与胰腺导管内黏液性肿瘤鉴别：
- 单个囊性肿物弥漫、局限侵犯导管，与胰腺相通

浆液性　**囊腺瘤**　**黏液性**

临床：
- 中年女性多见，男性发病年龄高
- 胰体尾多见，胰腺最常见囊性肿瘤
- 黏液性囊腺癌 CA19-9、CEA 明显↑

影像：
- 囊内可见分隔或壁结节，分隔较厚
- 囊较大，囊数目较少，壁薄厚不均
- 出现如下征象应考虑恶性：
  - ①边界不清；明显实性软组织肿块
  - ②壁厚>1cm 或厚薄不均，肿瘤>8cm
  - ③囊内间隔不规则；周围血管浸润
- 可见囊壁、房间隔、壁结节强化

与胰腺假性囊肿鉴别：
- 壁厚不规则、无分隔或壁结节

临床：
- 胰头部常见，呈分叶状或葡萄串状囊性病灶

影像：
- ERCP、MRCP可见分支胰管囊状扩张伴条索状分隔，亦可见乳头状突起
- 当黏液阻塞管腔时，远端胰管或分支不显影

与慢性胰腺炎鉴别：
- 后者胰管扩张呈串珠状，扩张胰管不突入十二指肠
- 囊内壁光整，囊壁可见明显结节状钙化
- 胰腺实质萎缩明显，偶仅见扩张的胰管

分支胰管型

内分泌性

临床：
- 质硬，包膜多不完整，可反复发作消化性溃疡及原因不明分泌性腹泻即卓艾综合征

影像：
- 60%为恶性，>60%病例转移
- 均匀实性，多环形强化，钙化常见
- 增强扫描方式同胰岛素瘤

与胰腺癌鉴别：
- 乏血供肿瘤，强化程度<正常组织
- 边界不清，外侵明显

与囊腺类肿瘤鉴别：
- 囊腺瘤的囊、实性部分分界清楚，而胰岛细胞瘤分界模糊，移行改变

胃泌素瘤

胰岛素瘤

临床：
- 胰腺体尾部多见，多单发，常<2cm
- 有反复发作空腹低血糖
- 最常见，可见于胰内任何部位

影像：
- 肿块 T1 低 T2 高信号，T1 压脂清晰
- 均匀实性，多均匀强化，钙化罕见
- 动脉期肿物较正常胰腺明显强化
- 门脉期密度仍高于正常，部分等密度
- 动脉期明显持续环状或弥漫性强化
- 肝内转移灶明显结节状强化

与胰腺实性假乳头状瘤鉴别：
- 肿瘤实性区呈轻度、延迟强化，而胰岛细胞瘤动脉期强化明显

导管内乳头状黏液性肿瘤

临床：
- 男性发病多，主胰管广泛或局限性明显扩张，胰头常见

影像：
- 壁结节伴强化可钙化，十二指肠乳头增大
- ERCP、MRCP 可见主胰管显著全程扩张，伴乳头状或不规则充盈缺损

与胰腺癌鉴别：
- 在后者中主胰管扩张在梗阻点处突然截断，扩张的主胰管

主胰管型

临床：
- 40~70岁男性多见，胰头>胰体>胰尾
- 胰胆管梗阻、淋巴及血行转移常见，病人有上腹部闷胀，食欲缺乏等症状
- 乏血供，CA19-9、CEA 常增高
- 有围管性浸润、嗜神经生长的重要特点

与慢性胰腺局灶炎性肿块鉴别：
- 后者常致胰头增大，但未见低密度占位
- 胰头肿块≥3cm，周围血管无侵犯
- 胆总管下端结石，胰管内结石或钙化
- 可见肾周筋膜增厚、假性囊肿形成
- 当肠系膜上动脉直径超过肠系膜上静脉时，有助于恶性肿瘤的诊断
- 可见胆总管下端呈移行狭窄
- 与胰腺其余部分呈相同的强化方式

导管细胞腺癌

影像：
- GI 可见十二指肠内侧壁受压黏膜破坏，十二指肠受压变大，反3字征
- 胰腺局部不规则增大，稍低、等密度，T1 稍低 T2 稍高信号，坏死区信号更高
- 周围脂肪间隙局限性密度增高，模糊
- 血管受侵呈狭窄，呈袖口征
- 胰周小静脉扩张为胰腺癌侵犯主干静脉或肿瘤扩散的一种敏感征象
- 肿瘤包绕血管、血管变形、血管闭塞为较可靠的不能手术切除的征象
- 易侵犯胰胆管，使其扩张呈双管征
- 侵犯大网膜呈大饼状，可见淋巴转移
- 增强扫描时相对于正常胰腺组织呈低密度肿块，动脉晚期易识别小胰腺癌

临床：
- 胰头、尾部分支胰管扩张

影像：
- 结节>10mm、主胰管>10mm、弥漫性或多中心起源、壁内钙化及糖尿病，应警惕恶性

与囊腺瘤鉴别：
- 邻近主胰管无扩张
- 浆液性有放射状分隔且中心见明显钙化，囊壁钙化粗大，无附壁结节
- 黏液性分隔走行较直，与本病胰管构成的扭曲分隔不同

混合型

7.9 胰腺非常见肿瘤的鉴别

内分泌性 — 非功能性

临床：
- 因不分泌激素，无相应的临床症状，故肿瘤较大时，才出现症状
- 占胰岛细胞瘤20%~25%，良性多见
- 局部血管受侵、远处转移等少见

影像：
- 病灶较小时，常呈均匀等稍低密度
- 较大时呈不均低密度，可见囊变坏死
- 瘤内斑片状、不规则钙化，中央多
- T1混杂低信号、T2混杂高信号
- 肿瘤较胰腺癌、正常胰腺信号高
- 实性部分明显持续渐进性强化，动脉期强化明显大于周围正常胰腺
- 瘤体周边环形薄壁明显强化为特征
- 肿瘤大而囊变区小常提示恶性

内分泌性 — 功能性 — 胰高血糖素瘤

临床：
- 呈膨胀性和外生性生长，双管征少见
- 70%为恶性，>60%病例见转移
- 4D综合征即皮炎、糖尿病、深部静脉血栓、抑郁；且临床可有坏死性游走性红斑与血栓栓塞

影像：
- 不均匀强化，较大病灶常囊变钙化
- 增强扫描方式同胰岛素瘤

功能性 — 类癌

临床：
- 极罕见，可分前、中、后肠型3种类型
- 皮肤潮红、腹泻、哮喘等称类癌综合征

影像：
- T2上肿瘤的实性部分呈明显高信号
- 肿瘤血供相对丰富，动脉晚期肿瘤强化较明显，类似于胰岛细胞瘤的增强程度

转移癌

临床：
- 常为胰周淋巴结转移而累及胰腺，常见原发肿瘤为肺癌、肾癌、乳腺癌等
- 临床表现与原发胰腺肿瘤类似
- 单发、多发与弥漫型，其中单发性多见

影像：
- 单、多发局限性肿块，体积较大，界清
- 亦可见胰腺弥漫增大，轮廓光滑分叶状
- 等稍低密度，T1稍低T2不均稍高信号
- 可伴胰胆管扩张，邻近血管可受到侵犯
- 强化方式与原发瘤类似

母细胞瘤

临床：
- 罕见的胰腺恶性肿瘤，又称儿童性胰腺癌
- 高峰为2.4岁和33岁，儿童预后相对好于成人
- 胰头部最常见，其次为胰体尾部
- 肿瘤可分泌胰岛素、生长抑素等
- 治疗首选手术切除，术后辅放化疗

影像：
- 具有包膜，明显的腺管样结构，有鳞状小体和含酶原颗粒的细胞结构，瘤细胞由多源性胰腺细胞组成

淋巴瘤 — 原发性

临床：
- 罕见，多为高度恶性的NHL，老年男性多见，可分弥漫型与肿块型（多见）

影像：
- 肿块多于胰头，体积常较大，呈分叶状
- 肿块多为均匀低密度，无胰管扩张，渐进性强化
- 血管漂浮征：肿块易包绕邻近大血管，形态正常血管穿行其中

与胰腺癌鉴别：
- 后者体积较小，常伴胰管胆扩张及胰腺其他部位萎缩，致周围血管闭塞或狭窄

海绵状血管瘤

临床：
- 罕见，肿瘤不含神经组织常无疼痛
- 中年女性多见，肿瘤生长缓慢

影像：
- 典型表现为动脉期迅速强化，近大动脉密度，延迟扫描呈等稍高密度
- 部分肿瘤缺乏较大供血动脉，强化不明显
- 偶与恶性无功能胰岛细胞瘤难鉴别

变异型导管细胞瘤

临床：
- 是指具有特定组织成分与分化类型的胰腺导管细胞腺癌

影像：
- 未分化癌多位于胰尾，常为6cm左右，肿瘤内常有坏死和出血，增强扫描肿瘤实性部分明显强化
- 非囊性黏液性腺癌中腺细胞分化较好，细胞外间质有丰富黏液
- 肿瘤内可见稍高密度黏液，增强扫描中央几乎无强化区呈低密度
- T1、T2上黏液成分呈稍高信号

肉瘤

临床：
- 罕见，最常见为胰周脂肪组织来源脂肪肉瘤，其次为胰周或胰腺内的纤维肉瘤
- 软组织肿块较大，分叶状，常见囊性变

影像：
- 平扫呈不均匀低密度肿块，T1稍低信号
- 肿块T2呈不均匀高信号

淋巴瘤 — 继发性

临床：
- 全身NHL所致继发性较原发性多见，占胰腺恶性肿瘤30%~40%
- 可见肿大淋巴结，同时伴发热、盗汗、乏力、体重减轻等全身表现

影像：
- 多为局限胰腺低密度肿块
- 可伴多发腹膜后淋巴结肿大
- 病灶T1低信号，T2稍高信号，包绕脾静脉，肝内外胆管轻度扩张
- 病灶增强扫描呈轻度不均匀强化，程度低于正常胰腺

与胰腺癌鉴别：
- 两者临床表现相同，但当肿块位于胰头部却不伴黄疸时不考虑胰腺癌

特殊类型胰腺癌 — 腺泡细胞癌

临床：
- 多见于老年男性，半数病例发现时已有肝和淋巴结转移
- 胰头部常见，偶可伴相关特征性症状，如关节痛、关节炎

影像：
- 肿瘤较大呈低密度或混合密度，界清，胰胆管扩张少见
- 边缘不规则强化或整个病灶不均匀强化

与常见胰头癌鉴别：
- 很少出现黄疸，血供丰富者动脉晚期呈中等或强化明显

7.10 胰腺常见非肿瘤性病变的鉴别

临床：
- 单纯性囊肿罕见，多在查体时偶然发现
- 囊肿出血或继发感染时，腹痛较剧烈
- 胃肠道症状为上腹部饱胀、恶心、腹泻
- 破裂时可致腹膜炎，破向肠道引起内瘘

影像：
- 常单发、单房，体积常较小
- 多与主胰管不相通，壁薄光整
- 囊液为均匀水样密度，囊壁清晰
- 寄生虫性囊肿壁可见细条状钙化影
- 囊内无分隔及软组织信号结节
- T1均匀低信号，T2明显高信号
- CT与MR增强囊壁均无强化
- 伴出血、感染时呈囊内不均匀混杂密度；囊壁可欠规则，且轻度不规则强化
- T1高信号影，有助于囊肿出血的诊断

与胰腺内假性囊肿鉴别：
- 多有胰腺炎、胰腺外伤病史，囊壁厚
- 动态增强后囊壁可强化，囊内液体DWI表现为高信号

临床：
- 为胰腺最常见囊性病变，常有胰腺炎病史或胰腺外伤史，伴后背部疼痛
- 常有上腹部肿块及持续性隐痛、胀痛
- 压迫十二指肠或胃窦可致幽门梗阻
- 压迫胆总管可致梗阻性黄疸
- 压迫脾静脉可致脾大、腹水，甚至食管静脉曲张

影像：
- 单房囊性病变，少数可有分隔和钙化
- 囊壁一般较厚，可强化，无壁结节
- 囊腔多与胰管相通，胰管不规则扩张
- 偶见胰腺萎缩、胰实质或胰管钙化
- DWI上囊内液体为高信号

临床：
- 罕见，青年多见，上腹部胀痛
- 可见低热、盗汗、乏力等症状

影像：
- 囊性低密度混杂影，密度不均匀
- 病灶边缘规则或不规则，壁较薄
- 偶见钙化影，小坏死灶，小脓肿
- 肿大且融合淋巴结呈环状强化
- 肿大淋巴结呈特征性葡萄串状

临床：
- 包括视网膜和中枢神经系统成血管细胞瘤、肾囊肿、肾癌和胰腺囊肿

影像：
- 多发囊性病灶，界清
- 部分囊壁见细小钙化
- 囊液T1、T2常呈轻度高信号，无强化
- 囊壁偶见血供丰富壁结节，结节T1呈轻度低信号，T2轻度高信号

临床：
- 除I型所含病变外，还包括胰腺嗜铬细胞瘤和胰岛细胞瘤

影像：
- 与I型影像表现相同

临床：
- 罕见，含视网膜和中枢神经系统成血管细胞瘤、嗜铬细胞瘤、肾和胰腺疾病
- 最常见死亡原因为小脑成血管细胞瘤的神经合并症或转移性肾癌
- 常显性遗传，常多脏器病变，20~30岁好发

影像：
- 可为单纯性囊肿、浆液性囊腺瘤或神经内分泌肿瘤

临床：
- 多为钝性伤、枪弹伤，多合并其他脏器损伤，如肝、脾、大血管损伤等
- 胰头部损伤的死亡率最高
- 严重钝挫伤可致胰腺破裂，胰管断裂
- 消化道破裂时见弥漫性腹膜炎体征

影像：
- 胰腺碎裂时可见多发碎片，伴胰周积液和胰管损伤
- 胰管损伤与深挫裂伤和胰腺挫裂相关
- 肾旁前间隙见游离液体，高密度可为出血；低密度可为胰管断裂、伴胰腺炎
- 胰胆管损伤需紧急干预

临床：
- 白种人多见，黑人与黄种人少见
- 儿童与青少年罕见常隐遗传病
- 可累及多个外分泌腺体与器官
- 可有胰腺功能不全症状与体征，同时有肝硬化、肺部病变的表现

影像：
- 胰腺轮廓缩小，形态不规则
- 大小不一囊肿，散在分布钙化
- 可伴脂肪化，实质强化明显下降
- 脂肪浸润在T1呈明显高信号

临床：
- 遗传性，部分患者可伴胰腺囊肿
- 可分两种：①常染色体隐性遗传型（婴儿型），发病于婴儿期，临床较罕见；②常染色体显性遗传（成年型），常于青中年发病
- 临床表现包括肾脏肿大、高血压、腹痛、血尿、蛋白尿、晚期可发生肾衰竭等

影像：
- 界清薄壁囊肿，水样密度、信号
- 囊壁无强化，合并出血时密度高
- 囊壁钙化常与出血感染相关
- 囊肿合并感染时壁厚
- 可合并多囊肝

临床：
- 医源性损伤常见于胃大部切除术、脾切、ERCP检查等，易致胰瘘
- 轻度挫伤可致胰腺组织水肿和血肿假性囊肿形成和脓肿为迟发合并症
- 可有腹部疼痛、皮肤青紫、心动过速

影像：
- 一般不进行MR检查，CT为首选
- 轻度胰腺挫伤时胰腺局灶性轻中度肿胀，边缘模糊；正常小叶间隔消失
- 轻度撕裂伤可见胰腺纵向低密度撕裂，若损伤超过一半，可并胰管损伤

单纯性

囊肿性

假性

结核

I型

II型

III型

VHL综合征

外伤

重度

轻度

多系统性

囊性纤维性变

多囊肾

7.11 急、慢性胰腺炎的鉴别

临床：
- 胰酶消化胰腺而致急性化学性炎症
- 最常见的胰腺疾病，常见急腹症之一
- 病因复杂，可与酗酒、胆石症等相关
- 单纯水肿型多，症状较轻，无并发症

影像：
- 胰腺可大小形态、密度、增强无改变
- 部分体积大，形态较规则，轮廓模糊
- 胰腺 T1 低信号、T2 高信号，密度↓
- 胰周、腹膜后间隙密度增高、模糊
- 胰腺实质均匀强化但强化程度下降
- 偶见点状、小片状不强化的低密度灶
- 少数病例见中量腹腔、少量胸腔积液

与慢性胰腺炎鉴别：
- 胰腺节段性或弥漫性萎缩
- 炎症致胰腺体积增大，大多为弥漫性
- 少数慢性成炎性肿块，通常局限于胰头
- 胰管扩张：全胰管呈串珠状或局限
- 可见胰腺结石和胰腺实质钙化
- 假性囊肿：位于胰腺内，胰头区常见
- 假性囊肿可伴钙化，多发，壁较厚有强化

与类癌鉴别：
- 胰腺类癌常见于胰头，也可致急性胰腺炎
- 炎症平扫时一般密度均匀，轮廓较清
- 类癌在胰头部可见局灶性结节，异常强化
- 但炎症多呈明显均匀强化

临床：
- 较单纯水肿型少见，患者多有中上腹疼痛，并向背部放射

影像：
- 弥漫体积增大，轮廓模糊，密度下降
- 急性出血密度高，高于正常胰腺组织
- 亚急性或慢性出血呈水样低密度
- 实质内小片状界不清坏死低密度灶
- 小片坏死常位于胰体尾前缘包膜下
- 可见局部胰包膜增厚、包膜下积液
- 胰周改变明显，见脂肪坏死、积液
- 胰周积液分布：小网膜囊>左前肾旁间隙>降结肠旁沟等，可见腹膜增厚
- 动脉增强晚期可示无强化的低密度坏死区，可助临床进行及时处理

单纯水肿性

急性

出血坏死性

临床：
- 为一种自身免疫反应介导的特殊慢性胰腺炎，发病机制尚未明确
- 老年人常见，大多见血清 IgG4 高
- 以致密的淋巴浆细胞浸润伴丰富纤维化增生为特征
- 典型的组织病理学特征为致密的炎性细胞（CD4 阳性的 T 细胞及 IgG4 浆细胞）浸润伴大量纤维化，致胰腺内外分泌功能改变
- 可伴胰腺外表现，最常见于胆道、肾脏、腹膜脏器

影像：
- 可见弥漫性、局灶性炎症性肿块及闭塞性静脉炎
- 特征性CT表现为胰腺弥漫性腊肠样肿大、主胰管弥漫性不规则节段性狭窄及动态增强扫描后包鞘样延迟强化
- 对小的假性囊肿的显示MR较CT敏感且特异性高

与囊腺瘤鉴别：
- 囊性占位性病变者入院前的症状持续时间较一般急性胰腺炎患者的症状明显延长
- 假性囊肿一般位于胰周，推移胰腺
- 而囊腺瘤一般位于胰腺内
- CT 表现为胰内呈蜂窝状多发囊肿，有分隔、壁结节、钙化等征象，囊壁明显强化

与胰腺癌鉴别：
- 两者都可表现为腹痛，胰腺体积增大
- 急性胰腺炎抗炎治疗后明显好转
- 急性胰腺炎增强扫描未见周围血管受侵
- 急性胰腺炎有胰腺周围间隙浑浊，肾前筋膜、侧锥筋膜增厚浑浊等急性炎症表现
- 假性囊肿：积液局限，由纤维包裹，伴感染时，壁常较厚，不规则强化
- 脓肿形成：可见散在透亮小气泡影
- 假性动脉瘤：侵犯胰周血管（脾动脉最常见）时，由纤维包裹血液形成
- 胰腺癌多为局限性肿块
- 胰腺癌见侵犯血管、淋巴转移等恶性征象

自身免疫性

慢性

普通性

临床：
- 长期酗酒、胆道疾病为主要病因
- 胆石症致急性胰腺炎很少变为慢性
- 慢性胰腺炎发展为胰腺癌概率较高
- 反复上腹痛、不同程度内外分泌功能障碍，如消化不良、厌食、脂肪痢、体重下降等
- 以纤维化的肉芽组织增生为特征

影像：
- 胰管串珠状扩张，并伴胰管内结石
- 约半数胰腺萎缩，胰实质内见钙化
- 轻度外分泌功能损害时可见胰腺钙化；胰腺严重功能不全时，可见胰管扩张和胰腺萎缩
- 当胰管直径小于0.5cm时常为慢性胰腺炎；反之则胰腺癌可能性大
- 当形成炎性肿块时呈低密度影，界清，延迟强化；当由急性蔓延来时可见胰周、胰内假性囊肿
- 胰腺区呈正常或不均低或中等信号
- 扩张胰管呈 T1 低、T2 高信号
- MR能显示胰腺纤维化程度，诊断早期慢性胰腺炎优于 CT
- 纤维化为胰腺钙化前期表现，T1 压脂及 T2 均呈低信号，无强化

与囊性肿瘤鉴别：
- 一般无胰腺炎病史，坏死性囊性肿瘤壁厚，且甚不规则，极少钙化
- 而假性囊肿壁光滑，有时可钙化

与急性胰腺炎鉴别：
- 扩张胰胆管内含黏液及细胞碎片，缩短 T1、T2 弛豫时间，其信号与周围炎症的胰腺相似

并发症：
- 胰内外积液：比起左前肾旁间隙更常见于小网膜囊；肾周积液致肾周筋膜不规则增厚
- 假性囊肿：多分布于胰外，沿门静脉延伸似扩张胆管；囊肿可自发破入远端小肠和结肠
- 蜂窝织炎：胰腺弥漫性增大，边界不清，胰周软组织肿块
- 胰腺脓肿：可见散在透亮小气泡影
- 胰腺病变是脾静脉血栓最常见病因
- 亦可见假性动脉瘤、胰性腹水等

7.12 常见急腹症的鉴别

临床:
- 小肠肠曲两端及系膜血管均阻塞

影像:
- 可见假肿瘤征、咖啡豆征、立位小肠长液平征、卧位空回肠换位征等
- 肠壁环形对称性增厚,腹水形成
- 肠扭转时肠管渐细呈鸟嘴样
- 肠系膜密度增高模糊,呈云雾状
- 病变处肠壁不强化或强化减弱
- 回肠中下段梗阻时扩张积气空回肠占满腹腔;立位时见位置高低不平,呈阶梯状排列的液平面
- 十二指肠梗阻时可见双泡征,即胃及十二指肠显示有较大的液平面
- 空肠梗阻可见扩张肠管见环形皱襞,扩张的肠腔位于左中上腹部

临床:
- <2岁常见,间歇性腹部绞痛、呕吐、果冻样血便

影像:
- CT表现为靶样或香肠状的腔内软组织密度团块

临床:
- 起病多骤然,持续性上腹剧痛
- 常继发于溃疡、创伤和肿瘤
- 胃、十二指肠溃疡为最常见原因
- 溃疡穿孔多在前壁,可致气腹与急性腹膜炎;慢性穿孔多在后壁
- 胃癌穿孔全身状况差,明显消瘦
- 急性肠穿孔多见于肠伤寒、肠结核、急性出血坏死性肠炎

影像:
- 气腹时见特征性膈下游离气体
- 偶见腹腔积液、腹脂线异常、气腹等继发性腹膜炎表现
- 横结肠系膜上方积液表现为肝右叶后内缘的水样密度
- 大量积液时,小肠漂浮集中在前腹部;小网膜囊积液位于胃体后壁与胰腺间

鉴别:
- 腹部手术后患者短期内膈下可见游离气体,易误诊胃肠道穿孔
- 间位结肠、左侧胃泡与膈下游离气体难区分,可由改变体位鉴别

血运性

绞窄性

肠梗阻

肠套叠

非闭襻性

乙状结肠扭转

闭襻性

消化道穿孔

临床:
- 有持续腹痛、呕血性物、血便等表现
- 本病为系膜血管阻塞所致血运障碍

影像:
- 可见肠系膜血管内充盈缺损,即血栓
- 受累肠壁厚、管腔小、黏膜皱襞粗
- 当肠壁坏死时壁内可见少量气体
- 门静脉积气多见于肝脏的边缘
- 梗阻远近段肠管直径明显差异
- 肠壁变薄,梗阻远端肠管塌陷
- 梗阻远近段肠管直径明显差异

临床:
- 单一梗阻点,系膜血管不受压
- 老年人多见,持续腹痛、阵发加剧、无便腹胀

影像:
- 乙状结肠扭转以上结肠扩张,程度较轻;扩张结肠于中、左侧腹部,回肠轻扩张

临床:
- 肠扭转处两个梗阻点,肠系膜血管受压,引起血运障碍,襻内有扩张肠襻

影像:
- 乙状结肠明显扩张,横径>10cm,见两个宽大液平面,扩张乙状结肠呈马蹄状

脾破裂

包膜下型

中央型

完全型

腹部外伤

临床:
- 腹部外伤中最常见腹内器官损伤
- 多为暴力或刀枪直接损伤所致
- 因被膜完整,出血量受限,故临床无明显出血征象而不易被发现

影像:
- 呈新月或半月形病变,于脾缘处
- 相邻脾实质受压变平或呈内凹状
- 新鲜血肿CT值可略高或似脾密度,其后逐渐降低而低于脾CT值
- 增强时脾实质强化而血肿不强化

临床:
- 被膜亦完整,故无明显临床表现
- 若破裂近脾门,可撕裂脾蒂致休克

影像:
- 单一脾撕裂时增强见实质内见窄带样低密度影,急性期边缘不清,治疗后界清似正常脾切迹
- 多发脾撕裂时增强见多发性不规则低密度影,波及包膜伴腹腔积血

临床:
- 被膜亦完整,故无明显临床表现
- 破裂近脾门者可撕裂脾蒂致休克

影像:
- 单一脾撕裂时增强见实质内见窄带样低密度影,急性期边缘不清,治疗后界清似正常脾切迹
- 多发脾撕裂时增强见多发性不规则低密度影,波及包膜伴腹腔积血

临床:
- 腹腔积血时可伴腹膜刺激征:腹肌紧张、压痛、反跳痛,出血量大可致失血性休克
- 胆汁刺激膈肌出现呃逆与肩部牵涉痛
- 局限性肝脏损伤可无明显症状

影像:
- 实质内圆形或椭圆形,甚至星状血肿灶
- 新鲜血肿CT值可略高或似肝实质
- 血肿的范围及CT值随时间推移而下降
- 多发撕裂伤为多发不规则混杂密度影
- 包膜下血肿新月、双凸形呈低或等密度
- 血肿边缘较清,且血肿无强化
- 新鲜血肿T1等、T2低信号
- 亚急性期T1等、T2稍高信号

肝损伤

胰腺外伤

临床:
- 多钝性伤、枪弹伤,常合并其他脏器损伤,如肝、脾、大血管损伤等
- 有腹部疼痛、皮肤青紫、心动过速等
- 胰胆管损伤可伴弥漫性腹膜炎,致急腹症需紧急干预
- 胰头部损伤死亡率高于胰体尾部损伤

影像:
- 一般不进行MR检查,CT为首选
- 胰腺碎裂可伴胰周积液、胰管损伤
- 深挫裂伤、胰腺断裂时偶胰管损伤
- 游离液体于肾旁前间隙,高密度代表出血;低密度代表胰管断裂或伴胰腺炎
- 假性囊肿和脓肿形成为迟发合并症

急性肠系膜血管病变

肠系膜上静脉栓塞

临床:
- 肠系膜静脉血栓形成多继发腹腔感染所致的血栓性静脉炎和静脉回流受阻等疾病
- 较单纯动脉阻塞病因而言,静脉阻塞导致小肠缺血时,肠壁内水肿、出血及肠系膜水肿等改变更加明显

影像:
- 脾曲截断征:脾曲以上肠管积气、积液、扩张,以下肠管无积气积液
- 肠系膜上静脉栓塞时:肠壁水肿增厚,病变处不强化或明显减弱;肠袢扩张并积液;系膜密度增高模糊
- 腹腔内积液可见结肠旁沟变宽、肝三角消失及肠间隙增宽等征象

与绞窄性肠梗阻鉴别:
- 既往常有肠梗阻或消化道病史
- 常不对称腹胀,而本病逐渐腹胀
- 可见假肿瘤征,咖啡豆征等,观察腹腔内是否有积液有助于诊断
- 常有气过水音,明显固定压痛
- 肠梗阻程度重,气液平面常见
- CTA为本病的最佳诊断手段,可直接显示动静脉主干及分支内的血栓

肠系膜上动脉栓塞

临床:
- 肠系膜血管病变为小肠或结肠因供血不足而发生的缺血性损害
- 肠系膜动脉栓塞好发风湿性心脏病、动脉粥样硬化斑块脱落等
- 表现为血运性肠梗阻,病情进展可致持续性腹痛、呕吐血性物、腹泻和血便,还可休克
- 除肠系膜动脉栓塞外,常合并脾动脉、肾动脉等栓塞

影像:
- 肠管充气扩张范围与闭塞肠系膜上动脉分布一致
- 受累肠管可见管壁增厚、僵硬,管腔扩张,造影见肠管呈锯齿状
- 肠壁坏死时肠腔内气体可由破口入肠壁,并沿血管至门静脉
- 肠壁积气时可见肠外沿肠道分布弧形线状透明影,偶见门静脉积气
- 肠系膜上动脉栓塞时:肠管扩张积液,肠壁坏死时可积气;肠系膜上动脉无强化、管腔内局限性充盈缺损
- 合并肾、脾动脉栓塞时:可见扇形、斑片状低密度区;脾及肾脏增强速度减慢,强度减弱

腹茧症

临床:
- 指小肠被一层致密、灰白色的纤维膜所包裹,形似蚕茧
- 罕见,可见于青年人
- 主要症状为不明原因肠梗阻、便秘;反复发作腹痛、恶心、腹胀
- 仅部分患者同时停止排便、排气

影像:
- 圆形、卵圆形扩张肠袢固定在腹部
- 边缘光滑,与壁层腹膜多无粘连
- 肠管周围见水样密度影环绕,胃及部分小肠扩张
- 蜷曲排列小肠呈串珠样改变
- 肠管外茧样纤维包膜T1、T2呈低信号影

炎性病变

阑尾炎

临床:
- 常见于幼儿及老年患者,因诊断延误,可致腹膜炎、穿孔等并发症

影像:
- 为直径>6mm,CT上被脂肪束包绕,其内充满积液的管状盲端结构
- 增强见一明显壁强化的延续阑尾
- 阑尾穿孔时可出现腹膜炎、小肠梗阻、右下腹肿块等

与肠系膜淋巴结炎鉴别:
- 右下腹痛第二大病因,儿童常见
- 见正常阑尾、肠系膜脂肪淋巴结

憩室炎

临床:
- 憩室壁由黏膜、黏膜下层和浆膜下层组成,无肌层,突出结肠壁
- 50~70岁老年人常见,女>男

影像:
- CT为排除憩室炎穿孔最佳检查
- 结肠憩室炎时可见结肠壁节段性增厚和憩室周围脂肪炎性改变

与结肠癌鉴别:
- 周围脂肪密度增高程度及范围

胆囊炎

临床:
- 急性化脓性胆囊炎常见

影像:
- 胆囊增大水肿,壁增厚
- 胆囊窝积液,可有炎性脂肪包裹

鉴别:
- 明确致胆囊壁水肿的病因为梗阻

妇产科常见疾病

黄体囊肿破裂

临床:
- 为排卵后囊性黄体持续存在或黄体血肿含血量多所致且伴破裂

影像:
- 囊肿(壁不完整)存在于血块内或血块旁,急性出血T2呈低信号
- 盆腹腔见大量稍低、高密度积液
- 增强扫描可见造影剂外溢

卵巢肿物蒂扭转

临床:
- 儿童可因卵巢系膜长而卵巢扭转

影像:
- 肿块与子宫间蒂(输卵管、系膜)增粗,形成双肿块影
- 蒂周淤张血管影,子宫患侧移位
- 肿块出血栓塞T1高信号,无增强

与输卵管扭转鉴别:
- 输卵管扭曲扩张壁不规则增厚,不规则环形、网格样明显强化

宫外孕

临床:
- 宫外孕所致的腹腔出血是妇产科常见急腹症之一
- 有停经史、下腹胀痛,阴道不规则流血,可伴昏厥休克
- 输卵管好发,卵巢等偶见

影像:
- 界清肿块,多于子宫侧后方
- 多为类圆形囊实混合性肿块
- 肿块周边偶见假包膜,呈环形低信号
- 实性部分稍长T1、T2信号影
- 肿块内较高密度出血灶为主
- 血块无强化或轻度不均强化
- 亚急、陈旧出血为等低密度
- 盆腔积血、积液示宫外孕破裂
- 盆腔积液多聚在子宫直肠窝

与卵巢囊肿鉴别:
- 亦可伴出血,但囊壁厚薄均匀,囊内有分隔,边界清楚

7.13　脾脏肿瘤与非肿瘤性病变的鉴别

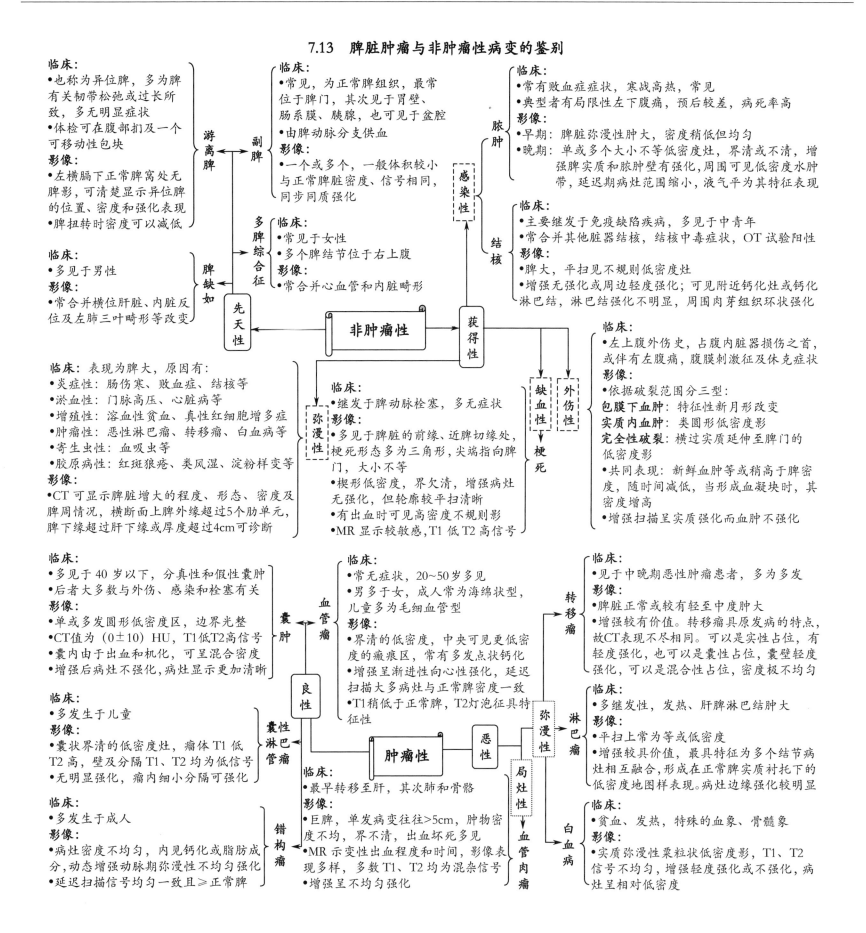

临床：
- 也称为异位脾，多为脾有关韧带松弛或过长所致，多无明显症状
- 体检可在腹部扣及一个可移动性包块

影像：
- 左横膈下正常脾窝处无脾影，可清楚显示异位脾的位置、密度和强化表现
- 脾扭转时密度可以减低

临床：
- 多见于男性

影像：
- 常常合并横位肝脏、内脏反位及左肺三叶畸形等改变

游离脾

副脾

多脾综合征

脾缺如

先天性

临床：
- 常见，为正常脾组织，最常位于脾门，其次见于胃壁、肠系膜、胰腺，也可见于盆腔
- 由脾动脉分支供血

影像：
- 一个或多个，一般体积较小
- 与正常脾脏密度、信号相同，同步同质强化

临床：
- 常见于女性
- 多个脾结节位于右上腹

影像：
- 常合并心血管和内脏畸形

非肿瘤性

临床：
- 常有败血症症状，寒战高热，常见
- 典型者有局限性左下腹痛，预后较差，病死率高

影像：
- 早期：脾脏弥漫性肿大，密度稍低但均匀
- 晚期：单或多个大小不等低密度灶，界清或不清，增强脾实质和脓肿壁有强化，周围可见低密度水肿带，延迟期病灶范围缩小，液气平为其特征表现

脓肿

感染性

结核

临床：
- 主要继发于免疫缺陷疾病，多见于中青年
- 常合并其他脏器结核，结核中毒症状，OT试验阳性

影像：
- 脾大，平扫见不规则低密度灶
- 增强无强化或周边轻度强化；可见附近钙化灶或钙化淋巴结，淋巴结强化不明显，周围肉芽组织环状强化

获得性

缺血性

外伤性

梗死

临床：
- 继发于脾动脉栓塞，多无症状

影像：
- 多见于脾脏的前缘、近脾切缘处，梗死形态多为三角形，尖端指向脾门，大小不等
- 楔形低密度，界欠清，增强病灶无强化，但轮廓较平扫清晰
- 有出血时可见高密度不规则影
- MR显示较敏感，T1低T2高信号

临床： 表现为脾大，原因有：
- 炎性性：肠伤寒、败血症、结核等
- 淤血性：门脉高压、心脏病等
- 增殖性：溶血性贫血、真性红细胞增多症
- 肿瘤性：恶性淋巴瘤、转移瘤、白血病等
- 寄生虫性：血吸虫等
- 胶原病性：红斑狼疮、类风湿、淀粉样变等

影像：
- CT可显示脾脏增大的程度、形态、密度及脾周情况，横断面上脾外缘超过5个肋单元，脾下缘超过肝下缘或厚度超过4cm可诊断

弥漫性

临床：
- 左上腹外伤史，占腹内脏器损伤之首，或伴有左腹痛，腹膜刺激征及休克症状

影像：
- 依据破裂范围分三型：
- **包膜下血肿：** 特征性新月形改变
- **实质内血肿：** 类圆形低密度影
- **完全性破裂：** 横过实质延伸至脾门的低密度影
- 共同表现：新鲜血肿等或稍高于脾密度，随时间减低，当形成血凝块时，其密度增高
- 增强扫描呈实质强化而血肿不强化

临床：
- 多见于40岁以下，分真性和假性囊肿
- 后者大多数与外伤、感染和栓塞有关

影像：
- 单或多发圆形低密度区，边界光整
- CT值为（0±10）HU，T1低T2高信号
- 囊内由于出血和机化，可呈混合密度
- 增强后病灶不强化，病灶显示更加清晰

囊肿

临床：
- 常无症状，20~50岁多见
- 男多于女，成人常为海绵状型，儿童多为毛细血管型

影像：
- 界清的低密度，中央可见更低密度的瘢痕区，常有多发点状钙化
- 增强呈渐进性向心性强化，延迟扫描大多病灶与正常脾密度一致
- T1稍低于正常脾，T2灯泡征具特征性

血管瘤

良性

临床：
- 多发生于儿童

影像：
- 囊状界清的低密度灶，瘤体T1低T2高，壁及分隔T1、T2均为低信号
- 无明显强化，瘤内细小分隔可强化

囊性淋巴管瘤

临床：
- 多发生于成人

影像：
- 病灶密度不均匀，内见钙化或脂肪成分，动态增强动脉期弥漫性不均匀强化
- 延迟扫描信号均匀一致且≥正常脾

错构瘤

肿瘤性

恶性

临床：
- 最早转移至肝，其次肺和骨骼

影像：
- 巨脾，单发病变往往>5cm，肿物密度不均，界不清，出血坏死多见
- MR示变性出血程度和时间，影像表现多样，多数T1、T2均为混杂信号
- 增强呈不均匀强化

血管肉瘤

局灶性

弥漫性

临床：
- 见于中晚期恶性肿瘤患者，多为多发

影像：
- 脾脏正常或较有轻至中度肿大
- 增强较有价值。转移瘤具原发病的特点，故CT表现不尽相同。可以是实性占位，有轻度强化，也可以是囊性占位，囊壁轻度强化，可以是混合性占位，密度极不均匀

转移瘤

临床：
- 多继发性，发热、肝脾淋巴结肿大

影像：
- 平扫上常为等或低密度
- 增强较具价值，最具特征为多个结节病灶相互融合，形成在正常脾实质衬托下的低密度地图样表现。病灶边缘强化较明显

淋巴瘤

白血病

临床：
- 贫血、发热，特殊的血象、骨髓象

影像：
- 实质弥漫性粟粒状低密度影，T1、T2信号不均匀，增强轻度强化或不强化，病灶呈相对低密度

7.14 腹腔内钙化病变的鉴别

肉芽肿
- 是肝钙化的最常见原因，直径常<2cm
- 较大的钙化可有放射状伪影
- 若同时在肺脾见到钙化灶，有助诊断

肝结核
- 小斑点状或泥沙样钙化或粉末状钙化，属典型结核表现

肝脓肿
- 多见脓肿吸收后或形成肉芽肿时
- 常表现为斑片状钙化，重复感染时钙化数量增加

肝棘球蚴病
- 外囊在囊壁中出现长短不一、厚薄不一的弧形或壳状钙化
- 囊内可见母囊碎片、退化的头节和子囊的钙化，呈条片状

肝血吸虫病
- 右叶多，地图状或网格样钙化、条块状、蟹足状钙化，典型者呈龟背样钙化。门静脉、脾静脉、肠系膜静脉见点状、条状或轨道状钙化灶

慢性肝内血肿
- 形态不规则，斑点斑片、条状等
- 与血肿形态有关，结合外伤史

布-加综合征
- 肝大，增强呈地图样，体循环侧支或下腔静脉钙化的显示可与肝炎后肝硬化鉴别

肝动脉瘤、门静脉血栓
- 可见环形钙化

胆囊结石
- 多为阴性结石，随体位改变
- 成年女性，经产妇和服用避孕药多见

胆管结石
- 多为高密度，见靶环征、半月征

慢性胰腺炎
- 典型呈铺路石样，伴胰腺扩张，粗细不均

囊腺瘤/癌
- 浆液性：多见于胰头颈部和中心
- 黏液性：多见胰体尾部，无钙化或囊壁、分隔钙化

实性假乳头状瘤
- 罕见，多见于年轻女性
- 钙化约有30%，均在周边部分，钙化呈细条状或斑点状

囊性纤维化
- 细颗粒状钙化，儿童和青年多见

感染性 → 肿瘤及肿瘤样 → 肝内钙化
血管源性 → 肝内钙化
胆系钙化
胰腺钙化

钙化较多见：

肝畸胎瘤
- 内含脂肪、发育不全的骨或牙齿影、斑片状钙化影

肝血管瘤
- 静脉石样或较大的中央区钙化，或整个瘤体钙化，典型渐进性向心性强化

肝细胞癌
- 钙化形态多样，多偏心性，常见于出血、坏死后囊变区

纤维板层样肝癌
- 好发青少年，60%以上瘤体内含较大的中央瘢痕且瘢痕可见钙化，钙化多为小点状、结节状或星状

肝母细胞瘤
- 钙化多见，达50%以上
- 呈点、条、弧形散在或聚集分布

婴儿型血管内皮瘤
- 钙化细小且呈颗粒状

肝转移癌
- 钙化形态多样，常密度较淡

钙化较少见：

肝囊肿
- 反复感染或出血后，囊壁蛋壳样钙化

肝内胆管细胞癌
- 小点状或斑片状钙化灶，密度多较高，不规则钙化是重要征象

肝细胞腺瘤
- 富血供，钙化多样，多呈中心性分布，特征周围可见透明环影

脾钙化

脾血管瘤
- 瘤体边缘或中心可见蛋壳斑点状或砂粒状钙化，典型向心性强化

脾错构瘤
- 肿块内同时发现钙化和脂肪

脾血吸虫
- 脾脏弥漫性增大
- 实质内可见条形、斑片状、网状等钙化影

肾上腺钙化

肾上腺囊肿
- 囊壁可见弧线样钙化

肾上腺癌
- 散在点状钙化

嗜铬细胞瘤
- 伴坏死囊变，边缘可见钙化

肾上腺结核
- 弥漫性细点状钙化，常为两侧

泌尿系钙化

肾结石
- 多见于中青年男性，肾盏或肾盂内分层、桑葚及鹿角状高密度结石为典型表现，侧位片上结石与脊柱重叠

肾结核
- 肾实质内见云絮状、环状或弥漫性的点状钙化

肾细胞癌
- 25%~30%肾细胞癌在CT上见钙化
- 钙化概率随肿块体积增大而增加，散在点状或弧线状钙化

肾错构瘤
- 同时见脂肪密度、牙齿或骨组织

肾钙质沉着症
- 双侧对称、弥漫分布于肾皮质和髓质的羽毛状、点状钙化

复杂性肾囊肿
- 水样密度内见弧形、结节状、云絮状钙化，囊壁增厚，囊内密度增高且不均匀

黄色肉芽肿性肾盂肾炎
- 女性多见，反复尿路感染史
- 80%患者伴肾结石和尿路梗阻

输尿管结石
- 典型者呈米粒至枣核大小的卵圆形致密影，边缘多毛糙，长轴与输尿管走行一致，易见于输尿管三个生理性狭窄处

膀胱结石
- 多见10岁以下儿童和老年人
- 耻骨联合上方圆形或多角形钙化，随体位改变

膀胱结核
- 膀胱壁增厚，界不清，可有沙砾样高密度钙化影

生殖系钙化

子宫平滑肌瘤
- 不均一的点状钙化

卵巢畸胎瘤
- 可见脂肪密度及不规则钙化

前列腺结核
- 出现干酪样变时，腺体内密度不均，可见低密度灶伴有钙化

其他

肠系膜淋巴结钙化
- 多见于老年，大小不一的絮状钙化

静脉石
- 多发性和两侧性，偏盆腔下外侧，圆形或环形致密影，界清

阑尾结石
- 可多发，结节状、偏条状，分层同心环状

7.15　腹膜后常见病变的鉴别

囊性淋巴管瘤
- 单或多房性囊性，壁薄，界清
- 分隔纤细，分隔不同程度强化
- 合并感染时，密度增高，出血时间液液平
- 肿块沿间隙分布

中肾管囊肿
- 主要见于输尿管走行区
- 长管状水样密度，壁薄，界清
- 增强后无强化

肠重复囊肿
- 多见于小儿，回肠段多见
- 下腹部囊性低密度影，周围渗出

囊性畸胎瘤
- 又称为皮样囊肿，常为水样密度和（或）脂肪密度，薄壁可伴蛋壳状钙化，囊壁或轻度强化

囊性转移瘤
- 原发肿瘤病史，常多发

海绵状血管瘤
- 常位于肠系膜侧，圆或不规则形的低密度灶，界清
- 内可见静脉石样钙化，增强后多明显强化

感染
- 可有发热、寒战等
- 可提供脓肿准确位置及与邻近脏器关系

血肿
- 急性期：伴增厚的环形可伴钙化的高密度肿块
- 亚急性期：中央高密度，周围低密度的肿块
- 慢性期：低密度肿块

恶性畸胎瘤
- 肿块内同时见脂肪和钙化密度，软组织成分较多，可坏死，明显强化

内胚窦瘤
- 又称卵黄囊瘤，高度恶性，多见于青壮年的卵巢或睾丸。血清AFP(+)
- CT表现为不均匀强化病灶，肿瘤内见片状坏死

精原细胞瘤
- 多发生于睾丸，与隐睾关系密切
- 平扫等低密度，相对均匀，可见囊变坏死及钙化，界清
- 增强轻中度强化，分隔样强化有一定的影像学特征

发育障碍性 ─┐
肿瘤性 ─┤ 囊性占位
感染性
外伤性
胚胎残余性 ─┘ 囊实性占位

脂肪瘤
- 圆形，包膜完整，界清，CT值-20HU
- 密度均匀，可有少量分隔
- 增强后分隔可轻度强化

脂肪肉瘤
- 最常见的原发恶性肿瘤
- 50~60岁，好发肾周脂肪囊
- 脂肪密度为主的不均匀肿块，内见条索、结节状软组织密度

平滑肌肉瘤
- 第二位原发恶性肿瘤
- 多见中老年
- 瘤体巨大，病变中央多不规则广泛坏死，厚壁囊性肿块
- 富血供肿瘤，增强呈环形强化

纤维组织细胞肉瘤
- 多见中老年，男多于女
- 瘤体巨大，中心坏死，伴不定形钙化、轨道征、T2示果盘征

间叶组织源性

神经母细胞瘤
- 最常见婴儿及儿童
- 内见无定形或粗糙钙化，肿瘤倾向于包绕大血管生长，但无管腔受压或轻度受压

神经鞘瘤
- 常有包膜，瘤体边缘光滑锐利，可伴有出血、囊变，有可增强的包膜影，T2示靶征

神经纤维瘤
- 常无包膜，平扫似肌肉密度，边界欠规整，强化不显著，T2示靶征（高信号环相对较厚）

神经节细胞瘤
- 多见青少年及较年轻的成人
- 20%有分散或针尖样钙化，肿瘤倾向于包绕大血管生长。T2瘤内可见低信号分隔影，典型呈车轮状或旋涡状，不均匀性延迟强化

异位嗜铬细胞瘤
- 好发肾门附近及主动脉旁
- 信号或密度均匀，增强呈明显强化

神经源性

腹膜后纤维化
- 原发：自身免疫；继发：肠道炎症，药物，特异感染病等
- 沿血管走行，界不清，软组织密度，不同程度强化
- MR：急性期：毛细血管细胞成分高，强化明显；慢性期:成熟纤维组织早期，强化不明显

其他

淋巴结结核
- 青少年及儿童多见
- 见腹主动脉周围，多发低密度灶，活动期与邻近脏器界不清，密度不均，有时可见钙化
- 增强呈特征性周边环形强化

巨淋巴细胞增生症
- 类圆形肿块，密度均匀，界清
- 周边可见多数点、条状强化的血管影，均匀明显强化

转移瘤
- 多见于老年人，原发肿瘤病史
- 短期随访淋巴结增大明显
- 除源于睾丸和卵巢的肿瘤外，多表现为多个孤立增大的淋巴结，常不融合，边界清晰
- 增强呈均匀轻度强化

淋巴瘤
- 病程发展快
- 多呈分叶状，易侵犯邻近组织，并包绕血管
- 多表现为密度均匀
- 增强后肿块为均匀强化

淋巴结肿大

腹主动脉瘤
- 症状主要取决于发生的部位、形态、大小和分支血管的关系
- 直接征象：管径局部或弥漫性扩张，直径>3cm或大于正常管径的1/3
- 间接征象：瘤壁见斑点状或弧形钙化，附壁血栓形成时见充盈缺损

腹主动脉夹层
- 常表现为腹部剧痛，压迫腹腔干或肠系膜时可引起恶心、呕吐等
- CT：
内膜钙化内移
撕脱的内膜片呈弯曲的线样低密度
增强后真假腔可同时显影
假腔强化与排空比真腔延迟

下腔静脉异位
- 常合并先天性心脏变异
- 主要有两种，左下腔静脉和双下腔静脉，两者均位于腹主动脉左侧，呈管状走行，增强后可有强化，最终汇入左侧肾静脉

下腔静脉平滑肌肉瘤
- 女性多见，任何年龄可发生
- 下腔静脉内的软组织肿块，界清，常伴有下腔静脉扩张
- 肿块常完全或部分包绕下腔静脉生长

血管病变

7.16　腹部外伤性病变的鉴别

临床：
- 为最易发生外伤的器官

影像：
- X线：脾影增大，密度增加，脾周模糊，邻近脏器可受压推移，相应的肋腹壁的软组织肿胀、骨折
- 按CT表现分为三型：
挫伤：实质内界不清的相对密度减低影
被膜下血肿：脾缘新月形影，相邻实质受压；新鲜血液的CT值≥脾实质，其后逐渐降低而低于脾，增强脾实质强化，血肿不强化
撕裂：单或多发的线状低密度，边缘模糊
- DSA示：脾内损伤破裂处血管减少、分散出血量较大处破裂处不规则。造影剂渗出脾内出血区不显示

【脾脏损伤】

临床：
- 伴较大肝内胆管断裂时，可出现腹痛

影像：
- X线：肝影增大，肝脏边缘显示不清，右膈活动减弱或升高，肝曲及右半结肠下移可合并邻近腹壁挫伤及右侧肋骨骨折
- CT表现：
撕裂伤：界不清呈裂隙样的稍低密度
肝内血肿：易导致腹膜后血肿，实质内界较清的混杂密度区，被膜下的新月形混杂密度
严重者：胆汁瘘或胆汁瘤

【肝脏损伤】

临床：
- 临床可有腹痛、便血

影像：
特异性影像表现：
- 肠系膜撕裂伴肠道缺血：CT示形状为三角形的积液，局部积液特征为非均质且主要为高密度，且其位置对应出血点，即哨兵血块征
- 活动性出血：造影剂外溢
- 肠系膜血肿：系膜局部增厚且呈高密度
非特异性影像表现：
- 游离性腹腔液：常在肠袢或肠系膜间见多边形积液

【肠系膜损伤】

临床：
- 几乎全见于男性尿道，尤其球部、膜部
- 症状：症状轻，伴有骨盆骨折时可发生休克

影像：
- 尿道造影（唯一有效）：对比剂从损伤口外渗
- 挫伤者：示尿道伸展，无造影剂外渗
- 部分破裂者：示尿道周围造影剂外渗，部分造影剂进入膀胱
- 完全破裂者：特征性表现为尿道中断导致膀胱或近端尿道不充盈

【尿道损伤】

临床：
- 最常见的原因：机动车外伤
- 临床上可有血尿

影像：
按CT表现分为四型
- 被膜下血肿：早期表现为肾实质边缘新月或双突形高密度灶，邻近实质受压；晚期表现为密度减低并缩小；增强无强化
- 肾脏血肿：早期表现为新月形高密度，限于肾筋膜囊内并有被膜下血肿；晚期表现为血肿密度减低
- 肾挫伤：与出血量、肾组织水肿及尿液外溢相关，可为肾实质内高、混杂或低密度灶；增强多无强化
- 肾撕裂：肾实质连续性中断，撕裂的肾组织可强化

【肾脏损伤】

实质脏器损伤

（内出血表现
腹膜刺激征（少见）
腹部包块）

临床：
- 多见于道路交通事故，其次为高处坠落

影像：
- X线：
膈下游离气体：游离气体>50ml便能显示；花斑状阴影：腹膜后十二指肠或结、直肠，穿孔时，腹膜后气体积聚；肠袢或结肠旁气泡影
- CT：
特异性：肠壁破损或中断：肠壁局限性缺损或管壁不连续；肠内容物外溢：液体、食物残渣、分别和口服的造影剂；肠壁内血肿：较难发现，多见十二指肠
非特异性：肠腔外气体（肾前间隙内的气体及泡沫样物质有助诊断十二指肠穿孔），可见肠壁增厚、肠壁异常扩张；腹腔内游离液体，肠系膜浸润

【肠道损伤】

空腔脏器损伤

（胃肠道症状
腹膜刺激征阳性
气腹征）

临床：
- 多见于方向盘或自行车把手导致的中上腹钝伤
- 胰腺颈部及体部最常累及
- 典型症状为中上腹或全腹痛伴呕吐

影像：
- 前12h，CT表现可不明显
- 12h后，CT直接征象：胰周渗出，局部性或弥漫性，胰腺与脾静脉分界增宽，肾前筋膜增厚。胰腺断裂表现为垂直于长轴的一条清楚分隔的低密度线，增强后更明显

【胰腺损伤】

临床：
- 右侧多于左侧

影像：
- 典型CT表现：局限性高密度血肿影或肾上腺体积增宽，周围脂肪间隙模糊
- 肾上腺血肿与肿瘤的鉴别困难，可结合MR或10~12周后复查CT

【肾上腺损伤】

临床：
- 常见于严重钝器伤或锐器伤
- 当周围无压迫、不能形成包裹时，可出现大量出血，易导致死亡

影像：
- 平片价值不大，但可发现并发的骨折、气腹
- CT可示出血形成的高密度血肿，增强可示有无活动性出血或破裂口
- DSA可明确诊断并进行栓塞治疗

【大血管损伤】

临床：
- 多见于下腹部受暴力或骨盆骨折
- 损伤分为两种：
腹膜内：不同程度的休克、下腹痛、排尿障碍、血尿；可继发败血症表现
腹膜外：上述+有伤口流尿，易形成瘘道

影像：
- 最佳检查方法是膀胱造影，造影剂由破口漏出
- 膀胱挫裂：伤伴局部较大血肿可有压迹，CT、MR可示高密度血肿
- 膀胱破裂：膀胱壁局部中断，造影剂外漏

【膀胱损伤】

【复合伤】

（复合伤多见，往往同时合并以上多个脏器损伤，影像上同时具备多个脏器损伤的表现）

7.17　食管病变的鉴别

反流性（食管炎）

临床：
- 又称为消化性食管炎
- 餐后1~2h胸骨后烧灼痛，可放射至背部，与体位明显相关

影像：
食管双对比造影示：
- 早期：食管下段轻微痉挛性改变，管壁光滑规则
- 进展期：管壁毛糙，管壁轻度变形针尖样或星芒状、网状的线样龛影
- 晚期：食管下段狭窄，上段食管扩张，管壁偏移毛糙，边缘呈毛刺状，狭窄段与正常段分界不清

腐蚀性（食管炎）

临床：
- 误服腐蚀剂病史

影像：
- 病变较轻者：
食管下段痉挛，可轻度狭窄，狭窄段边缘光滑
- 病变较重者：
与正常段移行过渡，食管中下段损伤较重，边缘呈锯齿状或串珠状，甚至闭塞，呈漏斗状，狭窄一般呈向心性，连续或中断，其间黏膜消失或见小的充盈缺损，上段食管扩张。当有穿孔时，造影剂外漏

气管食管瘘

临床：
- 饮水或进食时剧烈咳嗽，多伴咳痰或发热

影像：
- CT及X线可见气管与食管相通

食管蹼

临床：
- 好发于婴幼儿或中年女性，发生于婴幼儿时常伴有营养不良，成人患者多无症状

影像：
- 食管吞钡表现为食管远端2~3mm宽的缩窄，横行，钡剂通过障碍，食管近端扩张

食管憩室

临床：
- 吞咽时有咕噜音，吞咽困难，食物反流

影像：
- X线示向腔外突出囊袋状影

食管异物

临床：
- 有异物吞咽史，可见于小儿，患有精神疾病、酗酒、吸毒人员等

影像：
- X线示异物大小形状、位置及黏膜损伤情况，行CT检查可观察食管壁与周围情况。如食管周围清楚光滑、食管周围间隙清晰，则提示无穿孔

食管静脉曲张

临床：
- 多见于食管下段

影像：
食管吞钡造影：
- 早期：下段食管黏膜增粗，柔软，钡剂通过良好；
- 进一步：典型者呈串珠状充盈缺损，管壁边缘不规则，管腔扩张，蠕动减弱，排空延迟

食管裂孔疝

临床：
- 多为后天性
- 有胃食管反流并伴相应症状

影像：
- X线造影直接征象为膈上疝囊，大小不等，囊上方有A环，下界有B环。疝囊内见粗而迂曲或颗粒状的胃黏膜且经增宽的裂孔与膈下胃黏膜相连

周围病变压迫

临床：
- 多无明显症状
- 压迫严重时，可有吞咽困难

影像：
- CT示周围病变与食管的关系
- 食管腔变窄移位，但黏膜下无破坏

嗜银细胞瘤

临床：
- 短期内致死

影像：
- 食管造影示食管狭窄，僵硬，黏膜破坏及充盈缺损

平滑肌瘤

临床：
- 中下段多见

影像：
- X线造影示腔内圆形充盈缺损，边缘光滑，界清，典型者见环形征，肿瘤局部黏膜完整，但可变细变浅

海绵状血管瘤

临床：
- 食管上段多见，临床多有吞咽困难，吐血等

影像：
- 食管造影显示病变呈卵圆形充盈缺损，CT平扫见食管内占位，压迫管腔，病变内部可有钙化，增强呈轻度强化

继发食管疾病 → 食管炎 → 非肿瘤性病变

气管食管瘘 · 先天畸形及食管异物（食管蹼 · 食管憩室 · 食管异物）

上1/3

常见于以下患者：
- 重症肌无力
- 眼咽肌病：
上睑下垂和吞咽困难
- 肌强直性营养不良：
肌病性面容、雁颈、秃顶、睾丸萎缩和白内障，常伴吞咽困难
- 皮肌炎、多发性肌炎
- 甲亢、甲减、咽喉部手术损伤

下2/3 · 贲门失弛缓

临床：
- 长期咽下困难，伴胸骨后疼痛
- 情绪激动或食物刺激加重

影像：
X线造影示
- 食管下段狭窄呈漏斗状
- 狭窄段质地柔软，黏膜皱襞正常
- 钡剂呼气时易通过贲门
- 狭窄段以上食管扩张
- 食管蠕动减弱
- 并发溃疡时，皱襞紊乱出现龛影

食管痉挛

临床：
- 胸骨后痛并向背、肩胛骨放射
- 过冷热饮食易诱发，解痉药有效

影像：
- 节段性：见于食管中1/3，4~5个较深的环形收缩，食管柔软，黏膜皱襞正常
- 弥漫性：见于食管中下2/3，食管螺旋状或串珠状较对称狭窄，狭窄段随收缩波上下移动管壁柔软，狭窄近端无扩张

食管运动失调

肿瘤性病变

食管癌

临床：
- 多见40岁以上男性
- 最常见于食管中段，其次为食管下段，早期有异物感，中晚期出现咽下困难、呕吐、声音嘶哑等

影像：
- 髓质型：累及全程向腔内、外生长，管壁增厚，界不清，管腔变窄
- 蕈伞型：偏心性的蘑菇状突入食管腔，内表面可有溃疡，界清
- 溃疡型：较大不规则的长形龛影，长轴与食管长轴一致，龛影位于食管轮廓内，管腔轻中度狭窄
- 缩窄型：管腔环形狭窄，界清，近端食管腔明显扩张
- 混合型：有上述两种以上类型

食管病变

7.18　常见胃病变的鉴别

临床：
- 以非霍奇金淋巴瘤多见
- 可累及其他脏器或淋巴结肿大
- 40~50 岁之间好发
- 上腹痛、食欲缺乏、消瘦、恶心呕吐
- 起自胃黏膜下的淋巴组织，向内可侵及黏膜层，向外达肌层

影像：
- 钡餐：
局限性：黏膜皱襞不规则、粗大，低于胃窦时使之漏斗状狭窄
广泛性：黏膜皱襞紊乱，胃腔缩窄或变形，腔内不规则龛影、菜花样充盈缺损
- 广泛性或节段性胃壁增厚，但具有一定的柔软性，密度/信号均匀
- 不常侵犯邻近器官，胃周脂肪消失少见
- 一致性强化，程度略低

【淋巴瘤】

【间质瘤】

临床：
- 消化道最常见的原发性间叶源性肿瘤
- C-KIT（CD117）阳性可确诊
- 50 岁以上中老年人多见
- 可分为黏膜下、肌壁间、浆膜下型
- 腹部不适、隐痛及包块，消化道出血
- 胃体部大弯侧最多见
- 膨胀性腔外生长多见，质地坚韧

影像：
- 钡餐：黏膜展平，局部胃壁柔软，钡剂通过顺畅
- 良性多<5cm，密度均匀，界清
- 恶性多>5cm，形态欠规则，密度不均匀，可出现低密度坏死、囊变或陈旧出血
- 增强中度或明显强化

【肿瘤性】

【胃癌】

临床：
- 40~60 岁好发，胃窦、小弯最常见
- 上腹痛、消瘦与食欲减退，呈渐进性加重，贫血与恶病质，恶心、黑便

影像：
早期：癌限于黏膜或黏膜下层，不论其大小或有无转移
- 隆起型：类圆形突入胃腔，高度>5mm，境界锐利，基底宽
双对比法及加压法：大小不等，不规则充盈缺损
- 浅表型：肿瘤表浅、平坦，沿黏膜及黏膜下层生长，形状不规则
双对比法及加压法：胃小区与胃小沟破坏呈不规则颗粒状杂乱影，轻微凹陷与僵直
- 凹陷型：明显凹陷，深度>5cm
双对比法及加压法：形态不整，边界明显的龛影，周边黏膜出现截断或杵状融合
晚期：癌越过黏膜下层侵及肌层以下
- Ⅰ型（蕈伞型）：局限性充盈缺损，与邻近胃壁分界清楚
- Ⅱ型（溃疡型）：半月综合征：不规则龛影呈半月形，外缘平直，内缘有多个尖角；龛影位于胃轮廓之内，外围绕以宽窄不等透明带即环堤，轮廓不规则，常见结节状或指压状充盈缺损影
- Ⅲ型（浸润溃疡型）：浸润性生长，环堤外缘呈斜坡状隆起，宽窄不均且有破坏，与邻近胃壁境界不清
- Ⅳ型（浸润型）：胃壁不规则增厚、僵硬，边缘不整，浸润全周者胃腔狭窄、变形；弥漫型者呈皮革胃；黏膜皱襞增粗，挺直或呈结节状

【非肿瘤性】

临床：
- 20~50 岁好发，胃小弯处多见
- 反复性、周期性、节律性上腹痛
- 恶心、呕吐、嗳气、反酸、消化道出血

影像：
- 直接征象：突出于胃轮廓外的龛影，边缘光整，可见黏膜线、项圈征、狭颈征，黏膜皱襞向龛影集中直达龛影口部，邻近胃壁柔软、光整、有蠕动
- 功能性改变：痉挛性改变、胃液增多、胃蠕动增强或减弱
- 恶变：龛影位于胃轮廓之内，周围指压迹样充盈缺损，有不规则环堤，边缘出现尖角征，黏膜皱襞破坏中断，邻近胃壁僵硬、峭直、蠕动消失

【胃溃疡】

【急性】

临床：
- 分单纯性、糜烂性、化脓性、腐蚀性
- 黏膜充血、水肿、糜烂甚至溃疡出血
- 上腹剧痛、拒食、恶心、呕吐等
- 多在进食后数小时突然发病

影像：
- 轻者可无阳性发现，较重者胃内潴留液增多，胃黏膜增粗、模糊
- 穿孔者可见平片或透视下气腹征象
- 腐蚀性晚期见胃腔狭窄与梗阻

【胃炎】

临床：
- 分为浅表型、萎缩型、肥厚型
- 腹痛、恶心、呕吐、黑便、贫血
- 诊断主要靠胃镜和活检

影像（双对比造影检查）：
- 浅表型：中度以上显示黏膜皱襞增粗、紊乱，胃壁软
- 萎缩型：胃黏膜表层炎症伴黏膜皱襞变细或消失，胃底光秃
- 肥厚型：黏膜皱襞隆起、粗大而宽，排列紊乱，扭曲不正，皱襞数量减少，胃轮廓呈波浪状

【慢性】

临床：
- 大弯在头侧，小弯在足侧
- 分为器官轴型、网膜轴型、混合型
- 急性扭转起病急骤，持续性干呕，突发严重短暂的胸部或上腹部痛，胃内难以插入胃管

影像：
- 立位平片常可见两个气液平面
- 器官轴型：胃大弯向右上翻转，胃小弯向下，黏膜皱襞呈螺旋状
- 网膜轴型：胃底移向右下，胃窦、胃体向左上方环绕扭转

【胃扭转】

临床：
- 异常疏松的胃黏膜向前通过幽门管脱入十二指肠球部
- 胃窦部黏膜厚长松弛，排列紊乱，表面糜烂或溃疡，多伴胃炎和溃疡病
- 腹胀、腹痛，进食后诱发，可有上消化道出血，少数有幽门梗阻

影像（钡餐）：
- 十二指肠球部基底部菜花状、蕈伞状或伞状充盈缺损
- 脱入的胃黏膜在球部形成圆形透光区
- 幽门管增宽，可见正常或肥大的胃黏膜通过幽门管

【胃幽门黏膜脱垂】

7.19　常见胃、肠壁增厚病变的鉴别

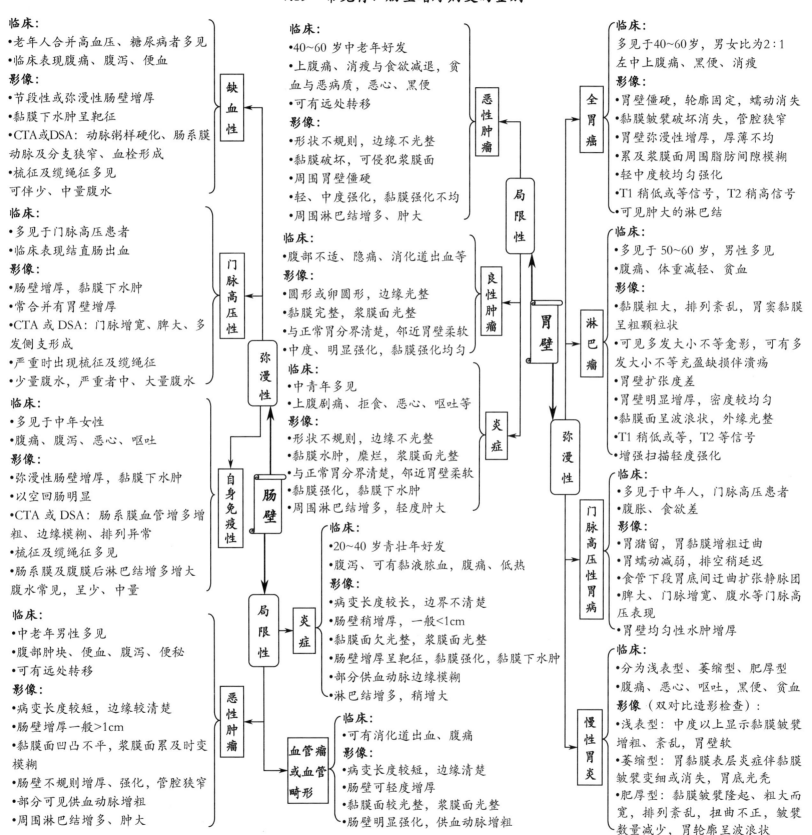

缺血性

临床：
- 老年人合并高血压、糖尿病者多见
- 临床表现腹痛、腹泻、便血

影像：
- 节段性或弥漫性肠壁增厚
- 黏膜下水肿呈靶征
- CTA或DSA：动脉粥样硬化、肠系膜动脉及分支狭窄、血栓形成
- 梳征及缆绳征多见
- 可伴少、中量腹水

门脉高压性

临床：
- 多见于门脉高压患者
- 临床表现结直肠出血

影像：
- 肠壁增厚，黏膜下水肿
- 常合并有胃壁增厚
- CTA或DSA：门脉增宽、脾大、多发侧支形成
- 严重时出现梳征及缆绳征
- 少量腹水，严重者中、大量腹水

自身免疫性

临床：
- 多见于中年女性
- 腹痛、腹泻、恶心、呕吐

影像：
- 弥漫性肠壁增厚，黏膜下水肿
- 以空回肠明显
- CTA或DSA：肠系膜血管增多增粗、边缘模糊、排列异常
- 梳征及缆绳征多见
- 肠系膜及腹膜后淋巴结增多增大
- 腹水常见，呈少、中量

恶性肿瘤

临床：
- 中老年男性多见
- 腹部肿块、便血、腹泻、便秘
- 可有远处转移

影像：
- 病变长度较短，边缘较清楚
- 肠壁增厚一般>1cm
- 黏膜面凹凸不平，浆膜面累及时变模糊
- 肠壁不规则增厚、强化，管腔狭窄
- 部分可见供血动脉增粗
- 周围淋巴结增多、肿大

弥漫性 → **肠壁** → **局限性**

恶性肿瘤

临床：
- 40~60岁中老年好发
- 上腹痛、消瘦与食欲减退，贫血与恶病质，恶心、黑便
- 可有远处转移

影像：
- 形状不规则，边缘不光整
- 黏膜破坏，可侵犯浆膜面
- 周围胃壁僵硬
- 轻、中度强化，黏膜强化不均
- 周围淋巴结增多、肿大

良性肿瘤

临床：
- 腹部不适、隐痛、消化道出血等

影像：
- 圆形或卵圆形，边缘光整
- 黏膜完整，浆膜面光整
- 与正常胃分界清楚，邻近胃壁柔软
- 中度、明显强化，黏膜强化均匀

炎症

临床：
- 中青年多见
- 上腹剧痛、拒食、恶心、呕吐等

影像：
- 形状不规则，边缘不光整
- 黏膜水肿、糜烂，浆膜面光整
- 与正常胃分界清楚，邻近胃壁柔软
- 黏膜强化，黏膜下水肿
- 周围淋巴结增多，轻度肿大

炎症

临床：
- 20~40岁青壮年好发
- 腹泻、可有黏液脓血，腹痛、低热

影像：
- 病变长度较长，边界不清楚
- 肠壁稍增厚，一般<1cm
- 黏膜面欠光整，浆膜面光整
- 肠壁增厚呈靶征，黏膜强化，黏膜下水肿
- 部分供血动脉边缘模糊
- 淋巴结增多，稍增大

血管瘤或血管畸形

临床：
- 可有消化道出血、腹痛

影像：
- 病变长度较短，边缘清楚
- 肠壁可轻度增厚
- 黏膜面较光整，浆膜面光整
- 肠壁明显强化，供血动脉增粗

局限性 → **良性肿瘤**／**炎症** → **胃壁**

全胃癌

临床：
多见于40~60岁，男女比为2:1
左中上腹痛、黑便、消瘦

影像：
- 胃壁僵硬，轮廓固定，蠕动消失
- 黏膜皱襞破坏消失，管腔狭窄
- 胃壁弥漫性增厚，厚薄不均
- 累及浆膜面周围脂肪间隙模糊
- 轻中度较均匀强化
- T1稍低或等信号，T2稍高信号
- 可见肿大的淋巴结

淋巴瘤

临床：
- 多见于50~60岁，男性多见
- 腹痛、体重减轻、贫血

影像：
- 黏膜粗大，排列紊乱，胃窦黏膜呈粗颗粒状
- 可见多发大小不等龛影，可有多发大小不等充盈缺损伴溃疡
- 胃壁扩张度差
- 胃壁明显增厚，密度较均匀
- 黏膜面呈波浪状，外缘光整
- T1稍低或等，T2等信号
- 增强扫描轻度强化

门脉高压性胃病

临床：
- 多见于中年人，门脉高压患者
- 腹胀、食欲差

影像：
- 胃潴留，胃黏膜增粗迂曲
- 胃蠕动减弱，排空稍延迟
- 食管下段胃底间迂曲扩张静脉团
- 脾大、门脉增宽、腹水等门脉高压表现
- 胃壁均匀性水肿增厚

慢性胃炎

临床：
- 分为浅表型、萎缩型、肥厚型
- 腹痛、恶心、呕吐、黑便、贫血

影像（双对比造影检查）：
- 浅表型：中度以上显示黏膜皱襞增粗、紊乱，胃壁软
- 萎缩型：胃黏膜表层炎症伴黏膜皱襞变细或消失，胃底光秃
- 肥厚型：黏膜皱襞隆起、粗大而宽，排列紊乱，扭曲不正，皱襞数量减少，胃轮廓呈波浪状

弥漫性 → **门脉高压性胃病**／**慢性胃炎**

7.20 肠梗阻的鉴别

临床：
- 常见于急性弥漫性腹膜炎、腹部大手术、腹膜后血肿或感染、低钾血症等
- 腹胀，呕吐，肠蠕动减弱或消失

影像：
- 胃、小肠及大肠等均积气、扩张，以结肠积气更为显著
- 立位可见液平面，但液面少于机械性小肠梗阻
- 多次复查肠管形态改变不明显
- 若不合并有腹膜炎，则扩张的肠曲互相靠近，肠间隙正常
- 若同时合并腹腔内感染，则肠间隙可增宽，腹脂线模糊

麻痹性

临床：
- 肠管肌肉痉挛性收缩致内容物不能运行
- 常见于慢性铅中毒及肠道功能紊乱
- 中腹部或中背部持续剧痛，渐进性腹胀
- 常有肠鸣音亢进甚至气过水音

影像：
- 大肠、小肠均充气、扩张
- 近端肠蠕动增强
- 应用解痉药物后肠管充气影消失

痉挛性

动力性

临床：
- 见于肠系膜血栓形成或栓塞
- 多见于老年人
- 血管栓塞后，肠壁缺血缺氧，引起痉挛，而后产生充血、水肿、出血和坏死以及肠壁穿孔
- 肠腔有气、液体积滞，多为血性积液
- 持续性腹痛、呕吐血性物、腹泻、血便、甚至休克

影像：
- 肠曲充气扩张，扩张范围与闭塞肠系膜上动脉的分布相一致，即从小肠至近端结肠
- 受累肠曲管壁增厚、僵直
- 管腔扩张，黏膜皱襞增粗
- 脾曲截断征：脾曲以上的大小肠积气、积液和扩张，脾曲以下无
- 肠壁坏死积气、门静脉积气
- CTA 直接显示肠系膜上动脉或静脉主干及较大分支内血栓

血运性

临床：
- 小肠梗阻最常见的一种
- 梗阻上方肠腔扩张，充满气、液体
- 下方肠曲空虚、萎缩
- 梗阻程度严重或梗阻时间长，肠腔内压力大及肠腔扩大明显，易使肠壁内的血管受压而造成血运障碍及形成肠壁穿孔坏死
- 反复发作的、节律性、阵发性腹部绞痛，肠鸣音增强
- 肠内容物通过受阻，无血运障碍

影像：
- 小肠扩张积气：积气肠曲舒展，横贯于腹腔大部，常在中上腹部呈现层层地平列排列、互相靠拢，肠管壁在气体衬托下显示为鱼肋样、弹簧样黏膜皱襞或皱襞稀少
- 肠腔内积液：立位片显示高低不同的气液平面，液平面较短，腔内气柱高
- 多个液平面呈不连续阶梯状排列
- 透视下见液平面随肠蠕动上下运动
- 胃、结肠内气体少或消失

单纯性

机械性

按原因分类

临床：
呕吐与腹胀较轻或无呕吐
少量排气排便

影像：
- 肠袢充气扩张较轻
- 梗阻以下可有少量积气积液
- 梗阻以上肠曲扩张较轻
- 结肠内有较多气体

不完全性

临床：
- 呕吐频繁，腹胀明显
- 排气排便停止

影像：
- 肠袢明显扩张
- 梗阻以下肠腔内无积气积液
- 结肠内不积气或混在粪便中的少量气体

完全性

按程度分类

临床：
- 常见病因为粘连带压迫、小肠扭转等
- 梗阻伴有肠壁血运障碍
- 明显腹膜刺激征，体温高，脉率快
- 剧烈持续性腹痛伴阵发加重
- 可排出血性或果酱样便
- 呕吐出现早，频繁而剧烈
- 病情发展迅速，休克出现早，抗休克治疗后改善不显著
- 不对称腹胀，腹部有局部隆起的肿块
- 经过积极非手术治疗无明显改善

影像：
- 孤立、突出、胀大的肠袢，不因时间而改变位置
- 假肿瘤征：见于完全性绞窄性肠梗阻，闭袢肠曲完全为液体充满，在周围肠曲衬托下，显示类圆形、轮廓清晰的软组织密度肿块影
- 咖啡豆征：见于不完全性绞窄性梗阻，闭袢肠曲因进入大量气、液体不断扩大显示为椭圆形、边缘光滑、中央有一条分隔带的透亮影
- 多个小跨度卷曲肠袢：花瓣形、一串香蕉形、8字形、C字形
- 长液面征：立位片可见扩大小肠内几个长的液平面，其上气柱低而扁
- 空、回肠换位征：回肠移位于左上腹，空肠位于右下腹
- 结肠内一般无气体，但绞窄时间过长时，可有少量气体出现
- 肠系膜血管扭曲（漩涡征）、换位、变形有利于小肠扭转的诊断

绞窄性

临床：
- 呕吐出现较晚，呈反流性，腹胀明显
- 呕吐物为带臭味的粪汁样物

影像：
- 扩张积气和液平面布满全腹

低位

按部位分类

临床：
- 呕吐出现早，呈反射性，腹胀不明显
- 呕吐物为胃液、十二指肠液和胆汁

影像：
- 积气扩张的肠曲少，液平面少
- 扩张的肠曲和液平面位置高

高位

7.21　十二指肠及壶腹部病变的鉴别

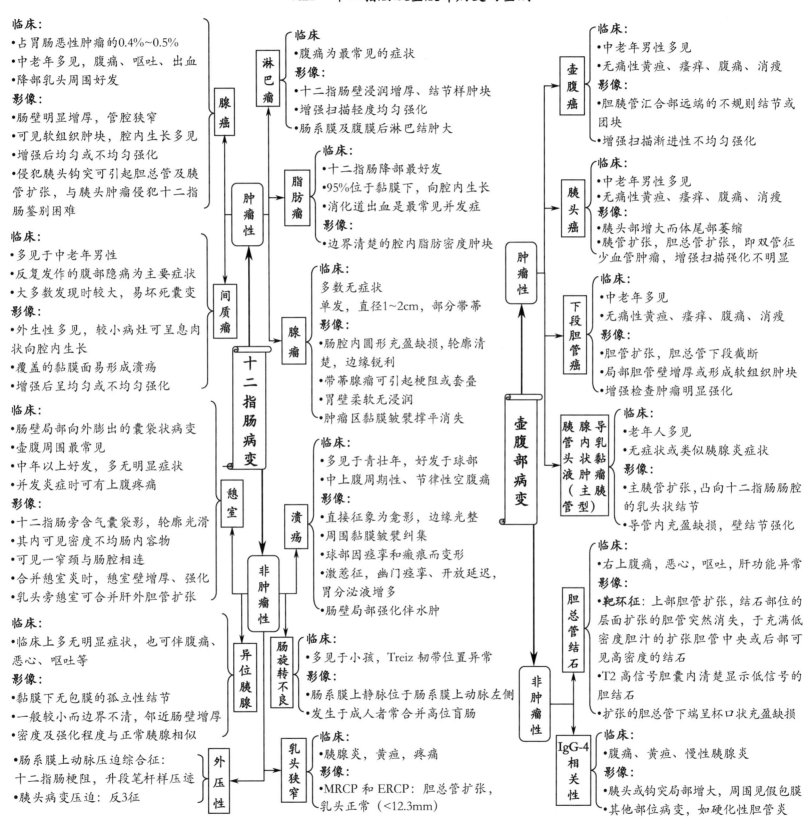

临床：
- 占胃肠恶性肿瘤的0.4%~0.5%
- 中老年多见，腹痛、呕吐、出血
- 降部乳头周围好发

影像：
- 肠壁明显增厚，管腔狭窄
- 可见软组织肿块，腔内生长多见
- 增强后均匀或不均匀强化
- 侵犯胰头钩突可引起胆总管及胰管扩张，与胰头肿瘤侵犯十二指肠鉴别困难

临床：
- 多见于中老年男性
- 反复发作的腹部隐痛为主要症状
- 大多数发现时较大，易坏死囊变

影像：
- 外生性多见，较小病灶可呈息肉状向腔内生长
- 覆盖的黏膜面易形成溃疡
- 增强后呈均匀或不均匀强化

临床：
- 肠壁局部向外膨出的囊袋状病变
- 壶腹周围最常见
- 中年以上好发，多无明显症状
- 并发炎症时可有上腹疼痛

影像：
- 十二指肠旁含气囊袋影，轮廓光滑
- 其内可见密度不均肠内容物
- 可见一窄颈与肠腔相连
- 合并憩室炎时，憩室壁增厚、强化
- 乳头旁憩室可合并肝外胆管扩张

临床：
- 临床上多无明显症状，也可伴腹痛、恶心、呕吐等

影像：
- 黏膜下无包膜的孤立性结节
- 一般较小而边界不清，邻近肠壁增厚
- 密度及强化程度与正常胰腺相似

- 肠系膜上动脉压迫综合征：十二指肠梗阻，升段笔杆样压迹
- 胰头病变压迫：反3征

腺癌

间质瘤

憩室

异位胰腺

肿瘤性

非肿瘤性

外压性

十二指肠病变

淋巴瘤

脂肪瘤

腺瘤

溃疡

肠旋转不良

乳头狭窄

临床
- 腹痛为最常见的症状

影像：
- 十二指肠壁浸润增厚、结节样肿块
- 增强扫描轻度均匀强化
- 肠系膜及腹膜后淋巴结肿大

临床：
- 十二指肠降部最好发
- 95%位于黏膜下，向腔内生长
- 消化道出血是最常见并发症

影像：
- 边界清楚的腔内脂肪密度肿块

临床：
多数无症状
单发，直径1~2cm，部分带蒂

影像：
- 肠腔内圆形充盈缺损，轮廓清楚，边缘锐利
- 带蒂腺瘤可引起梗阻或套叠
- 胃壁柔软无浸润
- 肿瘤区黏膜皱襞撑平消失

临床：
- 多见于青壮年，好发于球部
- 中上腹周期性、节律性空腹痛

影像：
- 直接征象为龛影，边缘光整
- 周围黏膜皱襞纠集
- 球部因痉挛和瘢痕而变形
- 激惹征，幽门痉挛、开放延迟，胃分泌液增多
- 肠壁局部强化伴水肿

临床：
- 多见于小孩，Treiz韧带位置异常

影像：
- 肠系膜上静脉位于肠系膜上动脉左侧
- 发生于成人者常合并高位盲肠

临床：
- 胰腺炎，黄疸，疼痛

影像：
- MRCP和ERCP：胆总管扩张，乳头正常（<12.3mm）

壶腹部病变

肿瘤性

非肿瘤性

壶腹癌

胰头癌

下段胆管癌

胰腺导管内乳头状黏液瘤（主胰管型）

胆总管结石

IgG-4相关性

临床：
- 中老年男性多见
- 无痛性黄疸、瘙痒、腹痛、消瘦

影像：
- 胆胰管汇合部远端的不规则结节或团块
- 增强扫描渐进性不均匀强化

临床：
- 中老年男性多见
- 无痛性黄疸、瘙痒、腹痛、消瘦

影像：
- 胰头部增大而体尾部萎缩
- 胰管扩张，胆总管扩张，即双管征
- 少血管肿瘤，增强扫描强化不明显

临床：
- 中老年多见
- 无痛性黄疸、瘙痒、腹痛、消瘦

影像：
- 胆管扩张，胆总管下段截断
- 局部胆管壁增厚或形成软组织肿块
- 增强检查肿瘤明显强化

临床：
- 老年人多见
- 无症状或类似胰腺炎症状

影像：
- 主胰管扩张，凸向十二指肠肠腔的乳头状结节
- 导管内充盈缺损，壁结节强化

临床：
- 右上腹痛，恶心，呕吐，肝功能异常

影像：
- 靶环征：上部胆管扩张，结石部位的层面扩张的胆管突然消失，于充满低密度胆汁的扩张胆管中央或后部可见高密度的结石
- T2高信号胆囊内清楚显示低信号的胆结石
- 扩张的胆总管下端呈杯口状充盈缺损

临床：
- 腹痛、黄疸、慢性胰腺炎

影像：
- 胰头或钩突局部增大，周围见假包膜
- 其他部位病变，如硬化性胆管炎

7.22　小肠病变的鉴别

临床：
- 好发于青壮年
- 非特异性节段性肉芽肿性炎性病变
- 可能与自身免疫、感染与遗传有关
- 末端小肠和结肠最为常见
- 腹泻、腹痛、低热、体重下降

影像：
- 早期黏膜粗乱变平，钡剂涂布不良
- 肠管因水肿及痉挛而狭窄，呈长短宽窄各异的线样征
- 深而长的纵行线状溃疡，与肠纵轴一致
- 病变呈节段性或跳跃性分布
- 纵横交错的裂隙状溃疡围绕水肿的黏膜形成卵石征
- 晚期可见瘘管或窦道形成的钡影
- CT见节段性肠壁增厚，靶征，梳样征

→ **克罗恩病**

临床：
- 多继发于肺结核
- 40岁以下者占90%，女多于男
- 最多见于回盲部，其次为回肠、空肠
- 腹痛、腹泻、发热，结核菌素试验阳性

影像：
溃疡型：
- 肠管痉挛收缩，黏膜皱襞紊乱
- 跳跃征：钡剂在病变区不能滞留而迅速被驱向远端肠管
- 小刺状突出于腔外的龛影
- 管腔变窄变形，近端肠管扩张瘀滞

增殖型：
- 肠管变形狭窄，肠腔缩短、变形、僵直
- 黏膜粗糙紊乱
- 多发小息肉样或占位样充盈缺损
- 回盲部上提短缩、结肠袋消失

→ **肠结核**

临床：
- 多见于15~45岁女性
- 约40%的SLE患者出现胃肠道受累
- 活动期可出现肠假性梗阻

影像：
- 肠襻扩张、肠壁增厚、肠壁异常强化
- 肠系膜水肿、肠系膜血管狭窄或扩张

→ **系统性红斑狼疮相关性肠病**

临床：
- 多见于年轻成年男性
- 消化系统受累占10%，回盲部溃疡多见

影像：
- 溃疡较深，边缘较光滑
- 肠壁增厚，可有分层
- 浆膜面毛糙，周围可有水肿、渗出

→ **肠型白塞病**

这些归属 → **炎性**

临床：
- 多见于回肠远段
- 多见于青壮年，男性多见
- 腹部脐周持续性钝痛，发热、腹泻

影像：
- 肠壁明显增厚，管腔动脉瘤样扩张
- 淋巴结明显增大，包绕系膜血管
- 增强扫描时强化相对较轻

→ **淋巴瘤**

临床：
- 在小肠恶性肿瘤中占25%~40%
- 空肠近端和回肠远端好发
- 常见于50~70岁，男性多见
- 腹痛、恶心呕吐、胃肠出血、肿块

影像：
- 肠壁不规则或环形增厚
- 黏膜面不光整，肠腔狭窄
- 局限性软组织肿块突入肠腔
- 中度增强或明显强化

→ **腺癌**

临床：
- 约占原发性小肠恶性肿瘤的40%
- 类癌综合征：皮肤潮红、腹泻、心悸、哮喘、阵发性高血压等

影像：
- 边界清晰肠系膜软组织肿块
- 周边星芒状或辐条状向肠系膜浸润

→ **神经内分泌肿瘤**

临床：
- 疼痛常突然发作，呈撕裂样

影像：
- 平扫真假腔均为等密度，无法分辨
- 动脉期呈双腔征，即假腔呈新月形低密度影包绕真腔，真假腔间见线样低密度影，为内膜片

→ **肠系膜上动脉夹层**

临床：
- 常见于45~60岁，男性多见
- 见于门脉高压，血栓或肿瘤性病变静脉癌栓形成

影像：
- CTV见静脉内充盈缺损
- 血栓无强化，癌栓可有不均匀强化

→ **肠系膜上静脉栓塞**

临床：
- 主动脉及其主要分支和肺动脉的慢性非特异性炎性疾病
- 可累及肠系膜上动脉

影像：
- 管壁增厚、管腔狭窄闭塞、侧支循环形成

→ **大动脉炎**

临床：
- 占小肠良性肿瘤的1/4
- 远端回肠常见
- 绒毛状腺瘤有显著的恶性转化潜能
- 间断性黑便或血便，贫血

影像：
- 肠腔内软组织密度肿块，中度强化
- 腺瘤型息肉<2cm，常单发、无蒂
- 绒毛状腺瘤常>3cm，广基、分叶状

→ **腺瘤**

临床：
- 较罕见，临床以出血表现为主
- 约90%发生于空肠和回肠

影像：
- 肠壁软组织影或弥漫性增厚
- 常有静脉石影

→ **血管瘤**

临床：
- 好发于中老年人，男性略多
- 空肠多见，其次为回肠、十二指肠

影像：
- 边缘光滑的软组织肿块，密度均匀
- 增强后明显均匀强化

→ **间质瘤**

腺瘤、血管瘤、间质瘤、淋巴瘤、腺癌、神经内分泌肿瘤 → **肿瘤性**

临床：
- 急性肠系膜缺血最常见的原因
- 栓子一般来自心脏的附壁血栓
- 起病急，病情凶，不及时治疗预后差
- 症状与体征不符是早期病变特征

影像：
- 肠系膜上动脉内见充盈缺损
- 病变血管供血区肠管不强化
- 缺血再灌注损伤可出现肠壁增厚、肠管扩张、周围渗出、系膜水肿

→ **肠系膜上动脉栓塞**

临床：
- 肠系膜上、下动脉及其分支扩张形成的动脉瘤
- 常累及肠系膜上动脉近端5cm内
- 可无症状或仅有肠道缺血症状

影像（CTA）：
- 动脉球形、囊状、梭形扩张
- 可伴动脉瘤壁钙化
- 动脉瘤破裂时表现为肠系膜间血肿
- 肠管缺血可表现为肠管扩张、积液、肠壁增厚等

→ **肠系膜动脉瘤**

肠系膜上动脉夹层、肠系膜上动脉栓塞、肠系膜上静脉栓塞、肠系膜动脉瘤、大动脉炎 → **血管相关性**

7.23 常见结肠、直肠病变的鉴别

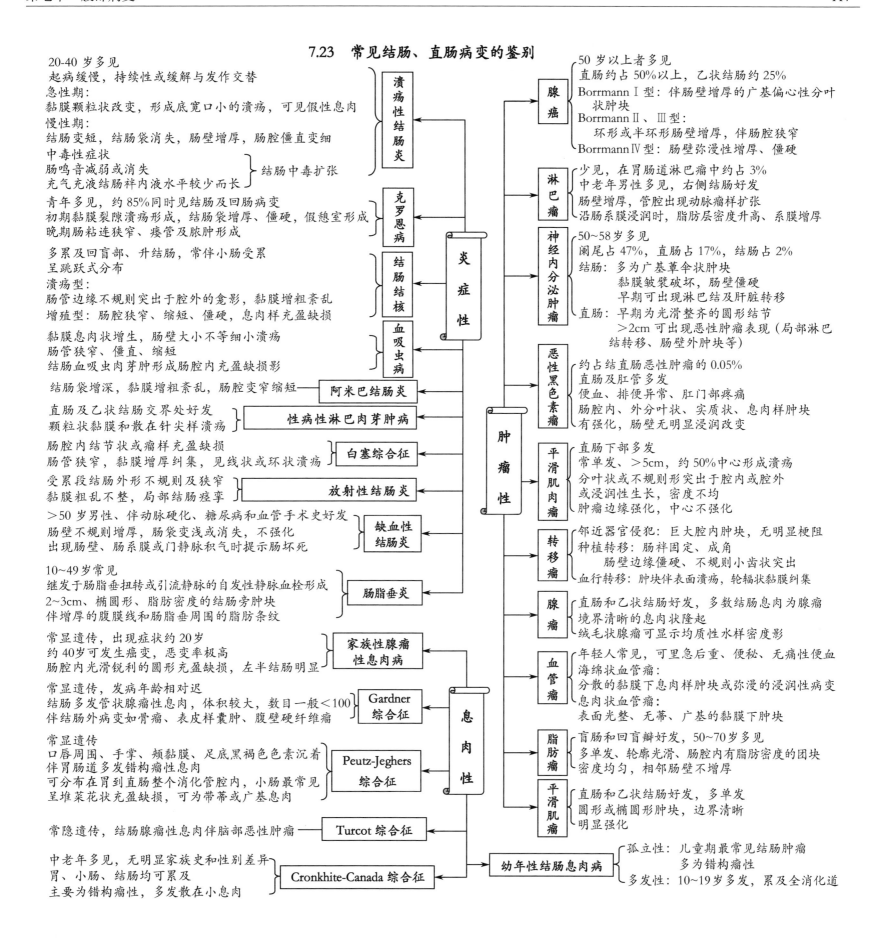

20-40 岁多见
起病缓慢，持续性或缓解与发作交替
急性期：
黏膜颗粒状改变，形成底宽口小的溃疡，可见假性息肉
慢性期：
结肠变短，结肠袋消失，肠壁增厚，肠腔僵直变细
中毒性症状
肠鸣音减弱或消失 } 结肠中毒扩张
充气充液结肠袢内液水平较少而长

青年多见，约 85% 同时见结肠及回肠病变
初期黏膜裂隙溃疡形成，结肠袋增厚、僵硬，假憩室形成
晚期肠粘连狭窄、瘘管及脓肿形成

多累及回盲部、升结肠，常伴小肠受累
呈跳跃式分布
溃疡型：
肠管边缘不规则突出于腔外的龛影，黏膜增粗紊乱
增殖型：肠腔狭窄、缩短、僵硬，息肉样充盈缺损

黏膜息肉状增生，肠壁大小不等细小溃疡
肠管狭窄、僵直、缩短
结肠血吸虫肉芽肿形成肠腔内充盈缺损影

结肠袋增深，黏膜增粗紊乱，肠腔变窄缩短

直肠及乙状结肠交界处好发
颗粒状黏膜和散在针尖样溃疡

肠腔内结节状或瘤样充盈缺损
肠管狭窄，黏膜增厚纠集，见线状或环状溃疡

受累段结肠外形不规则及狭窄
黏膜粗乱不整，局部结肠痉挛

>50 岁男性、伴动脉硬化、糖尿病和血管手术史好发
肠壁不规则增厚，肠袋变浅或消失，不强化
出现肠壁、肠系膜或门静脉积气时提示肠坏死

10~49 岁常见
继发于肠脂垂扭转或引流静脉的自发性静脉血栓形成
2~3cm、椭圆形、脂肪密度的结肠旁肿块
伴增厚的腹膜线和肠脂垂周围的脂肪条纹

常显遗传，出现症状约 20 岁
约 40 岁可发生癌变，恶变率极高
肠腔内光滑锐利的圆形充盈缺损，左半结肠明显

常显遗传，发病年龄相对迟
结肠多发管状腺瘤性息肉，体积较大，数目一般 <100
伴结肠外病变如骨瘤、表皮样囊肿、腹壁硬纤维瘤

常显遗传
口唇周围、手掌、颊黏膜、足底黑褐色色素沉着
伴胃肠道多发错构瘤性息肉
可分布在胃到直肠整个消化管内，小肠最常见
呈堆菜花状充盈缺损，可为带蒂或广基息肉

常隐遗传，结肠腺瘤性息肉伴脑部恶性肿瘤

中老年多见，无明显家族史和性别差异
胃、小肠、结肠均可累及
主要为错构瘤性，多发散在小息肉

溃疡性结肠炎
克罗恩病
结肠结核
血吸虫病
阿米巴结肠炎
性病性淋巴肉芽肿病
白塞综合征
放射性结肠炎
缺血性结肠炎
肠脂垂炎
家族性腺瘤性息肉病
Gardner 综合征
Peutz-Jeghers 综合征
Turcot 综合征
Cronkhite-Canada 综合征

炎症性
肿瘤性
息肉性

腺癌
淋巴瘤
神经内分泌肿瘤
恶性黑色素瘤
平滑肌肉瘤
转移瘤
腺瘤
血管瘤
脂肪瘤
平滑肌瘤
幼年性结肠息肉病

---

50 岁以上者多见
直肠约占 50% 以上，乙状结肠约 25%
Borrmann Ⅰ 型：伴肠壁增厚的广基偏心性分叶
　　状肿块
Borrmann Ⅱ、Ⅲ 型：
　　环形或半环形肠壁增厚，伴肠腔狭窄
Borrmann Ⅳ 型：肠壁弥漫性增厚、僵硬

少见，在胃肠道淋巴瘤中约占 3%
中老年男性多见，右侧结肠好发
肠壁增厚，管腔出现动脉瘤样扩张
沿肠系膜浸润时，脂肪层密度升高、系膜增厚

50~58 岁多见
阑尾占 47%，直肠占 17%，结肠占 2%
结肠：多为广基草伞状肿块
　　　黏膜皱襞破坏，肠壁僵硬
　　　早期可出现淋巴结及肝脏转移
直肠：早期为光滑整齐的圆形结节
　　　>2cm 可出现恶性肿瘤表现（局部淋巴
　　　结转移、肠壁外肿块等）

约占结直肠恶性肿瘤的 0.05%
直肠及肛管多发
便血、排便异常、肛门部疼痛
肠腔内、外分叶状、实质状、息肉样肿块
有强化，肠壁无明显浸润改变

直肠下部多发
常单发、>5cm，约 50% 中心形成溃疡
分叶状或不规则形突出于腔内或腔外
或浸润性生长，密度不均
肿瘤边缘强化，中心不强化

邻近器官侵犯：巨大腔内肿块，无明显梗阻
种植转移：肠袢固定、成角
　　　　　肠壁边缘僵硬、不规则小齿状突出
血行转移：肿块伴表面溃疡，轮辐状黏膜纠集

直肠和乙状结肠好发，多数结肠息肉为腺瘤
境界清晰的息肉状隆起
绒毛状腺瘤可显示均质性水样密度影

年轻人常见，可里急后重、便秘、无痛性便血
海绵状血管瘤：
分散的黏膜下息肉样肿块或弥漫的浸润性病变
息肉状血管瘤：
表面光整、无蒂、广基的黏膜下肿块

盲肠和回盲瓣好发，50~70 岁多见
多单发、轮廓光滑、肠腔内有脂肪密度的团块
密度均匀，相邻肠壁不增厚

直肠和乙状结肠好发，多单发
圆形或椭圆形肿块，边界清晰
明显强化

孤立性：儿童期最常见结肠肿瘤
　　　　多为错构瘤性
多发性：10~19 岁多发，累及全消化道

7.24　常见回盲部与阑尾病变的鉴别

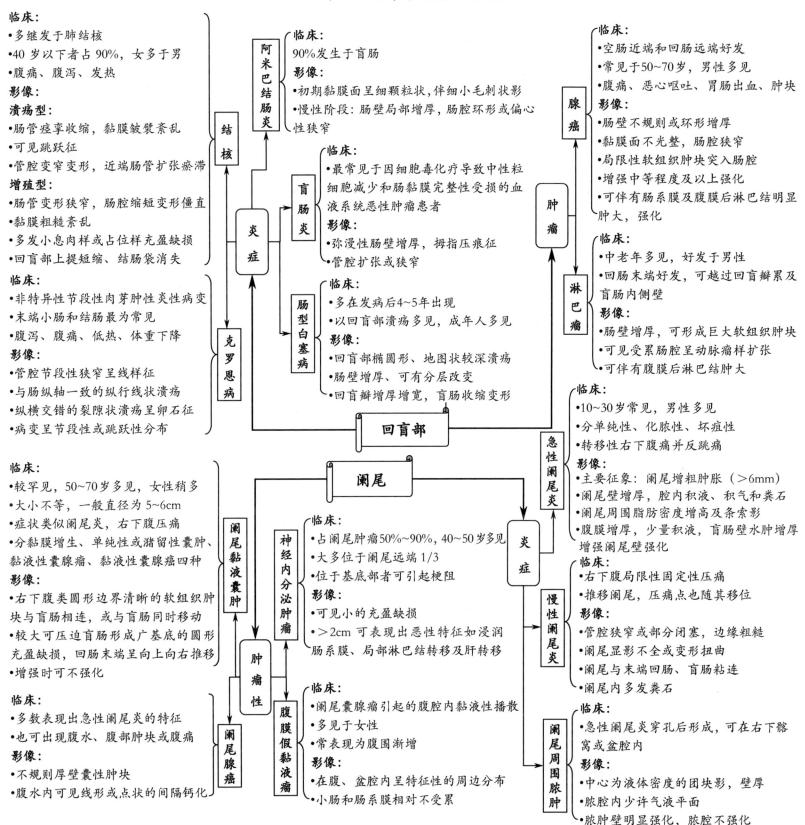

临床：
- 多继发于肺结核
- 40 岁以下者占 90%，女多于男
- 腹痛、腹泻、发热

影像：
溃疡型：
- 肠管痉挛收缩，黏膜皱襞紊乱
- 可见跳跃征
- 管腔变窄变形，近端肠管扩张瘀滞

增殖型：
- 肠管变形狭窄，肠腔缩短变形僵直
- 黏膜粗糙紊乱
- 多发小息肉样或占位样充盈缺损
- 回盲部上提短缩、结肠袋消失

临床：
- 非特异性节段性肉芽肿性炎性病变
- 末端小肠和结肠最为常见
- 腹泻、腹痛、低热、体重下降

影像：
- 管腔节段性狭窄呈线样征
- 与肠纵轴一致的纵行线状溃疡
- 纵横交错的裂隙状溃疡呈卵石征
- 病变呈节段性或跳跃性分布

结核

克罗恩病

炎症

阿米巴结肠炎

临床：
90%发生于盲肠
影像：
- 初期黏膜面呈细颗粒状，伴细小毛刺状影
- 慢性阶段：肠壁局部增厚，肠腔环形或偏心性狭窄

盲肠炎

临床：
- 最常见于因细胞毒化疗导致中性粒细胞减少和肠黏膜完整性受损的血液系统恶性肿瘤患者

影像：
- 弥漫性肠壁增厚，拇指压痕征
- 管腔扩张或狭窄

肠型白塞病

临床：
- 多在发病后4~5年出现
- 以回盲部溃疡多见，成年人多见

影像：
- 回盲部椭圆形、地图状较深溃疡
- 肠壁增厚、可有分层改变
- 回盲瓣增厚增宽，盲肠收缩变形

回盲部

腺癌

临床：
- 空肠近端和回肠远端好发
- 常见于50~70岁，男性多见
- 腹痛、恶心呕吐、胃肠出血、肿块

影像：
- 肠壁不规则或环形增厚
- 黏膜面不光整，肠腔狭窄
- 局限性软组织肿块突入肠腔
- 增强中等程度及以上强化
- 可伴有肠系膜及腹膜后淋巴结明显肿大，强化

肿瘤

淋巴瘤

临床：
- 中老年多见，好发于男性
- 回肠末端好发，可越过回盲瓣累及盲肠内侧壁

影像：
- 肠壁增厚，可形成巨大软组织肿块
- 可见受累肠腔呈动脉瘤样扩张
- 可伴有腹膜后淋巴结肿大

阑尾

急性阑尾炎

临床：
- 10~30岁常见，男性多见
- 分单纯性、化脓性、坏疽性
- 转移性右下腹痛并反跳痛

影像：
- 主要征象：阑尾增粗肿胀（>6mm）
- 阑尾壁增厚，腔内积液、积气和粪石
- 阑尾周围脂肪密度增高及条索影
- 腹膜增厚，少量积液，盲肠壁水肿增厚
- 增强阑尾壁强化

炎症

慢性阑尾炎

临床：
- 右下腹局限性固定性压痛
- 推移阑尾，压痛点也随其移位

影像：
- 管腔狭窄或部分闭塞，边缘粗糙
- 阑尾显影不全或变形扭曲
- 阑尾与末端回肠、盲肠粘连
- 阑尾内多发粪石

阑尾周围脓肿

临床：
- 急性阑尾炎穿孔后形成，可在右下髂窝或盆腔内

影像：
- 中心为液体密度的团块影，壁厚
- 脓腔内少许气液平面
- 脓肿壁明显强化，脓腔不强化

临床：
- 较罕见，50~70岁多见，女性稍多
- 大小不等，一般直径为 5~6cm
- 症状类似阑尾炎，右下腹压痛
- 分黏膜增生、单纯性或潴留性囊肿、黏液性囊腺瘤、黏液性囊腺癌四种

影像：
- 右下腹类圆形边界清晰的软组织肿块与盲肠相连，或与盲肠同时移动
- 较大可压迫盲肠形成广基底的圆形充盈缺损，回肠末端呈向上向右推移
- 增强时可不强化

阑尾黏液囊肿

临床：
- 多数表现出急性阑尾炎的特征
- 也可出现腹水、腹部肿块或腹痛

影像：
- 不规则厚壁囊性肿块
- 腹水内可见线形或点状的间隔钙化

阑尾腺癌

肿瘤性

神经内分泌肿瘤

临床：
- 占阑尾肿瘤50%~90%，40~50岁多见
- 大多位于阑尾远端 1/3
- 位于基底部者可引起梗阻

影像：
- 可见小的充盈缺损
- >2cm 可表现出恶性特征如浸润肠系膜、局部淋巴结转移及肝转移

腹膜假黏液瘤

临床：
- 阑尾囊腺瘤引起的腹腔内黏液性播散
- 多见于女性
- 常表现为腹围渐增

影像：
- 在腹、盆腔内呈特征性的周边分布
- 小肠和肠系膜相对不受累

7.25　原发性腹膜肿瘤的鉴别

临床：
- 大部分起源于腹膜
- 腹膜原发性间皮瘤占恶性间皮瘤的6%~10%
- 根据预后，将恶性肿瘤分为弥漫性（无法治愈）和局限性（预后较好）
- 与石棉接触有关系
- 多见于男性，平均发病年龄约为60岁

影像：
- 腹膜腔弥漫受累＋局限性腹膜肿块
- 肿块位于腹腔内，多与内脏器官相连，不侵及深层
- 肠系膜增厚、肿块内出血和腹水

恶性间皮瘤

临床：
- 是一种少见的良性、多房、囊性病变，大部分起源于盆腔腹膜表面
- 在大部分患者表现为良性的生物学行为
- 多发生在绝经前妇女，患者可有妇科手术或感染引起腹膜损伤的病史

影像：
- 盆腔囊性肿块，内可见分隔强化
- 位于子宫膀胱腹膜的表面，可向上腹部浸润

多囊性间皮瘤

临床：
- 发病过程缓慢，为非侵袭性肿瘤
- 多见于育龄期妇女
- 一般认为与石棉接触有关，但无流行病学证据
- 大多数患者无症状多为手术时偶然发现
- 生物学行为接近良性或具有低度恶性潜能

影像： 大体表现为孤立或多发肿物，也可表现为乳头状或结节状

高分化乳头状间皮瘤

临床：
- 起源于间皮，并形成腺样结构的腹膜良性肿瘤
- 发生于腹膜的这类肿瘤非常罕见
- 肿瘤为孤立性直径小于两厘米，呈灰白色
- 组织学为多发性的小的裂隙样或卵圆形囊腔，内衬单层柱状或扁平上皮样细胞

影像： 腹膜上可见软组织结节，边缘清晰，结节内可见点状钙化

腺样腺瘤

临床：
- 多见于患有子宫平滑肌瘤的生育期女性
- 通常在影像检查或术中偶然发现
- 多表现为良性的临床病程，肿瘤常在卵巢激素水平降低或卵巢切除后自然消退
- 极少数病例出现肉瘤样变性

影像： 腹膜或者腹膜平滑肌上多发的结节影

播散性腹膜平滑肌瘤病

间皮来源

平滑肌来源

临床：
- 只发生于妇女
- 肿瘤组织学与恶性卵巢表面上皮组织相同

下列情况需要考虑本病：
- 腹膜有散在结节及（腹腔）特别是盆腔内有局限性肿块
- 双侧卵巢包括输卵管生理性正常大小或因良性病变增大

影像：
- CT表现主要有腹腔积液、腹膜多发结节及或腹膜肿块、大网膜饼状增厚

腹膜浆液性癌

临床：
- 是苗勒管类较少见的肿瘤
- 多为女性，多见于育龄期
- 诊断主要依靠组织学特点及免疫组化标记
- 特点是广泛浅表非侵袭性种植，可以散在分布在盆腹腔各个脏器常见的有盆腔腹膜
- 有低度恶性潜能，但预后较好

影像：
- 弥漫的粟粒样的颗粒或结节也可以是较大斑块

腹膜浆液性交界性肿瘤

上皮来源

临床：
- 罕见，多见于青年男性
- 当发现一个没有原发肿瘤病史的年轻人出现腹膜癌性病变表现时，需要考虑本病
- 恶性程度高，预后不良

影像：
- 以腹膜肿块和多发肿块为主要表现
- 患者年龄通常可有提示作用

促纤维增生性小圆细胞肿瘤

临床：
- 罕见，多起源于腔的脏层腹膜
- 男女发病率相似，好发年龄30~60岁

影像：
- CT表现为境界清楚的软组织肿块。肿瘤较小时呈圆形密度较均匀，与骨骼肌密度相似；巨大肿瘤形态不规则，呈轻至中度分叶
- 肿瘤血管丰富，增强扫描明显强化动脉瘤内可见血管影，静脉期及延迟扫描仍强化明显
- MR T1一般等信号，增强扫描呈明显强化，T2通常表现为不均一的低信号，有时出现稍高

孤立性纤维瘤

不确定来源

第八章 泌尿生殖病变

8.1 肾脏肿瘤的鉴别

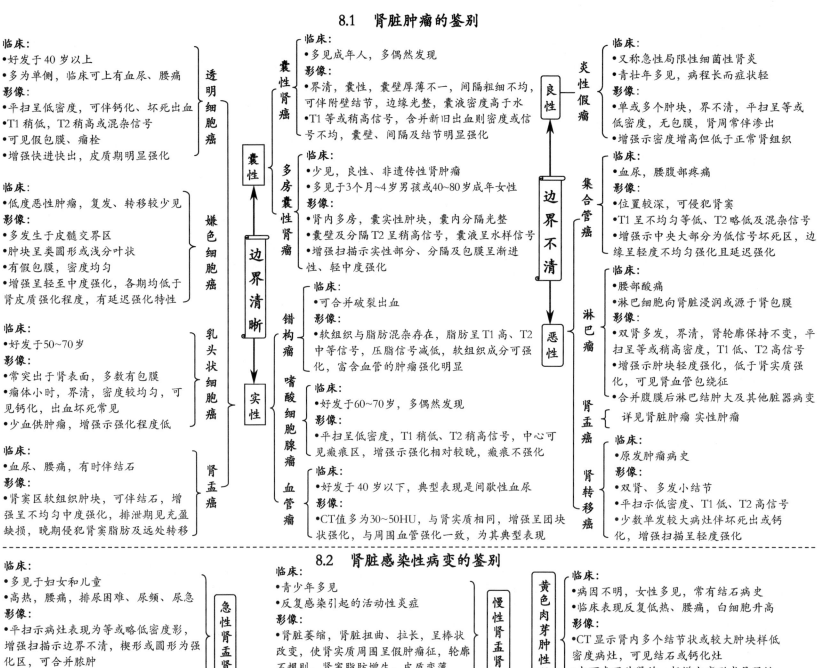

透明细胞癌
临床:
• 好发于40岁以上
• 多为单侧,临床可上有血尿、腰痛
影像:
• 平扫呈低密度,可伴钙化、坏死出血
• T1稍低,T2稍高或混杂信号
• 可见假包膜、瘤栓
• 增强快进快出,皮质期明显强化

嫌色细胞癌
临床:
• 低度恶性肿瘤,复发、转移较少见
影像:
• 多发生于皮髓交界区
• 肿块呈类圆形或浅分叶状
• 有假包膜,密度均匀
• 增强呈轻至中度强化,各期均低于肾皮质强化程度,有延迟强化特性

乳头状细胞癌
临床:
• 好发于50~70岁
影像:
• 常突出于肾表面,多数有包膜
• 瘤体小时,界清,密度较均匀,可见钙化,出血坏死常见
• 少血供肿瘤,增强示强化程度低

肾盂癌
临床:
• 血尿、腰痛,有时伴结石
影像:
• 肾窦区软组织肿块,可伴结石,增强呈不均匀中度强化,排泄期见充盈缺损,晚期侵犯肾窦脂肪及远处转移

囊性肾癌
临床:
• 多见成年人,多偶然发现
影像:
• 界清,囊性,囊壁厚薄不一,间隔粗细不均,可伴附壁结节,边缘光整,囊液密度高于水
• T1等或稍高信号,含并新旧出血则密度或信号不均,囊壁、间隔及结节明显强化

多房囊性肾瘤
临床:
• 少见,良性、非遗传性肾肿瘤
• 多见于3个月~4岁男孩或40~80岁成年女性
影像:
• 肾内多房,囊实性肿块,囊内分隔光整
• 囊壁及分隔T2呈稍高信号,囊液呈水样信号
• 增强扫描示实性部分、分隔及包膜呈渐进性、轻中度强化

错构瘤
临床:
• 可合并破裂出血
影像:
• 软组织与脂肪混杂存在,脂肪呈T1高、T2中等信号,压脂信号减低,软组织成分可强化,富含血管的肿瘤强化明显

嗜酸细胞腺瘤
临床:
• 好发于60~70岁,多偶然发现
影像:
• 平扫呈低密度,T1稍低、T2稍高信号,中心可见瘢痕区,增强示强化相对较晚,瘢痕不强化

血管瘤
临床:
• 好发于40岁以下,典型表现是间歇性血尿
影像:
• CT值多为30~50HU,与肾实质相同,增强呈团块状强化,与周围血管强化一致,为其典型表现

炎性假瘤（良性）
临床:
• 又称急性局限性细菌性肾炎
• 青壮年多见,病程长而症状轻
影像:
• 单或多个肿块,界不清,平扫呈等或低密度,无包膜,肾周伴渗出
• 增强示密度增高但低于正常肾组织

集合管癌（边界不清·恶性）
临床:
• 血尿,腰腹部疼痛
影像:
• 位置较深,可侵犯肾窦
• T1呈不均匀等低、T2略低及混杂信号
• 增强示中央大部分为低信号坏死区,边缘呈轻度不均匀强化且延迟强化

淋巴瘤
临床:
• 腰部酸痛
• 淋巴细胞向肾脏浸润或源于肾包膜
影像:
• 双肾多发,界清,肾轮廓保持不变,平扫呈等或稍高密度,T1低、T2高信号
• 增强示肿块轻度强化,低于肾实质强化,可见肾血管包绕征
• 合并腹膜后淋巴结肿大及其他脏器病变

肾盂癌
详见肾脏肿瘤 实性肿瘤

肾转移癌
临床:
• 原发肿瘤病史
影像:
• 双肾、多发小结节
• 平扫示低密度、T1低、T2高信号
• 少数单发较大病灶伴坏死出或钙化,增强扫描呈轻度强化

（结构标签）囊性 → 边界清晰 → 实性；良性 → 边界不清 → 恶性

8.2 肾脏感染性病变的鉴别

急性肾盂肾炎
临床:
• 多见于妇女和儿童
• 高热,腰痛,排尿困难、尿频、尿急
影像:
• 平扫示病灶表现为等或略低密度影,增强扫描示边界不清,楔形或圆形为强化区,可合并脓肿
• 全肾或局限性增大,肾周脂肪间隙内见条絮状影及肾周筋膜不同程度增厚

肾结核
临床:
• 成年男性多见,多数来自血行播散
• 临床多有低热、乏力、盗汗
影像:
• 肾盏扩张,肾实质变薄
• 空洞及瘢痕形成
• 可见多发囊状低密度,边缘模糊
• 终末期形成自截肾
• 扩张的肾盂、肾盏T1低、T2高信号
• DWI脓腔高信号

慢性肾盂肾炎
临床:
• 青少年多见
• 反复感染引起的活动性炎症
影像:
• 肾脏萎缩,肾脏扭曲、拉长,呈棒状改变,使肾实质周围呈假肿瘤征,轮廓不规则,肾窦脂肪增生,皮质变薄
• 水成像示肾盏变形

肾积脓
临床:
• 多与尿路梗阻有关
• 可感染性休克或肾功减退
影像:
• 肾盂壁增厚>2cm
• 肾脏实质或肾周炎性改变,收集系统扩张梗阻

气肿性肾盂炎
临床:
• 糖尿病患者常见
• 感染局限于肾盂内
• 暴发型败血症死亡率高
影像:
• 气体位于肾盂、肾盏及输尿管内可形成气液平,肾实质内无气体

黄色肉芽肿性肾盂肾炎
临床:
• 病因不明,女性多见,常有结石病史
• 临床表现反复低热、腰痛,白细胞升高
影像:
• CT显示肾内多个结节状或较大肿块样低密度病灶,可见结石或钙化灶
• 也可表现为肾的一极增大变形或局限性肿块,等或略高密度,但增强后强化不明显,有时可侵犯肾周间隙和腰大肌

肾坏死性乳头炎
临床:
• 突发性发热,腰痛、血尿
• 可发展成感染性休克
影像:
• 单或双侧,肾轮廓弥漫增大,乳头部呈弧形、条带状低密度,多个弧形影相连似花边样改变为本病特征性表现
• 增强示患侧肾乳头部条带状低密度更加明显

8.3 肾上腺病变的鉴别

临床:
- 分功能性和无功能性
- 向心性肥胖,满月脸
- 皮肤紫纹,高血压,低血钾

影像:
- 类圆形,界清,富含脂质
- 多数肿块信号与正常肝接近
- 少数呈T1低、T2高信号
- 反相位信号下降明显
- 增强扫描呈快进快出

临床:
- 多见中年,男女无异
- 功能性、无功能性约各一半

影像:
- 不规则、分叶,多边缘模糊,与周围器官粘连
- 不均匀,可出血坏死、钙化
- T1低T2高信号,抑脂信号减低
- 增强呈不均匀强化,围绕低密度肿块的边缘增强环
- 动态增强为进行性延迟强化

影像分期:
- Ⅰ期直径<5cm
- Ⅱ期直径>5cm
- Ⅲ期局限性的周围脂肪间隙浸润或局部淋巴结增大
- Ⅳ期周围器官浸润或转移

皮质腺瘤

皮质癌

临床:
- 20~40岁最多见,阵发性高血压,头痛多汗
- 4个10%: 10%位肾上腺外
  10%为双侧、多发
  10%为恶性
  10%为家族性

影像:
- 通常3~5cm,大者可坏死囊变,可出血钙化
- T1稍低、T2明显高信号,可见灯泡征
- 增强扫描呈不均匀明显强化,肿块实质部分呈快进慢出

嗜铬细胞瘤

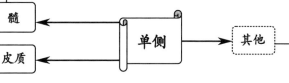

髓质 **皮质** → **单侧** → **其他**

临床:
- 四种类型:内皮性、上皮性、假性和寄生虫性

影像:
- 单或多房,类圆形水样密度
- 囊壁薄,壁及分隔可强化
- 壳样钙化是诊断可靠征象
- T1低、T2高信号,增强无强化

囊肿

临床:
- 少见,无性别差异

影像:
- 成分多样,同时有脂肪密度、软组织成分和钙化,钙化形式多样

畸胎瘤

临床:
- 可见于任何年龄,多见于20岁以下

影像:
- 圆或分叶形,完整包膜,2~10cm
- 界清,似水密度,稍低于同层肌肉
- 嵌入性生长,可包绕血管
- T1低信号为主,T2均匀或不均匀高信号,与瘤内细胞、胶原纤维及黏液基质有关,T2可呈特征性漩涡征
- 增强扫描呈均匀或不均匀显著强化

神经节细胞瘤

临床:
- 多见于3岁以下,恶性
- 多见于肾上腺髓质或脊柱旁

影像:
- 肿块多呈不规则形,常跨中线生长
- 多有钙化,砂粒状较为特征
- 易坏死囊变,周围浸润、包绕大血管
- 增强呈轻度不均匀强化,易远处转移

神经母细胞瘤

临床:
- 40~60岁,多单侧发病
- 成熟的脂肪组织和骨髓造血组织

影像:
- 混杂密度,直径多>3cm
- 含脂肪密度而无增强征象
- 可钙化,骨髓组织可轻度强化
- T1、T2呈不均匀高信号

髓样脂肪瘤

临床:
- 分自发性、外伤性血肿

影像:
- 早期平扫呈高密度,陈旧血肿可钙化
- 急性期呈等T1、稍长T2信号,亚急性期呈不均匀短T1、长T2信号,慢性期呈长T1、长T2信号
- 增强扫描无强化

血肿

临床:
- 满月脸、水牛背、性征异常等

影像:
- 弥漫性:单或双侧,轮廓饱满,外形和密度正常,侧支厚度>10mm
- 结节性:伴单或双侧肾上腺增大,同侧可有数个结节,结节直径常<15mm,患者ACTH水平通常较高
- 强化与正常肾上腺无异

增生

临床:
- 肾上腺是恶性肿瘤最容易转移的部位之一
- 多见于髓质,有原发肿瘤病史,最常见为肺癌

影像:
- 大小不等,1~10cm,50%为双侧性
- 不规则实性肿块,密度接近或高于正常肌肉
- 较小者密度均匀,较大者可见坏死,中央呈不规则低密度影,出血后呈混杂密度
- T1低、T2较高,抑脂信号无改变
- 增强后肿瘤呈中度或明显的均匀或不均匀强化,也可见边缘呈厚壁或结节状强化,较大的肿瘤可侵犯周围结构
- T1低、T2较高信号,信号不均匀

转移瘤

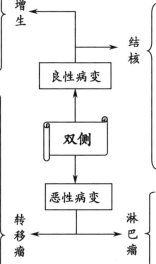

良性病变 **双侧** **恶性病变**

结核

临床:
- 由血行播散所致,病程较长,常先有其他部位结核
- 早期腺体肿胀、干酪样坏死或肉芽肿病变
- 晚期有不同程度的腺体萎缩、纤维化和钙化
- 乏力、消瘦、皮肤色素沉着,恶心呕吐、低血压

影像:
- Ⅰ期:腺体增大,仍可见分支结构,与长轴一致
- Ⅱ期:腺体明显增大,形态不规则或形成肿块,钙化粗糙,中心不均匀,周边及内隔发生强化
- Ⅲ期:腺体严重萎缩,体积明显缩小,致密斑块状钙化,与周围组织广泛粘连和纤维化

淋巴瘤

临床:
- 主要是弥漫性霍奇金淋巴瘤累及肾上腺,以B和T细胞型多见
- 临床表现无特异性,可表现为腹痛和腹部肿块

影像:
- 单或双侧,均匀较大的肿块或弥漫性肾上腺肿大
- 典型者呈均一低密度,边界清楚
- T1较低、T2较高信号,信号均匀,增强扫描呈均匀性轻度强化

8.4　膀胱病变的鉴别

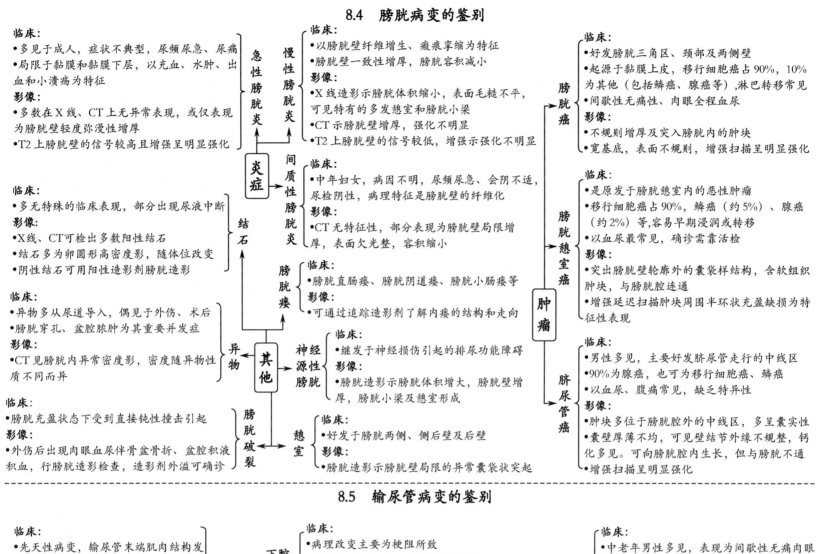

急性膀胱炎

临床：
- 多见于成人，症状不典型，尿频尿急、尿痛
- 局限于黏膜和黏膜下层，以充血、水肿、出血和小溃疡为特征

影像：
- 多数在 X 线、CT 上无异常表现，或仅表现为膀胱壁轻度弥漫性增厚
- T2 上膀胱壁的信号较高且增强呈明显强化

慢性膀胱炎

临床：
- 以膀胱壁纤维增生、瘢痕挛缩为特征
- 膀胱壁一致性增厚，膀胱容积减小

影像：
- X 线造影示膀胱体积缩小，表面毛糙不平，可见特有的多发憩室和膀胱小梁
- CT 示膀胱壁增厚，强化不明显
- T2 上膀胱壁的信号较低，增强示强化不明显

间质性膀胱炎

临床：
- 中年妇女，病因不明，尿频尿急、会阴不适，尿检阴性，病理特征是膀胱壁的纤维化

影像：
- CT 无特征性，部分表现为膀胱壁局限增厚，表面欠光整，容积缩小

炎症

结石

临床：
- 多无特殊的临床表现，部分出现尿液中断

影像：
- X 线、CT 可检出多数阳性结石
- 结石多为卵圆形高密度影，随体位改变
- 阴性结石可用阳性造影剂膀胱造影

膀胱瘘

临床：
- 膀胱直肠瘘、膀胱阴道瘘、膀胱小肠瘘等

影像：
- 可通过追踪造影剂了解内瘘的结构和走向

其他

异物

临床：
- 异物多从尿道导入，偶见于外伤、术后
- 膀胱穿孔、盆腔脓肿为其重要并发症

影像：
- CT 见膀胱内异常密度影，密度随异物性质不同而异

神经源性膀胱

临床：
- 继发于神经损伤引起的排尿功能障碍

影像：
- 膀胱造影示膀胱体积增大，膀胱壁增厚，膀胱小梁及憩室形成

膀胱破裂

临床：
- 膀胱充盈状态下受到直接钝性撞击引起

影像：
- 外伤后出现肉眼血尿伴骨盆骨折、盆腔积液积血，行膀胱造影检查，造影剂外溢可确诊

憩室

临床：
- 好发于膀胱两侧、侧后壁及后壁

影像：
- 膀胱造影示膀胱壁局限的异常囊袋状突起

肿瘤

膀胱癌

临床：
- 好发膀胱三角区、颈部及两侧壁
- 起源于黏膜上皮，移行细胞癌占 90%，10% 为其他（包括鳞癌、腺癌等），淋巴转移常见
- 间歇性无痛性、肉眼全程血尿

影像：
- 不规则增厚及突入膀胱内的肿块
- 宽基底，表面不规则，增强扫描呈明显强化

膀胱憩室癌

临床：
- 是原发于膀胱憩室内的恶性肿瘤
- 移行细胞癌占 90%，鳞癌（约 5%）、腺癌（约 2%）等，容易早期浸润或转移
- 以血尿最常见，确诊需靠活检

影像：
- 突出膀胱壁轮廓外的囊袋样结构，含软组织肿块，与膀胱腔连通
- 增强延迟扫描肿块周围半环状充盈缺损为特征性表现

脐尿管癌

临床：
- 男性多见，主要好发脐尿管走行的中线区
- 90% 为腺癌，也可为移行细胞癌、鳞癌
- 以血尿、腹痛常见，缺乏特异性

影像：
- 肿块多位于膀胱腔外的中线区，多呈囊实性
- 囊壁厚薄不均，可见壁结节外缘不规整，钙化多见。可向膀胱腔内生长，但与膀胱不通
- 增强扫描呈明显强化

8.5　输尿管病变的鉴别

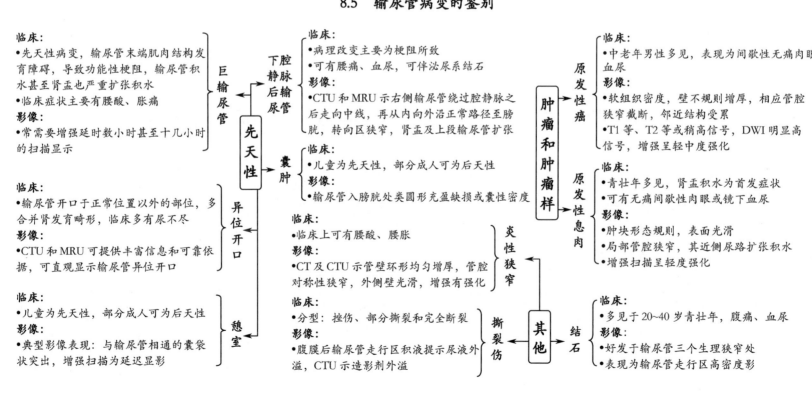

先天性

巨输尿管

临床：
- 先天性病变，输尿管末端肌肉结构发育障碍，导致功能性梗阻，输尿管积水甚至肾盂也严重扩张积水
- 临床症状主要有腰酸、胀痛

影像：
- 常需要增强延时数小时甚至十几小时的扫描显示

异位开口

临床：
- 输尿管开口于正常位置以外的部位，多合并肾发育畸形，临床多有尿不尽

影像：
- CTU 和 MRU 可提供丰富信息和可靠依据，可直观显示输尿管异位开口

憩室

临床：
- 儿童为先天性，部分成人可为后天性

影像：
- 典型影像表现：与输尿管相通的囊袋状突出，增强扫描为延迟显影

下腔静脉后输尿管

临床：
- 病理改变主要为梗阻所致
- 可有腰痛、血尿，可伴泌尿系结石

影像：
- CTU 和 MRU 示右侧输尿管绕过腔静脉之后走向中线，再从内向外沿正常路径至膀胱，转向区狭窄，肾盂及上段输尿管扩张

囊肿

临床：
- 儿童为先天性，部分成人可为后天性

影像：
- 输尿管入膀胱处类圆形充盈缺损或囊性密度

炎性狭窄

临床：
- 临床上可有腰酸、腰胀

影像：
- CT 及 CTU 示管壁环形均匀增厚，管腔对称性狭窄，外侧壁光滑，增强有强化

其他

撕裂伤

临床：
- 分型：挫伤、部分撕裂和完全断裂

影像：
- 腹膜后输尿管走行区积液提示尿液外溢，CTU 示造影剂外溢

结石

临床：
- 多见于 20~40 岁青壮年，腹痛、血尿

影像：
- 好发于输尿管三个生理狭窄处
- 表现为输尿管走行区高密度影

肿瘤和肿瘤样

原发性癌

临床：
- 中老年男性多见，表现为间歇性无痛肉眼血尿

影像：
- 软组织密度，壁不规则增厚，相应管腔狭窄截断，邻近结构受累
- T1 等、T2 等或稍高信号，DWI 明显高信号，增强呈轻中度强化

原发性息肉

临床：
- 青壮年多见，肾盂积水为首发症状
- 可有无痛间歇性肉眼或镜下血尿

影像：
- 肿块形态规则，表面光滑
- 局部管腔狭窄，其近侧管路扩张积水
- 增强扫描呈轻度强化

8.6　前列腺病变的鉴别

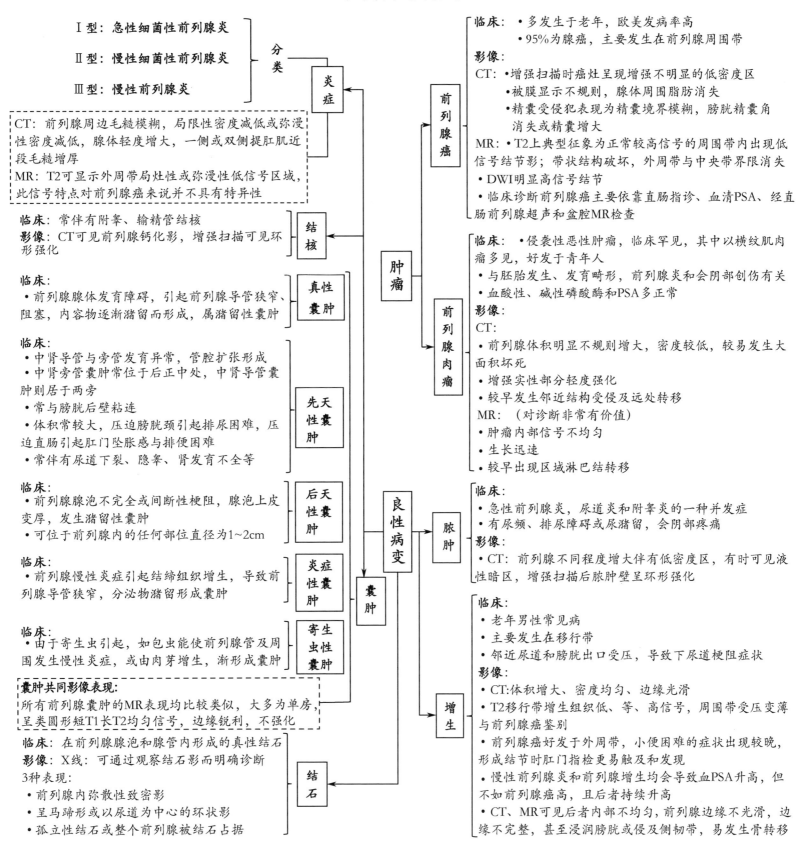

Ⅰ型：急性细菌性前列腺炎
Ⅱ型：慢性细菌性前列腺炎
Ⅲ型：慢性前列腺炎
分类

炎症

CT：前列腺周边毛糙模糊，局限性密度减低或弥漫性密度减低，腺体轻度增大，一侧或双侧提肛肌近段毛糙增厚
MR：T2可显示外周带局灶性或弥漫性低信号区域，此信号特点对前列腺癌来说并不具有特异性

结核

临床：常伴有附睾、输精管结核
影像：CT可见前列腺钙化影，增强扫描可见环形强化

真性囊肿

临床：
• 前列腺腺体发育障碍，引起前列腺导管狭窄、阻塞，内容物逐渐潴留而形成，属潴留性囊肿

先天性囊肿

临床：
• 中肾导管与旁管发育异常，管腔扩张形成
• 中肾旁管囊肿常位于后正中处，中肾导管囊肿则居于两旁
• 常与膀胱后壁粘连
• 体积常较大，压迫膀胱颈引起排尿困难，压迫直肠引起肛门坠胀感与排便困难
• 常伴有尿道下裂、隐睾、肾发育不全等

后天性囊肿

临床：
• 前列腺腺泡不完全或间断性梗阻，腺泡上皮变厚，发生潴留性囊肿
• 可位于前列腺内的任何部位直径为1～2cm

炎症性囊肿

临床：
• 前列腺慢性炎症引起结缔组织增生，导致前列腺导管狭窄，分泌物潴留形成囊肿

寄生虫性囊肿

临床：
• 由于寄生虫引起，如包虫能使前列腺管及周围发生慢性炎症，或由肉芽增生，渐形成囊肿

囊肿共同影像表现：
所有前列腺囊肿的MR表现均比较类似，大多为单房，呈类圆形短T1长T2均匀信号，边缘锐利，不强化

临床：在前列腺腺泡和腺管内形成的真性结石
影像：X线：可通过观察结石影而明确诊断
3种表现：
• 前列腺内弥散性致密影
• 呈马蹄形或以尿道为中心的环状影
• 孤立性结石或整个前列腺被结石占据

结石

肿瘤

前列腺癌

临床：• 多发生于老年，欧美发病率高
• 95%为腺癌，主要发生在前列腺周围带
影像：
CT：• 增强扫描时癌灶呈现增强不明显的低密度区
• 被膜显示不规则，腺体周围脂肪消失
• 精囊受侵犯表现为精囊境界模糊，膀胱精囊角消失或精囊增大
MR：• T2上典型征象为正常较高信号的周围带内出现低信号结节影；带状结构破坏，外周带与中央带界限消失
• DWI明显高信号结节
• 临床诊断前列腺癌主要依靠直肠指诊、血清PSA、经直肠前列腺超声和盆腔MR检查

前列腺肉瘤

临床：• 侵袭性恶性肿瘤，临床罕见，其中以横纹肌肉瘤多见，好发于青年人
• 与胚胎发生、发育畸形，前列腺炎和会阴部创伤有关
• 血酸性、碱性磷酸酶和PSA多正常
影像：
CT：
• 前列腺体积明显不规则增大，密度较低，较易发生大面积坏死
• 增强实性部分轻度强化
• 较早发生邻近结构受侵及远处转移
MR：（对诊断非常有价值）
• 肿瘤内部信号不均匀
• 生长迅速
• 较早出现区域淋巴结转移

良性病变

脓肿

临床：
• 急性前列腺炎，尿道炎和附睾炎的一种并发症
• 有尿频、排尿障碍或尿潴留，会阴部疼痛
影像：
• CT：前列腺不同程度增大伴有低密度区，有时可见液性暗区，增强扫描后脓肿壁呈环形强化

增生

临床：
• 老年男性常见病
• 主要发生在移行带
• 邻近尿道和膀胱出口受压，导致下尿道梗阻症状
影像：
• CT:体积增大、密度均匀、边缘光滑
• T2移行带增生组织低、等、高信号，周围带受压变薄与前列腺癌鉴别
• 前列腺癌好发于外周带，小便困难的症状出现较晚，形成结节时肛门指检更易触及和发现
• 慢性前列腺炎和前列腺增生均会导致血PSA升高，但不如前列腺癌高，且后者持续升高
• CT、MR可见后者内部不均匀，前列腺边缘不光滑，边缘不完整，甚至浸润膀胱或侵及侧韧带，易发生骨转移

8.7　睾丸常见病变的鉴别

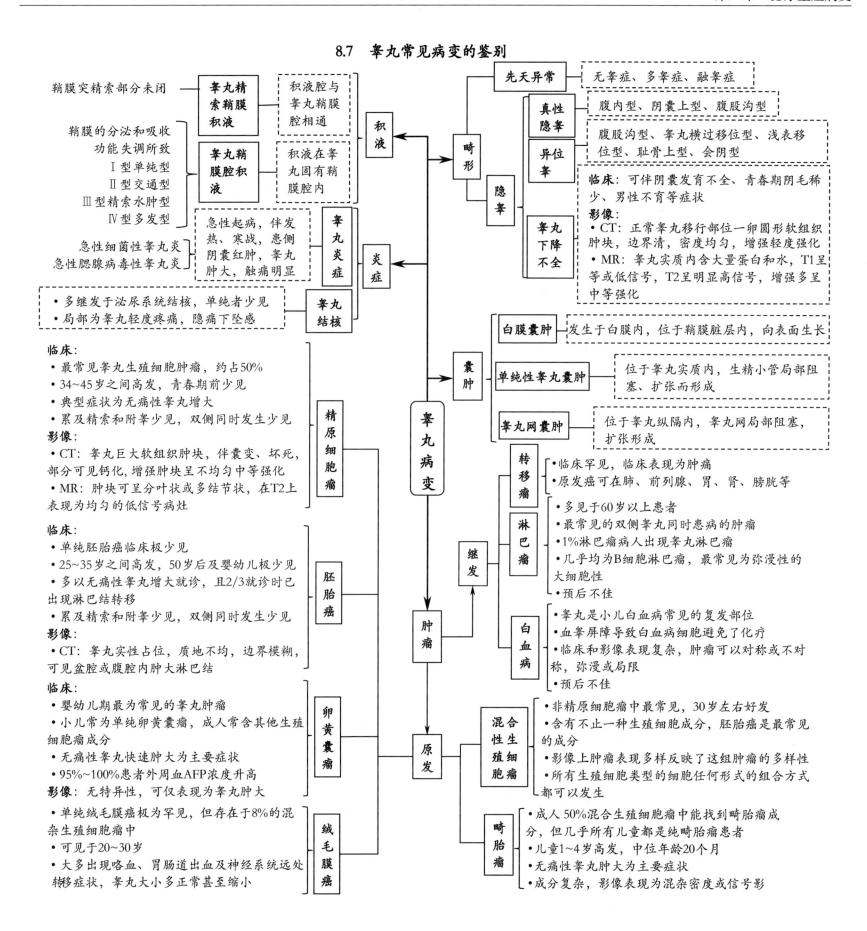

鞘膜突精索部分未闭 —— **睾丸精索鞘膜积液** —— 积液腔与睾丸鞘膜腔相通

鞘膜的分泌和吸收功能失调所致
Ⅰ型单纯型
Ⅱ型交通型
Ⅲ型精索水肿型
Ⅳ型多发型
—— **睾丸鞘膜腔积液** —— 积液在睾丸固有鞘膜腔内

积液

急性细菌性睾丸炎
急性腮腺病毒性睾丸炎
—— **睾丸炎症** —— 急性起病，伴发热、寒战，患侧阴囊红肿，睾丸肿大，触痛明显

炎症

睾丸结核
• 多继发于泌尿系统结核，单纯者少见
• 局部为睾丸轻度疼痛，隐痛下坠感

先天异常 —— 无睾症、多睾症、融睾症

畸形 —— 真性隐睾 —— 腹内型、阴囊上型、腹股沟型

异位睾 —— 腹股沟型、睾丸横过移位型、浅表移位型、耻骨上型、会阴型

隐睾 —— 睾丸下降不全
临床：可伴阴囊发育不全、青春期阴毛稀少、男性不育等症状
影像：
• CT：正常睾丸移行部位一卵圆形软组织肿块，边界清，密度均匀，增强轻度强化
• MR：睾丸实质内含大量蛋白和水，T1呈等或低信号，T2呈明显高信号，增强多呈中等强化

囊肿
—— 白膜囊肿 —— 发生于白膜内，位于鞘膜脏层内，向表面生长
—— 单纯性睾丸囊肿 —— 位于睾丸实质内，生精小管局部阻塞、扩张而形成
—— 睾丸网囊肿 —— 位于睾丸纵隔内，睾丸网局部阻塞，扩张形成

睾丸病变

精原细胞瘤
临床：
• 最常见睾丸生殖细胞肿瘤，约占50%
• 34~45岁之间高发，青春期前少见
• 典型症状为无痛性睾丸增大
• 累及精索和附睾少见，双侧同时发生少见
影像：
• CT：睾丸巨大软组织肿块，伴囊变、坏死，部分可见钙化，增强肿块呈不均匀中等强化
• MR：肿块可呈分叶状或多结节状，在T2上表现为均匀的低信号病灶

胚胎癌
临床：
• 单纯胚胎癌临床极少见
• 25~35岁之间高发，50岁后及婴幼儿极少见
• 多以无痛性睾丸增大就诊，且2/3就诊时已出现淋巴结转移
• 累及精索和附睾少见，双侧同时发生少见
影像：
• CT：睾丸实性占位，质地不均，边界模糊，可见盆腔或腹腔内肿大淋巴结

卵黄囊瘤
临床：
• 婴幼儿期最为常见的睾丸肿瘤
• 小儿常为单纯卵黄囊瘤，成人常含其他生殖细胞瘤成分
• 无痛性睾丸快速肿大为主要症状
• 95%~100%患者外周血AFP浓度升高
影像：无特异性，可仅表现为睾丸肿大

绒毛膜癌
• 单纯绒毛膜癌极为罕见，但存在于8%的混杂生殖细胞瘤中
• 可见于20~30岁
• 大多出现咯血、胃肠道出血及神经系统远处转移症状，睾丸大小多正常甚至缩小

肿瘤

继发
—— 转移瘤
• 临床罕见，临床表现为肿痛
• 原发癌可在肺、前列腺、胃、肾、膀胱等

—— 淋巴瘤
• 多见于60岁以上患者
• 最常见的双侧睾丸同时患病的肿瘤
• 1%淋巴瘤病人出现睾丸淋巴瘤
• 几乎均为B细胞淋巴瘤，最常见为弥漫性的大细胞性
• 预后不佳

—— 白血病
• 睾丸是小儿白血病常见的复发部位
• 血睾屏障导致白血病细胞避免了化疗
• 临床和影像表现复杂，肿瘤可以对称或不对称，弥漫或局限
• 预后不佳

原发
—— 混合性生殖细胞瘤
• 非精原细胞瘤中最常见，30岁左右好发
• 含有不止一种生殖细胞成分，胚胎癌是最常见的成分
• 影像上肿瘤表现多样反映了这组肿瘤的多样性
• 所有生殖细胞类型的细胞任何形式的组合方式都可以发生

—— 畸胎瘤
• 成人50%混合生殖细胞瘤中能找到畸胎瘤成分，但几乎所有儿童都是纯畸胎瘤患者
• 儿童1~4岁高发，中位年龄20个月
• 无痛性睾丸肿大为主要症状
• 成分复杂，影像表现为混杂密度或信号影

8.8　子宫肿瘤与瘤样病变的鉴别

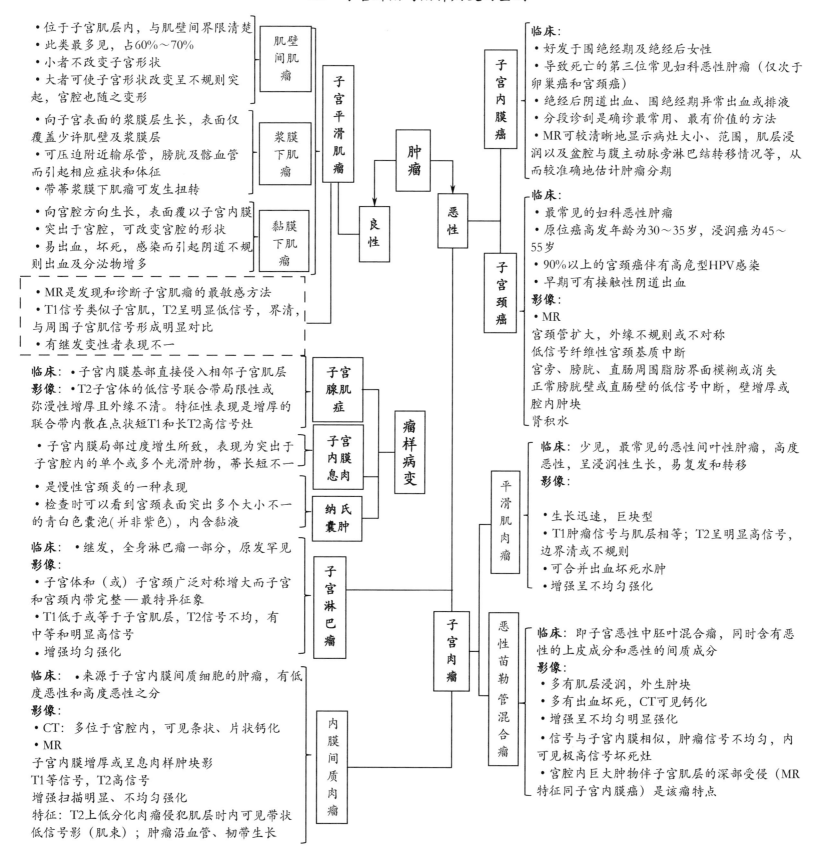

肌壁间肌瘤
- 位于子宫肌层内，与肌壁间界限清楚
- 此类最多见，占60%～70%
- 小者不改变子宫形状
- 大者可使子宫形状改变呈不规则突起，宫腔也随之变形

浆膜下肌瘤
- 向子宫表面的浆膜层生长，表面仅覆盖少许肌壁及浆膜层
- 可压迫附近输尿管，膀胱及髂血管而引起相应症状和体征
- 带蒂浆膜下肌瘤可发生扭转

黏膜下肌瘤
- 向宫腔方向生长，表面覆以子宫内膜
- 突出于宫腔，可改变宫腔的形状
- 易出血，坏死，感染而引起阴道不规则出血及分泌物增多

- MR是发现和诊断子宫肌瘤的最敏感方法
- T1信号类似子宫肌，T2呈明显低信号，界清，与周围子宫肌信号形成明显对比
- 有继发变性者表现不一

子宫平滑肌瘤 — 肿瘤 — 良性

子宫腺肌症
临床：•子宫内膜基部直接侵入相邻子宫肌层
影像：•T2子宫体的低信号联合带局限性或弥漫性增厚且外缘不清。特征性表现是增厚的联合带内散在点状短T1和长T2高信号灶

子宫内膜息肉
- 子宫内膜局部过度增生所致，表现为突出于子宫腔内的单个或多个光滑肿物，蒂长短不一

纳氏囊肿
- 是慢性宫颈炎的一种表现
- 检查时可以看到宫颈表面突出多个大小不一的青白色囊泡(并非紫色)，内含黏液

子宫淋巴瘤
临床：•继发，全身淋巴瘤一部分，原发罕见
影像：
- 子宫体和（或）子宫颈广泛对称增大而子宫和宫颈内带完整——最特异征象
- T1低于或等于子宫肌层，T2信号不均，有中等和明显高信号
- 增强均匀强化

内膜间质肉瘤
临床：•来源于子宫内膜间质细胞的肿瘤，有低度恶性和高度恶性之分
影像：
- CT：多位于宫腔内，可见条状、片状钙化
- MR
子宫内膜增厚或呈息肉样肿块影
T1等信号，T2高信号
增强扫描明显、不均匀强化
特征：T2上低分化肉瘤侵犯肌层时内可见带状低信号影（肌束）；肿瘤沿血管、韧带生长

瘤样病变

肿瘤 — 恶性

子宫内膜癌
临床：
- 好发于围绝经期及绝经后女性
- 导致死亡的第三位常见妇科恶性肿瘤（仅次于卵巢癌和宫颈癌）
- 绝经后阴道出血、围绝经期异常出血或排液
- 分段诊刮是确诊最常用、最有价值的方法
- MR可较清晰地显示病灶大小、范围，肌层浸润以及盆腔与腹主动脉旁淋巴结转移情况等，从而较准确地估计肿瘤分期

子宫颈癌
临床：
- 最常见的妇科恶性肿瘤
- 原位癌高发年龄为30～35岁，浸润癌为45～55岁
- 90%以上的宫颈癌伴有高危型HPV感染
- 早期可有接触性阴道出血
影像：
- MR
宫颈管扩大，外缘不规则或不对称
低信号纤维性宫颈基质中断
宫旁、膀胱、直肠周围脂肪界面模糊或消失
正常膀胱壁或直肠壁的低信号中断，壁增厚或腔内肿块
肾积水

平滑肌肉瘤
临床：少见，最常见的恶性间叶性肿瘤，高度恶性，呈浸润性生长，易复发和转移
影像：
- 生长迅速，巨块型
- T1肿瘤信号与肌层相等；T2呈明显高信号，边界清或不规则
- 可合并出血坏死水肿
- 增强呈不均匀强化

子宫肉瘤

恶性苗勒管混合瘤
临床：即子宫恶性中胚叶混合瘤，同时含有恶性的上皮成分和恶性的间质成分
影像：
- 多有肌层浸润，外生肿块
- 多有出血坏死，CT可见钙化
- 增强呈不均匀明显强化
- 信号与子宫内膜相似，肿瘤信号不均匀，内可见极高信号坏死灶
- 宫腔内巨大肿物伴子宫肌层的深部受侵（MR特征同子宫内膜癌）是该瘤特点

8.9 卵巢肿瘤与瘤样病变的鉴别

临床:
- 浆液性与黏液性各占卵巢肿瘤的23%和22%
- 易发生在中年女性,盆腹部肿块
- 肿瘤均可为多房或单房,囊壁和内隔均较光滑,内含稀薄或黏液液体
- 浆液性者可含钙化,恶变率较高

影像:
- 盆腔内较大肿块,呈水样低密度,黏液性者密度较高;壁和内隔多较薄且均匀一致;增强壁和内隔强化
- 能显示肿块内多发内隔,常见于黏液性者;黏液性者由于黏蛋白T1上信号不同程度增高,T2仍呈较高信号;增强同CT

[分支: 浆液性和黏液性囊腺瘤 → 上皮性]

临床:
- 占卵巢肿瘤20%
- 肿瘤呈囊性,表面光滑,囊壁较厚,内含皮脂样物质、脂肪、毛发,并可有浆液、牙齿或骨组织
- 恶性发生率很低,不足2%

影像:
- 盆腔内边界清晰的混杂密度肿块,内含脂肪、软组织密度成分和钙化
- 肿块内可见脂肪-液面
- 囊壁可发生局限性增厚,呈结节状突向宫腔,称皮样栓
- 盆腔内混杂信号肿块
- 特征是肿块内含有脂肪信号灶
- 可见液-液平面、由囊壁向内突入的壁结节和由钙化形成的无信号区

[分支: 囊性畸胎瘤 → 生殖性]

临床:
- 约20%的年轻女性表现为多囊样,其中40%~70%的人有不孕、月经不规律或多毛等

影像:
- MR仅用于无法行经阴道超声检查或者诊断不清的患者(如肥胖患者或者处女)

[分支: 多囊卵巢]

临床:
- 发育不完全的卵泡未被吸收引起
- 直径3~8cm,壁薄,单房
- 多可于两个月内自行消失,不需处理

影像:
- MR:T1低信号T2高信号

[分支: 滤泡囊肿]

临床:
- 排卵后形成的功能性囊肿,内部可出血
- 持续存在可引起局部疼痛和压痛,闭经或月经推迟,临床表现和异位妊娠相似
- 通常自行吸收,常规6周后超声复查

影像:
- MR:内部出血在T1上为高信号

[分支: 黄体囊肿]

临床:
- 少见,与hCG过度刺激,或多囊性卵巢疾病、葡萄胎或者氯米芬治疗引起的对β-hCG高敏感性有关
- 双侧发生,虽然通常小到中等大小,但瘤灶很大可能发生卵巢扭转或出血

[分支: 泡膜黄素囊肿]

[中心主干: 肿瘤 → (上皮性 / 间质性 / 生殖性) ; 瘤样病变]

临床:
- 卵巢癌是卵巢最常见的恶性肿瘤
- 浆液性最多见:40%~60%,囊实性,切面示瘤内有许多大小不等囊性区,内含陈旧性出血,囊壁上有明显乳头状突起
- 黏液性:15%~20%,多房状,囊内有乳头状增生
- 在腹膜直接种植中,黏液性囊腺癌可形成腹腔假性黏液瘤

影像:
- 盆腹腔内较大肿块,内有多发大小不等囊性区,其间隔和囊壁厚薄不均,有明显呈软组织密度的实体部分。增强囊壁、间隔和实体部分显著强化。多合并有显著量腹水
- 不规则囊实性肿块,囊液在T1表现为低至高信号,T2均显示高信号。增强同CT

[分支: 浆液性和黏液性囊腺癌]

临床:
- 少见,通常无症状
- 常因表现为实质性,易误诊为恶性肿瘤

影像:
- MR:T1/T2上与子宫肌层相比均呈特征性的等-低信号,强化程度低于同期子宫肌层

[分支: 纤维瘤]

临床:
- 常为实性,单侧发病,最常见绝经后妇女
- 肿瘤分泌大量雌激素,产生全身效应,包括子宫内膜增生和恶变

影像:
- CT:多为单侧发生,肿块呈类圆形或椭圆形,部分有分叶,边界清。平扫肿瘤密度接近或略低于子宫密度,瘤体较小时密度多较均匀,较大者多不均匀,增强后肿块轻度强化
- MR:肿块体积较大、边缘清楚、内部可见退变。T1多呈等低信号,T2呈以相对低信号为主,夹有结节状、云絮状高信号,DWI显示为高信号,增强扫描病灶呈不均匀结节状、云絮状明显强化

[分支: 膜细胞瘤]

临床:
- 最常见的一种具有内分泌功能的卵巢肿瘤
- 多数在绝经期后发生
- 常会有急剧的腹痛症状出现,晚期易复发

影像:
- MR、CT用于判断盆腔包块的位置、来源、与子宫及周围脏器的关系、囊实性变化等,但无法确诊肿瘤的组织学类别及其良、恶性

[分支: 颗粒细胞瘤]

临床:
- 原发瘤多为胃肠道或乳腺肿瘤
- 卵巢转移瘤称库肯勃瘤,占卵巢全部恶性肿瘤的5.4%

影像:
- 显示双侧或单侧卵巢肿块,呈软组织密度或其内并有低密度区,常并有腹水或胸水,还可发生其他脏器转移
- 肿块呈长T1长T2表现。肿块内可有更长T1、长T2信号灶,代表瘤内坏死囊变

[分支: 转移瘤]

临床:
- 又名卵巢子宫内膜异位囊肿,是子宫内膜异位症的一种病变
- 每次月经期局部都有出血,使卵巢增大,形成内含陈旧性积血的囊肿,这种陈旧性血呈褐色,黏稠如糊状,似巧克力,故又称巧克力囊肿

影像:
- 盆腔CT及MR对盆腔内异位症的诊断价值与B型超声相当。MR对卵巢内膜异位囊肿的诊断和评估有意义

[分支: 巧克力囊肿]

8.10　妇科炎症性病变的鉴别

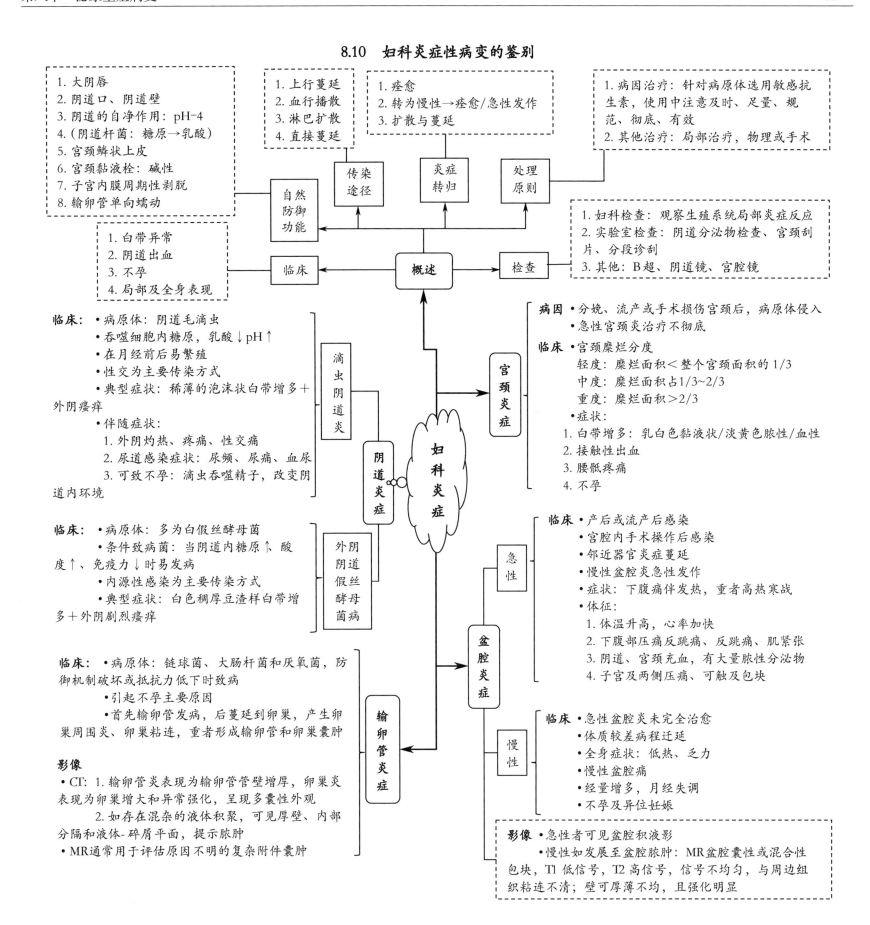

1. 大阴唇
2. 阴道口、阴道壁
3. 阴道的自净作用：pH-4
4.（阴道杆菌：糖原→乳酸）
5. 宫颈鳞状上皮
6. 宫颈黏液栓：碱性
7. 子宫内膜周期性剥脱
8. 输卵管单向蠕动

1. 上行蔓延
2. 血行播散
3. 淋巴扩散
4. 直接蔓延

1. 痊愈
2. 转为慢性→痊愈/急性发作
3. 扩散与蔓延

1. 病因治疗：针对病原体选用敏感抗生素，使用中注意及时、足量、规范、彻底、有效
2. 其他治疗：局部治疗，物理或手术

自然防御功能　传染途径　炎症转归　处理原则

1. 妇科检查：观察生殖系统局部炎症反应
2. 实验室检查：阴道分泌物检查、宫颈刮片、分段诊刮
3. 其他：B超、阴道镜、宫腔镜

1. 白带异常
2. 阴道出血
3. 不孕
4. 局部及全身表现

临床　概述　检查

妇科炎症

临床： •病原体：阴道毛滴虫
•吞噬细胞内糖原，乳酸↓pH↑
•在月经前后易繁殖
•性交为主要传染方式
•典型症状：稀薄的泡沫状白带增多＋外阴瘙痒
•伴随症状：
1. 外阴灼热、疼痛、性交痛
2. 尿道感染症状：尿频、尿痛、血尿
3. 可致不孕：滴虫吞噬精子，改变阴道内环境

滴虫阴道炎

阴道炎症

宫颈炎症

病因 •分娩、流产或手术损伤宫颈后，病原体侵入
•急性宫颈炎治疗不彻底
临床 •宫颈糜烂分度
　　轻度：糜烂面积＜整个宫颈面积的1/3
　　中度：糜烂面积占1/3~2/3
　　重度：糜烂面积＞2/3
•症状：
1. 白带增多：乳白色黏液状/淡黄色脓性/血性
2. 接触性出血
3. 腰骶疼痛
4. 不孕

临床： •病原体：多为白假丝酵母菌
•条件致病菌：当阴道内糖原↑酸度↑、免疫力↓时易发病
•内源性感染为主要传染方式
•典型症状：白色稠厚豆渣样白带增多＋外阴剧烈瘙痒

外阴阴道假丝酵母菌病

临床： •病原体：链球菌、大肠杆菌和厌氧菌，防御机制破坏或抵抗力低下时致病
•引起不孕主要原因
•首先输卵管发病，后蔓延到卵巢，产生卵巢周围炎、卵巢粘连，重者形成输卵管和卵巢囊肿

影像
•CT：1.输卵管炎表现为输卵管管壁增厚，卵巢炎表现为卵巢增大和异常强化，呈现多囊性外观
　　2.如存在混杂的液体积聚，可见厚壁、内部分隔和液体-碎屑平面，提示脓肿
•MR通常用于评估原因不明的复杂附件囊肿

输卵管炎症

盆腔炎症

急性

临床 •产后或流产后感染
•宫腔内手术操作后感染
•邻近器官炎症蔓延
•慢性盆腔炎急性发作
•症状：下腹痛伴发热，重者高热寒战
•体征：
1. 体温升高，心率加快
2. 下腹部压痛反跳痛、反跳痛、肌紧张
3. 阴道、宫颈充血，有大量脓性分泌物
4. 子宫及两侧压痛、可触及包块

慢性

临床 •急性盆腔炎未完全治愈
•体质较差病程迁延
•全身症状：低热、乏力
•慢性盆腔痛
•经量增多，月经失调
•不孕及异位妊娠

影像 •急性者可见盆腔积液影
•慢性如发展至盆腔脓肿：MR盆腔囊性或混合性包块，T1低信号，T2高信号，信号不均匀，与周边组织粘连不清；壁可厚薄不均，且强化明显

8.11 胎盘病变的鉴别及妊娠并发症

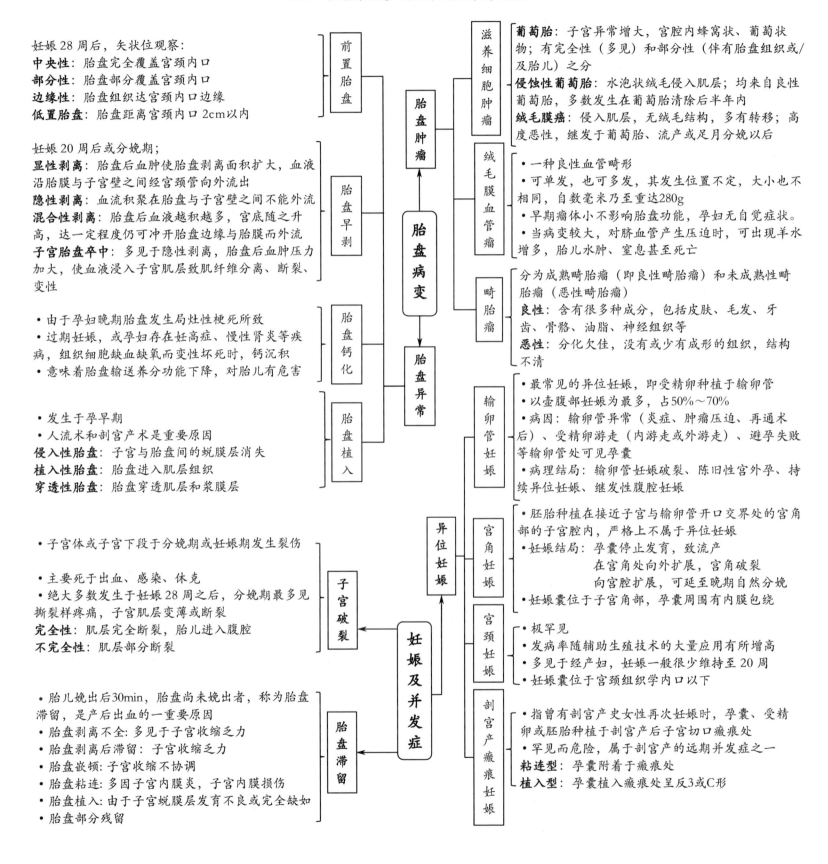

妊娠28周后，矢状位观察：
中央性：胎盘完全覆盖宫颈内口
部分性：胎盘部分覆盖宫颈内口
边缘性：胎盘组织达宫颈内口边缘
低置胎盘：胎盘距离宫颈内口2cm以内

妊娠20周后或分娩期；
显性剥离：胎盘后血肿使胎盘剥离面积扩大，血液沿胎膜与子宫壁之间经宫颈管向外流出
隐性剥离：血流积聚在胎盘与子宫壁之间不能外流
混合性剥离：胎盘后血液越积越多，宫底随之升高，达一定程度仍可冲开胎盘边缘与胎膜而外流
子宫胎盘卒中：多见于隐性剥离，胎盘后血肿压力加大，使血液浸入子宫肌层致肌纤维分离、断裂、变性

• 由于孕妇晚期胎盘发生局灶性梗死所致
• 过期妊娠，或孕妇存在妊高症、慢性肾炎等疾病，组织细胞缺血缺氧而变性坏死时，钙沉积
• 意味着胎盘输送养分功能下降，对胎儿有危害

• 发生于孕早期
• 人流术和剖宫产术是重要原因
侵入性胎盘：子宫与胎盘间的蜕膜层消失
植入性胎盘：胎盘进入肌层组织
穿透性胎盘：胎盘穿透肌层和浆膜层

• 子宫体或子宫下段于分娩期或妊娠期发生裂伤

• 主要死于出血、感染、休克
• 绝大多数发生于妊娠28周之后，分娩期最多见撕裂样疼痛，子宫肌层变薄或断裂
完全性：肌层完全断裂，胎儿进入腹腔
不完全性：肌层部分断裂

• 胎儿娩出后30min，胎盘尚未娩出者，称为胎盘滞留，是产后出血的一重要原因
• 胎盘剥离不全: 多见于子宫收缩乏力
• 胎盘剥离后滞留: 子宫收缩乏力
• 胎盘嵌顿: 子宫收缩不协调
• 胎盘粘连: 多因子宫内膜炎，子宫内膜损伤
• 胎盘植入: 由于子宫蜕膜层发育不良或完全缺如
• 胎盘部分残留

前置胎盘

胎盘早剥

胎盘钙化

胎盘植入

子宫破裂

胎盘滞留

胎盘肿瘤

胎盘异常

妊娠及并发症

胎盘病变

妊娠及并发症

滋养细胞肿瘤

绒毛膜血管瘤

畸胎瘤

输卵管妊娠

宫角妊娠

宫颈妊娠

剖宫产瘢痕妊娠

异位妊娠

葡萄胎：子宫异常增大，宫腔内蜂窝状、葡萄状物；有完全性（多见）和部分性（伴有胎盘组织或/及胎儿）之分
侵蚀性葡萄胎：水泡状绒毛侵入肌层；均来自良性葡萄胎，多数发生在葡萄胎清除后半年内
绒毛膜癌：侵入肌层，无绒毛结构，多有转移；高度恶性，继发于葡萄胎、流产或足月分娩以后

• 一种良性血管畸形
• 可单发，也可多发，其发生位置不定，大小也不相同，自数毫米乃至重达280g
• 早期瘤体小不影响胎盘功能，孕妇无自觉症状。
• 当病变较大，对脐血管产生压迫时，可出现羊水增多，胎儿水肿、窒息甚至死亡

分为成熟畸胎瘤（即良性畸胎瘤）和未成熟性畸胎瘤（恶性畸胎瘤）
良性：含有很多种成分，包括皮肤、毛发、牙齿、骨骼、油脂、神经组织等
恶性：分化欠佳，没有或少有成形的组织，结构不清

• 最常见的异位妊娠，即受精卵种植于输卵管
• 以壶腹部妊娠为最多，占50%～70%
• 病因：输卵管异常（炎症、肿瘤压迫、再通术后）、受精卵游走（内游走或外游走）、避孕失败等输卵管处可见孕囊
• 病理结局：输卵管妊娠破裂、陈旧性宫外孕、持续异位妊娠、继发性腹腔妊娠

• 胚胎种植在接近子宫与输卵管开口交界处的宫角部的子宫腔内，严格上不属于异位妊娠
• 妊娠结局：孕囊停止发育，致流产
　　　　　　在宫角处向外扩展，宫角破裂
　　　　　　向宫腔扩展，可延至晚期自然分娩
• 妊娠囊位于子宫角部，孕囊周围有内膜包绕

• 极罕见
• 发病率随辅助生殖技术的大量应用有所增高
• 多见于经产妇，妊娠一般很少维持至20周
• 妊娠囊位于宫颈组织学内口以下

• 指曾有剖宫产史女性再次妊娠时，孕囊、受精卵或胚胎种植于剖宫产后子宫切口瘢痕处
• 罕见而危险，属于剖宫产的远期并发症之一
粘连型：孕囊附着于瘢痕处
植入型：孕囊植入瘢痕处呈反3或C形

第九章　骨骼肌肉病变

9.1　骨折的分类与愈合

病理：•骨质断裂
•骨内、外膜及附近软组织损伤或撕裂
•骨膜下、断端之间及骨髓腔出血，充填在骨折断端与邻近软组织间，形成血肿
影像：•骨折线清晰、锐利
•断端周围软组织肿胀

病理：•骨折后2~3天，从骨内、外膜增生的成纤维细胞及新生毛细血管侵入血肿，血肿开始机化
•增生的成纤维细胞（为软骨母细胞及骨母细胞的前身）逐渐融合、填充并且连接骨折断端，形成纤维性骨痂
•1周左右肉芽及纤维组织分化，形成透明软骨，多位于骨外膜骨痂区
影像：断端周围梭形肿胀的软组织影

病理：•骨母细胞产生新生骨质取代纤维骨痂形成类骨组织，继而钙盐沉着，形成编织骨
•骨痂内软骨组织经软骨内化骨，分化为骨样组织
•共同形成骨性骨痂
•骨痂分为外骨痂和内骨痂
•较多骨性骨痂稳固连接骨折断端
影像：•骨折断端周围不均匀钙化影
•骨折线逐渐模糊直至消失

病理：•骨折骨性愈合
•承重部分骨小梁增粗，不承重部分骨痂吸收
•皮质与髓腔恢复正常
影像：•骨折线消失，骨骼塑形
•皮质、髓腔结构恢复

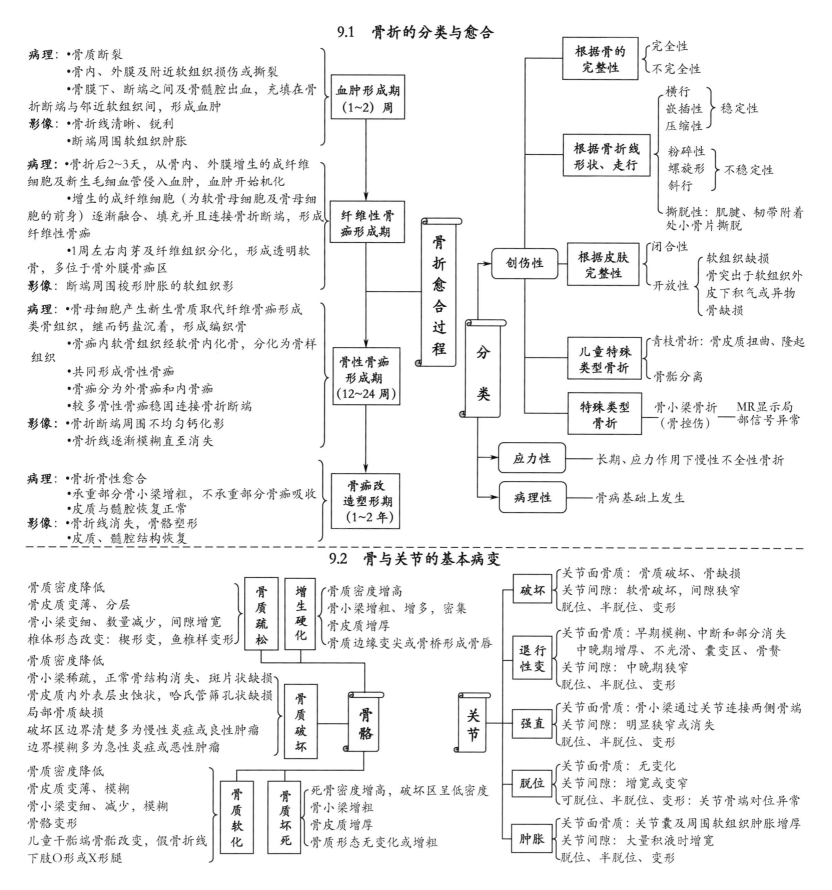

- 血肿形成期（1~2）周
- 纤维性骨痂形成期
- 骨性骨痂形成期（12~24周）
- 骨痂改造塑形期（1~2年）

骨折愈合过程

分类

创伤性
- 根据骨的完整性：完全性／不完全性
- 根据骨折线形状、走行：
  - 横行／嵌插性／压缩性 —— 稳定性
  - 粉碎性／螺旋形／斜行 —— 不稳定性
  - 撕脱性：肌腱、韧带附着处小骨片撕脱
- 根据皮肤完整性：
  - 闭合性
  - 开放性：软组织缺损／骨突出于软组织外／皮下积气或异物／骨缺损
- 儿童特殊类型骨折：
  - 青枝骨折：骨皮质扭曲、隆起
  - 骨骺分离
- 特殊类型骨折：骨小梁骨折（骨挫伤）—— MR显示局部信号异常

应力性 —— 长期、应力作用下慢性不全性骨折

病理性 —— 骨病基础上发生

9.2　骨与关节的基本病变

骨骼

骨质疏松
骨质密度降低
骨皮质变薄、分层
骨小梁变细、数量减少，间隙增宽
椎体形态改变：楔形变，鱼椎样变形

增生硬化
骨质密度增高
骨小梁增粗，增多，密集
骨皮质增厚
骨质边缘变尖或骨桥形成骨唇

骨质破坏
骨质密度降低
骨小梁稀疏，正常骨结构消失、斑片状缺损
骨皮质内外表层虫蚀状，哈氏管筛孔状缺损
局部骨质缺损
破坏区边界清楚多为慢性炎症或良性肿瘤
边界模糊多为急性炎症或恶性肿瘤

骨质软化
骨质密度降低
骨皮质变薄、模糊
骨小梁变细、减少，模糊
骨骼变形
儿童干骺端骨骺改变，假骨折线
下肢O形或X形腿

骨质坏死
死骨密度增高，破坏区呈低密度
骨小梁增粗
骨皮质增厚
骨质形态无变化或增粗

关节

破坏
关节面骨质：骨质破坏、骨缺损
关节间隙：软骨破坏、间隙狭窄
脱位、半脱位、变形

退行性变
关节面骨质：早期模糊、中断和部分消失／中晚期增厚、不光滑、囊变区、骨赘
关节间隙：中晚期狭窄
脱位、半脱位、变形

强直
关节面骨质：骨小梁通过关节连接两侧骨端
关节间隙：明显狭窄或消失
脱位、半脱位、变形

脱位
关节面骨质：无变化
关节间隙：增宽或变窄
可脱位、半脱位、变形：关节骨端对位异常

肿胀
关节面骨质：关节囊及周围软组织肿胀增厚
关节间隙：大量积液时增宽
脱位、半脱位、变形

9.3　骨肿瘤分类与常见肿瘤样病变的鉴别

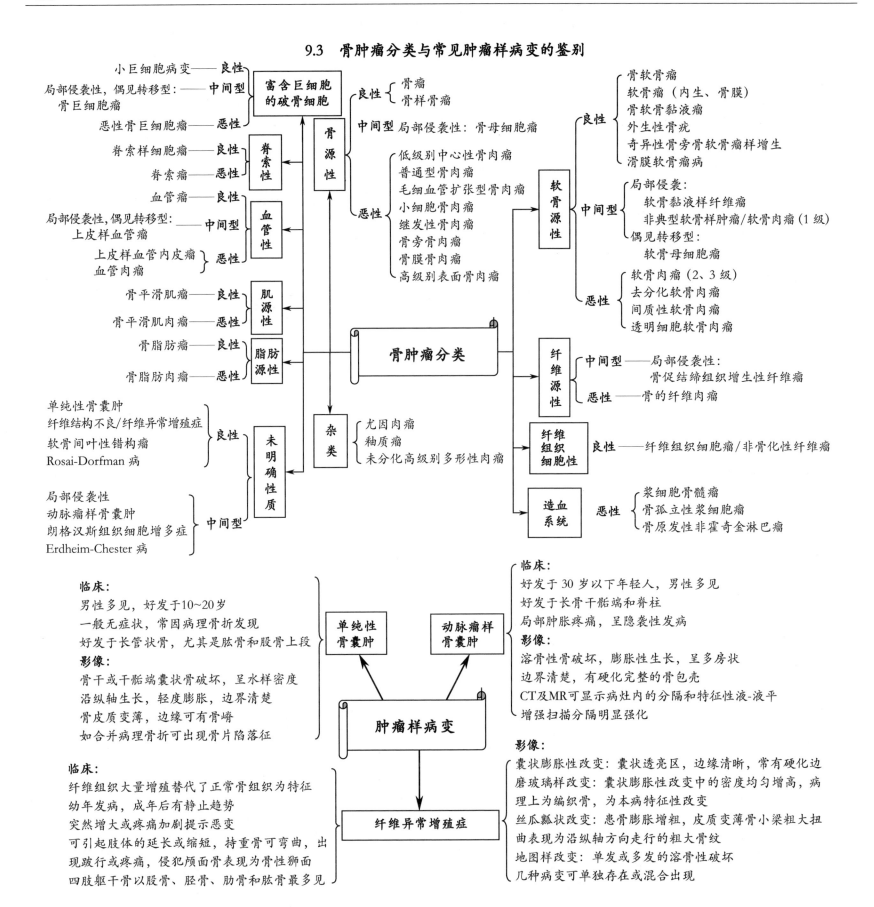

临床：
男性多见，好发于10~20岁
一般无症状，常因病理骨折发现
好发于长管状骨，尤其是肱骨和股骨上段
影像：
骨干或干骺端囊状骨破坏，呈水样密度
沿纵轴生长，轻度膨胀，边界清楚
骨皮质变薄，边缘可有骨嵴
如合并病理骨折可出现骨片陷落征

临床：
好发于30岁以下年轻人，男性多见
好发于长骨干骺端和脊柱
局部肿胀疼痛，呈隐袭性发病
影像：
溶骨性骨破坏，膨胀性生长，呈多房状
边界清楚，有硬化完整的骨包壳
CT及MR可显示病灶内的分隔和特征性液-液平
增强扫描分隔明显强化

临床：
纤维组织大量增殖替代了正常骨组织为特征
幼年发病，成年后有静止趋势
突然增大或疼痛加剧提示恶变
可引起肢体的延长或缩短，持重骨可弯曲，出
现跛行或疼痛，侵犯颅面骨表现为骨性狮面
四肢躯干骨以股骨、胫骨、肋骨和肱骨最多见

影像：
囊状膨胀性改变：囊状透亮区，边缘清晰，常有硬化边
磨玻璃样改变：囊状膨胀性改变中的密度均匀增高，病
理上为编织骨，为本病特征性改变
丝瓜瓤状改变：患骨膨胀增粗，皮质变薄骨小梁粗大扭
曲表现为沿纵轴方向走行的粗大骨纹
地图样改变：单发或多发的溶骨性破坏
几种病变可单独存在或混合出现

9.4　常见骨肿瘤的鉴别

临床：
- 20~40 岁成人最常见
- 股骨远端和胫骨近端好发
- 主要症状是患部疼痛和压痛

影像：
- 偏心膨胀性生长，有的可很明显甚至将关节对侧的另一骨端包绕
- 无硬化边，边缘可有残留骨嵴
- 增强扫描强化明显
- 小部分可合并动脉瘤样骨囊肿
- MR可示病变内含铁血黄素沉着

骨巨细胞瘤

临床：
- 10~20 岁男性多见
- 脊椎附件、长骨如股骨、胫骨好发
- 局部疼痛，服用水杨酸类不缓解

影像：
- 膨胀性骨质破坏，边界清楚
- 有硬化边，一般无骨膜反应
- 可突破骨皮质侵犯周围软组织
- 瘤内出现斑片状骨化或钙化影
- 明显强化

骨母细胞瘤

中间性

临床：
- 常见于成年人，一般无症状
- 颅骨内外板、鼻窦及下颌骨好发

影像：
致密型：
- 由骨密质构成呈卵圆形或丘状
- 边界清晰，突出骨表面
松质型：
- 内部见松质骨结构
- 皮质与正常骨皮质延续

骨瘤

临床：
- 男性多见，好发于10~30 岁
- 患者间歇性疼痛，夜间加重
- 服用水杨酸类药物可缓解疼痛
- 长骨如股骨、胫骨好发

影像：
- 分皮质型、松质骨型及骨膜下型
- 低密度瘤巢，内常可见钙化
- 周围反应性骨质硬化
- 可显示周围的骨髓及软组织充血水肿，呈 T1 低、T2 高信号

骨样骨瘤

骨源性

临床：
- 男性多见，单发多见
- 长管状骨干骺端好发
- 骨性基底、软骨帽、纤维包膜构成

影像：
- 骨性突起，背向关节生长
- 皮质和松质骨分别与母体骨相延续
- 基底可为宽基底或细蒂状

骨软骨瘤

软骨源性

临床：
- 一般无症状，多发者称 Ollier 病
- 手足的短管状骨好发

影像：
- 膨胀性生长，边界清楚
- 有硬化边，骨皮质变薄
- 病变内可见斑点状或环状钙化

内生软骨瘤

良性

临床：
- 中年女性多见，一般无症状
- 脊椎及颅骨好发

影像：
- 粗大骨小梁呈栅栏样改变
- T1 及 T2 上均高信号

骨血管瘤

血管性

临床：
- 分为原发性和继发性
- 前者多见于中年人
- 后者多继发于 Paget 病，放疗后或良性肿瘤恶变
- 四肢长骨、骨盆和肩胛骨好发

影像：
- 骨质破坏和软组织肿块，瘤软骨钙化为其特征性表现
- T2 瘤内透明软骨呈显著高信号
- 强化程度较轻，典型者见环状强化

软骨肉瘤

临床：
- 最常见的恶性骨肿瘤，一般为多发
- 肺癌、乳腺癌、前列腺癌转移多见富含红骨髓的部位好发

影像：
- 溶骨型最常见，周围可形成软组织肿块
- 成骨型多见于脊柱和骨盆，一般不形成软组织肿块
- 混合型常伴溶骨及成骨性骨质破坏

转移瘤

恶性

临床：
- 好发年龄为 5~15 岁
- 疼痛及软组织肿胀
- 常伴发热、贫血、WBC 增多和血沉加快
- 可通过血行发生肺转移及远处骨转移
- 发生于长骨者多位于骨干，年龄较轻
- 发生于扁骨及不规则骨者，年龄较大
- 肿瘤对放射线极为敏感

影像：
- 骨破坏多见于骨干，呈虫蚀状，边界不清，周围出现反应性骨质硬化
- 骨膜反应典型者呈葱皮样，也可以呈日光照射状或形成 Codman 三角
- 可见较大软组织肿块而局部骨皮质常保持完整
- 增强扫描病变呈明显不均匀强化
- 肿瘤呈不均匀 T1 低 T2 高信号，骨膜新生骨呈 T1 等 T2 中低信号

尤因肉瘤

临床：
- 最常见，分原发性和继发性
- 前者多见于 20 岁以下年轻人
- 后者继发 Paget 病、骨软骨瘤及放疗后
- 局部疼痛和肿胀
- 原发灶以股骨远端及胫腓骨近端好发
- 继发灶以扁骨好发

影像：
- 分成骨型、溶骨型和混合型
- 边界不清的骨破坏，针状、棉絮状瘤骨
- 骨膜反应及 Codman 三角，软组织肿块
- 增强扫描常呈不均匀、明显强化

骨肉瘤

临床：
- 好发于中老年人，男性多见
- 贫血、骨痛、感染、肾功能不全等
- 富含红骨髓的骨骼好发

影像：
- 分为骨质正常型、疏松型及破坏型
- 骨质破坏型呈全身多发穿凿样溶骨性骨破坏，边界清楚，一般无硬化边及骨膜反应，常出现病理骨折

骨髓瘤

9.5　儿童常见骨折的鉴别

临床:
- 10~16 岁肱、胫骨远端骨折多见
- 约 15%儿童管状骨骨折累及骺板
- 致韧带撕裂、关节脱位的损伤易引起儿童骺板损伤

影像:
- Ⅰ型:①骨骺分离,无邻近骨折;②骨折线经骺板肥厚层且限于骺板
- Ⅱ型:①最常见,为骨骺分离型骨折;②骨折线通过干骺端,分离骺板呈干骺端小骨片;③骨片陷落征
- Ⅲ型:①骨骺骨折;②10~15 岁胫骨远端骨折时常见;③骨折线水平横行通过骺板全层,不累及干骺端
- Ⅳ型:①骨骺与骺板骨折;②肱、胫骨远端常见;③纵行骨折,骨折线累及骺板、干骺端和骺板;④易发生成角畸形与骨骺早闭
- Ⅴ型:①骺板挤压损伤;②压缩性损伤致骺板损伤,生长停滞时诊断
- Ⅵ型:①骺板边缘 Ranvier 区损伤;②可致骨生长不均、骨干弯曲畸形
- Ⅶ型:骨折线经骺软骨、骨化中心

【骨骺损伤】

临床:
- 前臂远干骺端不完全性骨折常见,发病高峰男 12~14 岁,女 10~12 岁

影像:
- 蒙氏:尺骨上 1/3 骨折,桡骨小头脱位
- 盖氏:桡骨下段骨折并桡尺关节脱位
- 柯氏:桡骨远端距关节面<2.5cm 骨折,且伴远侧断段背侧移位和掌侧成角

【尺桡骨】

临床:
- <10 岁儿童常位于干骺端

影像:
- 青少年常为骨骺Ⅱ型骨折
- 肱骨近端骨折不常见,但为病理性骨折好发部位,常为单纯性骨囊肿

【肱骨干】

临床:
- 掌骨骨折学龄后期高发,常对抗性损伤;指骨挤压伤好发学龄前儿童

影像:
- 第五掌骨常见,多骨骺Ⅱ型骨折
- 识别指骨骨化性骨骺重要,因任何撕脱的骨碎片可向近端明显移位

【掌指骨】

【上肢骨折】　【肘关节】

临床:
- 锁骨骨折多因直接暴力或坠落伤
- <10 岁儿童的肩关节脱位少见

影像:
- 中段 1/3 处好发,青枝型常见
- 常为前脱位,前后位平片上,肱骨头位于喙突下方;在轴位上肱骨头向前移位不再被肩胛盂覆盖

【肩关节】

临床:
- 是 7 岁以下儿童最常见的骨折

影像:
- 内侧髁处骨化中心早于滑车处,若反之且有外伤史,怀疑内侧髁撕脱
- 伸直型多见,远侧断端向背侧倾斜,掌侧成角;屈曲型少见,远侧断端向掌侧倾斜,背侧成角,旋转移位

【肱骨髁上】

临床:
- 伴神经损伤、血管损伤和畸形愈合

影像:
- 肘关节后方见脂肪垫可提示桡骨头骨折、异位或无异位肱骨髁上骨折
- 可沿肱骨小头未骨化部分延伸至关节间隙,即骨骺Ⅳ型骨折

【外侧髁】

临床:
- 儿童常见骨折,前胫骨棘骨折好发

影像:
- 髌骨或腓骨头局部压痛,不能屈曲,不能负重时均应 X 线检查
- CT 见关节内骨折移位和游离骨碎片

【膝关节】

临床:
- 胫骨中下段无移位骨折好发学步儿童
- 上段 1/3 常疲劳骨折,10~15 岁多见

影像:
- 70%独立骨折,30%腓骨也受累

【胫骨】

临床:
- 移行带过渡性骨折青少年多见

影像:
- 关节周可见的副骨骨化中心多为可疑骨折,多为骨骺骨折、撕脱骨折
- 骨骺损伤时胫腓骨远端仅见单一骺板

【踝关节】

临床:
- <10%,跖趾骨好发,第 5 跖骨甚
- <5 岁第 1 跖骨好发,青枝骨折多

影像:
- CT 是可疑跗骨损伤的首选检查
- 儿童疲劳骨折可于任何跗骨,跟骨多

【足部】　【下肢骨折】

临床:
- 少见,大部分为车祸伤
- <12 岁好发于第 1、2 颈椎体
- 幼儿更易牵拉、半脱位损伤
- 儿童寰枢椎旋转性固定多于成人
- 严重的屈伸损伤可影像学表现正常的脊髓损伤

影像:
- 若 C_2 棘突椎板连接处超过 $C_{1\sim3}$ 棘突前缘连线 2mm 以上,则考虑骨折或真性脱位
- 寰椎骨折Ⅰ型后弓骨折(最常见);Ⅱ型侧块骨折;Ⅲ型 Jefferson 型
- 枢椎骨折中齿突骨折最多见
- Hangman 骨折时由于垂直压力和过伸运动而造成的枢椎骨折
- 单、双侧椎弓根的撕脱性骨折,可引起创伤性椎体前移,椎板后移,造成半脱位
- 未闭合的骨突和骨化中心可能与骨折混淆
- $C_{2/3}$、$C_{3/4}$ 平面的假性半脱位为正常变异,易误诊

【颈椎】

临床:
- 脊柱骨折的好发段,约 40%伴神经功能障碍
- 胸腰椎损伤多为过度屈曲结果,会导致固定的椎体前缘楔形压缩性骨折,>8 岁儿童较常见
- 致腰椎骨和韧带断裂的屈曲牵拉外力可能与安全带约束相关

影像:
- 多平面损伤常见,需对脊髓全长进行影像评估
- 神经系统恢复的预后与最初损伤的严重程度相关
- 一些儿童尽管有明显脊髓损伤,但神经系统功能恢复尚佳
- 骨折类型可分为压缩性、爆裂性、安全带伤、脱位,其中压缩性骨折最常见
- 每种骨折类型特点详见"脊柱外伤性病变的鉴别"章节

【脊柱骨折】　【胸腰椎】

9.6　常见关节外伤性病变的鉴别

肩关节

脱位

临床：
- 青年人与老年人常见，分前、后脱位
- 前下方脱位最常见，有明显外伤史
- 伤肩疼痛无力、酸胀、活动受限

影像：
- X 线易显示，常伴肱骨大结节撕脱骨折
- CT 可示肱骨头前后移位情况，可示 X 线不易见的肱骨头压缩性、关节盂骨折

肩袖撕裂

临床：
- 由冈上下肌、小圆肌和肩胛下肌构成
- 冈上肌与肌腱好发，部分性撕裂多见
- >50 岁多见，肩关节疼痛、活动受限等

影像：
- 肩峰-肱骨头间隙窄，肩峰下缘骨侵蚀
- 肱骨大结节扁平，肌肉萎缩、间隙宽
- 急性期可见：①肌腱、肌肉 T2 高信号，肌腱局部中断，冈上肌腱多见；②完全性撕裂时，肌腱断端回缩，肌腹扭曲呈结节状；肩峰下-三角肌下滑液囊积液
- 慢性期可见：①撕裂区水肿轻，T2 无高信号；②受损肌肉 T1 高信号、体积小；③关节盂损伤为连续中断、消失

假肩袖损伤：
- T1、PDWI 等短 TE 序列上可见高信号
- 鹿角现象、运动伪影、容积效应所致

腕关节

骨折

临床：
- 舟骨常见，中段尤甚，青壮年好发

影像：
- 易漏诊，确诊时 X 线需拍摄舟骨位片
- 三角纤维软骨撕裂关节造影最精准
- 愈合开始骨折线模糊，后骨性愈合
- 骨折愈合慢，易发生缺血坏死

脱位

临床：
- 月骨脱位为最常见的腕骨脱位，累及月骨周围结构，常伴其他腕骨等骨折
- 除月骨外其他腕骨均向背侧脱位

影像：
- 正位示头月关节间隙重叠或消失，侧位见头状骨脱出于月骨关节面之背侧
- 经过舟状骨骨折可发生月骨脱位
- 桡腕关节脱位：近侧列腕骨关节面与桡骨腕关节面失去正常对应关系
- 下尺桡关节脱位：尺骨远端桡侧缘与桡骨远端尺骨切迹间距>3mm

髋关节

骨折

临床：
- 人体最大、最稳定关节，脱位少见，股骨颈骨折最常见，多单侧，女>男
- 股骨颈骨折者患侧常不能承重，下肢短缩外旋
- 年纪小者易股骨头、大小粗隆的骨骺分离
- 老年性创伤多发生股骨颈、粗隆间骨折

影像：
- 按股骨颈骨折形态可分嵌入型、错位型
- 致密骨折线表示两骨折端的骨小梁有重叠嵌插
- 透亮骨折线表明两骨折端有分离

股骨髋臼撞击综合征

临床：
- 因髋臼和股骨头间反复碰撞，致关节盂缘与关节软骨退变引起的一系列临床症状
- 20~50 岁高发，男性多见

影像：
- 髋臼后倾、股骨颈骨性隆起
- 股骨颈囊性变、偏心性改变
- MR 对病变检出率高，可见髋臼外侧软骨下骨质硬化、骨髓水肿

膝关节

半月板撕裂

临床：
- 常见病多发病，多有膝关节扭伤史
- 关节镜检查为金标准，MR 为主要检查

影像：
- 正常半月板低信号，T2 压脂最佳，矢状位呈领结征，中心为对称三角形
- 关节液与关节软骨均高信号，与低信号的半月板形成良好对比
- 矢状面、冠状面上均见半月板内线形高信号影延伸至其表面

内外侧副韧带复合体损伤

临床：
- 内侧多见，多为暴力作用于膝关节外侧
- 患者膝关节内侧青紫肿胀，淤血压痛等

影像：
- 正常 T1、T2 均低信号带，损伤后因水肿出血信号↑，并可见增厚变形、中断

交叉韧带损伤

临床：
- 中段多见，见膝关节肿胀、活动受限等
- 前交叉损伤多见于滑雪伤、足球等运动
- 后交叉损伤多见于压砸、交通事故伤等

影像：
- 常合并侧副韧带、半月板、股骨髁损伤
- 韧带厚、轮廓不清不规则、连续性中断
- 韧带内 T1 中等、T2 高信号，多为撕裂

脱位

临床：
- 多直接暴力作用于膝关节一端致伤
- 患膝剧烈疼痛，不能活动，明显畸形

影像：
- 易伴腘窝部血管神经损伤

肘关节

脱位

临床：
- 最常见关节脱位，儿童、青少年多见，常见桡尺骨向后脱位

影像：
- 脱位后桡骨小头与外髁骨骺在不同直线
- 冠突骨折为隐匿性肘关节脱位的标志

与肱骨远端骨骺分离鉴别：
- 较肘关节脱位发病年龄小
- 桡骨小头与外髁骨骺无论何种体位都对应在一条直线上
- 而肘关节脱位后桡骨小头与外髁骨骺在不同直线
- 肘关节滑车有≥2 个骨化中心，会呈骨折假象

骨折

临床：
- 最常见的关节囊内骨折，肱骨髁上骨折最常见，且 95%为伸直型
- 肱骨外髁骨折为儿童第二好发骨折

影像：
- 骨折时可伴关节腔积血致脂肪垫移位，平片上显示为八字征
- 细微骨折或折端无移位，可仅见八字征
- 肱骨外髁骨骺骨折可引起软组织内血管断裂，引起严重并发症
- 尺骨鹰嘴骨折多为撕脱性，常见骨骺分离与粉碎性骨折
- 桡骨小头骨折可形成典型的歪戴帽

9.7　脊柱外伤性病变的鉴别

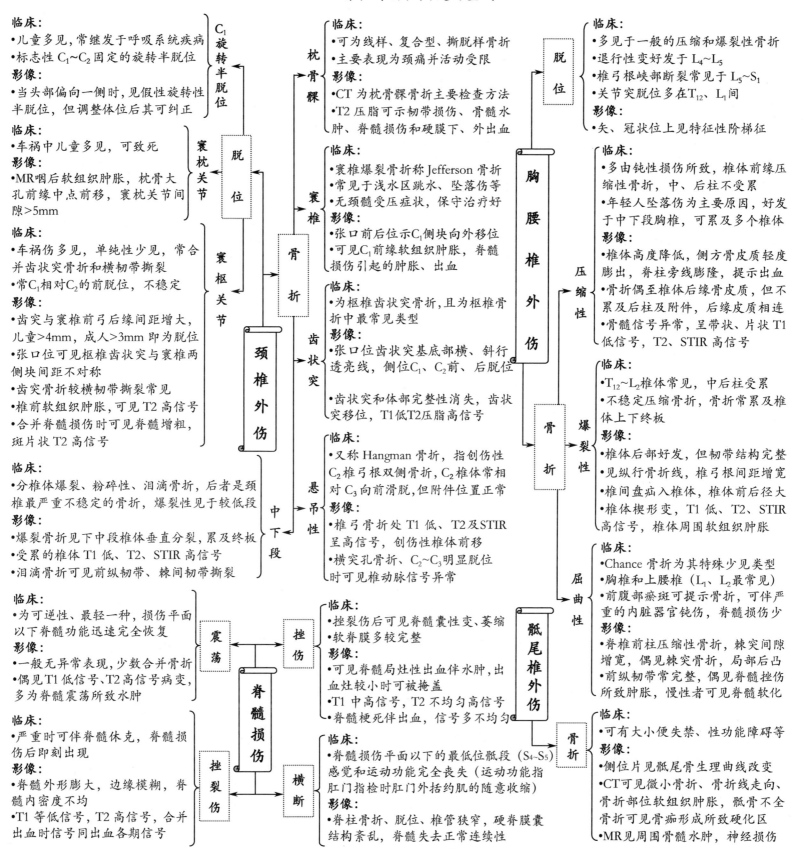

临床：
•儿童多见，常继发于呼吸系统疾病
•标志性 C_1~C_2 固定的旋转半脱位
影像：
•当头部偏向一侧时，见假性旋转性半脱位，但调整体位后其可纠正

C_1 旋转半脱位

枕骨髁

临床：
•可为线样、复合型、撕脱样骨折
•主要表现为颈痛并活动受限
影像：
•CT 为枕骨髁骨折主要检查方法
•T2 压脂可示韧带损伤、骨髓水肿、脊髓损伤和硬膜下、外出血

临床：
•车祸中儿童多见，可致死
影像：
•MR咽后软组织肿胀，枕骨大孔前缘中点前移，寰枕关节间隙>5mm

寰枕关节

脱位

寰椎

临床：
•寰椎爆裂骨折称 Jefferson 骨折
•常见于浅水区跳水、坠落伤等
•无颈髓受压症状，保守治疗好
影像：
•张口前后位示C_1侧块向外移位
•可见C_1前缘软组织肿胀，脊髓损伤引起的肿胀、出血

临床：
•车祸伤多见，单纯性少见，常合并齿状突骨折和横韧带撕裂
•常C_1相对C_2的前脱位，不稳定
影像：
•齿突与寰椎前弓后缘间距增大，儿童>4mm，成人>3mm 即为脱位
•张口位可见枢椎齿状突与寰椎两侧块间距不对称
•齿突骨折较横韧带撕裂常见
•椎前软组织肿胀，可见 T2 高信号
•合并脊髓损伤时可见脊髓增粗，斑片状 T2 高信号

寰枢关节

骨折

颈椎外伤

齿状突

临床：
•为枢椎齿状突骨折，且为枢椎骨折中最常见类型
影像：
•张口位齿状突基底部横、斜行透亮线，侧位C_1、C_2前、后脱位

•齿状突和体部完整性消失，齿状突移位，T1低T2压脂高信号

悬吊性

临床：
•又称 Hangman 骨折，指创伤性 C_2 椎弓根双侧骨折，C_2 椎体常相对 C_3 向前滑脱，但附件位置正常
影像：
•椎弓骨折处 T1 低、T2 及 STIR 呈高信号，创伤性椎体前移
•横突孔骨折，C_2~C_3 明显脱位时可见椎动脉信号异常

临床：
•分椎体爆裂、粉碎性、泪滴骨折，后者是颈椎最严重不稳定的骨折，爆裂性见于较低段
影像：
•爆裂骨折见下中段椎体垂直分裂，累及终板
•受累的椎体 T1 低、T2、STIR 高信号
•泪滴骨折可见前纵韧带、棘间韧带撕裂

中下段

临床：
•为可逆性、最轻一种，损伤平面以下脊髓功能迅速完全恢复
影像：
•一般无异常表现，少数合并骨折
•偶见 T1 低信号、T2 高信号病变，多为脊髓震荡所致水肿

震荡

挫伤

临床：
•挫裂伤后可见脊髓囊性变、萎缩
•软脊膜多较完整
影像：
•可见脊髓局灶性出血伴水肿，出血灶较小时可被掩盖
•T1 中高信号，T2 不均匀高信号
•脊髓梗死伴出血，信号多不均匀

脊髓损伤

临床：
•严重时可伴脊髓休克，脊髓损伤后即刻出现
影像：
•脊髓外形膨大，边缘模糊，脊髓内密度不均
•T1 等低信号，T2 高信号，合并出血时信号同出血各期信号

挫裂伤

横断

临床：
•脊髓损伤平面以下的最低位骶段 (S_4~S_5) 感觉和运动功能完全丧失 (运动功能指肛门指检时肛门外括约肌的随意收缩)
影像：
•脊柱骨折、脱位、椎管狭窄，硬脊膜囊结构紊乱，脊髓失去正常连续性

脱位

胸腰椎外伤

临床：
•多见于一般的压缩和爆裂性骨折
•退行性变好发于 L_4~L_5
•椎弓根峡部断裂常见于 L_5~S_1
•关节突脱位多在T_{12}、L_1间
影像：
•矢、冠状位上见特征性阶梯征

压缩性

临床：
•多由钝性损伤所致，椎体前缘压缩性骨折，中、后柱不受累
•年轻人坠落伤为主要原因，好发于中下段胸椎，可累及多个椎体
影像：
•椎体高度降低，侧方骨皮质轻度膨出，脊柱旁线膨隆，提示出血
•骨折偶至椎体后缘骨皮质，但不累及后柱及附件，后缘皮质相连
•骨髓信号异常，呈带状、片状 T1 低信号，T2、STIR 高信号

骨折

爆裂性

临床：
•T_{12}~L_2椎体常见，中后柱受累
•不稳定压缩骨折，骨折常累及椎体上下终板
影像：
•椎体后部好发，但韧带结构完整
•见纵行骨折线，椎弓根间距增宽
•椎间盘疝入椎体，椎体前后径大
•椎体楔形变，T1 低、T2、STIR 高信号，椎体周围软组织肿胀

屈曲性

临床：
•Chance 骨折为其特殊少见类型
•胸椎和上腰椎 (L_1、L_2 最常见)
•前腹部瘀斑可提示骨折，可伴严重的内脏器官钝伤，脊髓损伤少
影像：
•脊椎前柱压缩性骨折，棘突间隙增宽，偶见棘突骨折，局部后凸
•前纵韧带常完整，偶见脊髓挫伤所致肿胀，慢性者可见脊髓软化

骶尾椎外伤

骨折

临床：
•可有大小便失禁、性功能障碍等
影像：
•侧位片见骶尾骨生理曲线改变
•CT可见微小骨折、骨折线走向、骨折部位软组织肿胀，骶骨不全骨折可见骨痂形成所致硬化区
•MR见周围骨髓水肿，神经损伤

9.8　颅骨、鼻骨、髌骨骨折的鉴别

临床：
- 最常见，见锐利清晰透亮线影
- 骨折线直线、分叉、星状放射
- 常因严重并发症而致病死率较高
- 除一般骨折症状，常合并脑外伤症状
- 可头痛呕吐、昏迷和脑神经功能障碍

影像：
- 若骨折线跨越颅血管压迹影，可致脑血肿
- 若骨折线通过鼻旁窦、中耳等，为开放性骨折，易致颅内感染
- 软组织肿胀多在外伤作用点
- CT为首选，骨折线为锐利的低密度影
- 若跨血管压迹，常伴硬膜外血肿
- 脑脊液鼻漏者前颅窝可见线样骨折
- 脑脊液耳漏者中颅窝可见线样骨折

临床：
- 粉碎性骨折颅盖骨多见，少数位于颅底的眶顶和枕骨鳞部

影像：
- 骨折处可见多条骨折线形成，碎骨片常重叠、凹陷、错位，亦可游离嵌入颅内
- CT上可见彼此交错的骨折线、相互重叠的碎骨片，还可观察颅内损伤的情况
- 单纯性粉碎性骨折一般不行MR检查

临床：
- 髌骨为体内最大籽骨，双侧骨折少见

影像：
- 髌骨骨质不完整，骨折线清晰锐利
- 骨折端无皮质，骨折各部分可精确对合
- 单纯性皮质不连，断端分离，边界锐利
- 撕脱性常见，髌骨边缘见不规则结节状高密度影，边界毛糙，髌骨局部缺损
- 粉碎性髌骨内见多处骨折线，形态不规则，体积塌陷，局部骨碎片重叠

与二分、多分髌骨鉴别：
- 多分髌骨为一种正常变异
- 双侧出现者占50%，骨块常大于缺损区
- 可见两块髌骨骨块，有完整骨皮质
- 骨块多位于髌骨外上象限，边缘光滑
- 副、主髌骨之间的间隙整齐，有硬化边

髌骨骨折

颅骨骨折

线形 — **凹陷性**

粉碎性 — **开放性** — **生长性**

临床：
- 大多位于颅盖骨，好发于颞骨，其次为额骨和顶骨，枕骨少见
- 因致伤物与头颅接触面积大小不同，可致环形、锥形凹陷性骨折

影像：
- 骨折线多不规则或呈环状，常部分透光，部分致密
- 颅板全层向内凹陷，单纯内板凹陷少见，内板凹陷常多于外板凹陷
- 严重者可刺破硬脑膜，伴局限硬膜外血肿、脑实质损伤等

鉴别：

	颅骨骨折线	颅缝	颅血管压迹
位置	不固定	固定对称	多固定对称
形态	直线状	锯齿状	树枝、条带状
边缘	无硬化、锐利	交错硬化、欠清楚	可硬化、清楚
密度	低	较低	较低
分支	无	有	有
软组织肿胀	有	无	无

临床：
- 骨折同时伴硬膜撕裂，从而使颅腔与外界相通，如穿通伤、累及含气鼻窦、乳突气房的颅底骨折

影像：
- 颅内积气为常见表现，表现为互相融合的圆形、椭圆形透亮影
- 气窦积液亦为常见表现，后者见窦腔内有清晰的液平面

临床：
- 由线状骨折不断扩大所致，主要为硬膜、蛛网膜撕裂未及时修复

影像：
- 长条形骨缺损，也可呈卵圆形或不规则形
- 骨缺损边缘常硬化增白，缺损较大时可伴脑膜膨出或脑膜脑膨出

临床：
- 为面部最常见的骨折部位
- 鼻骨下段骨折最常见，常伴下塌移位
- 复合骨折伴上颌骨额突相连结构骨折
- 临床有鼻骨外伤史、局部疼痛等
- 鼻骨血供丰富，骨折愈合较快，应在1~2周内行骨折复位
- 分型：①Ⅰ型，单纯性骨折，1条骨折线，无明显错位，无明显成角；②Ⅱ型，单纯性骨折伴明显错位，1条骨折线，明显成角畸形；③Ⅲ型，粉碎性，≥2条骨折线；④Ⅳ型，复合型骨折合并眶壁或其他邻近骨折，如上颌骨额突、额骨鼻突、鼻窦骨折

鼻骨骨折

影像：
- 鼻骨侧位片上单纯线状骨折表现为1条或多条横形、斜形透亮骨折线
- 粉碎性骨折可见多发透亮骨折线影
- 断端可下塌、成角移位、可伴碎骨片
- 皮质不连续，局部凹陷，鼻骨缝欠连
- 伴皮肤或黏膜撕裂时在肿胀软组织内可见积气或异物影

与鼻骨骨缝鉴别：
- 多呈锯齿状，不移位，双侧对称
- 骨缝两侧骨质有完整骨皮质
- 骨质中断，骨折端无骨皮质

与缝间骨鉴别：
- 于鼻骨间缝、鼻额缝处，多点状
- 紧邻骨缝，邻近连接骨走行一致

9.9 影响全身骨骼疾病的鉴别

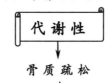

代谢性

骨质疏松

临床：
- 女性多，身材矮小，面容呆板
- 新生儿期手足常呈淋巴性水肿
- 常伴有主动脉畸形，高血压，普遍性骨质疏松，手足脊柱著

影像：
- 骨化出现时间正常，骨骺愈合迟
- 掌骨征阳性，腕骨角减小
- 胫骨内侧平台向下倾斜、干骺疣状骨突起
- 脊柱发育不良，腰椎呈方形

与奴南综合征鉴别：
- 男女均见，非染色体畸变
- 智力障碍及眼距过宽多见，本病少见
- 常并先心病，侵犯右心及肺动脉狭窄

特纳综合征

临床：
- 最常见常染病，21 三体型最常见
- 面容特殊，短小头型，智力低等

影像：
- 头颅小呈短头型，颅缝闭合延迟
- 四肢长管状骨短，骨骺愈合延迟
- 骨盆病变有特征性，髂骨大，髂骨翼向两侧展开，髂臼顶变平
- 椎体前缘直，高度增加，腰椎明显

唐氏综合征

染色体病

临床：
- 维生素D缺乏，数月至3岁小儿好发
- 神经精神症状、骨骼改变、肌肉疏松
- 骨骼改变为囟门闭合延迟、乳牙萌出延迟、方颅、腕部手镯样畸形等

影像：
- 骺板变薄模糊，干骺端增大呈杯口状
- 干骺端骨小梁稀疏，紊乱，毛刷状影
- 骨骼密度低，常伴病理性骨折、畸形
- 胸部异常：可见鸡胸、串珠肋等

佝偻病

营养障碍性

临床：
- 可见任何年龄，6 个月～2 岁好发
- 可有精神不振、皮肤黏膜出血瘀斑

影像：
- 普遍性骨质疏松，骨小梁减少消失
- 坏血病线：干骺端形成密度增高且不规则之带状影
- 骨刺征：骺板部向外突出的刺状影
- 骨膜下出血：多见于四肢长骨，早期呈软组织肿胀，晚期见广泛钙化
- 坏血病透亮带：在坏血病线的骨干侧，呈低密度横带，为新生骨小梁

坏血病

临床：
- 最常见代谢性骨病，多种疾病末期
- 椎骨骨折最常见，胸腰椎尤甚
- 椎体压缩骨折多不伴软组织肿块

影像：
- 骨密度减低为主要表现，骨松质区明显
- 骨小梁变细减少，骨皮质变薄分层
- 椎体纵形骨小梁明显，呈栅栏样
- 皮质内缘扇贝样改变，皮质内见条纹征
- 小梁间隙增宽，被脂肪、黄骨髓等填充
- 骨髓呈短 T1 中长 T2 信号
- 皮质疏松：低信号皮质内见异常等信号区，代表皮质内哈氏系统扩大

与骨质软化症鉴别：
- 骨小梁减少变细，皮质变薄边缘模糊
- 骨骼畸形、假骨折线多见

与骨髓瘤鉴别：
- 肿瘤多位于中轴骨和四肢骨近端等
- 尿中本周蛋白阳性，骨髓涂片见瘤细胞
- 见穿凿、鼠咬状、蜂窝状骨质破坏区

与转移瘤鉴别：
- 后者椎体骨折多为一致性塌陷、变扁
- 有椎体边缘、椎弓根骨质破坏
- 常可见原发肿瘤

临床：
- 30～50 岁多见，女＞男，肾结石常见
- 可见纤维性囊性骨炎、棕色瘤等
- 可有全身性骨关节疼痛与病理性骨折

影像：
- 全身骨骼广泛疏松，脊椎、扁骨等明显
- 颅骨内外板边缘模糊、密度降低
- 内外板呈毛玻璃样或伴颗粒样骨吸收区
- 特征性骨膜下骨吸收，中节指骨桡侧多
- 骨皮质花边样缺损，软骨、软组织钙化
- 囊状骨质破坏：呈明显长 T1 长 T2 信号

甲旁亢

临床：
- 生长激素分泌过度，若骨骺愈合前，则为巨人症；若愈合后，则为肢端肥大症

影像：
- 巨人症的骨骼均匀增长变粗，愈合延迟
- 肢端肥大症的颅骨、下颌骨大，颅板厚
- 两者蝶鞍均增大，鞍底下陷或呈双边征

巨人症与肢端肥大症

内分泌性

遗传性

软骨发育不全

临床：
- 最常见非致死性骨软骨发育不全
- 常显遗传，病变特征为长管状骨对称性变短，以肱、股骨为甚
- 见三叉手样畸形，头颅为短头型

影像：
- 颅底短，颅盖相对较大
- 肱、股骨对称性短粗弯曲，皮质厚
- 骺板光滑或轻度不规则，见散在点状致密影，骨骺提前愈合
- 干骺端呈杯口状、V 形，膝关节著
- 尺骨较桡骨短，近侧端宽，远端细
- 椎体小间隙大，后缘凹陷C形
- 骨盆变窄变扁，入口鱼口状

成骨不全

临床：
- 又名脆骨症，遗传性结缔组织病
- 骨质疏松易骨折、蓝色巩膜、牙齿发育不全、听力障碍为四大特征

影像：
- 骨密度低，长管骨明显，皮质薄
- 多发骨折不对称，可形成假关节
- 颅骨病变婴幼儿多见，短头畸形
- 颅板薄，颅缝增宽，常有缝间骨
- 椎体密度减低伴双凹变形、楔形
- 长管状骨病变可分为：①粗短型：胎、婴儿发病，其长管状骨粗短，伴多发骨折和弯曲畸形；②囊型：少见，生后即发病，呈进行性，骨内多发囊样区，似蜂窝状；③细长型：发病迟、病情轻，骨干明显变细，干骺端相对增宽，骨骺和干骺交界处可见横形致密线

发育障碍性

黏多糖病

临床：
- 黏多糖分解障碍，致其大量贮积在各组织器官，造成发育和智力障碍
- 常隐，Ⅳ型侵犯骨骼最严重且典型
- 关节肿大呈球形，膝部尤甚
- 智力一般正常，颅面部无特殊改变

影像：
- 椎体变扁，椎间隙宽，上腰椎常见
- 股骨颈变粗短，形成髋外翻畸形
- 长管骨变短增粗，骨小梁不规则
- 关节间隙增宽、脱位或畸形

与先天性骨骼发育不良鉴别：
- 常显，躯干短小于出生时即存在
- 无角膜混浊，尿中无异常黏多糖
- 椎体变扁但椎间隙不增宽

9.10　骨关节感染性病变的鉴别

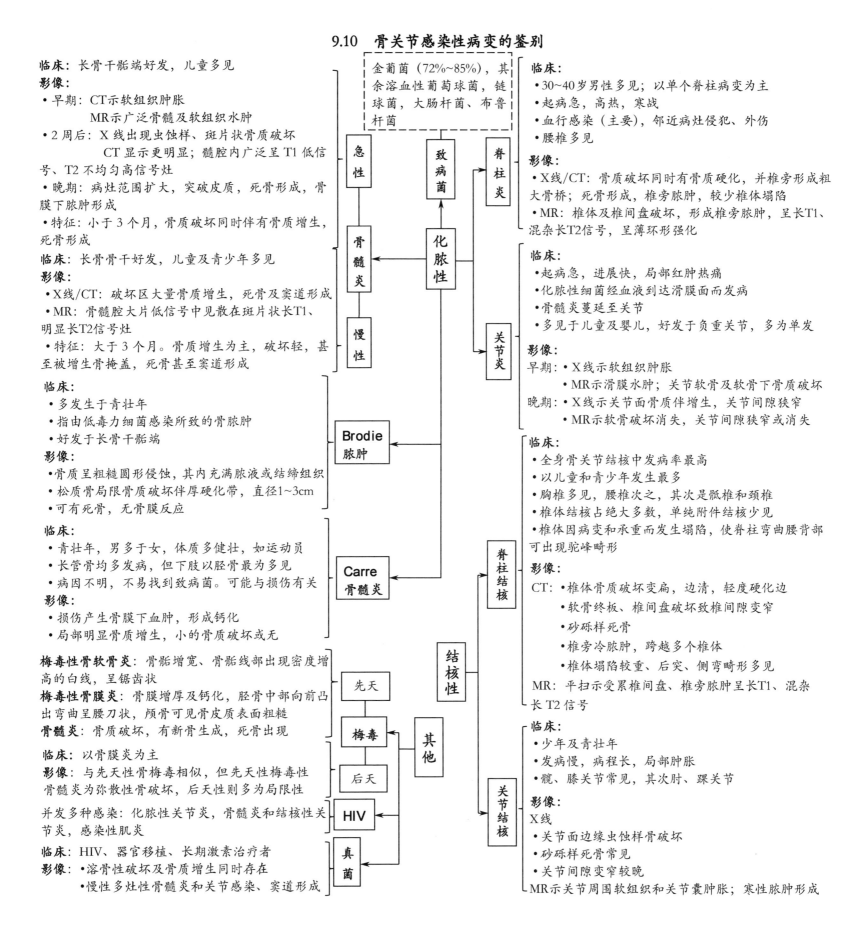

临床：长骨干骺端好发，儿童多见
影像：
- 早期：CT示软组织肿胀
  　　　MR示广泛骨髓及软组织水肿
- 2周后：X线出现虫蚀样、斑片状骨质破坏
  　　　CT显示更明显；髓腔内广泛呈T1低信号、T2不均匀高信号灶
- 晚期：病灶范围扩大，突破皮质，死骨形成，骨膜下脓肿形成
- 特征：小于3个月，骨质破坏同时伴有骨质增生，死骨形成

临床：长骨骨干好发，儿童及青少年多见
影像：
- X线/CT：破坏区大量骨质增生，死骨及窦道形成
- MR：骨髓腔大片低信号中见散在斑片状长T1、明显长T2信号灶
- 特征：大于3个月。骨质增生为主，破坏轻，甚至被增生骨掩盖，死骨甚至窦道形成

临床：
- 多发生于青壮年
- 指由低毒力细菌感染所致的骨脓肿
- 好发于长骨干骺端
影像：
- 骨质呈粗糙圆形侵蚀，其内充满脓液或结缔组织
- 松质骨局限骨质破坏伴厚硬化带，直径1~3cm
- 可有死骨，无骨膜反应

临床：
- 青壮年，男多于女，体质多健壮，如运动员
- 长管骨均多发病，但下肢以胫骨最为多见
- 病因不明，不易找到致病菌。可能与损伤有关
影像：
- 损伤产生骨膜下血肿，形成钙化
- 局部明显骨质增生，小的骨质破坏或无

梅毒性骨软骨炎：骨骺增宽、骨骺线部出现密度增高的白线，呈锯齿状
梅毒性骨膜炎：骨膜增厚及钙化，胫骨中部向前凸出弯曲呈腰刀状，颅骨可见骨皮质表面粗糙
骨髓炎：骨质破坏，有新骨生成，死骨出现

临床：以骨膜炎为主
影像：与先天性骨梅毒相似，但先天性梅毒性骨髓炎为弥散性骨破坏，后天性则多为局限性

并发多种感染：化脓性关节炎，骨髓炎和结核性关节炎，感染性肌炎

临床：HIV、器官移植、长期激素治疗者
影像：
- 溶骨性破坏及骨质增生同时存在
- 慢性多灶性骨髓炎和关节感染、窦道形成

中间流程图文字

急性　骨髓炎　慢性　Brodie脓肿　Carre骨髓炎　→　致病菌　化脓性　结核性　先天　梅毒　后天　HIV　真菌　其他

金葡菌（72%~85%），其余溶血性葡萄球菌，链球菌，大肠杆菌、布鲁杆菌

脊柱炎

临床：
- 30~40岁男性多见；以单个脊柱病变为主
- 起病急，高热，寒战
- 血行感染（主要），邻近病灶侵犯、外伤
- 腰椎多见
影像：
- X线/CT：骨质破坏同时有骨质硬化，并椎旁形成粗大骨桥；死骨形成，椎旁脓肿，较少椎体塌陷
- MR：椎体及椎间盘破坏，形成椎旁脓肿，呈长T1、混杂长T2信号，呈薄环形强化

关节炎

临床：
- 起病急，进展快，局部红肿热痛
- 化脓性细菌经血液到达滑膜面而发病
- 骨髓炎蔓延至关节
- 多见于儿童及婴儿，好发于负重关节，多为单发
影像：
早期：
- X线示软组织肿胀
- MR示滑膜水肿；关节软骨及软骨下骨质破坏
晚期：
- X线示关节面骨质伴增生，关节间隙狭窄
- MR示软骨破坏消失，关节间隙狭窄或消失

脊柱结核

临床：
- 全身骨关节结核中发病率最高
- 以儿童和青少年发生最多
- 胸椎多见，腰椎次之，其次是骶椎和颈椎
- 椎体结核占绝大多数，单纯附件结核少见
- 椎体因病变和承重而发生塌陷，使脊柱弯曲腰背部可出现驼峰畸形
影像：
CT：
- 椎体骨质破坏变扁，边清，轻度硬化边
- 软骨终板、椎间盘破坏致椎间隙变窄
- 砂砾样死骨
- 椎旁冷脓肿，跨越多个椎体
- 椎体塌陷较重、后突、侧弯畸形多见
MR：平扫示受累椎间盘、椎旁脓肿呈长T1、混杂长T2信号

关节结核

临床：
- 少年及青壮年
- 发病慢，病程长，局部肿胀
- 髋、膝关节常见，其次肘、踝关节
影像：
X线
- 关节面边缘虫蚀样骨破坏
- 砂砾样死骨常见
- 关节间隙变窄较晚
MR示关节周围软组织和关节囊肿胀；寒性脓肿形成

9.11　脊柱常见肿瘤的鉴别

良性（原发）

血管瘤

临床:
- 多见于成人，男多于女，可见于脊柱的任何节段
- 来源于一种呈瘤样增生的血管组织
- 掺杂于骨小梁之间

影像:
- X线/CT: 局限性骨质密度减低，栅栏状、蜂窝状、横断位呈圆点环纹状
- MR: 长T1、长T2信号，延迟强化

脊索样细胞瘤

临床:
- 好发于30~60岁，骶骨3~5节多见，中轴线
- 来源于脊索残余或异位脊索组织

影像:
- X线/CT: 溶骨性膨胀性破坏，瘤内斑片状钙化，边缘硬化可突破椎间盘及相邻椎，伴椎间隙变窄
- MR: T2显著高信号-黏液基质，中度不均匀强化

骨软骨瘤

临床: 位于椎体后部，多见于椎弓和棘突，其次为横突、椎板和椎肋关节

影像:
- 附着于脊柱的骨性突起，有蒂或广基底与母骨相邻
- 可见钙化与骨化，可延伸至椎管内，压迫脊髓

交界性（原发）

骨巨细胞瘤

临床:
- 20~40岁，可见于脊柱的任何节段，骶尾椎多见
- 中间型，局部侵袭性，来源于非成骨性间叶组织

影像:
- 偏心性膨胀生长，密度不均匀，无钙化，边缘可见残留骨嵴
- 骶骨骨巨细胞瘤常跨越骶髂关节累及髂骨，易出血，明显强化

骨母细胞瘤

临床:
- 10~30岁，脊柱附件多见，可累及椎体
- 来源于成骨性间胚叶细胞，中间型

影像:
- X线/CT: 溶骨性破坏，膨胀性生长，边界清，病变密度不均匀，可见斑片状骨化影
- MR: 病变周围骨髓、软组织反应性水肿，明显强化

动脉瘤样骨囊肿

临床: 好发于10~30岁，源于附件，向椎体后方发展，或局限椎体一侧

影像:
- 膨胀性骨破坏，有钙化及分隔，可跨越椎间隙累及相邻椎或肋骨
- MR可见液-液平面

嗜酸性肉芽肿

临床:
- 儿童多见，嗜酸性粒细胞增多
- 位于椎体多不累及附件

影像:
- 扁平椎，严重者呈硬币状，椎间隙一般正常
- MR可见病变周围常有不同程度的水肿
- 与单纯压缩骨折鉴别：后者有外伤史，没有骨质破坏，椎体呈楔形变扁，无周围膨胀

恶性（原发）

骨髓瘤

临床:
- 多在40岁以上，男性与女性之比约2:1
- 脊柱的任何节段可见，可同时累及椎体及附件
- 来源于红骨髓网织细胞

影像: 骨质疏松，弥漫分布类圆形穿凿样骨质破坏

浆细胞瘤

临床:
- 40~60岁多见，最常累及椎体、尤其胸椎
- 来源于红骨髓网织细胞
- 多发性骨髓瘤的早期阶段

影像:
- X线: 溶骨性破坏为主，椎体常塌陷
- CT: 肿瘤替代骨髓腔，皮质尚存，残留骨小梁，椎体及椎弓根中空轮廓
- MR: 长T1长T2信号，常累及椎弓根
- 增强: 全瘤强化

淋巴瘤

临床:
- 40~60岁，男性多见
- 任何节段，椎旁、椎管内硬膜外及多个椎体
- 来源于骨髓淋巴组织

影像:
- X线/CT: 溶骨性、硬化性或混合性骨质破坏，边界不清，膨胀不明显，边缘轻度硬化，一般无骨膜反应
- MR: 骨质破坏轻，软组织肿块明显，包绕征，T2信号均匀，呈稍高信号，DWI呈高信号

脊索瘤

临床:
- 好发于30~60岁，脊柱两端，第2~3颈椎多见
- 来源于脊索残余或异位脊索组织

影像:
- X线/CT: 溶骨性膨胀性破坏，瘤内斑片状骨质，边缘硬化，可突破椎间盘及相邻椎，伴椎间隙变窄
- MR: T2显著高信号；中度不均匀强化

尤因肉瘤

临床:
- 20岁以前，骶骨、其次腰椎，颈椎少
- 来源于未分化间充质细胞

影像: 可为溶骨性、硬化性或混合性骨质破坏，边界不清，周围有骨质硬化，类似骨髓炎征象

骨肉瘤

临床:
- 20~40岁，好发于胸椎及腰椎
- 来源于骨的未分化纤维组织

影像: 病变密度不均匀，瘤骨形成，皮质连续性中断，周围可见骨膜反应，软组织肿块形成，明显强化

继发

转移瘤

临床:
- 转移性骨肿瘤则占脊柱肿瘤半数以上
- 常见于前列腺癌、乳腺癌、肺癌等

影像:
- X线/CT: 斑点状或絮球状高密度
- MR: T1及T2均呈低信号，跳跃性椎体破坏，多累及椎体附件；病理骨折及软组织肿块；不累及椎间盘，椎间隙多保持正常
- 与结核鉴别：相邻椎体上下缘骨质破坏伴椎间隙狭窄，后突畸形，椎旁梭形脓肿
- 与骨质疏松的压缩性骨折鉴别：后者没有软组织肿块，附件骨质多完整，MR T2信号动态变化

9.12 颅骨病变的鉴别

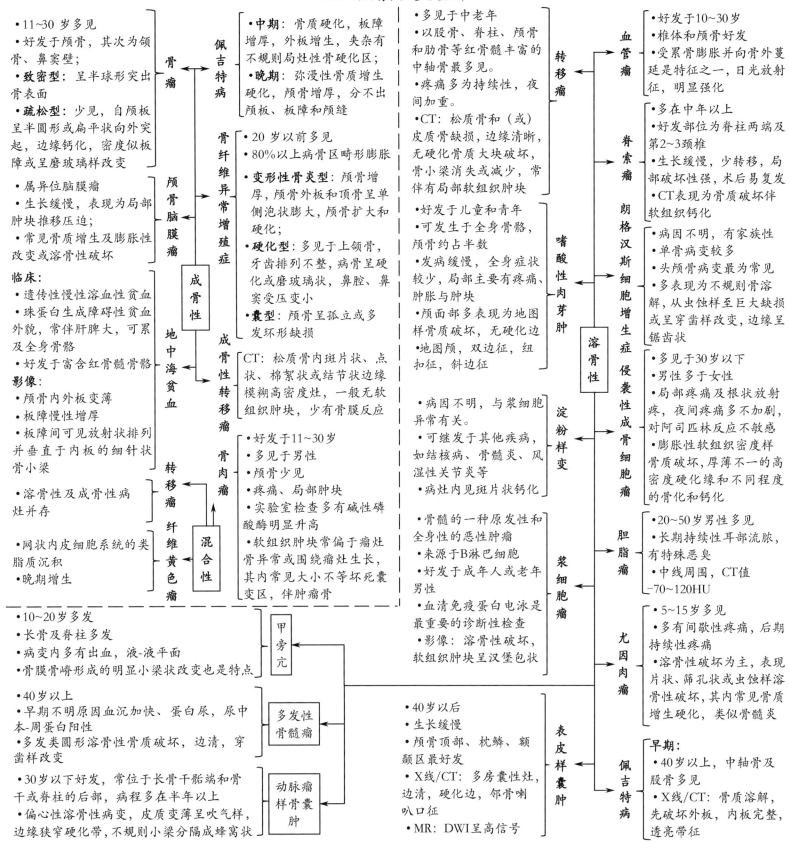

骨瘤
- 11~30 岁多见
- 好发于颅骨,其次为颌骨、鼻窦壁;
- **致密型**: 呈半球形突出骨表面
- **疏松型**: 少见,自颅板呈半圆形或扁平状向外突起,边缘钙化,密度似板障或呈磨玻璃样改变

颅骨脑膜瘤
- 属异位脑膜瘤
- 生长缓慢,表现为局部肿块推移压迫
- 常见骨质增生及膨胀性改变或溶骨性破坏

地中海贫血
临床:
- 遗传性慢性溶血性贫血
- 珠蛋白生成障碍性贫血外貌,常伴肝脾大,可累及全身骨骼
- 好发于富含红骨髓骨骼
影像:
- 颅骨内外板变薄
- 板障慢性增厚
- 板障间可见放射状排列并垂直于内板的细针状骨小梁

纤维黄色瘤
- 溶骨性及成骨性病灶并存
- 网状内皮细胞系统的类脂质沉积
- 晚期增生

骨瘤、颅骨脑膜瘤、地中海贫血 → **成骨性**

纤维黄色瘤 → **混合性**（转移瘤）

佩吉特病
- **中期**: 骨质硬化,板障增厚,外板增生,夹杂有不规则局灶性骨硬化区;
- **晚期**: 弥漫性骨质增生硬化,颅骨增厚,分不出颅板、板障和颅缝

骨纤维异常增殖症
- 20 岁以前多见
- 80%以上病区畸形膨胀
- **变形性骨炎型**: 颅骨增厚,颅骨外板和顶骨呈单侧泡状膨大,颅骨扩大和硬化;
- **硬化型**: 多见于上颌骨,牙齿排列不整,病骨呈硬化或磨玻璃状,鼻腔、鼻窦受压变小
- **囊型**: 颅骨呈孤立或多发环形缺损

成骨性转移瘤
- CT: 松质骨内斑片状、点状、棉絮状或结节状边缘模糊高密度灶,一般无软组织肿块,少有骨膜反应

骨肉瘤
- 好发于11~30岁
- 多见于男性
- 颅骨少见
- 疼痛、局部肿块
- 实验室检查多有碱性磷酸酶明显升高
- 软组织肿块常偏于瘤灶骨异常或围绕瘤灶生长,其内常见大小不等坏死囊变区,伴肿瘤骨

佩吉特病、骨纤维异常增殖症、成骨性转移瘤、骨肉瘤 → **成骨性**

甲旁亢
- 10~20 岁多发
- 长骨及脊柱多发
- 病变内多有出血,液-液平面
- 骨膜骨嵴形成的明显小梁状改变也是特点

多发性骨髓瘤
- 40 岁以上
- 早期不明原因血沉加快、蛋白尿,尿中本-周蛋白阳性
- 多发类圆形溶骨性骨质破坏,边清,穿凿样改变

动脉瘤样骨囊肿
- 30岁以下好发,常位于长骨干骺端和骨干或脊柱的后部,病程多在半年以上
- 偏心性溶骨性病变,皮质变薄呈吹气样,边缘狭窄硬化带,不规则小梁分隔成蜂窝状

转移瘤
- 多见于中老年
- 以股骨、脊柱、颅骨和肋骨等红骨髓丰富的中轴骨最多见。
- 疼痛多为持续性,夜间加重。
- CT: 松质骨和(或)皮质骨缺损,边缘清晰,无硬化骨质大块破坏,骨小梁消失或减少,常伴有局部软组织肿块

嗜酸性肉芽肿
- 好发于儿童和青年
- 可发生于全身骨骼,颅骨约占半数
- 发病缓慢,全身症状较少,局部主要有疼痛、肿胀与肿块
- 颅面部多表现为地图样骨质破坏,无硬化边
- 地图颅,双边征,纽扣征,斜边征

淀粉样变
- 病因不明,与浆细胞异常有关。
- 可继发于其他疾病,如结核病、骨髓炎、风湿性关节炎等
- 病灶内见斑片状钙化

浆细胞瘤
- 骨髓的一种原发性和全身性的恶性肿瘤
- 来源于B淋巴细胞
- 好发于成年人或老年男性
- 血清免疫蛋白电泳是最重要的诊断性检查
- 影像: 溶骨性破坏,软组织肿块呈汉堡包状

表皮样囊肿
- 40岁以后
- 生长缓慢
- 颅骨顶部、枕鳞、额颞区最好发
- X线/CT: 多房囊性灶,边清,硬化边,邻骨喇叭口征
- MR: DWI呈高信号

转移瘤、嗜酸性肉芽肿、淀粉样变、浆细胞瘤、表皮样囊肿 → **溶骨性**

血管瘤
- 好发于10~30岁
- 椎体和颅骨好发
- 受累骨膨胀并向骨外蔓延是特征之一,日光放射征,明显强化

脊索瘤
- 多在中年以上
- 好发部位为脊柱两端及第2~3颈椎
- 生长缓慢,少转移,局部破坏性强,术后易复发
- CT表现为骨质破坏伴软组织钙化

朗格汉斯细胞增生症
- 病因不明,有家族性
- 单骨病变较多
- 头颅骨病变最为常见
- 多表现为不规则骨溶解,从虫蚀样至巨大缺损或呈穿凿样改变,边缘呈锯齿状

侵袭性成骨细胞瘤
- 多见于30岁以下
- 男性多于女性
- 局部疼痛及根状放射疼,夜间疼痛多不加剧,对阿司匹林反应不敏感
- 膨胀性软组织密度样骨质破坏,厚薄不一的高密度硬化缘和不同程度的骨化和钙化

胆脂瘤
- 20~50岁男性多见
- 长期持续性耳部流脓,有特殊恶臭
- 中线周围,CT值－70~120HU

尤因肉瘤
- 5~15岁多见
- 多有间歇性疼痛,后期持续性疼痛
- 溶骨性破坏为主,表现片状、筛孔状或虫蚀样溶骨性破坏,其内常见骨质增生硬化,类似骨髓炎

佩吉特病
早期:
- 40岁以上,中轴骨及股骨多见
- X线/CT: 骨质溶解,先破坏外板,内板完整,透亮带征

9.13　软组织病变的鉴别

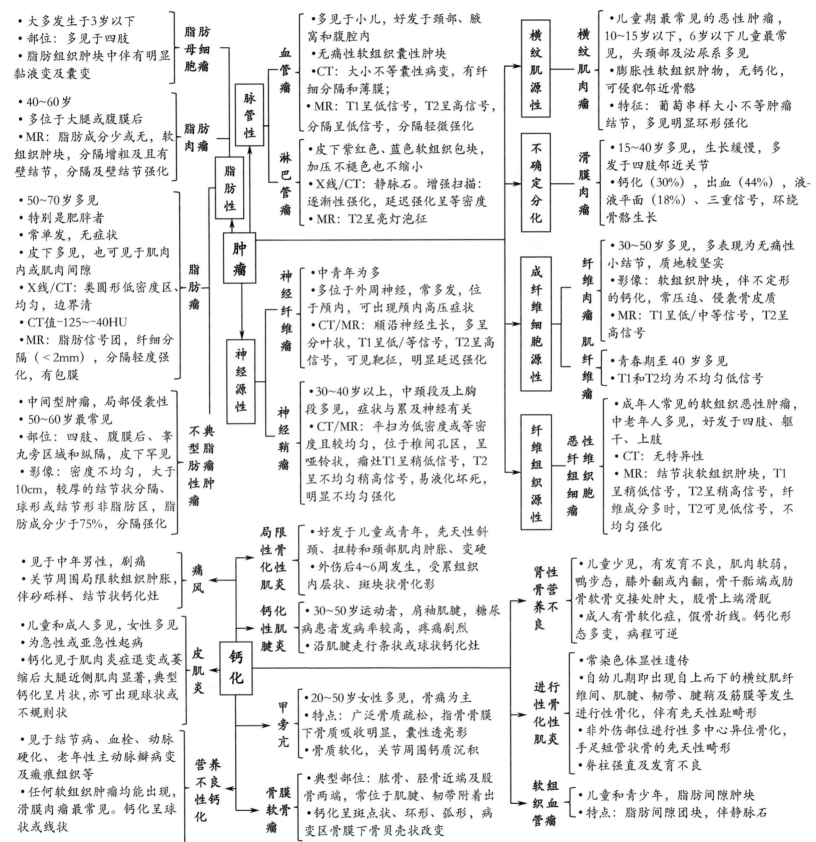

- 大多发生于3岁以下
- 部位：多见于四肢
- 脂肪组织肿块中伴有明显黏液变及囊变

脂肪母细胞瘤

- 40~60岁
- 多位于大腿或腹膜后
- MR：脂肪成分少或无，软组织肿块，分隔增粗及且有壁结节，分隔及壁结节强化

脂肪肉瘤

脉管性

血管瘤

- 多见于小儿，好发于颈部、腋窝和腹腔内
- 无痛性软组织囊性肿块
- CT：大小不等囊性病变，有纤细分隔和薄膜；
- MR：T1呈低信号，T2呈高信号，分隔呈低信号，分隔轻微强化

淋巴管瘤

- 皮下紫红色、蓝色软组织包块，加压不褪色也不缩小
- X线/CT：静脉石。增强扫描：逐渐性强化，延迟强化呈等密度
- MR：T2呈亮灯泡征

横纹肌源性

横纹肌肉瘤

- 儿童期最常见的恶性肿瘤，10~15岁以下，6岁以下儿童最常见，头颈部及泌尿系多见
- 膨胀性软组织肿物，无钙化，可侵犯邻近骨骼
- 特征：葡萄串样大小不等肿瘤结节，多见明显环形强化

不确定分化

滑膜肉瘤

- 15~40岁多见，生长缓慢，多发于四肢邻近关节
- 钙化（30%），出血（44%），液-液平面（18%）、三重信号，环绕骨骼生长

脂肪性

- 50~70岁多见
- 特别是肥胖者
- 常单发，无症状
- 皮下多见，也可见于肌肉内或肌肉间隙
- X线/CT：类圆形低密度区、均匀，边界清
- CT值-125~-40HU
- MR：脂肪信号团，纤细分隔（<2mm），分隔轻度强化，有包膜

脂肪瘤

- 中间型肿瘤，局部侵袭性
- 50~60岁最常见
- 部位：四肢、腹膜后、睾丸旁区域和纵隔，皮下罕见
- 影像：密度不均匀，大于10cm，较厚的结节状分隔、球形或结节形非脂肪区，脂肪成分少于75%，分隔强化

不典型脂肪瘤性肿瘤

肿瘤

神经源性

神经纤维瘤

- 中青年为多
- 多位于外周神经，常多发，位于颅内，可出现颅内高压症状
- CT/MR：顺沿神经生长，多呈分叶状，T1呈低/等信号，T2呈高信号，可见靶征，明显延迟强化

神经鞘瘤

- 30~40岁以上，中颈段及上胸段多见，症状与累及神经有关
- CT/MR：平扫为低密度或等密度且较均匀，位于椎间孔区，呈哑铃状，瘤灶T1呈稍低信号，T2呈不均匀稍高信号，易液化坏死，明显不均匀强化

成纤维细胞源性

纤维肉瘤

- 30~50岁多见，多表现为无痛性小结节，质地较坚实
- 影像：软组织肿块，伴不定形的钙化，常压迫、侵袭表皮质
- MR：T1呈低/中等信号，T2呈高信号

肌纤维瘤

- 青春期至40岁多见
- T1和T2均为不均匀低信号

纤维组织细胞源性

恶性纤维组织细胞瘤

- 成年人常见的软组织恶性肿瘤，中老年人多见，好发于四肢、躯干、上肢
- CT：无特异性
- MR：结节状软组织肿块，T1呈稍低信号，T2呈稍高信号，纤维成分多时，T2可见低信号，不均匀强化

- 见于中年男性，剧痛
- 关节周围局限软组织肿胀，伴砂砾样、结节状钙化灶

痛风

局限性骨化性肌炎

- 好发于儿童或青年，先天性斜颈、扭转和颈部肌肉肿胀、变硬
- 外伤后4~6周发生，受累组织内层状、斑块状骨化影

肾性骨营养不良

- 儿童少见，有发育不良，肌肉软弱，鸭步态，膝外翻或内翻，骨干骺端或肋骨软骨交接处肿大，股骨上端滑脱
- 成人有骨软化症，假骨折线。钙化形态多变，病程可逆

- 儿童和成人多见，女性多见
- 为急性或亚急性起病
- 钙化见于肌肉炎症退变或萎缩后大腿近侧肌肉显著，典型钙化呈片状，亦可出现球状或不规则状

皮肌炎

钙化性肌腱炎

- 30~50岁运动者，肩袖肌腱，糖尿病患者发病率较高，疼痛剧烈
- 沿肌腱走行条状或球状钙化灶

钙化

进行性骨化性肌炎

- 常染色体显性遗传
- 自幼儿期即出现自上而下的横纹肌纤维间、肌腱、韧带、腱鞘及筋膜等发生进行性骨化，伴有先天性趾畸形
- 非外伤部位进行性多中心异位骨化，手足短管状骨的先天性畸形
- 脊柱强直及发育不良

- 见于结节病、血栓、动脉硬化、老年性主动脉瓣病变及瘢痕组织等
- 任何软组织肿瘤均能出现，滑膜肉瘤最常见。钙化呈球状或线状

营养不良性钙化

甲旁亢

- 20~50岁女性多见，骨痛为主
- 特点：广泛骨质疏松，指骨骨膜下骨质吸收明显，囊性透亮影
- 骨质软化，关节周围钙质沉积

骨膜软骨瘤

- 典型部位：肱骨、胫骨近端及股骨两端，常位于肌腱、韧带附着出
- 钙化呈斑点状、环形、弧形，病变区骨膜下骨贝壳状改变

软组织血管瘤

- 儿童和青少年，脂肪间隙肿块
- 特点：脂肪间隙团块，伴静脉石

9.14　浅表软组织肿块的鉴别

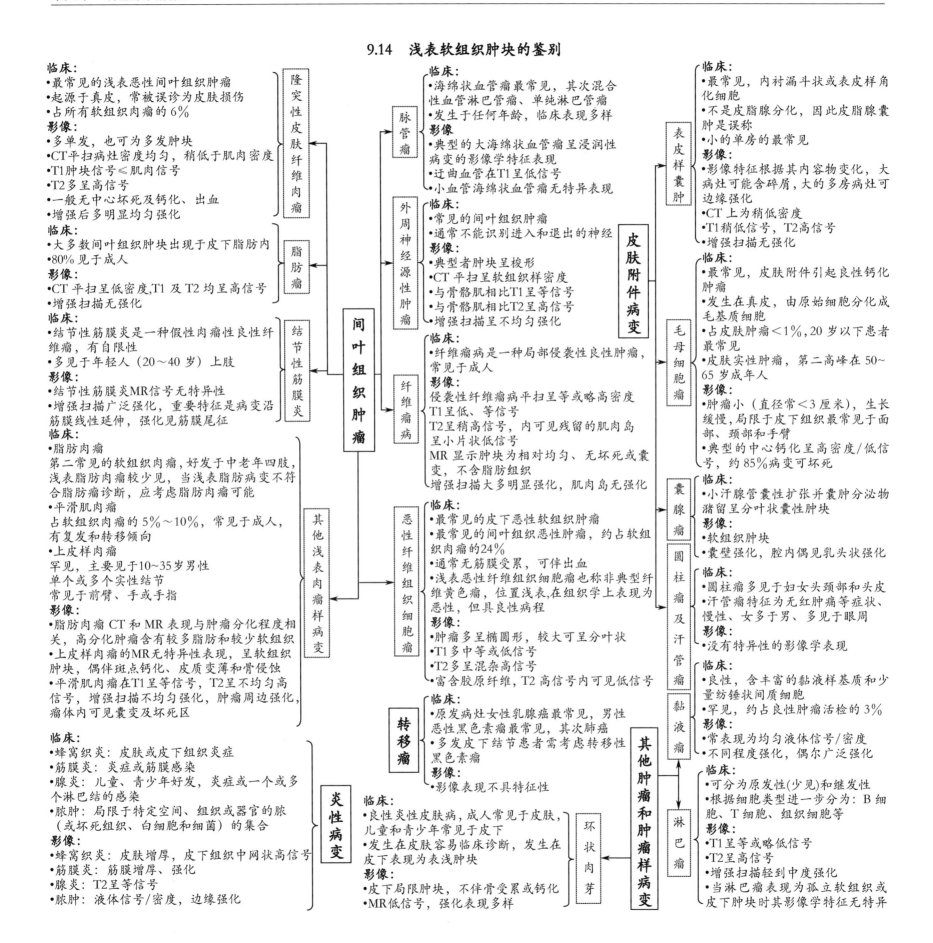

隆突性皮肤纤维肉瘤

临床：
- 最常见的浅表恶性间叶组织肿瘤
- 起源于真皮，常被误诊为皮肤损伤
- 占所有软组织肉瘤的6%

影像：
- 多单发，也可为多发肿块
- CT平扫病灶密度均匀，稍低于肌肉密度
- T1肿块信号≤肌肉信号
- T2多呈高信号
- 一般无中心坏死及钙化、出血
- 增强后多明显均匀强化

脂肪瘤

临床：
- 大多数间叶组织肿块出现于皮下脂肪内
- 80%见于成人

影像：
- CT平扫呈低密度,T1及T2均呈高信号
- 增强扫描无强化

结节性筋膜炎

临床：
- 结节性筋膜炎是一种假性肉瘤性良性纤维瘤，有自限性
- 多见于年轻人（20~40岁）上肢

影像：
- 结节性筋膜炎MR信号无特异性
- 增强扫描广泛强化，重要特征是病变沿筋膜线性延伸，强化见筋膜尾征

其他浅表肉瘤样病变

临床：
- 脂肪肉瘤
第二常见的软组织肉瘤，好发于中老年四肢，浅表脂肪肉瘤较少见，当浅表脂肪病变不符合脂肪瘤诊断，应考虑脂肪肉瘤可能
- 平滑肌肉瘤
占软组织肉瘤的5%~10%，常见于成人，有复发和转移倾向
- 上皮样肉瘤
罕见，主要见于10~35岁男性
单个或多个实性结节
常见于前臂、手或手指

影像：
- 脂肪肉瘤CT和MR表现与肿瘤分化程度相关，高分化肿瘤含有较多脂肪和较少软组织
- 上皮样肉瘤的MR无特异性表现，呈软组织肿块，偶伴斑点钙化、皮质变薄和骨侵蚀
- 平滑肌肉瘤在T1呈等信号，T2呈不均匀高信号，增强扫描不均匀强化，肿瘤周边强化，瘤体内可见囊变及坏死区

炎性病变

临床：
- 蜂窝织炎：皮肤或皮下组织炎症
- 筋膜炎：炎症或筋膜感染
- 腺炎：儿童、青少年好发，炎症或一个或多个淋巴结的感染
- 脓肿：局限于特定空间、组织或器官的脓（或坏死组织、白细胞和细菌）的集合

影像：
- 蜂窝织炎：皮肤增厚，皮下组织中网状高信号
- 筋膜炎：筋膜增厚、强化
- 腺炎：T2呈等信号
- 脓肿：液体信号/密度，边缘强化

间叶组织肿瘤

脉管瘤

临床：
- 海绵状血管瘤最常见，其次混合性血管淋巴管瘤、单纯淋巴管瘤
- 发生于任何年龄，临床表现多样

影像：
- 典型的大海绵状血管瘤呈浸润性病变的影像学特征表现
- 迂曲血管在T1呈低信号
- 小血管海绵状血管瘤无特异表现

外周神经源性肿瘤

临床：
- 常见的间叶组织肿瘤
- 通常不能识别进入和退出的神经

影像：
- 典型者肿块呈梭形
- CT平扫呈软组织样密度
- 与骨骼肌相比T1呈等信号
- 与骨骼肌相比T2呈高信号
- 增强扫描呈不均匀强化

纤维瘤病

临床：
- 纤维瘤病是一种局部侵袭性良性肿瘤，常见于成人

影像：
- 侵袭性纤维瘤病平扫呈等或略高密度
T1呈低、等信号
T2呈稍高信号，内可见残留的肌肉岛呈小片状低信号
MR显示肿块为相对均匀、无坏死或囊变，不含脂肪组织
- 增强扫描大多明显强化，肌肉岛无强化

恶性纤维组织细胞瘤

临床：
- 最常见的皮下恶性软组织肿瘤
- 最常见的间叶组织恶性肿瘤，约占软组织肉瘤的24%
- 通常无筋膜受累，可伴出血
- 浅表恶性纤维组织细胞瘤也称非典型纤维黄色瘤，位置浅表,在组织学上表现为恶性，但具良性病程

影像：
- 肿瘤多呈椭圆形，较大可呈分叶状
- T1多中等或低信号
- T2多呈混杂高信号
- 富含胶原纤维，T2高信号内可见低信号

转移瘤

临床：
- 原发病灶女性乳腺癌最常见，男性恶性黑色素瘤最常见，其次肺癌
- 多发皮下结节患者需考虑转移性黑色素瘤

影像：
- 影像表现不具特征性

环状肉芽肿

临床：
- 良性炎性皮肤病，成人常见于皮肤，儿童和青少年常见于皮下
- 发生在皮肤容易临床诊断，发生在皮下表现为表浅肿块

影像：
- 皮下局限肿块，不伴骨受累或钙化
- MR低信号，强化表现多样

皮肤附件病变

表皮样囊肿

临床：
- 最常见，内衬漏斗状或表皮样角化细胞
- 不是皮脂腺分化，因此皮脂腺囊肿是误称
- 小的单房的最常见

影像：
- 影像特征根据其内容物变化，大病灶可能含有碎屑，大的多房病灶可边缘强化
- CT上为稍低密度
- T1稍低信号，T2高信号
- 增强扫描无强化

毛母细胞瘤

临床：
- 最常见，皮肤附件引起良性钙化肿瘤
- 发生在真皮，由原始细胞分化成毛基质细胞
- 占皮肤肿瘤<1%，20岁以下患者最常见
- 皮肤实性肿瘤，第二高峰在50~65岁成年人

影像：
- 肿瘤小（直径常<3厘米），生长缓慢，局限于皮下组织最常见于面部、颈部和手臂
- 典型的中心钙化呈高密度/低信号，约85%病变可坏死

囊腺瘤

临床：
- 小汗腺管囊性扩张并囊肿分泌物潴留呈分叶状囊性肿块

影像：
- 软组织肿块
- 囊壁强化，腔内偶见乳头状强化

圆柱瘤及汗管瘤

临床：
- 圆柱瘤多见于妇女头颈部和头皮
- 汗管瘤特征为无红肿痛等症状、慢性、女多于男、多见于眼周

影像：
- 没有特异性的影像学表现

黏液瘤

临床：
- 良性，含丰富的黏液样基质和少量纺锤状间质细胞
- 罕见，约占良性肿瘤活检的3%

影像：
- 常表现为均匀液体信号/密度
- 不同程度强化，偶尔广泛强化

淋巴瘤

临床：
- 可分为原发性(少见)和继发性
- 根据细胞类型进一步分为：B细胞、T细胞、组织细胞等

影像：
- T1呈等或略低信号
- T2呈高信号
- 增强扫描轻到中度强化
- 当淋巴瘤表现为孤立软组织或皮下肿块时其影像学特征无特异

其他肿瘤和肿瘤样病变

9.15　常见多发性骨病变的鉴别

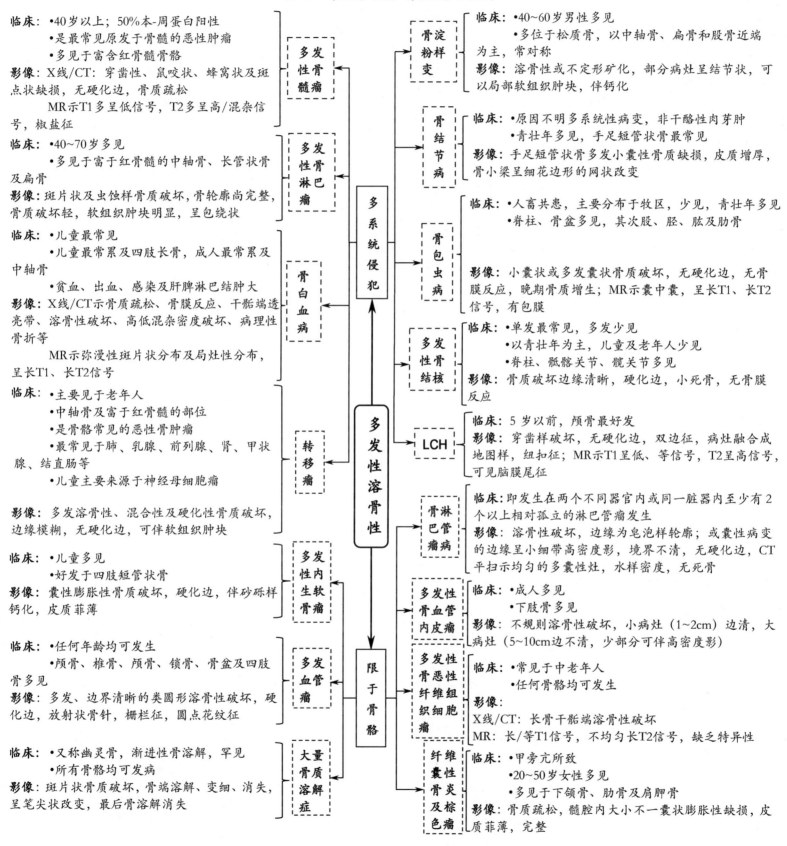

多发性骨髓瘤

临床：•40岁以上；50%本-周蛋白阳性
　　　•是最常见原发于骨髓的恶性肿瘤
　　　•多见于富含红骨髓骨骼
影像：X线/CT：穿凿性、鼠咬状、蜂窝状及斑点状缺损，无硬化边，骨质疏松
　　　MR示T1多呈低信号，T2多呈高/混杂信号，椒盐征

多发性骨淋巴瘤

临床：•40~70岁多见
　　　•多见于富于红骨髓的中轴骨、长管状骨及扁骨
影像：斑片状及虫蚀样骨质破坏，骨轮廓尚完整，骨质破坏轻，软组织肿块明显，呈包绕状

骨白血病

临床：•儿童最常见
　　　•儿童最常累及四肢长骨，成人最常累及中轴骨
　　　•贫血、出血、感染及肝脾淋巴结肿大
影像：X线/CT示骨质疏松、骨膜反应、干骺端透亮带、溶骨性破坏、高低混杂密度破坏、病理性骨折等
　　　MR示弥漫性斑片状分布及局灶性分布，呈长T1、长T2信号

转移瘤

临床：•主要见于老年人
　　　•中轴骨及富于红骨髓的部位
　　　•是骨骼常见的恶性骨肿瘤
　　　•最常见于肺、乳腺、前列腺、肾、甲状腺、结直肠等
　　　•儿童主要来源于神经母细胞瘤
影像：多发溶骨性、混合性及硬化性骨质破坏，边缘模糊，无硬化边，可伴软组织肿块

多发性内生软骨瘤

临床：•儿童多见
　　　•好发于四肢短管状骨
影像：囊性膨胀性骨质破坏，硬化边，伴砂砾样钙化，皮质菲薄

多发血管瘤

临床：•任何年龄均可发生
　　　•颅骨、椎骨、颌骨、锁骨、骨盆及四肢骨多见
影像：多发、边界清晰的类圆形溶骨性破坏，硬化边，放射状骨针，栅栏征，圆点花纹征

大量骨质溶解症

临床：•又称幽灵骨，渐进性骨溶解，罕见
　　　•所有骨骼均可发病
影像：斑片状骨质破坏，骨端溶解、变细、消失，呈笔尖状改变，最后骨溶解消失

多系统侵犯　—　多发性溶骨性　—　限于骨骼

骨淀粉样变

临床：•40~60岁男性多见
　　　•多位于松质骨，以中轴骨、扁骨和股骨近端为主，常对称
影像：溶骨性或不定形矿化，部分病灶呈结节状，可以局部软组织肿块，伴钙化

骨结节病

临床：•原因不明多系统性病变，非干酪性肉芽肿
　　　•青壮年多见，手足短管状骨最常见
影像：手足短管状骨多发小囊状骨质缺损，皮质增厚，骨小梁呈细花边形的网状改变

骨包虫病

临床：•人畜共患，主要分布于牧区，少见，青壮年多见
　　　•脊柱、骨盆多见，其次股、胫、肱及肋骨
影像：小囊状或多发囊状骨质破坏，无硬化边，无骨膜反应，晚期骨质增生；MR示囊中囊，呈长T1、长T2信号，有包膜

多发性骨结核

临床：•单发最常见，多发少见
　　　•以青壮年为主，儿童及老年人少见
　　　•脊柱、骶髂关节、髋关节多见
影像：骨质破坏边缘清晰，硬化边，小死骨，无骨膜反应

LCH

临床：5岁以前，颅骨最好发
影像：穿凿样破坏，无硬化边，双边征，病灶融合成地图样，纽扣征；MR示T1呈低、等信号，T2呈高信号，可见脑膜尾征

骨淋巴管瘤病

临床：即发生在两个不同器官内或同一脏器内至少有2个以上相对孤立的淋巴管瘤发生
影像：溶骨性破坏，边缘为皂泡样轮廓；或囊性病变的边缘呈小细带高密度影，境界不清，无硬化边，CT平扫示均匀的多囊性灶，水样密度，无死骨

多发性骨血管内皮瘤

临床：•成人多见
　　　•下肢骨多见
影像：不规则溶骨性破坏，小病灶（1~2cm）边清，大病灶（5~10cm边不清，少部分可伴高密度影）

多发性骨恶性纤维组织细胞瘤

临床：•常见于中老年人
　　　•任何骨骼均可发生
影像：
X线/CT：长骨干骺端溶骨性破坏
MR：长/等T1信号，不均匀长T2信号，缺乏特异性

纤维囊性骨炎及棕色瘤

临床：•甲旁亢所致
　　　•20~50岁女性多见
　　　•多见于下颌骨、肋骨及肩胛骨
影像：骨质疏松，髓腔内大小不一囊状膨胀性缺损，皮质菲薄，完整

9.16　多骨硬化性发育不良病变的鉴别

非遗传性

髓内骨硬化

临床： 成人、女性；轻度至中度疼痛，活动时加重，该病少见，需排除骨髓炎、肿瘤等其他导致骨硬化的疾病
影像： 多累及下肢长骨，胫骨中部多见，单侧或双侧受累，表现为长骨骨髓腔内骨质硬化，不伴或伴轻度的骨皮质增厚，可有软组织水肿

遗传性

骨硬化病（石骨症、原发性脆骨硬化症）

分型及遗传方式、年龄

良性（成人型）常染色体显性遗传；年龄：青少年或成人

恶性（婴儿型）常染色体隐性遗传或X连锁隐性遗传；年龄：死产或婴幼儿

临床： 恶性预后较差，身材矮小，巨头畸形，脑积水，视神经萎缩，耳聋，面瘫，贫血，肝大，低钙血症，可伴肾小管性酸中毒，佝偻病；良性预后好，多无症状
影像： •骨密度弥漫性增高，病理性骨折常见
　　　•头颅：颅板增厚、板障狭窄
　　　•脊柱："三明治"或"骨中骨"样改变
　　　•管状骨：长骨干波纹征，干骺端出现"漏斗样"及"透明带"改变
　　　•骨盆："年轮样"改变；
　　　•胸廓：肋骨、锁骨增宽变厚、致密硬化，鸡胸、串珠肋表现，多见于恶性婴儿型

致密型骨发育不全

临床： 常染色体隐性遗传；发生于婴幼儿；身材矮小，前额突出，小颌畸形，短指
影像： •骨密度弥漫增加，但髓腔存在，病理性骨折常见，肢端骨质溶解
　　　•囟门持续存在、缝间骨及成钝角的下颌支

进行性骨干发育不良

临床： 常染色体显性遗传；发生于儿童；生长迟缓，肌肉萎缩，肢体疼痛力量弱，鸭步态
影像： 长骨：骨干骨皮质对称性梭形增厚，呈纺锤形，骨关节端一般不受累；颅骨可受累

遗传性多发性骨干硬化

临床： 常染色体隐性遗传；发生于青春期后；与进行性骨干发育不良相比，症状较轻
影像： 长骨骨干单侧、非对称性骨皮质增厚；无颅骨受累

全身性骨皮质增厚症

分型及遗传方式、年龄

① van Buchem病；② 硬化性狭窄：常染色体隐性遗传；儿童

① Worth病；② Nakamura病：常染色体显性遗传；青少年或成人

临床： 根据不同分型，合并面瘫、耳聋、下颌突出、并指畸形、前额扁平的表现；良性、成人型预后好，多无症状
影像： 长骨、颅骨、颌面骨骨皮质增厚、髓腔变窄，下颌骨增大、增厚

条纹状骨病

临床： X连锁显性遗传；可发生于任何年龄；多无症状，多偶然发现
影像： 长骨干骺端对称性条纹样骨质密度增高影；髂骨受累在髂骨翼部致密影呈随行分布

骨斑点症

临床： 常染色体显性遗传，可发生于任何年龄；无症状，可合并播散性豆状皮肤纤维瘤
影像： 骨关节端、骨盆、跗骨或腕骨对称性成簇分布的边缘清晰、密度均匀的类圆形致密影

肢骨纹状增生

临床： 儿童晚期或成年早期；疼痛，活动时加重，关节活动受限或关节僵硬
影像： 波浪状骨肥厚，通常累及骨的一侧，MR呈低信号；关节周围软组织内骨形成

混合性

混合性硬化性发育不良

同时存在两种或两种以上硬化性骨发育不良；最常见的类型为肢骨纹状增生伴骨斑点症和条纹状骨病

9.17 代谢性与内分泌性多骨病变的鉴别

儿童

临床：
- 多见于7~18个月患儿
- 病因：人工喂养或孕妇严重缺乏维生素C
- 全身多部位出血
- 血清维生素C水平减低，凝血时间延长

影像：
- 长骨干骺端可见坏血病线，先期钙化带旁骨刺样突起，环状骨骺
- 骨质疏松；晚期骨膜下出血，血肿钙化

维生素C缺乏症 — **代谢性**

临床：
- 青少年及成人均可见
- 病因为肾衰竭
- 四肢疼痛、压痛、肌肉无力，幼年起病身材矮小，严重者骨骼畸形

影像：
- 佝偻病、继发性甲旁亢表现；骨质硬化；骨质软化；软组织钙化；肾区钙化；关节附近疣状骨质增生

肾性骨营养不良

临床：
- 3个月~2岁患儿
- 病因：日照不足，维生素D摄入不足
- 重症者神经发育延缓，恢复期临床症状、体征逐渐减轻，方颅、囟门晚闭、鸡胸、O形腿或X形腿，重症患儿可遗留骨骼畸形或运动功能障碍

影像：
- 早期：长骨干骺端骨小梁模糊，钙化带变薄或消失，干骺端膨大呈杯口样状，骨骺线增宽，骨干弯曲
- 恢复期：钙化带重现、增宽，骨骺线变窄，骨皮质和骨小梁趋于正常
- 后遗症期：可遗留不同程度骨骼畸形

佝偻病

内分泌性 — **垂体功能障碍** → **垂体性侏儒症**

临床：
- 生长激素缺乏或显著减低
- 出生1~2年后，生长逐渐减慢，身材矮小，成年后的容貌如儿童，但智力正常

影像：骨龄幼稚

临床：
- 成年人
- 多见于妊娠、多产妇体弱老人，
- 肌肉无力，下肢为著，全身疼痛，压痛，骨骼畸形，负重部位常见
- 实验室：血清25-(OH)D减低，多低于25ng/ml

影像：
- 骨质密度减低，骨小梁粗糙、模糊，广泛骨骼变形，骨折和假骨折线形成
- 髋、膝关节内外翻畸形
- 中轴骨：三叶状骨盆，脊柱后突、侧突、椎体双凹征

骨质软化症 — **代谢性**

临床：
- 老龄、绝经后女性病因：原发：老龄、雌激素缺乏；继发：内分泌性、药物性、肿瘤性
- 症状多隐匿，如腰背短痛、驼背，易发生脆性骨折
- 实原发性骨质疏松生化代谢呈高转化型

影像：
- 原发性骨质疏松骨密度普遍性减低，松质骨骨小梁稀疏
- 椎体双凹征、楔形变
- 易合并骨折
- 鉴别：原发性与继发性；骨质疏松椎体骨折与椎体良恶性肿瘤性病变、椎体结核

骨质疏松

成人

临床：
- 成年人
- 垂体性如生长激素细胞增生或垂体腺瘤，垂体外性如异源性生长激素和（或）促生长激素分泌肿瘤
- 特殊面容，手足末端粗大，胸廓前后径增大，驼背，多伴性欲及其他内分泌功能失调症状，合并糖尿病常见
- 血清生长激素基础水平显著增高，常伴其他内分泌激素水平异常

影像：
- 头颅外形增大，骨嵴粗大，颅骨内外板、板障增厚，蝶鞍形态正常或扩大。下颌骨向前增长突出，颧骨、眉弓突出，鼻窦过度发育气化
- 椎体变大，楔形变，脊柱后突畸形，胸廓前后径增大，胸骨、锁骨粗糙突出
- 手指、足趾末端圆铲状肥大，肌腱韧带附着处骨皮质增厚，长骨增粗，关节肥大
- 软组织增生肥厚

垂体功能障碍 — **肢端肥大症**

临床：
- 任何年龄，原发性者多见于甲状旁腺腺瘤或腺癌、腺体弥漫性增生等
- 厌食、恶心呕吐、四肢无力，骨痛、骨骼变形、自发性病理性骨折，尿路结石
- 实验室：血清钙增高，血清磷降低，碱性磷酸酶增高，尿钙磷水平增高

影像：
- 弥漫性骨质疏松，骨质软化
- 骨膜下骨吸收：具有特征性
- 纤维囊性骨炎，好发于骨盆、长骨、颌骨
- 其他：颅骨三层结构模糊不清，颅板上见多发密集点状透光区

内分泌性 — **甲状旁腺功能障碍** — **甲状旁腺功能亢进症**

临床：
- 成年女性好发，高皮质醇血症，如垂体瘤、异位ACTH综合征、肾上腺皮质肿瘤
- 向心性肥胖，满月脸，下腹、大腿见紫纹，多毛，血压高，女性月经紊乱
- 实验室：血浆17羟皮质类固醇增高，24h尿17羟皮质类固醇升高

影像：
- 骨质疏松：常见头颅、脊柱，严重者骨小梁显示不清，残留骨皮质呈铅笔征
- 骨骼变形：椎体呈双凹征、楔形变，严重者呈鱼骨征，脊柱后突或侧突畸形
- 病理性骨折

肾上腺功能障碍 — **库欣综合征**

9.18 肋骨及髂骨病变的鉴别

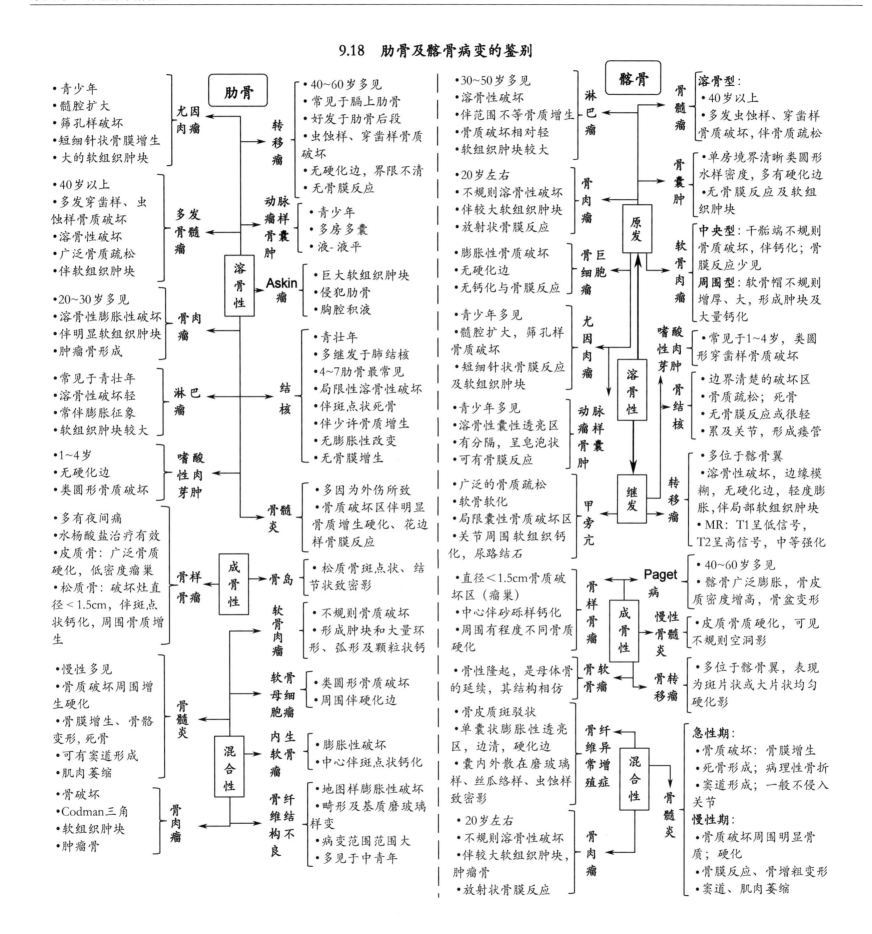

肋骨

尤因肉瘤
- 青少年
- 髓腔扩大
- 筛孔样破坏
- 短细针状骨膜增生
- 大的软组织肿块

多发骨髓瘤
- 40岁以上
- 多发穿凿样、虫蚀样骨质破坏
- 溶骨性破坏
- 广泛骨质疏松
- 伴软组织肿块

骨肉瘤
- 20~30岁多见
- 溶骨性膨胀性破坏
- 伴明显软组织肿块
- 肿瘤骨形成

淋巴瘤
- 常见于青壮年
- 溶骨性破坏轻
- 常伴膨胀征象
- 软组织肿块较大

嗜酸性肉芽肿
- 1~4岁
- 无硬化边
- 类圆形骨质破坏

骨样骨瘤
- 多有夜间痛
- 水杨酸盐治疗有效
- 皮质骨：广泛骨质硬化，低密度瘤巢
- 松质骨：破坏灶直径<1.5cm，伴斑点状钙化，周围骨质增生

骨髓炎
- 慢性多见
- 骨质破坏周围增生硬化
- 骨膜增生、骨骼变形，死骨
- 可有窦道形成
- 肌肉萎缩

骨肉瘤
- 骨破坏
- Codman三角
- 软组织肿块
- 肿瘤骨

溶骨性

转移瘤
- 40~60岁多见
- 常见于膈上肋骨
- 好发于肋骨后段
- 虫蚀样、穿凿样骨质破坏
- 无硬化边，界限不清
- 无骨膜反应

动脉瘤样骨囊肿
- 青少年
- 多房多囊
- 液-液平

Askin瘤
- 巨大软组织肿块
- 侵犯肋骨
- 胸腔积液

结核
- 青壮年
- 多继发于肺结核
- 4~7肋骨最常见
- 局限性溶骨性破坏
- 伴斑点状死骨
- 伴少许骨质增生
- 无膨胀性改变
- 无骨膜增生

骨髓炎
- 多因为外伤所致
- 骨质破坏区伴明显骨质增生硬化、花边样骨膜反应

成骨性

骨岛
- 松质骨斑点状、结节状致密影

软骨肉瘤
- 不规则骨质破坏
- 形成肿块和大量环形、弧形及颗粒状钙

软骨母细胞瘤
- 类圆形骨质破坏
- 周围伴硬化边

内生软骨瘤
- 膨胀性破坏
- 中心伴斑点状钙化

混合性

骨纤维结构不良
- 地图样膨胀性破坏
- 畸形及基质磨玻璃样变
- 病变范围范围大
- 多见于中青年

髂骨

淋巴瘤
- 30~50岁多见
- 溶骨性破坏
- 伴范围不等骨质增生
- 骨质破坏相对轻
- 软组织肿块较大

骨肉瘤
- 20岁左右
- 不规则溶骨性破坏
- 伴较大软组织肿块
- 放射状骨膜反应

巨细胞瘤
- 膨胀性骨质破坏
- 无硬化边
- 无钙化与骨膜反应

尤因肉瘤
- 青少年多见
- 髓腔扩大，筛孔样骨质破坏
- 短细针状骨膜反应及软组织肿块

动脉瘤样骨囊肿
- 青少年多见
- 溶骨性囊性透亮区
- 有分隔，呈皂泡状
- 可有骨膜反应

甲旁亢
- 广泛的骨质疏松
- 软骨软化
- 局限囊性骨质破坏区
- 关节周围软组织钙化，尿路结石

骨样骨瘤
- 直径<1.5cm骨质破坏区（瘤巢）
- 中心伴砂砾样钙化
- 周围有程度不同骨质硬化

骨软骨瘤
- 骨性隆起，是母体骨的延续，其结构相仿

骨纤维异常增殖症
- 骨皮质斑驳状
- 单囊状膨胀性透亮区，边清，硬化边
- 囊内外散在磨玻璃样、丝瓜络样、虫蚀样致密影

骨肉瘤
- 20岁左右
- 不规则溶骨性破坏
- 伴较大软组织肿块，肿瘤骨
- 放射状骨膜反应

髂骨

原发

溶骨性

继发

成骨性

混合性

骨髓瘤
溶骨型：
- 40岁以上
- 多发虫蚀样、穿凿样骨质破坏，伴骨质疏松

骨囊肿
- 单房境界清晰类圆形水样密度，多有硬化边
- 无骨膜反应及软组织肿块

软骨肉瘤
中央型：干骺端不规则骨质破坏，伴钙化；骨膜反应少见
周围型：软骨帽不规则增厚、大，形成肿块及大量钙化

嗜酸性肉芽肿
- 常见于1~4岁，类圆形穿凿样骨质破坏

骨结核
- 边界清楚的破坏区
- 骨质疏松；死骨
- 无骨膜反应或很轻
- 累及关节，形成瘘管

转移瘤
- 多位于髂骨翼
- 溶骨性破坏，边缘模糊，无硬化边，轻度膨胀，伴局部软组织肿块
- MR：T1呈低信号，T2呈高信号，中等强化

Paget病
- 40~60岁多见
- 髂骨广泛膨胀，骨皮质密度增高，骨盆变形

慢性骨髓炎
- 皮质骨质硬化，可见不规则空洞影

骨转移瘤
- 多位于髂骨翼，表现为斑片状或大片状均匀硬化影

骨髓炎
急性期：
- 骨质破坏：骨膜增生
- 死骨形成；病理性骨折
- 窦道形成；一般不侵入关节
慢性期：
- 骨质破坏周围明显骨质；硬化
- 骨膜反应、骨增粗变形
- 窦道、肌肉萎缩

9.19 全身大关节病变的鉴别

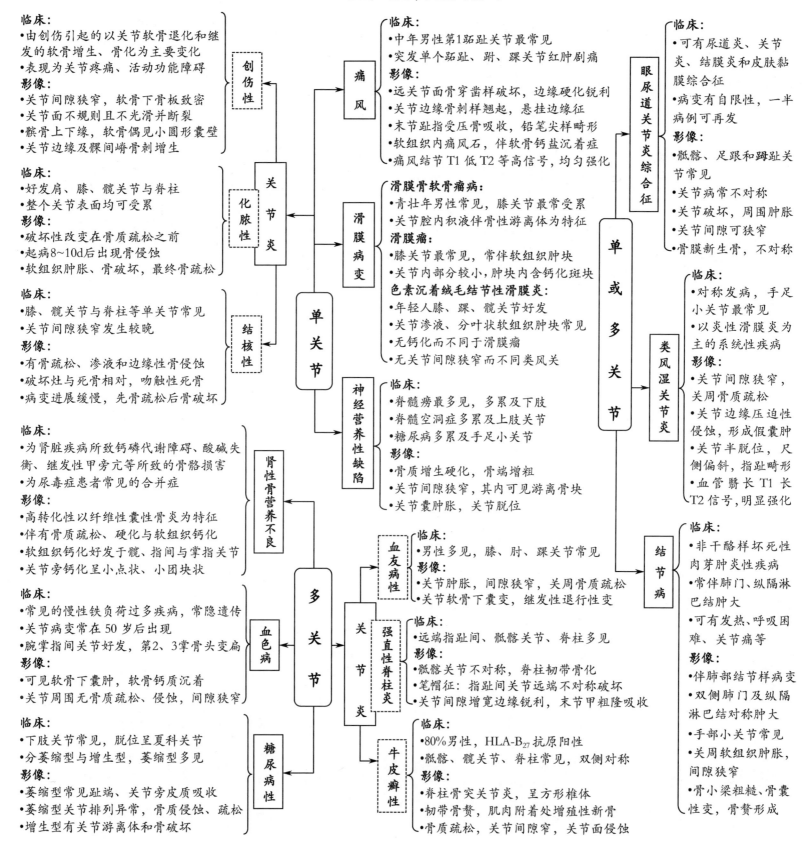

临床:
•由创伤引起的以关节软骨退化和继发的软骨增生、骨化为主要变化
•表现为关节疼痛、活动功能障碍
影像:
•关节间隙狭窄,软骨下骨板致密
•关节面不规则且不光滑并断裂
•髌骨上下缘,软骨偶见小圆形囊壁
•关节边缘及髁间嵴骨刺增生

创伤性

临床:
•好发肩、膝、髋关节与脊柱
•整个关节表面均可受累
影像:
•破坏性改变在骨质疏松之前
•起病8~10d后出现骨侵蚀
•软组织肿胀、骨破坏,最终骨疏松

化脓性

临床:
•膝、髋关节与脊柱等单关节常见
•关节间隙狭窄发生较晚
影像:
•有骨疏松、渗液和边缘性骨侵蚀
•破坏灶与死骨相对,吻触性死骨
•病变进展缓慢,先骨疏松后骨破坏

结核性

关节炎

临床:
•为肾脏疾病所致钙磷代谢障碍、酸碱失衡、继发性甲亢等所致的骨骼损害
•为尿毒症患者常见的合并症
影像:
•高转化性以纤维性囊性骨炎为特征
•伴有骨质疏松、硬化与软组织钙化
•软组织钙化好发于髋、指间与掌指关节
•关节旁钙化呈小点状、小团块状

肾性骨营养不良

临床:
•常见的慢性铁负荷过多疾病,常隐遗传
•关节病变常在50岁后出现
•腕掌指间关节好发,第2、3掌骨头变扁
影像:
•可见软骨下囊肿,软骨钙质沉着
•关节周围无骨质疏松,侵蚀,间隙狭窄

血色病

临床:
•下肢关节常见,脱位呈夏科关节
•分萎缩型与增生型,萎缩型多见
影像:
•萎缩型常见趾端、关节旁皮质吸收
•萎缩型关节排列异常,骨质侵蚀、疏松
•增生型有关节游离体和骨破坏

糖尿病性

多关节

临床:
•中年男性第1跖趾关节最常见
•突发单个跖趾、跗、踝关节红肿剧痛
影像:
•远关节面骨穿凿样破坏,边缘硬化锐利
•关节边缘骨刺样翘起,悬挂边缘征
•末节趾指受压骨吸收,铅笔尖样畸形
•软组织内痛风石,伴软骨钙盐沉着症
•痛风结节T1低T2等高信号,均匀强化

痛风

滑膜骨软骨瘤病:
•青壮年男性常见,膝关节最常受累
•关节腔内积液伴骨性游离体为特征
滑膜瘤:
•膝关节最常见,常伴软组织肿块
•关节内部分较小,肿块内含钙化斑块
色素沉着绒毛结节性滑膜炎:
•年轻人膝、踝、髋关节好发
•关节渗液、分叶状软组织肿块常见
•无钙化而不同于滑膜瘤
•无关节间隙狭窄而不同类风关

滑膜病变

临床:
•脊髓痨最多见,多累及下肢
•脊髓空洞症多累及上肢关节
•糖尿病多累及手足小关节
影像:
•骨质增生硬化,骨端增粗
•关节间隙狭窄,其内可见游离骨块
•关节囊肿胀,关节脱位

神经营养性缺陷

单关节

临床:
•男性多见,膝、肘、踝关节常见
影像:
•关节肿胀,间隙狭窄,关周骨质疏松
•关节软骨下囊变,继发性退行性变

血友病性

临床:
•远端指趾间、骶髂关节、脊柱多见
影像:
•骶髂关节不对称,脊柱韧带骨化
•笔帽征:指趾间关节远端不对称破坏
•关节间隙增宽边缘锐利,末节甲粗隆吸收

强直性脊柱炎

临床:
•80%男性,HLA-B$_{27}$抗原阳性
•骶髂、髋关节、脊柱常见,双侧对称
影像:
•脊柱骨突关节炎,呈方形椎体
•韧带骨赘,肌肉附着处增殖性新骨
•骨质疏松,关节间隙窄,关节面侵蚀

牛皮癣性

关节炎

临床:
•可有尿道炎、关节炎、结膜炎和皮肤黏膜综合征
•病变有自限性,一半病例可再发
影像:
•骶髂、足跟和蹞趾关节常见
•关节病常不对称
•关节破坏,周围肿胀
•关节间隙可狭窄
•骨膜新生骨,不对称

眼尿道关节炎综合征

临床:
•对称发病,手足小关节最常见
•以炎性滑膜炎为主的系统性疾病
影像:
•关节间隙狭窄,关周骨质疏松
•关节边缘压迫性侵蚀,形成假囊肿
•关节半脱位,尺侧偏斜,指趾畸形
•血管翳长T1长T2信号,明显强化

类风湿关节炎

临床:
•非干酪样坏死性肉芽肿炎性疾病
•常伴肺门、纵隔淋巴结肿大
•可有发热、呼吸困难、关节痛等
影像:
•伴肺部结节样病变
•双侧肺门及纵隔淋巴结对称肿大
•手部小关节常见
•关周软组织肿胀,间隙狭窄
•骨小梁粗糙、骨囊性变,骨赘形成

结节病

单或多关节

9.20　关节滑膜受累常见病变的鉴别

类风湿性

临床:
- 主要侵犯滑膜，中老年女性多见
- 对称性、多关节慢性炎症为特征
- 近端指间、掌指、腕关节受累常见

影像:
- 关节腔积液，滑膜炎性充血增厚
- 关节软骨广泛破坏，软骨下骨破坏
- 血管翳呈长条、结节、团块状
- 炎性血管翳T1等稍低T2等高信号，速升速降型强化，早、活动期多见
- 纤维性血管翳T1、T2均低信号，呈缓升缓降强化，缓解及静止期多见
- 混合性血管翳信号在两者之间，呈速升缓降强化，早期、活动期多见

银屑病性

临床:
- 有家族性，脊柱受累男性多见
- 多单关节，远端指间关节等多见
- 可见银屑病皮损和特征性指甲病变

影像:
- 笔套征：趾指骨端破坏、削减，突入邻近增宽凹陷的基底部
- 早期骨髓炎伴关节滑膜炎，骨髓水肿
- 后期虫蚀样骨质破坏、关节半脱位
- 晚期骨质增生，关节强直

创伤性

临床:
- 青壮年常见，负重过度关节多见
- 疼痛与活动相关，开始活动时明显
- 早期受累关节疼痛和僵硬，休息缓解
- 晚期关节反复肿胀，活动受限

影像:
- 关节腔积液、积脂、积血（积脂血症）
- 滑膜增厚，关节间隙狭窄
- 软骨下偶见小圆形囊变，骨板致密

退变性

临床:
- 大多中年以后发病，女性多于男性
- 承重关节常见，关节间隙不对称狭窄

影像:
- 关节面硬化变形，关节内见游离体
- 可见软骨下囊变，且髋关节常见
- 滑膜肿胀，软骨毛糙，凹凸不平
- 软骨下囊变T1低T2高信号，有硬化缘

病因未明性

代谢性　痛风

临床:
- 中年男性多见，也可见于绝经后女性
- 第1跖趾关节、肘、趾、膝关节多见

影像:
- 关节腔积液，滑膜增生，韧带附着处骨质侵蚀破坏
- 结节T1低T2等高信号，均匀强化
- 关节囊状破坏区呈长T1长T2信号

感染性　结核

临床:
- 儿童与青少年多见
- 脊柱、髋、膝等单关节常受累

影像:
- 关节疼痛肿胀，晚期功能障碍、畸形
- 早期滑膜肿胀，关节积液，内游离体
- 晚期关节肿胀、边缘侵蚀、骨质疏松
- 骨破坏先在非持重面边缘，无硬化边
- 常有邻近骨端骨髓水肿
- 滑膜扭曲条状，长T1、稍长T2信号
- 增强时较明显的外周或花边状强化

血液病性　血友病

临床:
- 关节滑膜受累常见于A型与B型
- 膝、踝与肘关节好发，常不对称

影像:
- 急性：关节周围软组织肿胀，密度增高
- 无关节破坏与关节间隙狭窄
- 亚急：关节囊膨胀密度高，滑膜增生
- 关节周围骨质疏松，边缘骨破坏
- 软骨下骨囊变，骨端增大
- 慢性：骨性关节面增生硬化，骨赘形成
- 关节挛缩变形、脱位僵直
- 股骨髁间窝扩大为特征表现

增生性　色素沉着绒毛结节

临床:
- 本病少见，可分为结节型与绒毛型
- 青年男性多见，膝、踝与髋关节好发
- 本病介于炎症与良性肿瘤之间

影像:
- 滑膜高度增生，绒毛结节形成
- 骨破坏始于持重面，沿韧带附着点侵入
- 关节内血性积液，一般无骨髓水肿
- 增厚滑膜T1等稍低，T2等稍高信号
- 含铁血黄素结节T1、T2低信号

滑膜炎

肿瘤及肿瘤样病变

脂肪瘤

临床:
- 源于滑膜下脂肪组织，罕见，有包膜，可带蒂

影像:
- 弥漫性侵犯滑膜，呈乳头状突起
- 短T1长T2信号，增强不明显强化

血管瘤

临床:
- 少见，膝关节常受累
- 病变可位于关节囊、滑膜、腱鞘等
- 局限型呈结节、息肉状，侵犯关节旁软组织
- 弥漫型沿滑膜弥漫分布，可穿破关节囊

影像:
- 血管瘤MR呈稍长T1、明显长T2信号，明显强化且呈缓升缓降型
- 部分肿瘤内可见低信号流空血管影

肉瘤

临床:
- 青壮年男性与四肢大关节周围多见
- 生长慢，边界清晰，呈结节、分叶状

影像:
- 瘤内斑点状钙化、坏死、出血常见
- 呈关节旁软组织肿块，且包绕样、钻孔样跨关节生长
- T1稍低、T2多混杂信号，可侵犯邻近骨骼

骨软骨瘤病

临床:
- 中壮年男性多见，50%累及髋关节，常单发

影像:
- 滑膜增厚有突起、绒毛，滑膜软骨化生
- 关节内软骨结节脱落后形成游离体，其附着于滑膜，有蒂、可钙化
- 滑膜可游离或悬垂，未钙化呈中等信号

9.21　血液病骨关节病变的鉴别

临床：
- 常见儿童与青少年，女性遗传
- 四肢骨好发，可见软组织肿块，骨膜反应

影像：
- 为骨内囊状、虫蚀状骨破坏，呈 T1 低、T2 均匀高信号
- 病灶大，破坏严重时 T1、T2 混杂信号
- 可见多种形态骨膜反应，如 Codman 三角
- MR 可判断血友病细胞与正常骨髓的构成比例、骨髓浸润程度
- 血友病骨内和骨膜下出血造成骨质囊状破坏与软组织肿块

临床：
- A、B 型常见，膝＞踝＞肘关节，病变不对称

影像：
- 急性期：关节周围软组织肿胀，密度增高
  - 无关节侵蚀破坏与间隙狭窄
- 亚急期：关节囊膨胀，滑膜增生，密度高
  - 近关节骨质疏松，关节边缘破坏
  - 软骨下骨囊变，骨端增大变方
- 慢性期：骨性关节面增生硬化，骨赘形成
  - 关节挛缩、变形，脱位和僵直
  - 关节内游离体，股骨髁间窝扩大

临床：
- 为家族性糖脂代谢疾病，犹太人好发
- 溶酶体贮积症病 LSD 中最常见一种
- 罕见的常隐遗传代谢性疾病
- 生长发育可落后于同龄人，甚至倒退
- 肝脾进行性肿大，脾大尤甚，可伴脾功能亢进

影像：
- 骨质疏松，皮质变薄，髓腔扩张，呈烧瓶样
- 病变区见多发椭圆形透亮影，T1、T2 信号减低，常伴病理性骨折与骨膜反应
- 骨危象时骨髓 T2 信号强于正常，且常提示髓腔内缺血坏死伴静脉梗死性水肿

临床：
- 有发热、感染、出血、贫血、骨和关节疼痛等症状
- 扁骨及长骨干骺端常见

影像：
- 急性白血病早期多有横行透亮带，好发于长管骨干骺端，于骺板下与骺板平行（胫骨上端与桡骨远端最显著）
- 可见虫蚀状骨破坏，朝骨干方向，边缘锐利
- 弥漫点状骨吸收，层状骨膜增生，毛刷状骨膜新生骨
- 骨膜下见小粟粒样缺损，可伴软组织肿块，偶钙化
- 可见滑膜下缺损，滑膜厚，关节间隙宽，关节面缺损

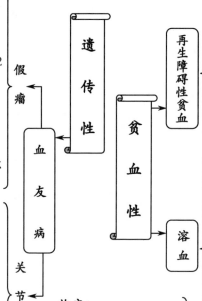

遗传性 — 贫血性 — 再生障碍性贫血 / 溶血

血友病 — 假瘤 / 关节病

代谢性 — 戈谢病

异常增生性 — 朗格汉斯细胞组织细胞增生症 / 骨髓纤维化

肿瘤性 — 白血病 / 骨髓瘤

临床：
- 多种原因所致的骨髓造血功能衰竭综合征
- 男＞女，青壮年常见，发病高峰为 15～25 岁、＞60 岁
- 主要表现为贫血、出血和感染

影像：
- X 线与 CT 无特征性，诊断价值不大
- T1 均匀弥漫高信号，T2 中等高信号
- 骨髓造血衰竭压脂序列明显低信号
- 造血组织岛：T1 高信号背景下散在灶状、结节状低信号

临床：
- 因红细胞寿命缩短，超过骨髓造血的代偿能力而致贫血
- 慢性溶血有贫血、黄疸、脾大三大特征
- 急性溶血发病急骤，短期内可致寒战发热、头痛呕吐等

影像：
- 弥漫骨破坏伴不规则骨增生，有骨包壳形成与病理骨折
- 长骨皮质增厚使髓腔窄，有骨膜新生骨形成，骨骺早闭
- 肋骨增宽，皮质变薄，髓腔呈线状高密度影
- 椎体双凹畸形，骨小梁少，横向尤甚，间隙增宽似鱼椎
- 病灶 T1、T2 均呈等低信号，薄层环状强化
- 继发性骨梗死 T1 低 T2 高信号，多于骨松质中央，界清

临床：
- 婴幼儿常见，男＞女
- 轻者为孤立的无痛性骨病变
- 重者为广泛脏器浸润伴发热、体重减轻
- 好发于颅骨、骨盆、长管状骨

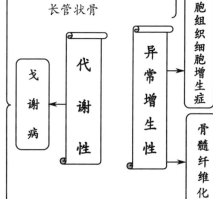

影像：
- 颅骨可见洞中洞破坏，内见纽扣状死骨，晚期亦可见穿凿样骨质缺损
- 长管状骨膨胀性病灶常限于干骺端，不累及关节
- 软组织肿胀与连续性骨膜反应多见，肿胀软组织的密度似邻近肌肉，病灶中可见钙化与骨化
- 肿胀软组织围绕病灶带状分布，厚度均匀，界清

临床：
- 是因骨髓造血组织中胶原增生，其纤维组织严重影响造血功能所致的一种骨髓增生性疾病
- 起病多缓慢，渐出现疲乏无力、消瘦衰弱

影像：
- 骨密度改变，骨密度增高背景下见颗粒状透光区，透光区于髋、肩关节处最常见
- 长骨处透光区与长轴平行，扁骨处与小梁方向同
- 骨皮质增厚，无骨皮质与周围软组织膨胀与破坏
- 髓腔狭窄，密度增高，可见网格状、条状分隔
- 骨髓 T1、T2 为不均匀低信号

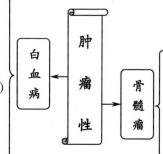

临床： 50～60 岁男性好发，脊椎等富含红骨髓部位常见

影像：
- 中晚期多发、密度不均的圆形、椭圆形穿凿样骨质破坏
- 肋骨可见膨胀样骨破坏，椎体附件受累但椎间隙正常
- 椒盐征：病变弥漫时呈多发散在点状低信号，分布于高信号脊髓背景内，具有特征性
- 软组织肿块 T1 低、T2 高信号，可强化

9.22 全身骨骼肌肿瘤性病变的鉴别

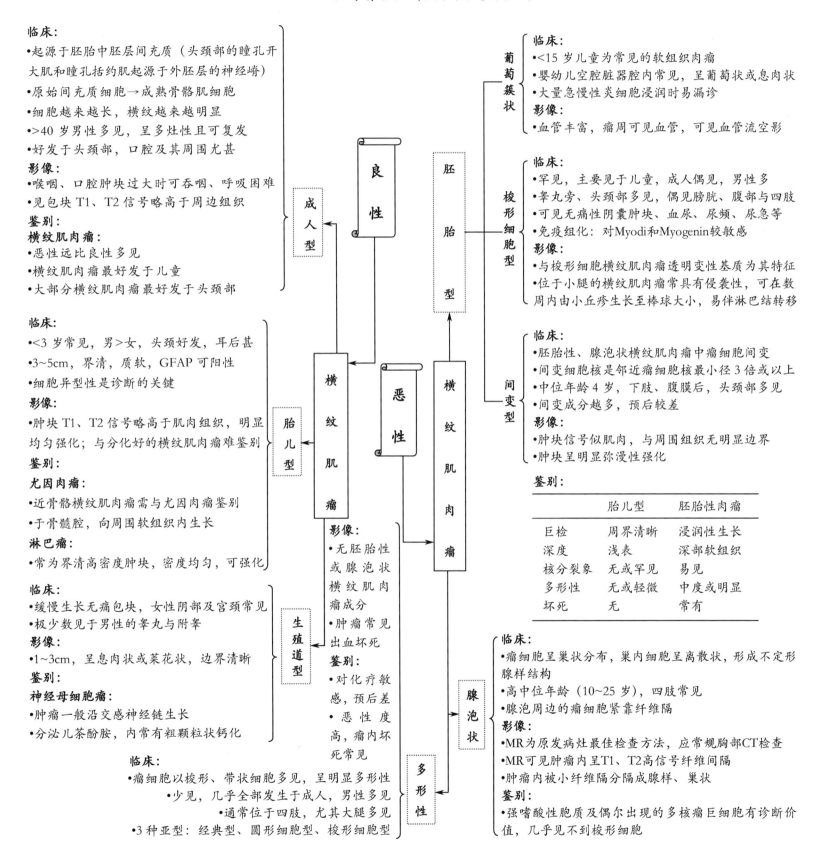

临床:
- 起源于胚胎中胚层间充质 (头颈部的瞳孔开大肌和瞳孔括约肌起源于外胚层的神经嵴)
- 原始间充质细胞→成熟骨骼肌细胞
- 细胞越来越长, 横纹越来越明显
- >40 岁男性多见, 呈多灶性且可复发
- 好发于头颈部, 口腔及其周围尤甚

影像:
- 喉咽、口腔肿块过大时可吞咽、呼吸困难
- 见包块 T1、T2 信号略高于周边组织

鉴别:

横纹肌肉瘤:
- 恶性远比良性多见
- 横纹肌肉瘤最好发于儿童
- 大部分横纹肌肉瘤最好发于头颈部

临床:
- <3 岁常见, 男>女, 头颈好发, 耳后甚
- 3~5cm, 界清, 质软, GFAP 可阳性
- 细胞异型性是诊断的关键

影像:
- 肿块 T1、T2 信号略高于肌肉组织, 明显均匀强化; 与分化好的横纹肌肉瘤难鉴别

鉴别:

尤因肉瘤:
- 近骨骼横纹肌肉瘤需与尤因肉瘤鉴别
- 于骨髓腔, 向周围软组织内生长

淋巴瘤:
- 常为界清高密度肿块, 密度均匀, 可强化

临床:
- 缓慢生长无痛包块, 女性阴部及宫颈常见
- 极少数见于男性的睾丸与附睾

影像:
- 1~3cm, 呈息肉状或菜花状, 边界清晰

鉴别:

神经母细胞瘤:
- 肿瘤一般沿交感神经链生长
- 分泌儿茶酚胺, 内常有粗颗粒状钙化

临床:
- 瘤细胞以梭形、带状细胞多见, 呈明显多形性
- 少见, 几乎全部发生于成人, 男性多见
- 通常位于四肢, 尤其大腿多见
- 3 种亚型: 经典型、圆形细胞型、梭形细胞型

成人型

胎儿型

生殖道型

横纹肌瘤

良性

恶性

横纹肌肉瘤

影像:
- 无胚胎性或腺泡状横纹肌肉瘤成分
- 肿瘤常见出血坏死

鉴别:
- 对化疗敏感, 预后差
- 恶性度高, 瘤内坏死常见

胚胎型

葡萄簇状

临床:
- <15 岁儿童为常见的软组织肉瘤
- 婴幼儿空腔脏器腔内常见, 呈葡萄状或息肉状
- 大量急慢性炎细胞浸润时易漏诊

影像:
- 血管丰富, 瘤周可见血管, 可见血管流空影

梭形细胞型

临床:
- 罕见, 主要见于儿童, 成人偶见, 男性多
- 睾丸旁、头颈部多见, 偶见膀胱、腹部与四肢
- 可见无痛性阴囊肿块、血尿、尿频、尿急等
- 免疫组化: 对 Myodi 和 Myogenin 较敏感

影像:
- 与梭形细胞横纹肌肉瘤透明变性基质为其特征
- 位于小腿的横纹肌肉瘤常具有侵袭性, 可在数周内由小丘疹生长至棒球大小, 易伴淋巴结转移

间变型

临床:
- 胚胎性、腺泡状横纹肌肉瘤中瘤细胞间变
- 间变细胞核是邻近瘤细胞核最小径 3 倍或以上
- 中位年龄 4 岁, 下肢、腹膜后, 头颈部多见
- 间变成分越多, 预后较差

影像:
- 肿块信号似肌肉, 与周围组织无明显边界
- 肿块呈明显弥漫性强化

鉴别:

	胎儿型	胚胎性肉瘤
巨检	周界清晰	浸润性生长
深度	浅表	深部软组织
核分裂象	无或罕见	易见
多形性	无或轻微	中度或明显
坏死	无	常有

腺泡状

临床:
- 瘤细胞呈巢状分布, 巢内细胞呈离散状, 形成不定形腺样结构
- 高中位年龄 (10~25 岁), 四肢常见
- 腺泡周边的瘤细胞紧靠纤维隔

影像:
- MR 为原发病灶最佳检查方法, 应常规胸部 CT 检查
- MR 可见肿瘤内呈 T1、T2 高信号纤维间隔
- 肿瘤内被小纤维隔分隔成腺样、巢状

鉴别:
- 强嗜酸性胞质及偶尔出现的多核瘤巨细胞有诊断价值, 几乎见不到梭形细胞

多形性

9.23 非创伤性肌肉病变的鉴别

临床：
- 最常见的炎性肌病
- 首先累及近侧下肢肌肉，尤其是腘绳肌
- 水肿与病变活动密切相关
- 抗炎药物可缓解

影像：
- 肌肉对称性水肿，而肌结构保留
- 常伴广泛皮下和周围筋膜增厚、积液
- 水肿是片状、不均匀、或是单个肌肉内
- 皮肌炎时可出现不规则或片状的肌肉和筋膜钙化（MR 难以显示）
- 在慢性期，MR 显示无炎症的非特异性斑片状对称性肌肉萎缩

多发性肌炎和皮肌炎

临床：
- 一种急性肌肉细菌感染
- 血行播散，或软组织缺损直接感染
- 40%以上患者中可以是多灶或双侧的
- 金黄色葡萄球菌与 90%的病例相关
- 大腿肌肉最易受影响，尤其是股四头肌，其次是臀肌和腰大肌

影像：
- 脓肿形成是脓性肌炎的特征
- 受影响的肌肉在 T1 上的体积增大，T2 上肌肉信号强度增强
- 增强：坏死及积脓无强化，可见气体
- 周围组织通常有广泛的炎症

化脓性肌炎

临床：
- 指肌肉由于中枢神经系统、脊髓、外周运动神经或因神经肌肉接头的异常而失去神经支配而发生的生理和解剖上的变化
- 机制包括毛细血管扩张、血管通透性增加、局部代谢作用、肌纤维变性、胞外水增多和蛋白水解等

影像：
- 急性期：损伤后4d内发生信号强度改变，T1正常，而FLAIR图像显示肌肉信号强度均匀增加
- 亚急性期：信号强度的改变仍然存在于FLAIR图像上，但T1表现为萎缩
- 慢性期：FLAIR图像上的信号强度改变消失，留下不可逆的脂肪替代

失神经性肌病

炎症

萎缩

临床：
- 原因包括室间隔综合征、糖尿病、创伤、运动、中暑、辐射、感染、代谢紊乱、癫痫发作、毒瘾、药物
- 肌肉疼痛不是其突出的特点

影像：
- T1 上由于出血或蛋白浓度而显示轻微的高信号，T2 上由于水肿、坏死和出血表现出斑驳的高信号
- 增强：1 型表现为非特异性的均匀水肿和增强，反映液化前肌坏死的初始阶段；2型(点画征)受累肌肉内可见不均匀强化，内有斑片状无强化区，无强化区域周围可见环形强化

横纹肌溶解症

临床：
- 老年患者常见
- 病程进展缓慢
- 常无显著升高的炎性标志物和肌肉酶
- 可能不对称
- 常早期累及咽部、上肢和远端肌肉

影像：
- 主要表现是突出的斑片状肌肉萎缩
- 没有实质性炎症或筋膜水肿

包涵体肌炎

临床：
- 一组与遗传性基因缺陷有关的渐进性退行性骨骼肌疾患
- 最著名的是 Duchenne and Becker 肌营养不良，为 X 连锁隐性遗传疾病，与肌营养不良、基因功能障碍有关
- 分为多种类型，几乎所有类型都首先影响下肢
- 诊断基于临床检查、肌酶测定、基因测序和组织取样

影像：
- MR主要用于识别病灶分布、监测疾病严重程度，并选择最佳活检部位
- MRS 和 T2 mappings 等定量技术为肌营养不良患者肌肉变性和脂肪替代的早期和准确评估提供了希望

肌营养不良

肿瘤

恶性

良性

临床：
- 1%~2%的淋巴瘤患者可见骨骼肌受累
- 来自全身淋巴瘤的肌肉转移或邻近骨或淋巴结的侵犯
- 罕见，通常发生在老年患者的大腿，躯干，上臂或小腿
- 男性和 HIV 感染者发病率高

影像：
- 最常见表现为浸润性肿块，其特征是沿肌束的方向生长，而肌内脂肪常无侵犯
- 70%患者中有多个间隙受累
- 多发性肿块，病灶内血管沿神经血管束延伸、厚筋膜强化及邻近皮下浸润提示淋巴瘤
- 非常见表现为肌肉信号强度增加而没有明显肿块，但所累及肌肉常体积增大并强化

肌内淋巴瘤

临床：
- 源自骨骼肌细胞及其前体的恶性肿瘤
- 少见，占所有肉瘤的不到5%
- 大多数属于胚胎型，且发生在儿童的头、颈部和泌尿生殖道等肌肉外部位
- 腺泡型不常见，常见于肌肉，可发生于所有年龄
- 多形性常见于成人

影像：
- 与其他软组织肉瘤类似
- 常伴中心性坏死

横纹肌肉瘤

临床：
- 一组良性成纤维细胞增生
- 浸润性生长，可能是局部侵袭
- 最常出现在20~40岁女性
- 病灶可边界清晰或沿筋膜浸润

影像：
- 根据病灶中胶原和细胞的含量而定，胶原含量越高 T1 和 T2 信号越低

纤维瘤病

第十章　人体正常变异与发育畸形

10.1　中枢神经发育畸形与变异的鉴别

神经管关闭畸形

胼胝体发育不良
临床：
- 胼胝体缺如或部分缺如，多呈散发性，膝部常存在，或与体部并存
- 轻者视觉或交叉触觉定位障碍，重者可伴智力低下、小头畸形等

影像：
- 大脑半球纵裂前部向后靠近第三脑室前壁，嘴部受累表现，最常见
- 双侧脑室明显呈八字形分离，形成蝙蝠翼状侧脑室，第三脑室扩大上移

脑膨出
临床：
- 颅腔内容物经颅骨缺损处疝出
- 好发于中线部位，枕部膨出多见

影像：
- 仅含硬脑膜和脑脊液为脑膜膨出
- 脑膜脑膨出时脑组织随硬脑膜膨出，患侧脑室受牵拉变形
- 膨出物有脑组织密度影，局部脑组织、脑室受牵拉变形，患侧移位
- 合并脑室膨出时，脑组织密度影中见脑脊液密度影
- MR为最佳检查，可判断硬膜静脉窦是否进入脑膨出

神经元移行异常

无脑回畸形
临床：
- 神经元移行异常中最严重的类型
- 无脑回结构，大脑半球8形

影像：
- 无脑回畸形见脑表面光滑，无脑回、沟，皮质增厚，白质减少，灰白质呈手指状正常表现消失，两侧裂浅
- 巨脑回畸形为皮质增厚，脑回增宽而扁平，内表面光滑，白质减少，脑室系统扩大，伴胼胝体发育不良

脑裂畸形
临床：
- 贯穿大脑的病理性裂隙，中央前后回附近多见，单、双侧对称畸形

影像：
- 闭合型可见裂隙单、双侧融合，仅达脑白质内，与侧脑室不通
- 开放型可见裂隙两边分离，横贯大脑半球直达侧脑室的室管膜下

灰质异位
临床：
- 神经元移行过程受阻，白质内见灰质，多于脑室周围、半卵圆中心

影像：
- 结节、团块状灰质密度或信号，无占位效应

颅脑畸形

器官形成障碍

前脑无裂畸形
临床：
- 中线处不同程度的畸形，可累及大脑与面部，脑干与小脑正常
- 脑叶型可存活至成年，发育迟缓

影像：
- 无脑叶型无大脑半球，仅一层薄的原始皮层围绕单一扩大的腔
- 半脑叶型见单脑室部分形成枕、颞角，有原始大脑镰，无透明隔
- 脑叶型见大脑镰存在，前部发育不全，半球间裂较浅，额角方形

憩室畸形 —— 视隔发育不良
临床：
- 罕见中线结构前部畸形，包括视神经、透明隔发育不良或缺如等
- 半数可合并脑裂畸形，生长迟缓

影像：
- 透明隔发育不良或缺如，两侧脑室前脚融合成方形，前角前缘平
- 视神经、交叉细小，视神经管窄
- 垂体发育小，部分呈空蝶鞍
- 垂体后叶高信号缺如或异位于垂体柄，垂体柄增粗，鞍上池大
- 常可并胼胝体部分或完全缺如

组织形成障碍

结节性硬化
临床：
- 可见皮脂腺腺瘤、癫痫和智力下降三联征，儿童期发病，男>女

影像：
- 脑室旁室管膜下高密度钙化结节
- T1显示结节较佳，呈等低信号
- T2和FLAIR呈高信号

颅颜面血管瘤病
临床：
- 患侧颜面部三叉神经分布区紫红色血管瘤、顶枕区软脑膜血管瘤
- 病变可伴局限性脑萎缩、癫痫

影像：
- 顶枕区大脑皮层下见花纹状钙化
- 钙化迂曲致密，轮廓似脑回
- 病变区皮层下呈蚯蚓状低信号
- 增强扫描病变区脑回样强化

神经纤维瘤病
临床：
- Ⅰ型皮肤色素斑、周围神经多发肿瘤
- Ⅱ型双侧听神经瘤或三叉神经瘤，10%伴视神经胶质瘤

影像：
- 蝶骨大翼不全并颞叶向眼眶疝出

脊髓畸形

隐性神经管闭合不全

脊膜膨出
临床：
- 腰骶部背侧多见，颈颅交界次之
- 脊髓圆锥位置多正常，少数稍低

影像：
- 见棘突裂、低密度脊髓囊外突
- 脊膜及脑脊液由骨缺损突向皮下
- 囊内脑脊液信号，与椎管腔相通

脊髓脂肪瘤
临床：
- 最常见，为含成熟脂肪和结缔组织与软脊膜、脊髓相连的肿块
- 腰骶最常见，脊髓栓系常见原因

影像：
- 可分为硬膜内脂肪瘤，终丝脂肪瘤，脂肪脊髓脊膜膨出（最常见）
- 常伴半椎、椎体分节不全等畸形

神经肠源性囊肿
临床：
- 为椎管内衬有肠上皮的囊肿，颈胸段最常见
- 脊索裂开致脊柱、脊髓、肠道发育异常的一组疾病，MR首选，背侧肠瘘最罕见也最严重

影像：
- 与脊髓紧密相连，偶连接椎体
- 脊髓前方常见，脊髓受压后移

脊索裂综合征 —— 脊髓纵裂
临床：
- 女童多见，胸腰段常见，患者皮肤异常，见特征性背部毛发丛

影像：
- CT见分裂脊髓与椎管中线纵行骨性间隔，纵裂以上脊髓易积水
- 椎管造影可见纤维性隔刺，多为松质骨

开放性神经管闭合不全
临床：
- 背部中线处神经组织或脊膜暴露
- 脊髓膨出及脊髓脊膜膨出常见
- 常伴 Chiari Ⅱ畸形，脑积水
- 腰骶背部中线附近常见

影像：
- 椎管腔扩大不明显，椎板外翻
- 可见棘突裂，外突脊髓和脊膜囊
- CT平扫脊髓为软组织密度，脊膜囊为脑脊液密度
- T1见脊柱中线宽大骨质缺损
- 椎管造影时硬膜囊呈高密度，脊髓呈相对低密度，对比明显

10.2 耳部发育畸形与变异的鉴别

轻度
临床：
- 第一鳃沟发育障碍所致，男>女
- 患者有不同程度传导性耳聋

影像：
- 轻度耳廓畸形，耳道狭小闭塞
- 外耳道狭窄：外耳道直径≤4mm，内部含有气体和软组织影
- 鼓室腔、听小骨常正常

中度
临床：
- 常伴先天性耳廓畸形、中耳畸形
- 单侧明显大于双侧，且右侧多见

影像：
- 耳廓明显畸形，软骨段与骨性段外耳道完全闭锁
- 鼓室腔狭小，锤砧复合体连于鼓室闭锁板上；镫骨多不受累
- HRCT图像上，外耳道闭锁时见无外耳道，代之薄厚不一的骨性闭锁板，常伴融合的锤砧复合体

重度
临床：
- 耳廓正常结构消失，可仅见皮赘
- 乳突气化欠佳，鼓室和鼓窦明显狭小或不发育

影像：
- 锤砧骨常融合、缺如，镫骨畸形
- 患者常伴有颌面畸形及面神经畸形，部分伴内耳发育不全

以上为 **外耳道畸形**

全内耳未发育
临床：
- 罕见常显，出生时完全感音耳聋
- 听功能与前庭功能全无，助听器无效，为人工耳蜗植入绝对禁忌

影像：
- 全内耳未发育，常伴镫骨及镫骨肌缺如，最严重的内耳发育畸形
- 可见内耳结构完全消失，为无耳蜗、前庭、半规管等内耳结构

共腔畸形
临床：
- 因耳蜗与前庭未完全分化所致
- 患者听功能与前庭功能均异常

影像：
- 颞骨迷路区耳蜗及前庭结构消失，代之以融合的腔隙，圆形或椭圆形囊样，内无任何结构

不完全分隔Ⅱ型
临床：
- 最常见耳蜗畸形，患者听力集中在中低频，因耳蜗底圈发育正常

影像：
- 耳蜗分隔不全，多1.5圈，顶圈与中圈融合，且骨性螺旋板与蜗轴消失，多为双侧性
- 耳蜗顶圈与中圈融合呈一大囊腔，底圈可见，形态尚可或扩大
- 部分病例见增大前庭、前庭导水管影，或畸形半规管、内听道

以上为 **耳蜗畸形**

前庭畸形
临床：
- 依发育程度可分Michel畸形、共同腔畸形、前庭缺如、前庭发育不全和前庭扩大畸形等，其中前庭扩大畸形最常见

影像：
- 主要表现为前庭区正常结构消失，代之以骨质影
- 前庭发育不全多表现为前庭结构较正常人群小
- 前庭扩大畸形表现为前庭腔扩大，多伴短小的水平半规管

前庭导水管畸形
临床：
- 儿童期多表现为双侧渐进性或波动性感音神经性耳聋
- 出生时听力可无明显异常，但出生后可因轻微头颅外伤致突发、隐匿性耳聋

影像：
- HRCT前庭导水管中点最大径>1.5nm、与半规管总脚相通
- T2图像，水成像上可直观显示扩大的内淋巴囊，其骨内部分>1.5nm，或骨外部分>3.8nm
- 部分病例伴前庭扩大，水平半规管短粗或耳蜗发育不良等

内听道畸形
临床：
- 多伴前庭蜗神经发育异常，其中内听道狭窄最多见

影像：
- 内听道直径<3mm时可诊断内听道狭窄，应进一步观察前庭和蜗神经骨通道狭窄情况
- MR可直接显示其内部神经的发育情况，以T2、水成像及矢状面显示较佳

以上为 **内耳畸形**

镫骨畸形
临床：
- 砧骨畸形常见，伴外耳道和外耳畸形

影像：
- 镫骨畸形主要表现为镫骨形态异常或无镫骨影像，可伴有砧骨长突畸形
- 镫骨弓畸形有足弓呈板状或一弓缺如；或足弓形态正常，但与足板之间连接少
- 部分患者可见鼓室内镫骨肌、鼓膜张肌肌腱附着点及走行异常、粗大、缺如等

砧骨畸形
临床：
- 第一咽囊发育障碍所致，可见咽鼓管、鼓室、乳突气房及面神经的鼓室部畸形

影像：
- 砧骨长突、镫骨弓缺如等，可单独发生，亦可同时出现，偶被软组织条索取代
- 砧骨畸形多表现为长突缺如或呈现纤维连接，可伴或不伴镫骨畸形

以上为 **听骨链畸形**

前庭窗闭锁
临床：
- 发生率较低，可为缺如、狭窄或闭锁
- 可伴有镫骨发育不全或缺如，面神经管位置异常等畸形
- 患者可明显传导性耳聋，偶鼓膜异常

影像：
- 前庭窗间隙小或消失，代之骨性闭锁
- 冠状面HRCT显示最佳，常伴镫骨畸形及面神经管畸形

面神经管畸形
临床：
- 面神经管鼓室部畸形包括骨管异常、形态及走行异常等

影像：
- MPR可示面神经管走行，冠状面HRCT示面神经管、镫骨、前庭窗关系
- 骨管异常以缺裂多，面神经暴露于鼓室内，若裂口于下方，可向下膨出，挤压镫骨，甚至遮盖前庭窗龛
- 形态异常以面神经分叉多见，可在鼓室部分成2支：一支走行在正常位置，一支走行鼓岬部
- 走行异常：多为面神经椎曲段（鼓室与乳突段交接处）移位

以上为 **中耳畸形**

10.3　常见先天性肺病变的鉴别

定义：隔离肺与邻近正常肺位于同一个脏层胸膜内
- **供血动脉**：以胸主动脉为主，少数腹主动脉或分支
- **回流静脉**：多数经肺静脉，少数下腔静脉或奇静脉
- **位置**：多位于脊柱旁沟，多在左下肺后段，少数为右下肺后段

临床
- 可无症状，合并感染可发热、胸痛等

影像
- 下叶肺后基底段内，单个或多发的圆形、卵圆形致密影，边缘清
- 合并感染，病变与支气管相通，囊内液体排出，形成囊腔
- 囊壁厚薄不等反复感染后病变边缘模糊，周围支气管扩张
- CTA：异常血管从主动脉发出，供血动脉70%来自胸主动脉，引流静脉多经肺静脉
- 增强CT在降主动脉显影后见隔离肺强化

叶内型

肺隔离症

定义：隔离肺与正常肺不在同一个脏层胸膜内，有独自完整的脏层胸膜

临床
- 常合并其他畸形，30%合并左膈疝，其它：心血管畸形、漏斗胸、支气管囊肿、食管支气管瘘等
- **供血动脉**：以腹主动脉多见
- **回流静脉**：经下腔静脉、门静脉或奇静脉
- 90%在左下肺后段，也可位于膈下或纵隔内

影像
- 左下肺后段密度均匀软组织阴影
- CTA显示供血动脉来自腹主动脉
- 信号表现取决于病灶的病理结构
- 囊性：T1低信号，T2高信号
- 实性：T1中等、T2高信号，均匀或不均匀
- 诊断重点：异常供血血管

叶外型

临床
- 胚胎早期胚芽发育障碍
- 两侧肺不发育，不能存活
- 一侧肺发育异常
- 症状无特征性，多数无症状，或仅有胸闷、气促
- 查体：患侧呼吸音减弱或消失

影像
- 肺不发育，患侧一致性密度增高，无充气肺组织及肺纹理
- 患侧膈肌升高，肋间隙变窄及纵隔移向患侧
- 健侧代偿性肺气肿
- CT示患侧胸腔内无含气肺组织及支气管影像
- 心脏纵隔移向患侧
- 肺纵隔疝
- 增强可显示患侧肺动脉缺如

一侧肺不发育

影像
- 患侧全部或部分肺野充气不良或均匀的致密影
- 纵隔移向患侧
- 健侧肺野透亮度增高
- 支气管造影示患侧支气管分支的数目少、管径小，末端有囊状扩张
- 主支气管细小
- 增强可显示患侧肺动脉细小

一侧肺发育不全

肺发育异常

影像
- 肺叶体积小、密度高
- 邻近肺叶可呈代偿性肺气肿
- 健侧肺野透亮度增高
- 病变肺叶呈三角形或类圆形软组织密度影，尖端指向肺门
- 增强可见病变区多发大小不等、形态各异的囊性结构

肺叶发育不全

支气管囊肿

临床
- 呼吸系统最常见先天性病变
- 多见于青少年，男性发病率高

影像
- 呈圆形、椭圆形或分叶状，密度均匀，出血者密度高
- 边缘光滑锐利，囊壁可见弧形钙化
- 信号强度取决于囊肿成分
- 浆液成分，T1低信号T2高信号
- 液体内蛋白成分多或有胆固醇结晶，T1呈高信号

含液囊肿

影像
- 薄壁环状透亮影，边界清晰的圆形无肺纹理透亮区
- 与支气管相通处如形成活瓣性阻塞，则形成张力性含气囊肿

含气囊肿

影像
- 液气囊肿内可见液平面

液气囊肿

肺动静脉瘘
- **输入血管**：多为肺动脉
- **输出血管**：肺静脉
- 分流量小者可无症状
- 分流量大者可出现活动后呼吸急促、发绀，但多在儿童期出现，偶见于新生儿
- 咯血—肺动静脉瘘的破裂而引起
- 胸痛—肺脏层胸膜下病变破裂出血或血胸

影像
囊状肺动静脉瘘：
- 单发多见，下叶多见
- 结节大小1至数厘米，密度均匀
- 常见数支粗大、扭曲血管阴影引向肺门

弥漫性肺动静脉瘘：
- 多发葡萄状高密度影
- 圆形或轻度分叶密度影
- 输入动脉、输出静脉呈条状，向肺门走行
- CTA显示畸形结节为明显强化的血管团，输入、输出血管更清楚
- 圆形、椭圆形、不规则结节
- 动静脉瘘呈低信号（血管流空）

10.4　消化系统发育畸形与变异的鉴别

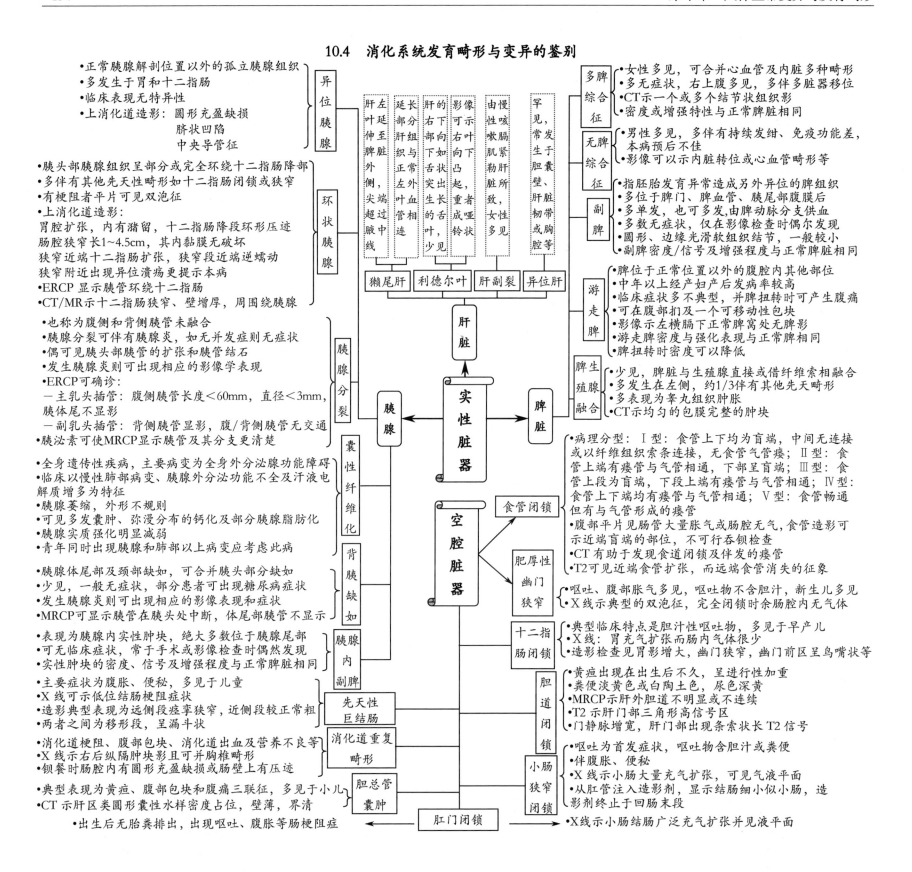

异位胰腺
- 正常胰腺解剖位置以外的孤立胰腺组织
- 多发生于胃和十二指肠
- 临床表现无特异性
- 上消化道造影：圆形充盈缺损
　　　　　　　　脐状凹陷
　　　　　　　　中央导管征

环状胰腺
- 胰头部胰腺组织呈部分或完全环绕十二指肠降部
- 多伴有其他先天性畸形如十二指肠闭锁或狭窄
- 有梗阻者平片可见双泡征
- 上消化道造影：
胃腔扩张，内有潴留，十二指肠降段环形压迹
肠腔狭窄长1~4.5cm，其内黏膜无破坏
狭窄近端十二指肠扩张，狭窄段近端逆蠕动
狭窄附近出现异位溃疡更提示本病
- ERCP 显示胰管环绕十二指肠
- CT/MR示十二指肠狭窄、壁增厚，周围绕胰腺

胰腺分裂
- 也称为腹侧和背侧胰管未融合
- 胰腺分裂可伴有胰腺炎，如无并发症则无症状
- 偶可见胰头部胰管的扩张和胰管结石
- 发生胰腺炎则可出现相应的影像学表现
- ERCP可确诊：
－主乳头插管：腹侧胰管长度<60mm，直径<3mm，胰体尾部不显影
－副乳头插管：背侧胰管显影，腹/背侧胰管无交通
- 胰泌素可使MRCP显示胰管及其分支更清楚

囊性纤维化
- 全身遗传性疾病，主要病变为全身外分泌腺功能障碍
- 临床以慢性肺部病变、胰腺外分泌功能不全及汗液电解质增多为特征
- 胰腺萎缩，外形不规则
- 可见多发囊肿、弥漫分布的钙化及部分胰腺脂肪化
- 胰腺实质强化明显减弱
- 青年同时出现胰腺和肺部以上病变应考虑此病

背胰缺如
- 胰腺体尾部及颈部缺如，可合并胰头部分缺如
- 少见，一般无症状，部分患者可出现糖尿病症状
- 发生胰腺炎则可出现相应的影像表现和症状
- MRCP可显示胰管在胰头处中断，体尾部胰管不显示

胰腺内副脾
- 表现为胰腺内实性肿块，绝大多数位于胰腺尾部
- 可无临床症状，常于手术或影像检查时偶然发现
- 实性肿块的密度、信号及增强程度与正常脾脏相同

先天性巨结肠
- 主要症状为腹胀、便秘，多见于儿童
- X 线可示低位结肠梗阻症状
- 造影典型表现为远侧段痉挛狭窄，近侧段较正常粗
- 两者之间为移形段，呈漏斗状

消化道重复畸形
- 消化道梗阻、腹部包块、消化道出血及营养不良等
- X线示右后纵隔块影且可并胸椎畸形
- 钡餐时肠腔内有圆形充盈缺损或肠壁上有压迹

胆总管囊肿
- 典型表现为黄疸、腹部包块和腹痛三联征，多见于小儿
- CT 示肝门区类圆形囊性水样密度占位，壁薄，界清

胰腺　—　**实性脏器**　—　**肝脏**

獭尾肝：肝左叶延伸至脾外侧，尖端超过脐中线

利德尔叶：延长部分肝组织与正常肝左叶相连

肝副裂：肝的右下部向下如舌状突出生长

异位肝：影像可示肝下叶向右向凸起，重者成哑铃状，少见

由慢性咳嗽膈肌紧勒肝脏所致，女性多见

罕见，常发生于胆囊壁、肝脏、肝韧带或胸腔等

多脾综合征
- 女性多见，可合并心血管及内脏多种畸形
- 多无症状，右上腹多见，多伴多脏器移位
- CT示一个或多个结节状组织影
- 密度或增强特性与正常脾脏相同

无脾综合征
- 男性多见，多伴有持续发绀、免疫功能差，本病预后不佳
- 影像可以示内脏转位或心血管畸形等

副脾
- 指胚胎发育异常造成另外异位的脾组织
- 多位于脾门、脾血管、胰尾部腹膜后
- 多单发，也可多发，由脾动脉分支供血
- 多数无症状，仅在影像检查时偶尔发现
- 圆形、边缘光滑软组织结节，一般较小
- 副脾密度/信号及增强程度与正常脾脏相同

游走脾
- 脾位于正常位置以外的腹腔内其他部位
- 中年以上经产妇产后发病率较高
- 临床症状多不典型，并脾扭转时可产生腹痛
- 可在腹部扪及一个可移动性包块
- 影像示左横膈下正常脾窝处无脾影
- 游走脾密度与强化表现与正常脾相同
- 脾扭转时密度可以降低

脾生殖腺融合
- 少见，脾脏与生殖腺直接或借纤维索相融合
- 多发生在左侧，约1/3伴有其他先天畸形
- 多表现为睾丸组织肿胀
- CT示均匀的包膜完整的肿块

空腔脏器

食管闭锁
- 病理分型：Ⅰ型：食管上下均为盲端，中间无连接或以纤维组织索条连接，无食管气管瘘；Ⅱ型：食管上端有瘘管与气管相通，下部呈盲端；Ⅲ型：食管上段为盲端，下段上端有瘘管与气管相通；Ⅳ型：食管上下端均有瘘管与气管相通；Ⅴ型：食管畅通但有与气管形成的瘘管
- 腹部平片见肠管大量胀气或肠腔无气，食管造影可示近端盲端的部位，不可行吞钡检查
- CT 有助于发现食道闭锁及伴发的瘘管
- T2可见近端食管扩张，而远端食管消失的征象

肥厚性幽门狭窄
- 呕吐、腹部胀气多见，呕吐物不含胆汁，新生儿多见
- X线示典型的双泡征，完全闭锁时余肠腔内无气体

十二指肠闭锁
- 典型临床特点是胆汁性呕吐物，多见于早产儿
- X线：胃充气扩张而肠内气体很少
- 造影检查见胃影增大，幽门狭窄，幽门前区呈鸟嘴状等

胆道闭锁
- 黄疸出现在出生后不久，呈进行性加重
- 粪便淡黄色或白陶土色，尿色深黄
- MRCP示肝外胆道不明显或不连续
- T2示肝门部三角形高信号区
- 门静脉增宽，肝门部出现条索状长 T2 信号

小肠狭窄闭锁
- 呕吐为首发症状，呕吐物含胆汁或粪便
- 伴腹胀、便秘
- X线示小肠大量充气扩张，可见气液平面
- 从肛管注入造影剂，显示结肠细小似小肠，造影剂终止于回肠末段

肛门闭锁
- 出生后无胎粪排出，出现呕吐、腹胀等肠梗阻症状
- X线示小肠结肠广泛充气扩张并见液平面

10.5　泌尿生殖系统发育畸形与变异的鉴别

肾脏

数量异常

- **肾缺如**
  - 也称为孤立肾
  - IVP及CT示缺如侧无肾显示，同侧肾上腺多明确显示；腹主动脉造影可见缺如侧无肾动脉发出；对侧肾影相对增大，且密度及信号强度均正常
- **附加肾**
  - 单独存在的第3肾，无特别症状
  - 平扫示肾周边缘不整的低密度囊性灶，邻近受压，肾门血管移位，可观察到与囊性病灶相连的扩张输尿管
  - CTU示正常输尿管及附加输尿管

形态异常

- **融合肾**
  - 多见于男性
  - CT示双肾位置多偏低，下极在肾前融合，上极分离，其密度、信号及强化均同正常肾实质，并能示并发的肾积水等表现
- **分叶肾**
  - CT示肾表面多个切迹
  - 增强扫描示皮质期见明显强化的肾柱自切迹处延伸至肾实质内
- **驼峰肾**
  - 局限性肾实质增厚外突，边缘光整，但密度及强化方式同正常实质
- **肾柱排列异常**
  - CT平扫示局限性肾实质增厚
  - 增强及MR示Bertin柱与正常的皮质柱密度或信号一致，呈卷曲状，其内有正常肾髓质

位置异常

- **异位肾**
  - 多位于同侧腹膜后
  - IVP示肾及输尿管显影，但位置异常
  - CT示一侧肾窝无肾影，异位肾位于下腹部、盆腔或膈上脊柱旁，多较小，伴旋转不良。增强强化程度与正常肾相同

旋转异常

- IVP和CT示肾盏转至肾盂内侧，肾盏指向前、后或内侧，且大部分同肾盂重叠，肾盂影较长，输尿管上段有不同程度向外移位

大小异常

- **侏儒肾**
  - 平扫一侧肾影小，对侧肾影增大
  - 尿路造影示病侧肾盂、肾盏及输尿管均显示小，发育不全的肾密度及强化均似正常肾组织

膀胱

- **膀胱憩室**
  - 尿路造影示突出膀胱外的囊袋状，有颈部与膀胱相连
  - CT增强扫描示囊内充盈造影剂
- **脐尿管异常**
  - 脐尿管走行区域内的囊性病灶
  - 近腹中线，紧贴于前腹壁后方
  - 囊壁光滑，密度均匀，上端均低于脐；合并感染可呈多房性包块，囊壁增厚，囊内密度增高

男性生殖

- **异位前列腺**
  - 无痛性血尿为主诉
  - 前列腺异位至膀胱的症状和影像与膀胱肿瘤很相似，平扫示膀胱三角区增厚或膀胱内肿物，注入造影剂后均匀强化
- **精囊囊肿**
  - 多见于20~40岁，血精、血尿
  - CT示精囊局部薄壁水样密度灶，边缘光滑，增强囊壁及其分隔可强化
- **隐睾**
  - CT示睾丸移动部位有1~3cm大小卵圆形软组织块影，边界光整，密度均匀
  - 若肿块体积偏大，内密度不均匀者，应高度怀疑恶变，恶变睾丸边界多清楚

尿道

- **重复尿道**
  - 多见于男性
  - 排尿性膀胱尿道造影可确定副尿道与正尿道和膀胱间的关系
- **尿道憩室**
  - 排尿性尿道造影可明确憩室的形态、大小、位置及尿道的关系
  - CT示尿道周围有一囊袋状结构，与正常尿道邻近，其内充满液体，其壁略增厚
- **后尿道瓣膜**
  - 患者有轻重不一的排尿梗阻
  - 排尿性膀胱尿路造影和CT示膀胱扩大，膀胱颈抬高，小梁增粗，输尿管积水，输尿管下端扩张尤为明显，后尿道延长、扩张

女性生殖

- **子宫发育不全**
  - 子宫造影显示宫腔，根据显影内腔形态和内有无纵隔及长度可诊断出多数子宫畸形
  - MR清楚示子宫外形及各解剖带及宫腔
  - 单角子宫呈香蕉状，靴形子宫的宫腔呈心形，双子宫有两个分开的宫体和宫颈，纵隔子宫的宫底外缘光滑或轻度凹陷，而双角子宫的宫底外缘有明显切迹等
- **无阴道**
  - 盆腔内见痕迹子宫，未见子宫内膜高信号、基质层低信号及宫颈结构
  - 有的患者无子宫及阴道
  - 有的可显示子宫，阴道位置可见条索状信号，未见阴道结构

输尿管

- **输尿管异位开口**
  - 常见于女性
  - IVP虽然可直观显示输尿管走行全貌，但由于往往存在上尿路积水，故多不显影
  - CT示病侧输尿管呈轻中度扩张积水，引流的输尿管走行迂曲，但未进入正常膀胱开口处
- **盂尿管重复畸形**
  - IVP示同一侧肾区有两套肾盂肾盏输尿管，并可见两支输尿管汇合或分别进入膀胱及开口位于其他位置
- **输尿管发育或发育不全**
  - 发病年龄较小
  - IVP示病侧不显示
  - CT示病侧输尿管节段性或呈串珠状狭窄，多伴有病侧肾积水
- **输尿管囊肿**
  - 多见于成年女性
  - IVP示肾盂肾盏输尿管有不同程度的扩张积水，特征性表现为病侧膀胱输尿管入口处有一囊肿，为蛇头征
  - 当囊内有造影剂充盈时，囊壁为一环形透亮影，囊内无造影剂时则表现为圆形光滑的充盈缺损
  - CT示膀胱三角区见薄壁圆形结构，内为尿液密度，壁的密度类似膀胱壁
- **输尿管狭窄及梗阻**
  - IVU示输尿管恒久的局限性狭窄段
  - CT示狭窄部位上段输尿管、肾盂、肾盏明显扩张，呈花瓣状
- **输尿管瓣膜症**
  - 多为成年发病
  - 首选IVU，能显示输尿管扩张的程度、范围和肾脏的分泌排泄功能，还能显示瓣膜的部位、形态及是否功能性
- **巨输尿管症**
  - 逆行性尿路造影示输尿管扩张，呈肠管样，伴或不伴有输尿管下段狭窄，上段积水
- **输尿管憩室**
  - IVU呈小囊状显影区，突出管腔外
  - CT示上段输尿管扩张，周围可发现大小不等的囊性灶，囊内密度均匀，包膜完整，内缘见扩张输尿管影
- **下腔静脉后输尿管**
  - 多见于30~40岁
  - 常见于右侧
  - X线示输尿管向中线弯曲与第3、4腰椎相重，然后弯曲向前略呈S形，输尿管上段及肾盂肾盏常有明显扩大积水

10.6　骨与关节发育畸形与变异的鉴别

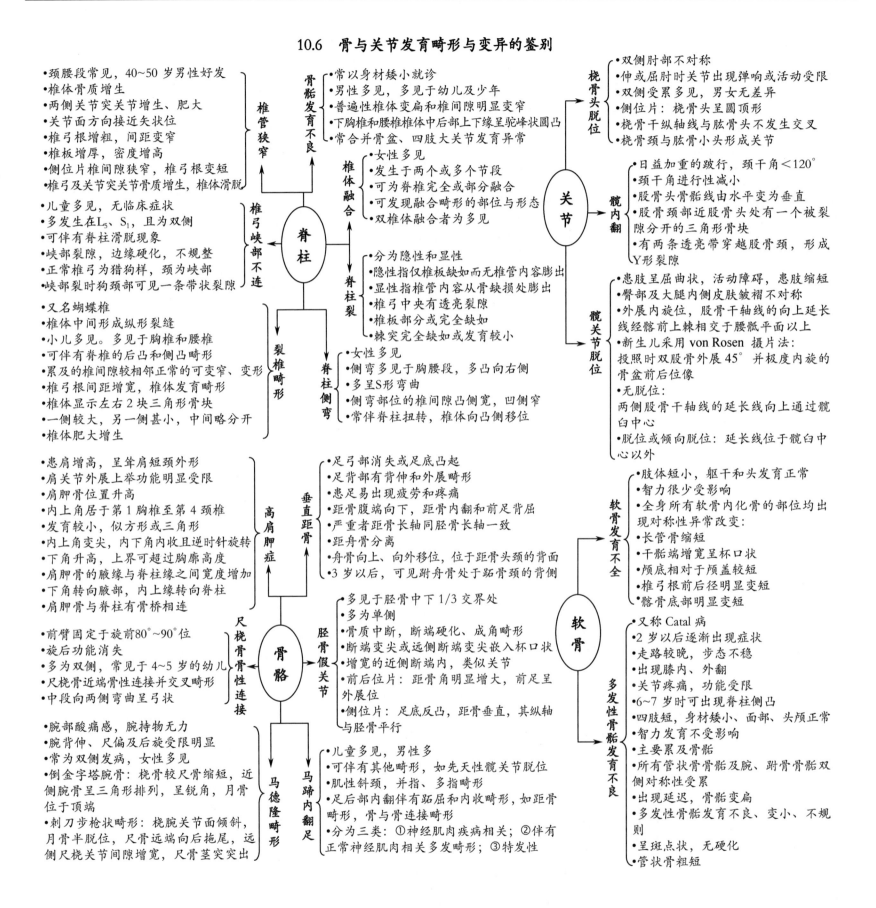

骨骼发育不良
- 常以身材矮小就诊
- 男性多见，多见于幼儿及少年
- 普遍性椎体变扁和椎间隙明显变窄
- 下胸椎和腰椎椎体中后部上下缘呈驼峰状圆凸
- 常合并骨盆、四肢大关节发育异常

脊柱

椎管狭窄
- 颈腰段常见，40~50 岁男性好发
- 椎体骨质增生
- 两侧关节突关节增生、肥大
- 关节面方向接近矢状位
- 椎弓根增粗，间距变窄
- 椎板增厚，密度增高
- 侧位片椎间隙狭窄，椎弓根变短
- 椎弓及关节突关节骨质增生，椎体滑脱

椎弓峡部不连
- 儿童多见，无临床症状
- 多发生在 L_5、S_1，且为双侧
- 可伴有脊柱滑脱现象
- 峡部裂隙，边缘硬化，不规整
- 正常椎弓为猎狗样，颈为峡部
- 峡部裂时狗颈部可见一条带状裂隙

裂椎畸形
- 又名蝴蝶椎
- 椎体中间形成纵形裂缝
- 小儿多见。多见于胸椎和腰椎
- 可伴有脊柱的后凸和侧凸畸形
- 累及的椎间隙较相邻正常的可变窄、变形
- 椎弓根间距变宽，椎体发育畸形
- 椎体显示左右 2 块三角形骨块
- 一侧较大，另一侧甚小，中间略分开
- 椎体肥大增生

椎体融合
- 女性多见
- 发生于两个或多个节段
- 可为脊椎完全或部分融合
- 可发现融合畸形的部位与形态
- 双椎体融合者为多见

脊柱裂
- 分为隐性和显性
- 隐性指仅椎板缺如而无椎管内容膨出
- 显性指椎管内容从骨缺损处膨出
- 椎弓中央有透亮裂隙
- 椎板部分或完全缺如
- 棘突完全缺如或发育较小

脊柱侧弯
- 女性多见
- 侧弯多见于胸腰段，多凸向右侧
- 多呈 S 形弯曲
- 侧弯部位的椎间隙凸侧宽，凹侧窄
- 常伴脊柱扭转，椎体向凸侧移位

关节

桡骨头脱位
- 双侧肘部不对称
- 伸或屈肘时关节出现弹响或活动受限
- 双侧受累多见，男女无差异
- 侧位片：桡骨头呈圆顶形
- 桡骨干纵轴线与肱骨头不发生交叉
- 桡骨颈与肱骨小头形成关节

髋内翻
- 日益加重的跛行，颈干角 <120°
- 颈干角进行性减小
- 股骨头骨骺线由水平变为垂直
- 股骨颈部近股骨头处有一个被裂隙分开的三角形骨块
- 有两条透亮带穿越股骨颈，形成 Y 形裂隙

髋关节脱位
- 患肢呈屈曲状，活动障碍，患肢缩短
- 臀部及大腿内侧皮肤皱褶不对称
- 外展内旋位，股骨干轴线的向上延长线经髂前上棘相交于腰骶平面以上
- 新生儿采用 von Rosen 摄片法：投照时双股骨外展 45° 并极度内旋的骨盆前后位像
- 无脱位：两侧股骨干轴线的延长线向上通过髋臼中心
- 脱位或倾向脱位：延长线位于髋臼中心以外

骨骼

高肩胛症
- 患肩增高，呈耸肩短颈外形
- 肩关节外展上举功能明显受限
- 肩胛骨位置升高
- 内上角居于第 1 胸椎至第 4 胸椎
- 发育较小，似方形或三角形
- 内上角变尖，内下角内收且逆时针旋转
- 下角升高，上界可超过胸廓高度
- 肩胛骨的腋缘与脊柱缘之间宽度增加
- 下角转向腋部，内上缘转向脊柱
- 肩胛骨与脊柱有骨桥相连

尺桡骨骨性连接
- 前臂固定于旋前 80°~90° 位
- 旋后功能消失
- 多为双侧，常见于 4~5 岁的幼儿
- 尺桡骨近端骨性连接并交叉畸形
- 中段向两侧弯曲呈弓状

马德隆畸形
- 腕部酸痛感，腕持物无力
- 腕背伸、尺偏及后旋受限明显
- 常为双侧发病，女性多见
- 倒金字塔腕骨：桡骨较尺骨缩短，近侧腕骨呈三角形排列，呈锐角，月骨位于顶端
- 刺刀步枪状畸形：桡腕关节面倾斜，月骨半脱位，尺骨远端向后拖尾，远侧尺桡关节间隙增宽，尺骨茎突突出

垂直距骨
- 足弓部消失或足底凸起
- 足背部有背伸和外展畸形
- 患足易出现疲劳和疼痛
- 距骨腹端向下，距骨内翻和前足背屈
- 严重者距骨长轴同胫骨长轴一致
- 距舟骨分离
- 舟骨向上、向外移位，位于距骨头颈的背面
- 3 岁以后，可见骶舟骨处于距骨颈的背侧

胫骨假关节
- 多见于胫骨中下 1/3 交界处
- 多为单侧
- 骨质中断，断端硬化、成角畸形
- 断端变尖或远侧断端变尖嵌入杯口状
- 增宽的近侧断端内，类似关节
- 前后位片：距骨角明显增大，前足呈外展位
- 侧位片：足底反凸，距骨垂直，其纵轴与胫骨平行

马蹄内翻足
- 儿童多见，男性多
- 可伴有其他畸形，如先天性髋关节脱位、肌性斜颈，并指、多指畸形
- 足后部内翻伴有距屈和内收畸形，如距骨畸形，骨与骨连接畸形
- 分为三类：①神经肌肉疾病相关；②伴有正常神经肌肉相关多发畸形；③特发性

软骨

软骨发育不全
- 肢体短小，躯干和头发育正常
- 智力很少受影响
- 全身所有软骨内化骨的部位均出现对称性异常改变：
- 长管骨缩短
- 干骺端增宽呈杯口状
- 颅底相对于颅盖较短
- 椎弓根前后径明显变短
- 髂骨底部明显变短

多发性骨骺发育不良
- 又称 Catal 病
- 2 岁以后逐渐出现症状
- 走路较晚，步态不稳
- 出现膝内、外翻
- 关节疼痛，功能受限
- 6~7 岁时可出现脊柱侧凸
- 四肢短，身材矮小、面部、头颅正常
- 智力发育不受影响
- 主要累及骨骺
- 所有管状骨骨骺及腕、跗骨骨骺双侧对称性受累
- 出现延迟，骨骺变扁
- 多发性骨骺发育不良、变小、不规则
- 呈斑点状，无硬化
- 管状骨粗短

10.7　膝关节解剖变异与鉴别

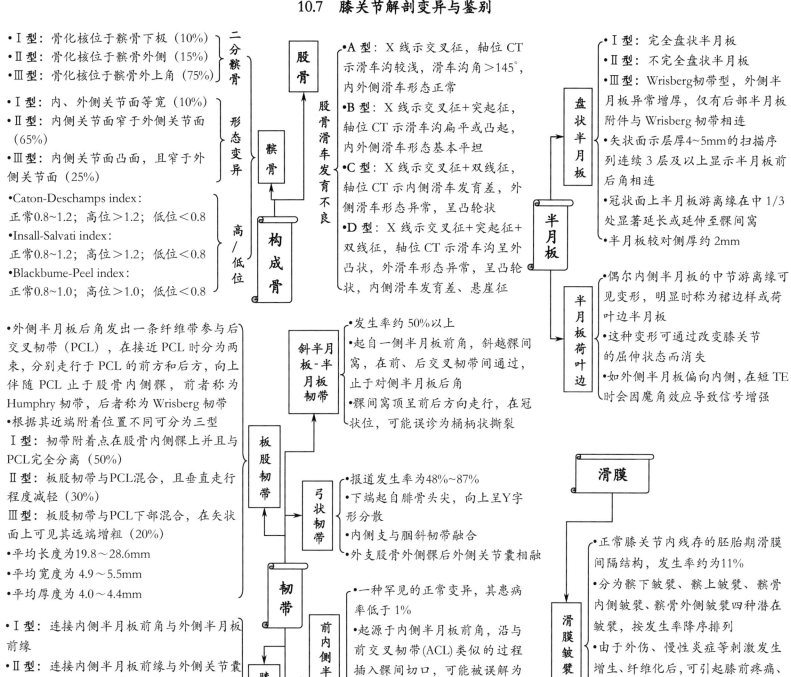

二分髌骨
- Ⅰ型：骨化核位于髌骨下极（10%）
- Ⅱ型：骨化核位于髌骨外侧（15%）
- Ⅲ型：骨化核位于髌骨外上角（75%）

形态变异
- Ⅰ型：内、外侧关节面等宽（10%）
- Ⅱ型：内侧关节面窄于外侧关节面（65%）
- Ⅲ型：内侧关节面凸面，且窄于外侧关节面（25%）

高/低位
- Caton-Deschamps index：正常0.8~1.2；高位>1.2；低位<0.8
- Insall-Salvati index：正常0.8~1.2；高位>1.2；低位<0.8
- Blackbume-Peel index：正常0.8~1.0；高位>1.0；低位<0.8

股骨

髌骨

构成骨

股骨滑车发育不良
- A型：X线示交叉征，轴位CT示滑车沟较浅，滑车沟角>145°，内外侧滑车形态正常
- B型：X线示交叉征+突起征，轴位CT示滑车沟扁平或凸起，内外侧滑车形态基本平坦
- C型：X线示交叉征+双线征，轴位CT示内侧滑车发育差，外侧滑车形态异常，呈凸轮状
- D型：X线示交叉征+突起征+双线征，轴位CT示滑车沟呈外凸状，外滑车形态异常，呈凸轮状，内侧滑车发育差、悬崖征

盘状半月板
- Ⅰ型：完全盘状半月板
- Ⅱ型：不完全盘状半月板
- Ⅲ型：Wrisberg韧带型，外侧半月板异常增厚，仅有后部半月板附件与Wrisberg韧带相连
- 矢状面示层厚4~5mm的扫描序列连续3层及以上显示半月板前后角相连
- 冠状面上半月板游离缘在中1/3处显著延长或延伸至髁间窝
- 半月板较对侧厚约2mm

半月板

半月板荷叶边
- 偶尔内侧半月板的中节游离缘可见变形，明显时称为裙边样或荷叶边半月板
- 这种变形可通过改变膝关节的屈伸状态而消失
- 如外侧半月板偏向内侧，在短TE时会因魔角效应导致信号增强

板股韧带
- 外侧半月板后角发出一条纤维带参与后交叉韧带（PCL），在接近PCL时分为两束，分别走行于PCL的前方和后方，向上伴随PCL止于股骨内侧髁，前者称为Humphry韧带，后者称为Wrisberg韧带
- 根据其近端附着位置不同可分为三型
  - Ⅰ型：韧带附着点在股骨内侧髁上并且与PCL完全分离（50%）
  - Ⅱ型：板股韧带与PCL混合，且垂直走行程度减轻（30%）
  - Ⅲ型：板股韧带与PCL下部混合，在矢状面上可见其远端增粗（20%）
- 平均长度为19.8~28.6mm
- 平均宽度为4.9~5.5mm
- 平均厚度为4.0~4.4mm

斜半月-半月板韧带
- 发生率约50%以上
- 起自一侧半月板前角，斜越髁间窝，在前、后交叉韧带间通过，止于对侧半月板后角
- 髁间窝顶呈前后方向走行，在冠状位，可能误诊为桶柄状撕裂

弓状韧带
- 报道发生率为48%~87%
- 下端起自腓骨头尖，向上呈Y字形分散
- 内侧支与腘斜韧带融合
- 外支股骨外侧髁后外侧关节囊相融

韧带

前内侧半月板韧带
- 一种罕见的正常变异，其患病率低于1%
- 起源于内侧半月板前角，沿与前交叉韧带(ACL)类似的过程插入髁间切口，可能被误解为ACL的纤维
- 也可能类似于突出的髌下皱襞(黏膜韧带)，但起源于内侧半月板的前角，而不是Hoffa脂肪垫的顶端

膝横韧带
- Ⅰ型：连接内侧半月板前角与外侧半月板前缘
- Ⅱ型：连接内侧半月板前缘与外侧关节囊
- Ⅲ型：连接内、外侧关节囊，与内、外侧半月板不相连
- 平均长度为34.2~39.6mm
- 平均宽度为3.9~4.5mm
- 平均厚度3.0~3.4mm

滑膜

滑膜皱襞
- 正常膝关节内残存的胚胎期滑膜间隔结构，发生率约为11%
- 分为髌下皱襞、髌上皱襞、髌骨内侧皱襞、髌骨外侧皱襞四种潜在皱襞，按发生率降序排列
- 由于外伤、慢性炎症等刺激发生增生、纤维化后，可引起膝前疼痛、弹响、打软腿、甚至屈伸受限等一系列症状和体征
- 在MR图像中，被看作是关节内的薄的低信号强度

第十一章　儿科常见肿瘤

11.1　儿科中枢神经系统常见肿瘤的鉴别

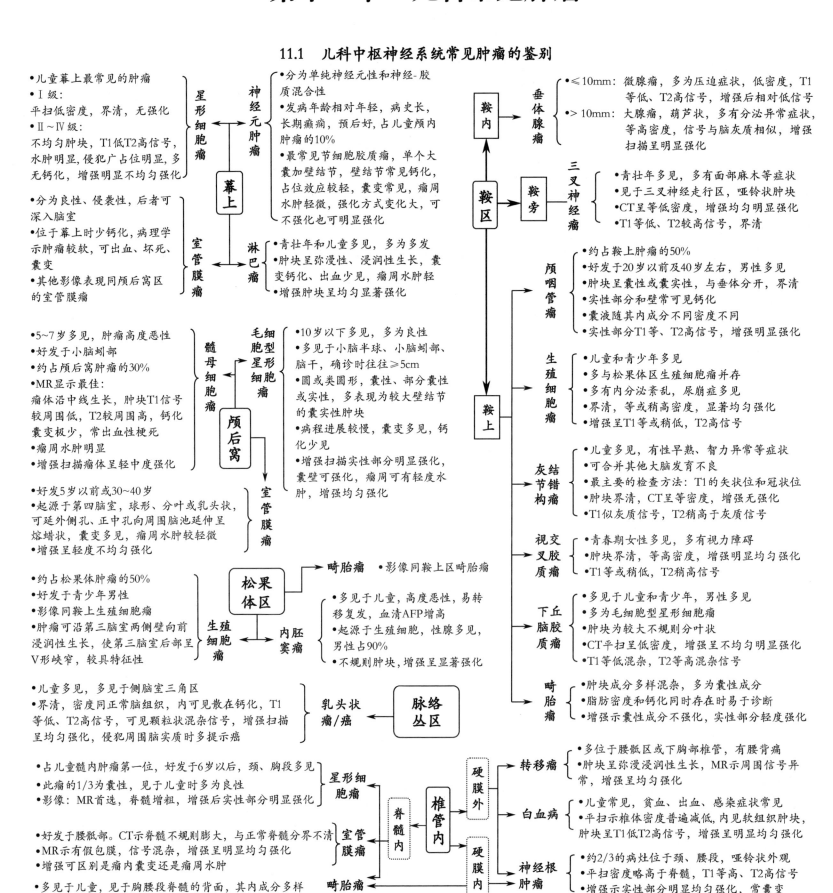

幕上

星形细胞瘤
- 儿童幕上最常见的肿瘤
- I级：平扫低密度，界清，无强化
- II~IV级：不均匀肿块，T1低T2高信号，水肿明显，侵犯广占位明显，多无钙化，增强明显不均匀强化

室管膜瘤
- 分为良性、侵袭性，后者可深入脑室
- 位于幕上时少钙化，病理学示肿瘤较软，可出血、坏死、囊变
- 其他影像表现同颅后窝区的室管膜瘤

神经元肿瘤
- 分为单纯神经元性和神经-胶质混合性
- 发病年龄相对年轻，病史长，长期癫痫，预后好，占儿童颅内肿瘤的10%
- 最常见节细胞胶质瘤，单个大囊加壁结节，壁结节常见钙化，占位效应较轻，囊变常见，瘤周水肿轻微，强化方式变化大，可不强化也可明显强化

淋巴瘤
- 青壮年和儿童多见，多为多发
- 肿块呈弥漫性、浸润性生长，囊变钙化、出血少见，瘤周水肿轻
- 增强肿块呈均匀显著强化

鞍区 — 鞍内 — 垂体腺瘤
- ≤10mm：微腺瘤，多为压迫症状，低密度，T1等低、T2高信号，增强后相对低信号
- >10mm：大腺瘤，葫芦状，多有分泌异常症状，等高密度，信号与脑灰质相似，增强扫描呈明显强化

鞍区 — 鞍旁 — 三叉神经瘤
- 青壮年多见，多有面部麻木等症状
- 见于三叉神经走行区，哑铃状肿块
- CT呈等低密度，增强均匀明显强化
- T1等低、T2较高信号，界清

鞍上 — 颅咽管瘤
- 约占鞍上肿瘤的50%
- 好发于20岁以前及40岁左右，男性多见
- 肿块呈囊性或囊实性，与垂体分开，界清
- 实性部分和壁常可见钙化
- 囊液随其内成分不同密度不同
- 实性部分T1等、T2高信号，增强明显强化

鞍上 — 生殖细胞瘤
- 儿童和青少年多见
- 多与松果体区生殖细胞瘤并存
- 多有内分泌紊乱，尿崩症多见
- 界清，等或稍高密度，显著均匀强化
- 增强呈T1等或稍低，T2高信号

鞍上 — 灰结节错构瘤
- 儿童多见，有性早熟、智力异常等症状
- 可合并其他大脑发育不良
- 最主要的检查方法：T1的矢状位和冠状位
- 肿块界清，CT呈等密度，增强无强化
- T1似灰质信号，T2稍高于灰质信号

鞍上 — 视交叉胶质瘤
- 青春期女性多见，多有视力障碍
- 肿块界清，等高密度，增强明显均匀强化
- T1等或稍低，T2稍高信号

鞍上 — 下丘脑胶质瘤
- 多见于儿童和青少年，男性多见
- 多为毛细胞型星形细胞瘤
- 肿块为较大不规则分叶状
- CT平扫呈低密度，增强呈不均匀明显强化
- T1等低混杂，T2等高混杂信号

鞍上 — 畸胎瘤
- 肿块成分多样混杂，多为囊性成分
- 脂肪密度和钙化同时存在时易于诊断
- 增强示囊性成分不强化，实性部分轻度强化

颅后窝 — 毛细胞型星形细胞瘤
- 10岁以下多见，多为良性
- 多见于小脑半球、小脑蚓部、脑干，确诊时往往≥5cm
- 圆或类圆形，囊性、部分囊性或实性，多表现为较大壁结节的囊实性肿块
- 病程进展较慢，囊变多见，钙化少见
- 增强扫描实性部分明显强化，囊壁可强化，瘤周可有轻度水肿，增强均匀强化

颅后窝 — 髓母细胞瘤
- 5~7岁多见，肿瘤高度恶性
- 好发于小脑蚓部
- 约占颅后窝肿瘤的30%
- MR显示最佳：瘤体沿中线生长，肿块T1信号较周围低，T2较周围高，钙化囊变极少，常出血性梗死
- 瘤周水肿明显
- 增强扫描瘤体呈轻中度强化

颅后窝 — 室管膜瘤
- 好发5岁以前或30~40岁
- 起源于第四脑室，球形、分叶或乳头状，可延外侧孔、正中孔向周围脑池延伸呈熔蜡状，囊变多见，瘤周水肿较轻微
- 增强呈轻度不均匀强化

松果体区 — 畸胎瘤
- 影像同鞍上区畸胎瘤

松果体区 — 生殖细胞瘤
- 约占松果体肿瘤的50%
- 好发于青少年男性
- 影像同鞍上生殖细胞瘤
- 肿瘤可沿第三脑室两侧壁向前浸润性生长，使第三脑室后部呈V形峡窄，较具特征性

松果体区 — 内胚窦瘤
- 多见于儿童，高度恶性，易转移复发，血清AFP增高
- 起源于生殖细胞，性腺多见，男性占90%
- 不规则肿块，增强呈显著强化

脉络丛区 — 乳头状瘤/癌
- 儿童多见，多见于侧脑室三角区
- 界清，密度同正常脑组织，内可见散在钙化，T1等低、T2高信号，可见颗粒状混杂信号，增强扫描呈均匀强化，侵犯周围脑实质时多提示癌

椎管内 — 脊髓内 — 星形细胞瘤
- 占儿童髓内肿瘤第一位，好发于6岁以后，颈、胸段多见
- 此瘤的1/3为囊性，见于儿童时多为良性
- 影像：MR首选，脊髓增粗，增强后实性部分明显强化

椎管内 — 脊髓内 — 室管膜瘤
- 好发于腰骶部。CT示脊髓不规则膨大，与正常脊髓分界不清
- MR示有假包膜，信号混杂，增强呈明显均匀强化
- 增强可区别是瘤内囊变还是瘤周水肿

椎管内 — 脊髓内 — 畸胎瘤
- 多见于儿童，见于胸腰段脊髓的背面，其内成分多样

椎管内 — 硬膜外 — 转移瘤
- 多位于腰骶区或下胸部椎管，有腰背痛
- 肿块呈弥漫浸润性生长，MR示周围信号异常，增强呈均匀强化

椎管内 — 硬膜外 — 白血病
- 儿童常见，贫血、出血、感染症状常见
- 平扫示椎体密度普遍减低，内见软组织肿块，肿块呈T1低T2高信号，增强呈明显均匀强化

椎管内 — 硬膜内 — 神经根肿瘤
- 约2/3的病灶位于颈、腰段，哑铃状外观
- 平扫密度略高于脊髓，T1等高、T2高信号
- 增强示实性部分明显均匀强化，常囊变

11.2　儿科头颈、胸部常见肿瘤的鉴别

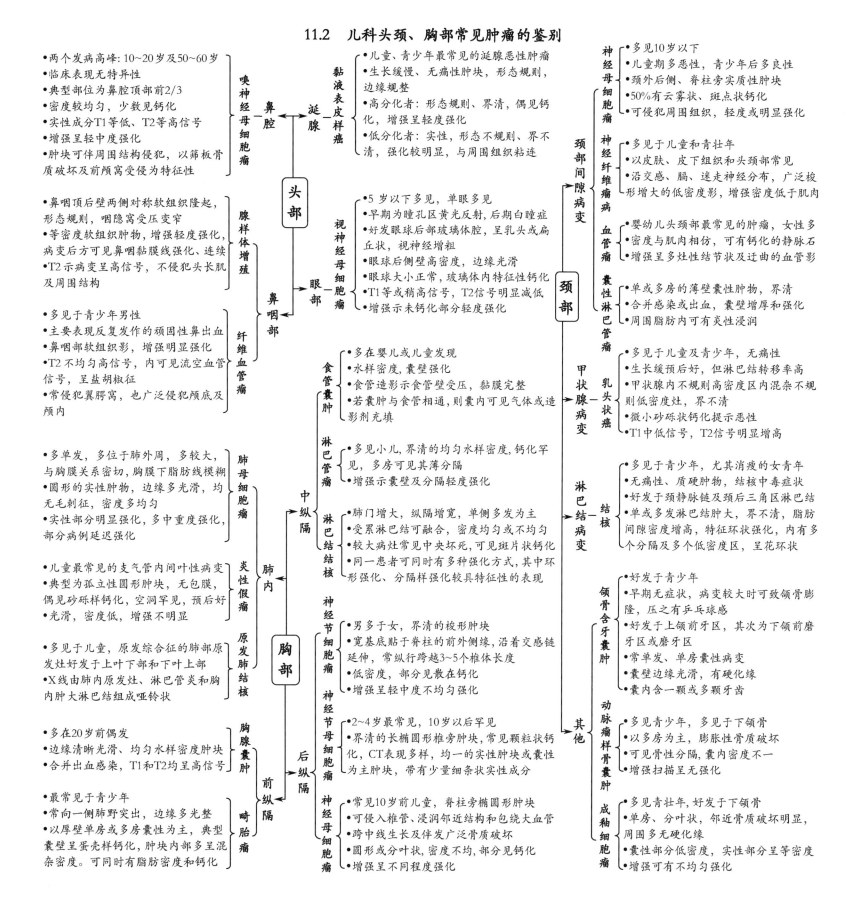

头部

鼻腔

嗅神经母细胞瘤
- 两个发病高峰：10~20岁及50~60岁
- 临床表现无特异性
- 典型部位为鼻腔顶部前2/3
- 密度较均匀，少数见钙化
- 实性成分T1等低、T2等高信号
- 增强呈轻中度强化
- 肿块可伴周围结构侵犯，以筛板骨质破坏及前颅窝受侵为特征性

鼻咽部

腺样体增殖
- 鼻咽顶后壁两侧对称软组织隆起，形态规则，咽隐窝受压变窄
- 等密度软组织肿物，增强轻度强化，病变后可见鼻咽黏膜线强化、连续
- T2示病变呈高信号，不侵犯头长肌及周围结构

纤维血管瘤
- 多见于青少年男性
- 主要表现反复发作的顽固性鼻出血
- 鼻咽部软组织影，增强明显强化
- T2不均匀高信号，内可见流空血管信号，呈盐胡椒征
- 常侵犯翼腭窝，也广泛侵犯颅底及颅内

胸部

肺内

肺母细胞瘤
- 多单发，多位于肺外周，多较大，与胸膜关系密切，胸膜下脂肪线模糊
- 圆形的实性肿物，边缘多光滑，均无毛刺征，密度多均匀
- 实性部分明显强化，多中重度强化，部分病例延迟强化

炎性假瘤
- 儿童最常见的支气管内间叶性病变
- 典型为孤立性圆形肿块，无包膜，偶见砂砾样钙化，空洞罕见，预后好
- 光滑，密度低，增强不明显

原发肺结核
- 多见于儿童，原发综合征的肺部原发灶好于于上叶下部和下叶上部
- X线由肺内原发灶、淋巴管炎和胸内肿大淋巴结组成哑铃状

前纵隔

胸腺囊肿
- 多在20岁前偶发
- 边缘清晰光滑、均匀水样密度肿块
- 合并出血感染，T1和T2均呈高信号

畸胎瘤
- 最常见于青少年
- 常向一侧肺野突出，边缘多光整
- 以厚壁单房或多房囊性为主，典型囊壁呈蛋壳样钙化，肿块内部多呈混杂密度。可同时有脂肪密度和钙化

涎腺

黏液表皮样癌
- 儿童、青少年最常见的涎腺恶性肿瘤
- 生长缓慢、无痛性肿块，形态规则，边缘规整
- 高分化者：形态规则、界清，偶见钙化，增强呈轻度强化
- 低分化者：实性，形态不规则、界不清，强化较明显，与周围组织粘连

眼部

视神经母细胞瘤
- 5岁以下多见，单眼多见
- 早期为瞳孔区黄光反射，后期白瞳症
- 好发眼球后部玻璃体腔，呈乳头或扁丘状，视神经增粗
- 眼球后侧壁高密度，边缘光滑
- 眼球大小正常，玻璃体内特征性钙化
- T1等或稍高信号，T2信号明显减低
- 增强示未钙化部分轻度强化

中纵隔

食管囊肿
- 多在婴儿或儿童发现
- 水样密度，囊壁强化
- 食管造影示食管壁受压，黏膜完整
- 若囊肿与食管相通，则囊内可见气体或造影剂充填

淋巴管瘤
- 多见小儿，界清的均匀水样密度，钙化罕见，多房可见其薄分隔
- 增强示囊壁及分隔轻度强化

淋巴结结核
- 肺门增大，纵隔增宽，单侧多发为主
- 受累淋巴结可融合，密度均匀或不均匀
- 较大病灶常见中央坏死，可见斑片状钙化
- 同一患者可同时有多种强化方式，其中环形强化、分隔样强化较具特征性的表现

后纵隔

神经节细胞瘤
- 男多于女，界清的梭形肿块
- 宽基底贴于脊柱的前外侧缘，沿着交感链延伸，常纵行跨越3~5个椎体长度
- 低密度，部分见散在钙化
- 增强呈轻中度不均匀强化

神经节母细胞瘤
- 2~4岁最常见，10岁以后罕见
- 界清的长椭圆形椎旁肿块，常见颗粒状钙化，CT表现多样，均一的实性肿块或囊性为主肿块，带有少量细条状实性成分

神经母细胞瘤
- 常见10岁前儿童，脊柱旁椭圆形肿块
- 可侵入椎管，浸润邻近结构和包绕大血管
- 跨中线生长且伴发广泛骨质破坏
- 圆形或分叶状，密度不均，部分见钙化
- 增强呈不同程度强化

颈部

颈部间隙病变

神经母细胞瘤
- 多见10岁以下
- 儿童期多恶性，青少年后多良性
- 颈外后侧、脊柱旁实质性肿块
- 50%有云雾状、斑点状钙化
- 可侵犯周围组织，轻度或明显强化

神经纤维瘤病
- 多见于儿童和青壮年
- 以皮肤、皮下组织和头颈部常见
- 沿交感、膈、迷走神经分布，广泛梭形增大的低密度影，增强密度低于肌肉

血管瘤
- 婴幼儿头颈部最常见的肿瘤，女性多
- 密度与肌肉相仿，可有钙化的静脉石
- 增强呈多灶性结节状及迂曲的血管影

囊性淋巴管瘤
- 单或多房的薄壁囊性肿物，界清
- 合并感染或出血，囊壁增厚和强化
- 周围脂肪内可有炎性浸润

甲状腺病变

乳头状癌
- 多见于儿童及青少年，无痛性
- 生长缓预后好，但淋巴结转移率高
- 甲状腺内不规则高密度区内混杂不规则低密度灶，界不清
- 微小砂砾状钙化提示恶性
- T1中低信号，T2信号明显增高

淋巴结病变

结核
- 多见于青少年，尤其消瘦的女青年
- 无痛性、质硬肿物，结核中毒症状
- 好发于颈静脉链及颈后三角区淋巴结
- 单或多发淋巴结肿大，界不清，脂肪间隙密度增高，特征环状强化，内有多个分隔及多个低密度区，呈花环状

其他

颌骨含牙囊肿
- 好发于青少年
- 早期无症状，病变较大时可致颌骨膨隆，压之有乒乓球感
- 好发于上颌前牙区，其次为下颌前磨牙区或磨牙区
- 常单发、单房囊性病变
- 囊壁边缘光滑，有硬化缘
- 囊内含一颗或多颗牙齿

动脉瘤样骨囊肿
- 多见青少年，多见于下颌骨
- 以多房为主，膨胀性骨质破坏
- 可见骨性分隔，囊内密度不一
- 增强扫描呈无强化

成釉细胞瘤
- 多见青壮年，好发于下颌骨
- 单房、分叶状，邻近骨质破坏明显，周围多无硬化缘
- 囊性部分低密度，实性部分呈等密度
- 增强可有不均匀强化

11.3　儿科常见腹部肿瘤的鉴别

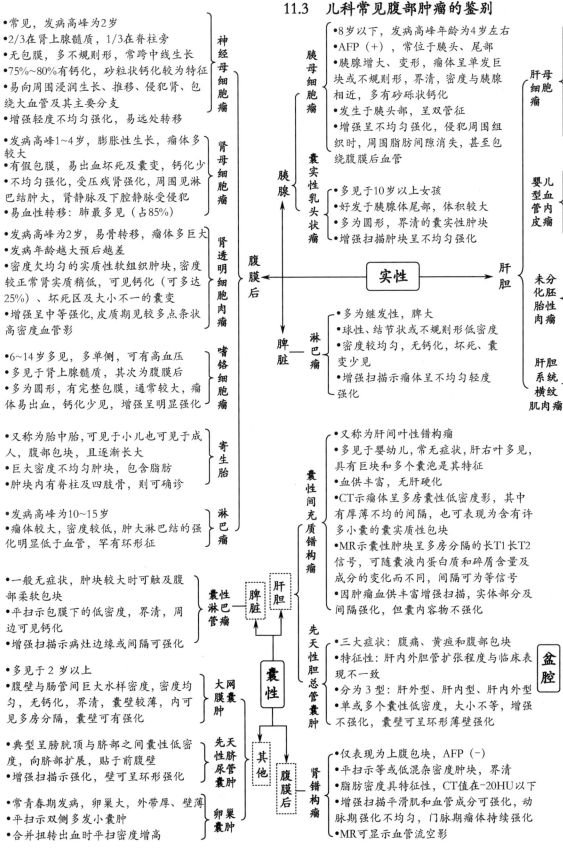

神经母细胞瘤
- 常见，发病高峰为2岁
- 2/3在肾上腺髓质，1/3在脊柱旁
- 无包膜，多不规则形，常跨中线生长
- 75%~80%有钙化，砂粒状钙化较为特征
- 易向周围浸润生长、推移、侵犯肾、包绕大血管及其主要分支
- 增强轻度不均匀强化，易远处转移

肾母细胞瘤
- 发病高峰1~4岁，膨胀性生长，瘤体多较大
- 有假包膜，易出血坏死及囊变，钙化少
- 不均匀强化，受压残肾强化，周围见淋巴结肿大，肾静脉及下腔静脉受侵犯
- 易血性转移：肺最多见（占85%）

肾透明细胞肉瘤
- 发病高峰为2岁，易骨转移，瘤体多巨大
- 发病年龄越大预后越差
- 密度欠均匀的实质性软组织肿块，密度较正常肾实质稍低，可见钙化（可多达25%）、坏死区及大小不一的囊变
- 增强呈中等强化，皮质期见较多点条状高密度血管影

嗜铬细胞瘤
- 6~14岁多见，多单侧，可有高血压
- 多见于肾上腺髓质，其次为腹膜后
- 多为圆形，有完整包膜，通常较大，瘤体易出血，钙化少见，增强呈明显强化

寄生胎
- 又称为胎中胎，可见于小儿也可见于成人，腹部包块，且逐渐长大
- 巨大密度不均匀肿块，包含脂肪
- 肿块内有脊柱及四肢骨，则可确诊

淋巴瘤
- 发病高峰为10~15岁
- 瘤体较大，密度较低，肿大淋巴结的强化明显低于血管，罕有环形征

囊性淋巴管瘤
- 一般无症状，肿块较大时可触及腹部柔软包块
- 平扫示包膜下的低密度，界清，周边可见钙化
- 增强扫描示病灶边缘或间隔可强化

大网膜囊肿
- 多见于2岁以上
- 腹壁与肠管间巨大水样密度，密度均匀，无钙化，界清，囊壁较薄，内可见多房分隔，囊壁可有强化

先天脐尿管囊肿
- 典型呈膀胱顶与脐部之间囊性低密度，向脐部扩展，贴于前腹壁
- 增强扫描示强化，壁可呈环形强化

卵巢囊肿
- 常青春期发病，卵巢大，外带厚，壁薄
- 平扫示双侧多发小囊肿
- 合并扭转出血时平扫密度增高

腹膜后 → **脾脏**

实性

胰母细胞瘤
- 8岁以下，发病高峰年龄为4岁左右
- AFP（+），常位于胰头、尾部
- 胰腺增大、变形，瘤体呈单发巨块或不规则形，界清，密度与胰腺相近，多有砂砾状钙化
- 发生于胰头部，呈双管征
- 增强呈不均匀强化，侵犯周围组织时，周围脂肪间隙消失，甚至包绕腹膜后血管

囊实性乳头状瘤
- 多见于10岁以上女孩
- 好发于胰腺体尾部，体积较大
- 多为圆形，界清的囊实性肿块
- 增强扫描肿块呈不均匀强化

淋巴瘤
- 多为继发性，脾大
- 球性、结节状或不规则形低密度
- 密度较均匀，无钙化、坏死、囊变少见
- 增强扫描示瘤体呈不均匀轻度强化

囊性间充质错构瘤
- 又称为肝间叶性错构瘤
- 多见于婴幼儿，常无症状，肝右叶多见，具有巨块和多个囊泡是其特征
- 血供丰富，无肝硬化
- CT示瘤体呈多房囊性低密度影，其中有厚薄不均的间隔，也可表现为含有许多小囊的囊实质性包块
- MR示囊性肿块呈多房分隔的长T1长T2信号，可随囊液内蛋白质和碎屑含量及成分的变化而不同，间隔可为等信号
- 因肿瘤血供丰富增强扫描，实体部分及间隔强化，但囊内容物不强化

先天性胆总管囊肿
- 三大症状：腹痛、黄疸和腹部包块
- 特征性：肝内外胆管扩张程度与临床表现不一致
- 分为3型：肝外型、肝内型、肝内外型
- 单或多个囊性低密度，大小不等，增强不强化，囊壁可呈环形薄壁强化

肾错构瘤
- 仅表现为上腹包块，AFP（-）
- 平扫示等或低混杂密度肿块，界清
- 脂肪密度具特征性，CT值在-20HU以下
- 增强扫描平滑肌和血管成分可强化，动脉期强化不均匀，门脉期瘤体持续强化
- MR可显示血管流空影

肝胆 ← **实性**

肝母细胞瘤
- 90%小于3岁，男多于女
- AFP（+），多单发，恶性度高
- 十多：单发多、右叶多、外生性多、跨叶多、圆形多、实性多、具假包膜者多、坏死多、囊变多、钙化多
- 一低：平扫、增强都低于正常肝实质
- 一少：肝硬化少见
- 此外：很少侵犯大血管，癌栓较少见

婴儿型血管内皮瘤
- 多见于新生儿及婴幼儿
- 20%伴皮肤血管，50%见钙化
- 圆形低密度，多发者可散在分布、界清
- 向心性强化，多发者呈葡萄样强化
- 延时扫描密度逐渐减低

未分化胚胎性肉瘤
- 多见于4~10岁，男多于女
- 肝右叶多见，AFP（-）
- 密度较低的囊实性肿块，界清，钙化
- 内可见分隔，囊内呈水样或稍高密度
- 增强实性部分及包膜有强化

肝胆系统横纹肌肉瘤
- 发病高峰为4岁，AFP（-），沿胆管分布，易坏死
- 界较清，密度不均匀，低于正常肝实质
- 囊变、钙化罕见，近端胆管可扩张
- 增强不强化或不均匀轻度强化

盆腔

畸胎瘤
- 多见于骶前（女性多见）和骶尾部，卵巢（单房囊性肿块，壁光滑，可有壁结节）、睾丸等部位
- 多含有脂肪成分和钙化，钙化形式多样

横纹肌肉瘤
- 小儿常见，多见于头颈部及泌尿生殖系周围，如膀胱、睾丸旁区、前列腺，阴道及会阴部等
- 平扫示葡萄串状软组织，增强扫描示见轻中度强化

内胚窦瘤
- 又称为卵黄囊瘤，血清AFP（+），恶性度高
- 实性肿物，可出血、坏死、囊变，界不清，增强扫描呈不均匀强化

尤因肉瘤
- 小儿常见，好发于长骨，也可见于骨盆和脊椎骨
- 常见于骨髓腔内不规则溶骨性骨质破坏区，骨髓腔为肿瘤组织替代，邻近见层状或针状骨膜反应，软组织肿块明显，钙化少见

胰腺　**脾脏**　**肝胆**　**囊性**　**其他**　**腹膜后**

11.4 儿科常见骨肿瘤的鉴别

动脉瘤样骨囊肿（囊肿性）
- 10~20岁多见，男性多见
- 长骨干骺端和脊柱多见
- 膨胀性生长、溶骨性骨破坏，呈多房状，边界清楚，有硬化完整的骨包壳，骨壳菲薄，有分隔呈皂泡状，见特征性液-液平，分隔明显强化
- MR示液平更加清楚，T2示上层高信号，下层低信号

单纯性骨囊肿（囊肿性）
- 20岁以下多见，男多于女
- 无症状，多因病理骨折发现，好发于长骨骨干或干骺端，以股骨与肱骨近端多见
- 瘤体长轴与骨干一致
- 圆形、水样密度骨破坏，界清，骨壳完整，无硬化，局部骨皮质变薄，边缘可有骨嵴。囊肿内可见骨性间隔，呈多房，合并病理骨折时可见骨片陷落征

骨样骨瘤（成骨性）
- 30岁以下多见，男性多见
- 阿司匹林可缓解夜间痛，一般直径<2cm
- 好发长骨骨干、脊椎椎弓
- 周围骨质硬化并中央低密度瘤巢，沿纵轴生长，病灶内可钙化
- T2压脂可显示周围的骨髓和软组织水肿

骨母细胞瘤（成骨性）
- 30岁以下多见，男性多见
- 阿司匹林不缓解的夜间痛，一般直径>2cm
- 半数在脊柱附件、腰椎后方多见，多椎弓根最先受累，长管状骨如股骨、胫骨等
- 偏心、膨胀性骨破坏内有斑片状骨化或钙化具特征性。界清，有硬化边，一般无骨膜反应，可突破骨皮质侵犯周围软组织
- 增强扫描呈明显强化

骨瘤（成骨性）
- 10~30岁多见，男多于女
- 好发于颅骨内外板、鼻窦及下颌骨
- 分两型：①致密型：由骨密质构成，边界清晰，凸出骨表面的半球状、分叶状边缘光滑的高密度影②疏松型：较少见，内部可见松质骨结构，弥漫似纸障或磨玻璃样改变，皮质与正常骨皮质连续

骨软骨瘤（软骨性）
- 10~30岁多见，男多于女
- 好发长管状骨干骺端，膝关节常见
- 长骨干骺端见背离关节生长的宽基底或带蒂的骨性隆起
- 皮质和松质骨分别与母体骨相延续，基底的骨小梁与母体相连，基底可为宽基底或细蒂状，软骨帽表面多光滑，内可见钙化
- MR能清楚显示软骨帽，若其厚度大于2cm，提示恶变。无明显强化

软骨母细胞瘤（软骨性）
- 5~25岁多见，男多于女
- 多表现局部疼痛，膝关节最常见
- CT见清晰硬化边，60%患者可见干骺端线样骨膜反应，表现为干骺内的溶骨性骨质破坏，可累及干骺端，病变内出现窗格或花边状钙化具特征
- T2抑脂示病变周围的骨髓水肿

内生性软骨瘤（软骨性）
- 11~30岁多见，男多于女
- 见于手足的短管状骨近中段，多发者称Ollier病
- 瘤体呈膨胀性生长，界清，有硬化边，邻近骨皮质变薄，病变内可见斑点状或环状钙化，一般无骨膜反应和软组织肿块

骶尾畸胎瘤（其他）
- 小儿多见，尤其新生儿和婴幼儿，女多于男
- 骶尾部肿块，影像成分多样
- 当肿瘤实性成分增多（>50%），侵及周围组织，界限不清时，提示恶变
- X线示肿块内有骨、牙阴影。侧位像可见骶尾部有肿物影。CT可显示瘤体成分

骨嗜酸性肉芽肿（其他）
- 5~10岁多发，多单骨受累
- 约1/5病例有肺间质改变
- X线：界清的溶骨性改变，因部位而异
- 位于颅骨：单发或多发，颅骨内外板均遭破坏，边缘锐利而弯曲
- 位于肩胛骨：椎体破坏后塌陷，使椎体上、下骺板合并在一起，椎间隙无异常
- 位于长骨：病灶向外扩张成不规则形，骨膜产生反应性新生骨，呈分层状附于皮质骨的表面。有的可引起病理性骨折

纤维异常增殖症（其他）
- 20岁前多见，女多于男
- 幼年发病，成年后有静止趋势，突然增大或疼痛加剧提示恶变多表现为病变区畸形膨胀，典型呈牧羊羊畸形
- X线表现，本病分为三型：
①变形性骨炎型：常为多骨型，特点为颅骨增厚，增厚的颅骨中常见局限和弥漫的射线透明区和浓密区并存，占56%
②硬化型：多见上颌肥厚，可致牙齿排列不整，鼻腔鼻窦受压变小，约占23%
③囊型：颅骨见环形或玫瑰花形缺损，从菲薄的硬化缘开始，直径达数厘米

非骨化性纤维瘤（纤维性）
- 8~20岁多见，多为外伤后发现
- 直径多>2cm，股骨远端干骺端最常见，其次为胫骨近端、腓骨两端
- 分叶状，向髓腔内膨胀性生长，多房，长轴与骨干一致，骨嵴粗大

骨化性纤维瘤（纤维性）
- 20~30岁多见，女多于男
- 多单发，肿瘤生长缓慢，可表现为局部硬性肿块
- CT混杂密度，示骨质破坏，界清，边缘硬化轻度膨胀，内有骨化程度不一的不均匀高密度影、致密的骨性间隔和低密度囊变区

骨肉瘤（恶性）
- 10~30岁多见，局部肿胀和活动障碍
- 好发于膝部、长骨干骺端，其次肱骨近端，扁骨以髂骨多见
- 早期可肺转移，多有碱性磷酸酶明显增高
- 典型X线/CT：
①骨组织同时具新骨生成和骨破坏的特点
②多位于长管状骨的干骺端，边缘不清，骨小梁破坏，肿瘤组织密度增高，穿破骨皮质后，形成特征性的征象Codman三角
③晚期可见肿瘤浸润软组织影，可在部分病例中见到病理性骨折
④瘤骨形成：针状、棉絮状、象牙质样
⑤CT增强瘤体呈明显强化

骨巨细胞瘤（交界性）
- 20~40岁多见，男女无异
- 好发于长骨骨端、脊柱
- 多位于骨骺闭合后的长骨骨端；累及至关节面下是典型特点；常见于膝关节周围的胫骨上端、股骨下端、腓骨上端，桡骨下端也较多见
- 多为偏心性、膨胀性骨质破坏区，有横向发展的趋势，骨皮质变薄，界清但无硬化边
- 病变低密度区内可见到不完整的骨嵴
- 除非发生病理骨折，一般无骨膜反应
- 提示恶性：
①病变与正常交界区见筛孔样骨质破坏
②骨皮质破坏中断，并形成软组织肿块
③骨膜增生并中断形成骨膜三角
④病变增大迅速
- MR可示病变内的含铁血黄素

尤因肉瘤（恶性）
- 5~15岁多见，男多于女
- 年轻人多见于长骨骨干；年龄较大者多见于扁骨。先间歇痛，后为持续痛
- 早期易血行转移至肺、骨
- X线：①骨质破坏（虫蚀样）；②骨膜反应多样，典型者洋葱皮样；③较大的软组织肿块；④增强呈明显不均匀强化
- MR示瘤体处广泛骨质破坏，呈软组织肿块影，肿块呈均匀的长T1、长T2信号

中间分类层级：良性、囊肿性、成骨性、软骨性、纤维性、其他、交界性、恶性

第十二章 有助于诊断与鉴别诊断的常见征象与测量值

12.1 正常骨关节X线测量（上肢）

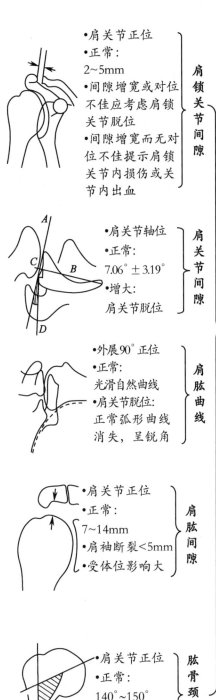

肩关节

肩锁关节间隙
- 肩关节正位
- 正常：2~5mm
- 间隙增宽或对位不佳应考虑肩锁关节脱位
- 间隙增宽而无对位不佳提示肩锁关节内损伤或关节内出血

肩关节间隙
- 肩关节轴位
- 正常：7.06°±3.19°
- 增大：肩关节脱位

肩肱曲线
- 外展90°正位
- 正常：光滑自然曲线
- 肩关节脱位：正常弧形曲线消失，呈锐角

肩肱间隙
- 肩关节正位
- 正常：7~14mm
- 肩袖断裂<5mm
- 受体位影响大

肱骨颈干角
- 肩关节正位
- 正常：140°~150°
- 肱内翻<130°
- 肱外翻>150°

肘关节

桡骨小头脱位
- 屈肘90°肘侧位
- 正常桡骨纵轴延长线通过肱骨小头中心点
- 桡骨小头脱位时，骨骺中心点偏离桡骨纵轴延长

携带角
- 肘关节伸直正位
- 正常：
  男性：5°~10°
  女性：10°~15°
- 肘内翻变小
- 肘外翻变大

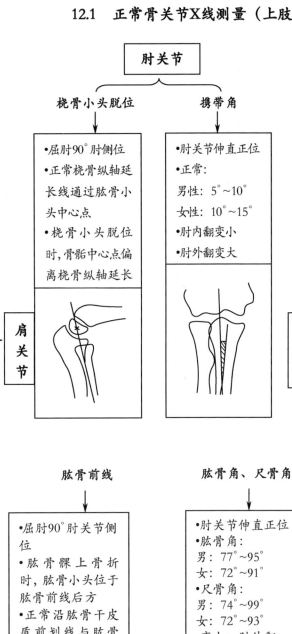

肱骨前线
- 屈肘90°肘关节侧位
- 肱骨髁上骨折时，肱骨小头位于肱骨前线后方
- 正常沿肱骨干皮质前划线与肱骨小头中1/3相交

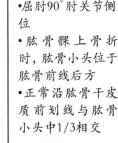

肱骨角、尺骨角
- 肘关节伸直正位
- 肱骨角：
  男：77°~95°
  女：72°~91°
- 尺骨角：
  男：74°~99°
  女：72°~93°
- 变大：肘外翻
- 变小：肘内翻

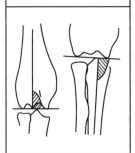

腕关节

桡骨内倾角
- 腕关节正位
- 正常15°~35°
- 若改变提示桡骨远端骨折或腕关节

尺腕角
- 腕关节正位
- 正常21°~51°
- 若改变，提示腕骨骨折或腕关节脱位

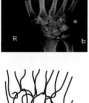

腕骨角
- 腕关节正位
- 正常值130°
- 增大：骨折、脱位
- 减小：卵巢发育不全马德隆畸形

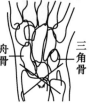
舟骨　三角骨

桡骨前倾角
- 腕关节侧位
- 正常0°~20°
- 改变：提示桡骨远端骨折

尺骨撞击综合征
- 尺骨阳性变异>2mm易引起月骨尺侧缺血性坏死
- 尺侧疼痛、压痛，手握力下降
- 尺骨茎突C长度正常为2~8mm
- 大于此长度提示茎突过长

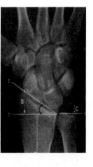

月状骨指数
- 腕关节侧位
- 正常0.44~0.17
- <0.5为月状骨扁平畸形

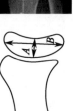

尺骨变异
- 腕关节正位
- 尺骨远端长于桡骨远端为阳性变异
- 变异易引起腕关节不稳和尺骨撞击综合征

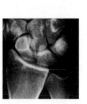

12.1　正常骨关节X线测量（下肢、骨盆、脊柱）

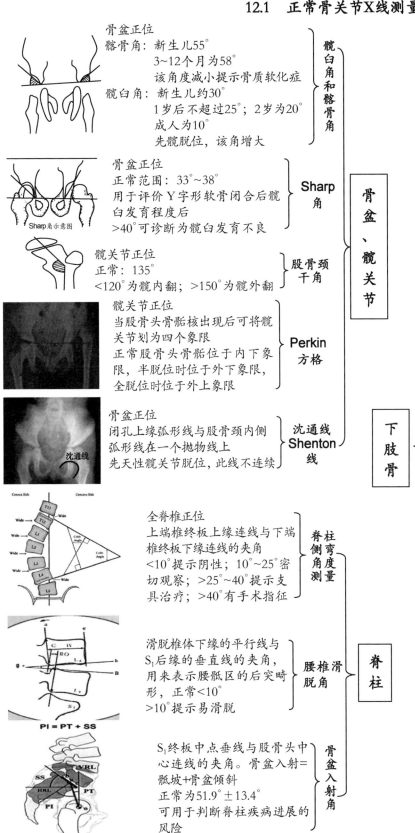

骨盆正位
髂骨角：新生儿55°
　　　　3~12个月为58°
　　　　该角度减小提示骨质软化症

髋臼角：新生儿约30°
　　　　1岁后不超过25°；2岁为20°
　　　　成人为10°
　　　　先髋脱位，该角增大

| } 髋臼角和髂骨角

骨盆正位
正常范围：33°~38°
用于评价Y字形软骨闭合后髋臼发育程度后
>40°可诊断为髋臼发育不良

} Sharp角

髋关节正位
正常：135°
<120°为髋内翻；>150°为髋外翻

} 股骨颈干角

髋关节正位
当股骨头骨骺核出现后可将髋关节划为四个象限
正常股骨头骨骺位于内下象限，半脱位时位于外下象限，全脱位时位于外上象限

} Perkin方格

骨盆正位
闭孔上缘弧形线与股骨颈内侧弧形线在一个抛物线上
先天性髋关节脱位，此线不连续

} 沈通线 Shenton线

骨盆、髋关节

全脊椎正位
上端椎终板上缘连线与下端椎终板下缘连线的夹角
<10°提示阴性；10°~25°密切观察；>25°~40°提示支具治疗；>40°有手术指征

} 脊柱侧弯角度测量

滑脱椎体下缘的平行线与S₁后缘的垂直线的夹角，用来表示腰骶区的后突畸形，正常<10°
>10°提示易滑脱

} 腰椎滑脱角

S₁终板中点垂线与股骨头中心连线的夹角。骨盆入射=骶坡+骨盆倾斜
正常为51.9°±13.4°
可用于判断脊柱疾病进展的风险

} 骨盆入射角

脊柱

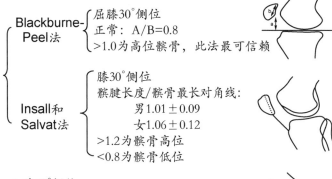

Blackburne-Peel法
屈膝30°侧位
正常：A/B=0.8
>1.0为高位髌骨，此法最可信赖

} 髌骨高度

Insall和Salvat法
膝30°侧位
髌腱长度/髌骨最长对角线：
男1.01±0.09
女1.06±0.12
>1.2为髌骨高位
<0.8为髌骨低位

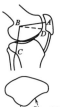

膝30°侧位
ABD角10°~20°
>20°为髌骨高位；<10°为髌骨低位

} 髌骨位置

坐位屈膝30°
内侧与外侧髌骨间隙比值<1.6
>1.6时见于髌骨半脱位、髌骨软化症

} 髌股指数

坐位屈膝30°
正常：夹角开口向外
髌骨半脱位时，两线平行或开口向内

} 外侧髌骨角

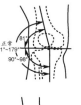

膝关节正位
正常范围：
股骨下角：75°~85°
胫骨上角：男85°~100° 女87°~98°
用于评价膝内、外翻

} 股胫骨上下角

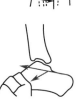

股骨体长轴线与胫骨长轴线在膝关节处相交成向外的夹角
男性略小于女性
若<170°，为膝外翻（X形腿）
若>170°，为膝内翻（O形腿）

} 膝外翻角

跟骨结节上缘（跟骨结节与跟骨后关节突的连线）与跟距关节面（跟骨前后关节突连线）形成的夹角
正常：25°~40°
角度减小提示跟骨骨折或扁平足
角度增大提示弓形足

} 跟骨结节关节角 Bohle角

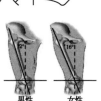

从髂前上棘到髌骨中点连线与从髌骨中点到胫骨结节连线相交之角即为Q角
正常：
男性10°~15°，女性12°~18°
Q角越大，易致髌骨滑脱

} Q角

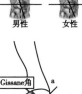

骰关节面连线与后关节面后缘连线的夹角
正常值为120°~145°
该角度提示前中后关节的关系
跟骨骨折时该角度会发生变化

} Gissane角

下肢骨

12.2　CT诊断正常测量值（头、颈、胸）

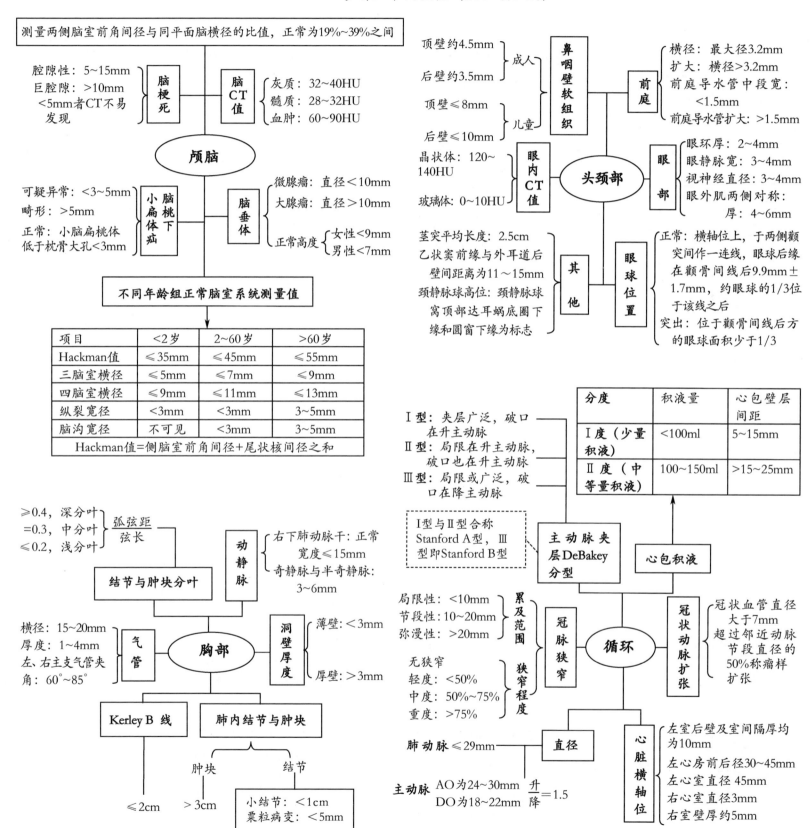

测量两侧脑室前角间径与同平面脑横径的比值，正常为19%～39%之间

脑梗死
- 腔隙性：5～15mm
- 巨腔隙：>10mm
- <5mm者CT不易发现

脑CT值
- 灰质：32～40HU
- 髓质：28～32HU
- 血肿：60～90HU

颅脑

小脑扁桃体疝
- 可疑异常：<3～5mm
- 畸形：>5mm
- 正常：小脑扁桃体低于枕骨大孔<3mm

脑垂体
- 微腺瘤：直径<10mm
- 大腺瘤：直径>10mm
- 正常高度：女性<9mm，男性<7mm

不同年龄组正常脑室系统测量值

项目	<2岁	2～60岁	>60岁
Hackman值	≤35mm	≤45mm	≤55mm
三脑室横径	≤5mm	≤7mm	≤9mm
四脑室横径	≤9mm	≤11mm	≤13mm
纵裂宽径	<3mm	<3mm	3～5mm
脑沟宽径	不可见	<3mm	3～5mm
Hackman值=侧脑室前角间径+尾状核间径之和			

鼻咽壁软组织
- 成人：顶壁约4.5mm，后壁约3.5mm
- 儿童：顶壁≤8mm，后壁≤10mm

眼内CT值
- 晶状体：120～140HU
- 玻璃体：0～10HU

头颈部

前庭
- 横径：最大径3.2mm
- 扩大：横径>3.2mm
- 前庭导水管中段宽：<1.5mm
- 前庭导水管扩大：>1.5mm

眼部
- 眼环厚：2～4mm
- 眼静脉宽：3～4mm
- 视神经直径：3～4mm
- 眼外肌两侧对称：厚：4～6mm

其他
- 茎突平均长度：2.5cm
- 乙状窦前缘与外耳道后壁间距离为11～15mm
- 颈静脉球高位：颈静脉球窝顶部达耳蜗底圈下缘和圆窗下缘为标志

眼球位置
- 正常：横轴位上，于两侧颧突间作一连线，眼球后缘在颧骨间线后9.9mm±1.7mm，约眼球的1/3位于该线之后
- 突出：位于颧骨间线后方的眼球面积少于1/3

结节与肿块分叶
- ≥0.4，深分叶
- =0.3，中分叶
- ≤0.2，浅分叶
- 弧弦距／弦长

动静脉
- 右下肺动脉干：正常宽度≤15mm
- 奇静脉与半奇静脉：3～6mm

胸部

气管
- 横径：15～20mm
- 厚度：1～4mm
- 左、右主支气管夹角：60°～85°

洞壁厚度
- 薄壁：<3mm
- 厚壁：>3mm

Kerley B 线

肺内结节与肿块
- 肿块：≤2cm，>3cm
- 结节：小结节：<1cm，粟粒病变：<5mm

主动脉夹层DeBakey分型
- Ⅰ型：夹层广泛，破口在升主动脉
- Ⅱ型：局限在升主动脉，破口也在升主动脉
- Ⅲ型：局限或广泛，破口在降主动脉

Ⅰ型与Ⅱ型合称Stanford A型，Ⅲ型即Stanford B型

心包积液

分度	积液量	心包壁层间距
Ⅰ度（少量积液）	<100ml	5～15mm
Ⅱ度（中等量积液）	100～150ml	>15～25mm

冠脉狭窄
- 累及范围：局限性：<10mm，节段性：10～20mm，弥漫性：>20mm
- 狭窄程度：无狭窄，轻度：<50%，中度：50%～75%，重度：>75%

循环

冠状动脉扩张
- 冠状血管直径大于7mm超过邻近动脉节段直径的50%称瘤样扩张

肺动脉≤29mm

直径
- 主动脉：AO为24～30mm，DO为18～22mm，升／降=1.5

心脏横轴位
- 左室后壁及室间隔厚均为10mm
- 左心房前后径30～45mm
- 左心室直径 45mm
- 右心室直径3mm
- 右室壁厚约5mm

12.2　CT诊断正常测量值（腹部、骨骼）

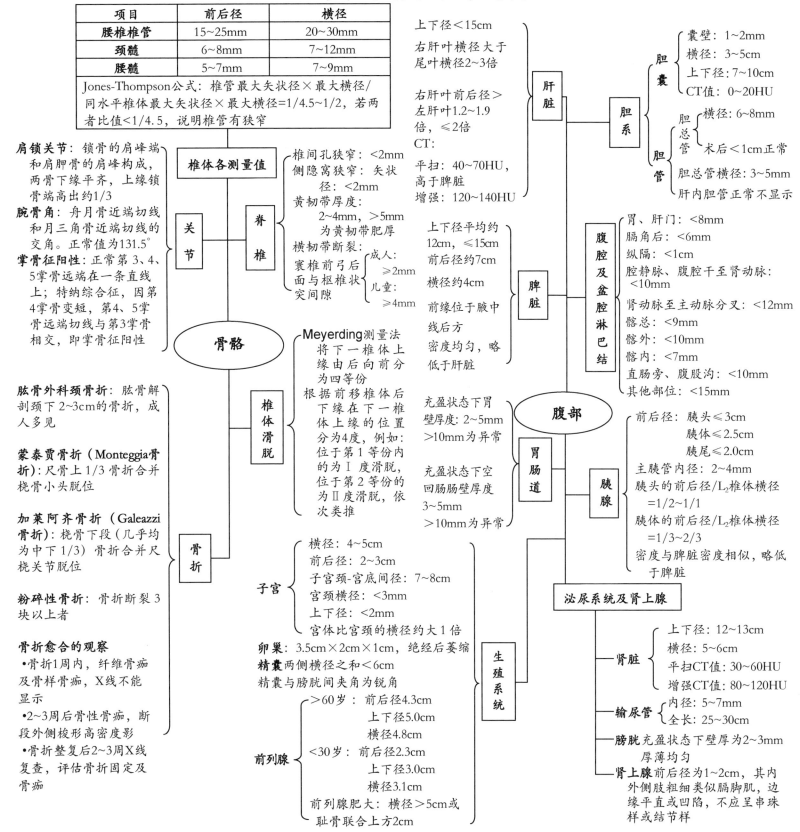

项目	前后径	横径
腰椎椎管	15~25mm	20~30mm
颈髓	6~8mm	7~12mm
腰髓	5~7mm	7~9mm
Jones-Thompson公式：椎管最大矢状径×最大横径/同水平椎体最大矢状径×最大横径=1/4.5~1/2，若两者比值<1/4.5，说明椎管有狭窄		

椎体各测量值

关节

肩锁关节：锁骨的肩峰端和肩胛骨的肩峰构成，两骨下缘平齐，上缘锁骨端高出约1/3

腕骨角：舟月骨近端切线和月三角骨近端切线的交角。正常值为131.5°

掌骨征阳性：正常第3、4、5掌骨远端在一条直线上；特纳综合征，因第4掌骨变短，第4、5掌骨远端切线与第3掌骨相交，即掌骨征阳性

脊椎

椎间孔狭窄：<2mm
侧隐窝狭窄：矢状径：<2mm
黄韧带厚度：2~4mm，>5mm为黄韧带肥厚
横韧带断裂：寰椎前弓后面与枢椎状突间隙
成人：≥2mm
儿童：≥4mm

骨骼

椎体滑脱

Meyerding测量法
将下一椎体上缘由后向前分为四等份
根据前移椎体后下缘在下一椎体上缘的位置分为4度，例如：位于第1等份内的为Ⅰ度滑脱，位于第2等份的为Ⅱ度滑脱，依次类推

骨折

肱骨外科颈骨折：肱骨解剖颈下2~3cm的骨折，成人多见

蒙泰贾骨折（Monteggia骨折）：尺骨上1/3骨折合并桡骨小头脱位

加莱阿齐骨折（Galeazzi骨折）：桡骨下段（几乎均为中下1/3）骨折合并尺桡关节脱位

粉碎性骨折：骨折断裂3块以上者

骨折愈合的观察
•骨折1周内，纤维骨痂及骨样骨痂，X线不能显示
•2~3周后骨性骨痂，断段外侧梭形高密度影
•骨折整复后2~3周X线复查，评估骨折固定及骨痂

子宫
横径：4~5cm
前后径：2~3cm
子宫颈-宫底间径：7~8cm
宫颈横径：<3mm
上下径：<2mm
宫体比宫颈的横径约大1倍

卵巢：3.5cm×2cm×1cm，绝经后萎缩
精囊两侧横径之和<6cm
精囊与膀胱间夹角为锐角

前列腺
>60岁：前后径4.3cm　上下径5.0cm　横径4.8cm
<30岁：前后径2.3cm　上下径3.0cm　横径3.1cm
前列腺肥大：横径>5cm或耻骨联合上方2cm

生殖系统

肝脏
上下径<15cm
右肝叶横径大于尾叶横径2~3倍
右肝叶前后径>左肝叶1.2~1.9倍，≤2倍
CT：
平扫：40~70HU，高于脾脏
增强：120~140HU

脾脏
上下径平均约12cm，≤15cm
前后径约7cm
横径约4cm
前缘位于腋中线后方
密度均匀，略低于肝脏

胃肠道
充盈状态下胃壁厚度：2~5mm
>10mm为异常
充盈状态下空回肠肠壁厚度3~5mm
>10mm为异常

胆系

胆囊
囊壁：1~2mm
横径：3~5cm
上下径：7~10cm
CT值：0~20HU

胆管
胆总管：横径：6~8mm　术后<1cm正常
胆总管横径：3~5mm
肝内胆管正常不显示

腹腔及盆腔淋巴结
胃、肝门：<8mm
膈角后：<6mm
纵隔：<1cm
腔静脉、腹腔干至肾动脉：<10mm
肾动脉至主动脉分叉：<12mm
髂总：<9mm
髂外：<10mm
髂内：<7mm
直肠旁、腹股沟：<10mm
其他部位：<15mm

腹部

胰腺
前后径：胰头≤3cm　胰体≤2.5cm　胰尾≤2.0cm
主胰管内径：2~4mm
胰头的前后径/L2椎体横径=1/2~1/1
胰体的前后径/L2椎体横径=1/3~2/3
密度与脾脏密度相似，略低于脾脏

泌尿系统及肾上腺

肾脏
上下径：12~13cm
横径：5~6cm
平扫CT值：30~60HU
增强CT值：80~120HU

输尿管
内径：5~7mm
全长：25~30cm

膀胱充盈状态下壁厚为2~3mm厚薄均匀

肾上腺前后径为1~2cm，其内外侧肢粗细类似膈脚肌，边缘平直或凹陷，不应呈串珠样或结节样

12.3　影像诊断常见征象

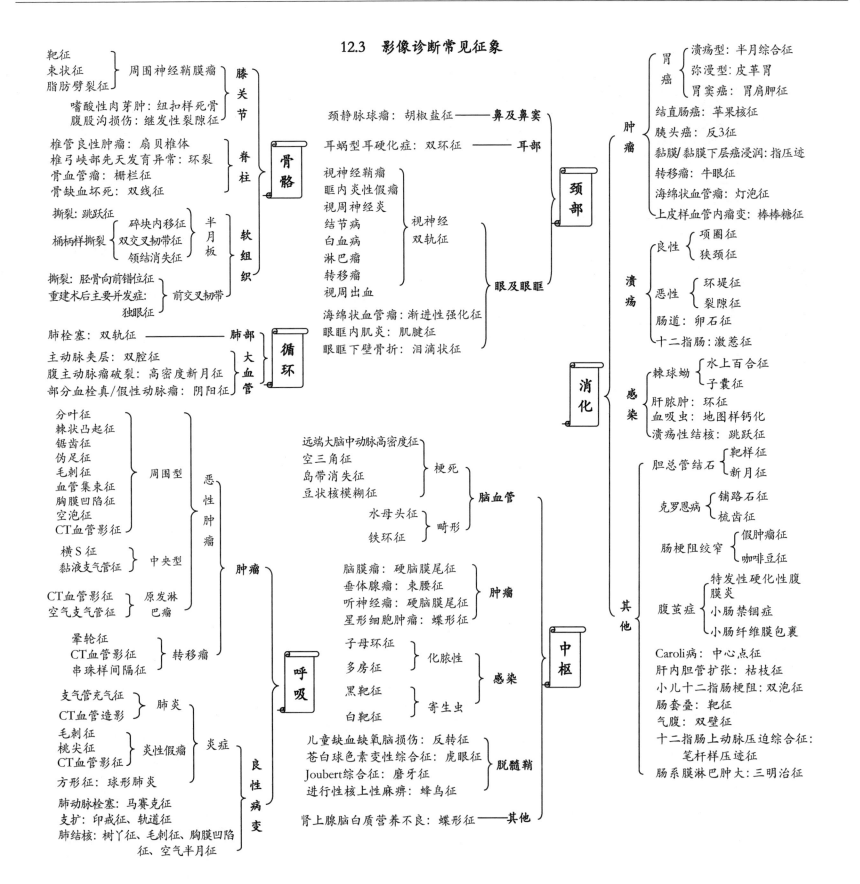

12.4　磁共振临床常用扫描序列

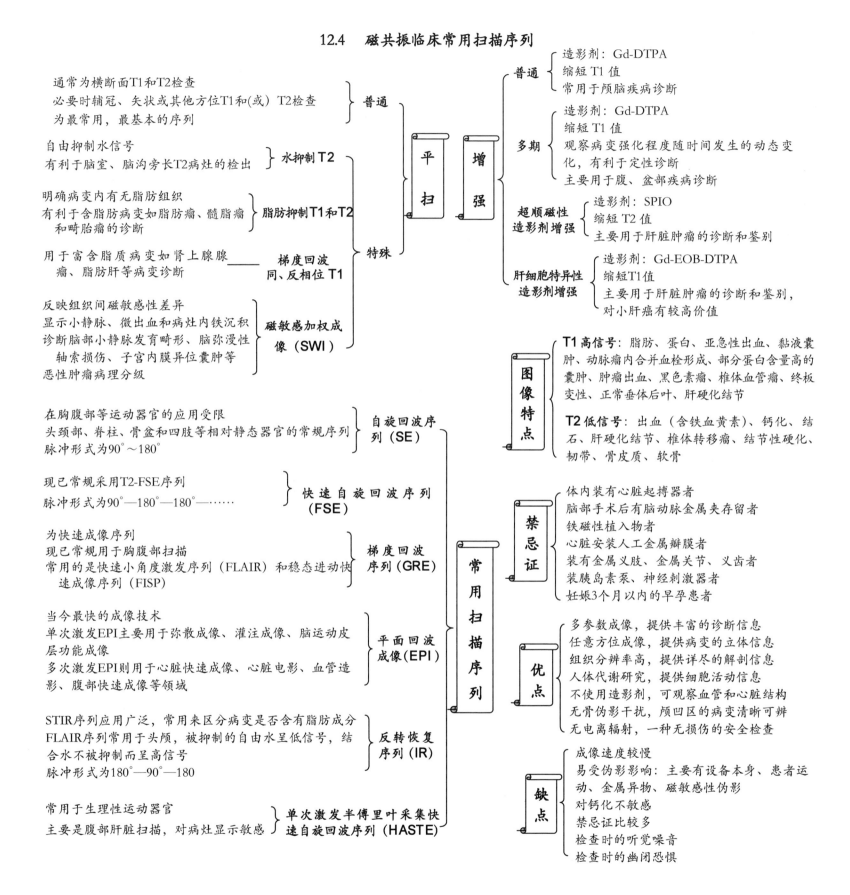

12.5　磁共振临床特殊扫描序列

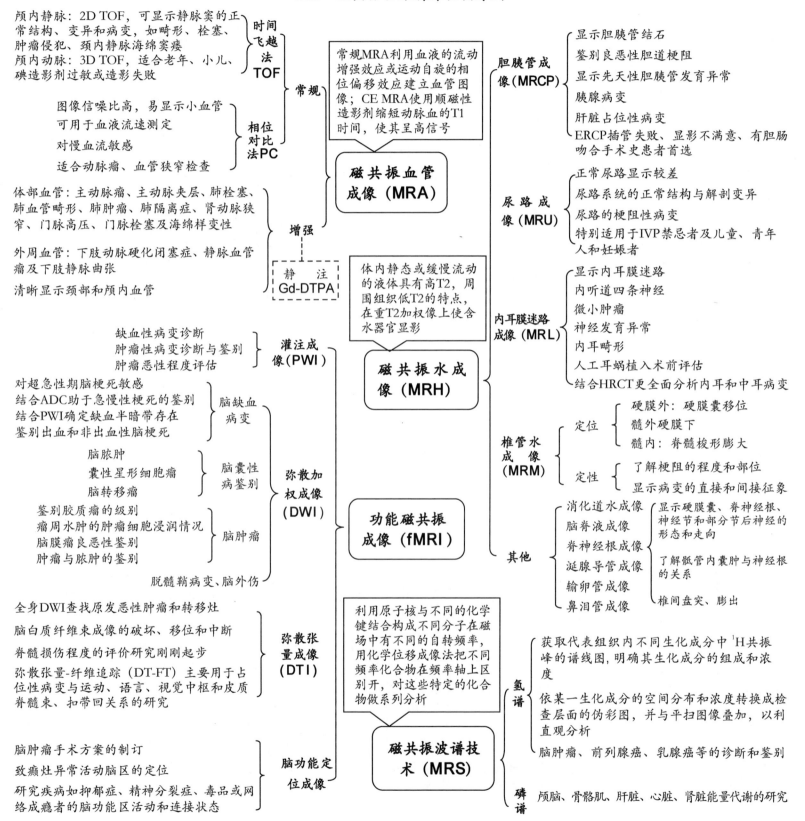

12.6 IgG4相关性疾病

诊断
(1) 临床上有单一或多脏器弥漫性或特征性肿大、肿瘤、结节、肥厚表现
(2) IgG4升高≥1.35g/L
(3) 组织病理学检查
　①有明显淋巴细胞、浆细胞浸润及纤维化
　②IgG4阳性浆细胞浸润：IgG4/IgG阳性比40%以上，IgG4细胞超过10个高倍视野

确诊：(1)+(2)+(3)
拟诊：(1)+(3)
疑诊：(1)+(2)

概况
- 免疫介导的系统性慢性炎症性疾病
- 多器官同时或相继受累
- 也可只累及某一器官
- 受累器官广泛，常见的有胰腺、涎腺、泪腺、胆道、肾脏、肝脏、肺脏、眶周组织、腹膜后间隙

临床

实验室
- 好发于老年，男性
- 球蛋白增高
- 抗核抗体、类风湿因子等阳性
- 血清IgG4>1.35g/L

组织学
- 淋巴细胞和浆细胞浸润伴纤维化
- 其内有大量IgG4+浆细胞
- 对糖皮质激素治疗敏感

胸部
- 肺间质病变：
弥漫性磨玻璃密度影
支气管血管束增粗，支气管扩张
小叶间隔及小叶内间质增厚
蜂窝征
- 其他：
肺内局灶性磨玻璃密度结节
实性结节或肿块
胸膜结节
- 可伴有纵隔及肺门淋巴结肿大

头颈部
- 颌下腺、腮腺、甲状腺和眼眶受累常见
- 涎腺、甲状腺对称无痛性肿大，质硬
- 涎腺分泌障碍，嗅觉障碍
- 甲状腺功能减低
- 病程较长，可达数年或数十年，少数病例有自限性
- 腺体、垂体等弥漫性肿大，但大致保持原有形态，边界清晰
- CT上密度均匀减低
- 细胞密度增加和纤维化，在T2呈相对低信号，ADC值减低
- 均匀强化，有渐进性强化趋势

Kittner瘤
常累及下颌下腺
腺体弥漫性肿大

Mikulicz病：涎腺及泪腺称性肿大

甲状腺炎
弥漫性或结节性甲状腺肿大
病变区CT值、T1、T2信号低于正常
强化程度低于正常

眼眶炎性假瘤
也称为特发性眼眶炎症
低密度软组织影，均匀性增强
经常侵犯三叉神经

前列腺炎
- 排尿困难
- 部分患者PSA升高
- 中央腺体弥漫性肿大
- DWI明显高信号
- 增强后不均匀强化

胰腺炎
- 胰腺弥漫或节段性肿大
- 胰管不规则狭窄，但其后方扩张不明显
- 胰头部病变，胰头内胆总管段狭窄
- 特征性表现：胰腺周围出现包壳状低密度或晕征
- CT平扫低密度，T1低信号，T2轻度高信号
- CT和MR增强病变区呈渐进性强化(反映纤维化病变特征)

腹膜后纤维化
- 致病因素：肿瘤、放疗、感染、药物
- 定位模糊的腰背痛，体重减轻，肾功能异常，下肢水肿
- 腹膜后软组织密度影包绕腹主动脉，常包绕下腔静脉和双侧输尿管，甚至延伸至肾周间隙及肾门
- 平扫CT等或低密度
- 长T1长T2信号内

硬脊膜炎
- 可单独发生，也可累及其他部位
- 硬脊膜增厚
- 结节样或肿块样时致蛛网膜下腔变窄，相应脊髓变细，严重时其内见长T2信号灶
- T1及T2均呈中等偏低信号
- 矢状面呈条索状，横断面上呈新月形
- 明显均匀强化

腹部

肝脏炎性假瘤
- 多单发，肝包膜下分布
- 平扫为稍低密度结节
- 增强扫描门脉期结节强化高于肝实质，中心为斑片状低密度，外周见环形低密度
- T1低T2相对稍高信号
- 增强多为渐进性及持续强化，可伴随延迟包膜样强化、灶中无强化区等征象
- DWI高信号，ADC低信号

胆管炎
- 管壁弥漫性不均匀增厚
- 胆系管腔狭窄但不闭塞
- 管壁增厚与狭窄部位独立
- 病灶T2呈低信号
- 管壁弥漫增厚可能与管壁纤维化相关

间质性肾炎
- 急性或进展性肾功能减低
- 多双肾受累
- 皮质区多发类圆形、楔形结节状病变
- 平扫稍低密度
- 强化程度不及邻近肾实质
- T1等T2稍低信号
- DWI高信号
- 增强扫描T1呈渐进性强化，边缘清晰

12.7　常见肿瘤的临床分期

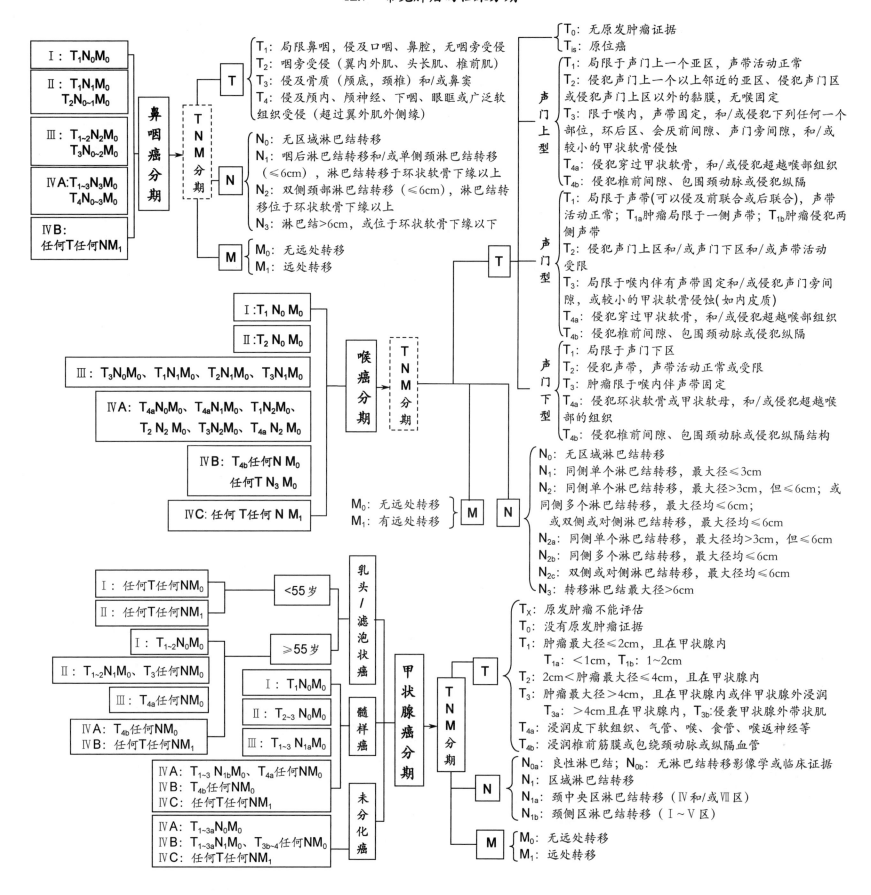

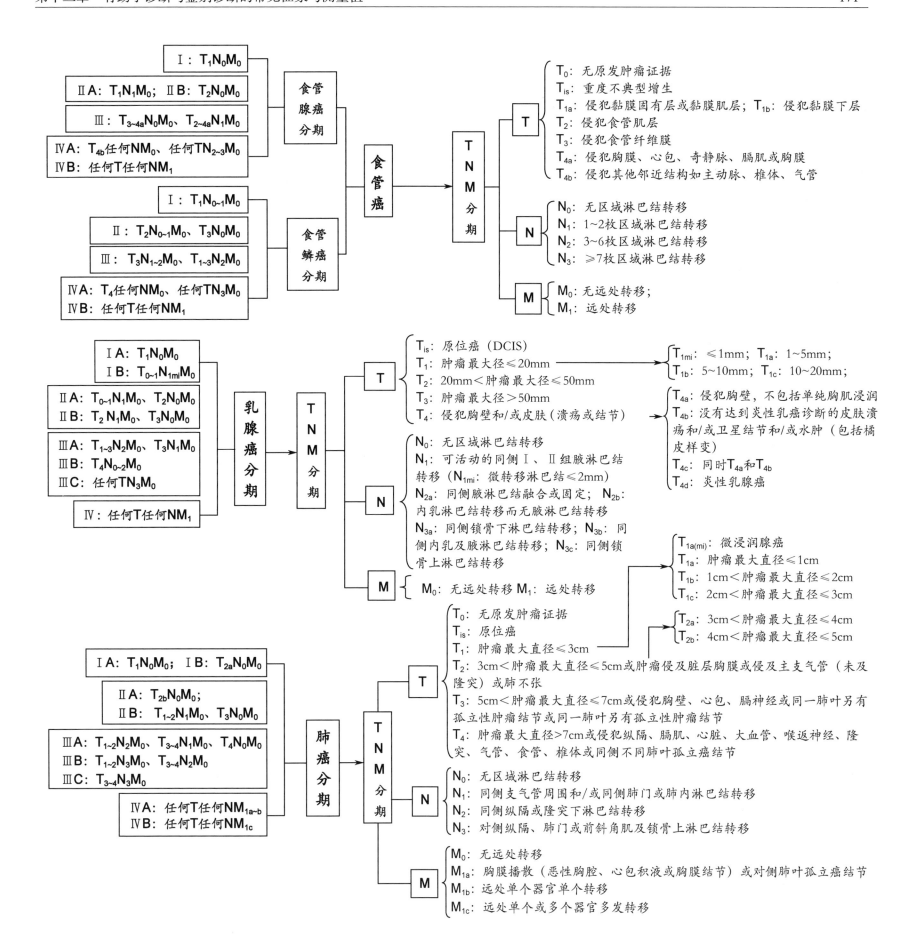

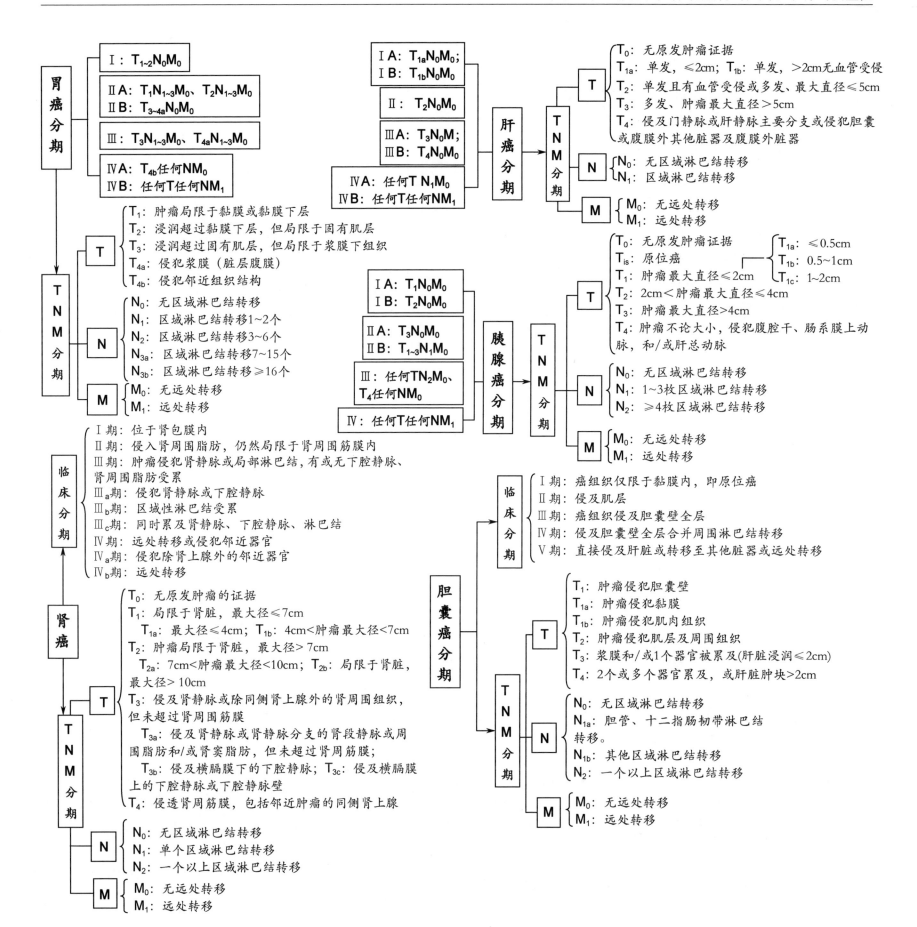

胃癌分期

Ⅰ：$T_{1-2}N_0M_0$

ⅡA：$T_1N_{1-3}M_0$、$T_2N_{1-3}M_0$
ⅡB：$T_{3-4a}N_0M_0$

Ⅲ：$T_3N_{1-3}M_0$、$T_{4a}N_{1-3}M_0$

ⅣA：T_{4b}任何NM_0
ⅣB：任何T任何NM_1

TNM分期

T
- T_1：肿瘤局限于黏膜或黏膜下层
- T_2：浸润超过黏膜下层，但局限于固有肌层
- T_3：浸润超过固有肌层，但局限于浆膜下组织
- T_{4a}：侵犯浆膜（脏层腹膜）
- T_{4b}：侵犯邻近组织结构

N
- N_0：无区域淋巴结转移
- N_1：区域淋巴结转移1~2个
- N_2：区域淋巴结转移3~6个
- N_{3a}：区域淋巴结转移7~15个
- N_{3b}：区域淋巴结转移≥16个

M
- M_0：无远处转移
- M_1：远处转移

肝癌分期

ⅠA：$T_{1a}N_0M_0$；
ⅠB：$T_{1b}N_0M_0$

Ⅱ：$T_2N_0M_0$

ⅢA：T_3N_0M；
ⅢB：$T_4N_0M_0$

ⅣA：任何T N_1M_0
ⅣB：任何T任何NM_1

TNM分期

T
- T_0：无原发肿瘤证据
- T_{1a}：单发，≤2cm；T_{1b}：单发，>2cm无血管受侵
- T_2：单发且有血管受侵或多发、最大直径≤5cm
- T_3：多发、肿瘤最大直径>5cm
- T_4：侵及门静脉或肝静脉主要分支或侵犯胆囊或腹膜外其他脏器及腹膜外脏器

N
- N_0：无区域淋巴结转移
- N_1：区域淋巴结转移

M
- M_0：无远处转移
- M_1：远处转移

胰腺癌分期

ⅠA：$T_1N_0M_0$
ⅠB：$T_2N_0M_0$

ⅡA：$T_3N_0M_0$
ⅡB：$T_{1-3}N_1M_0$

Ⅲ：任何TN_2M_0、T_4任何NM_0

Ⅳ：任何T任何NM_1

TNM分期

T
- T_0：无原发肿瘤证据
- T_{is}：原位癌
- 肿瘤最大直径≤2cm：T_{1a}：≤0.5cm；T_{1b}：0.5~1cm；T_{1c}：1~2cm
- T_2：2cm<肿瘤最大直径≤4cm
- T_3：肿瘤最大直径>4cm
- T_4：肿瘤不论大小，侵犯腹腔干、肠系膜上动脉，和/或肝总动脉

N
- N_0：无区域淋巴结转移
- N_1：1~3枚区域淋巴结转移
- N_2：≥4枚区域淋巴结转移

M
- M_0：无远处转移
- M_1：远处转移

肾癌 临床分期

- Ⅰ期：位于肾包膜内
- Ⅱ期：侵入肾周围脂肪，仍然局限于肾周围筋膜内
- Ⅲ期：肿瘤侵犯肾静脉或局部淋巴结，有或无下腔静脉、肾周围脂肪受累
- Ⅲa期：侵犯肾静脉或下腔静脉
- Ⅲb期：区域性淋巴结受累
- Ⅲc期：同时累及肾静脉、下腔静脉、淋巴结
- Ⅳ期：远处转移或侵犯邻近器官
- Ⅳa期：侵犯除肾上腺外的邻近器官
- Ⅳb期：远处转移

肾癌 TNM分期

T
- T_0：无原发肿瘤的证据
- T_1：局限于肾脏，最大径≤7cm
  - T_{1a}：最大径≤4cm；T_{1b}：4cm<肿瘤最大径<7cm
- T_2：肿瘤局限于肾脏，最大径>7cm
  - T_{2a}：7cm<肿瘤最大径<10cm；T_{2b}：局限于肾脏，最大径>10cm
- T_3：侵及肾静脉或除同侧肾上腺外的肾周围组织，但未超过肾周围筋膜
  - T_{3a}：侵及肾静脉或肾静脉分支的肾段静脉或周围脂肪和/或肾窦脂肪，但未超过肾周筋膜；
  - T_{3b}：侵及横膈膜下的下腔静脉；T_{3c}：侵及横膈膜上的下腔静脉或下腔静脉壁
- T_4：侵透肾周筋膜，包括邻近肿瘤的同侧肾上腺

N
- N_0：无区域淋巴结转移
- N_1：单个区域淋巴结转移
- N_2：一个以上区域淋巴结转移

M
- M_0：无远处转移
- M_1：远处转移

胆囊癌分期 临床分期

- Ⅰ期：癌组织仅限于黏膜内，即原位癌
- Ⅱ期：侵及肌层
- Ⅲ期：癌组织侵及胆囊壁全层
- Ⅳ期：侵及胆囊壁全层合并周围淋巴结转移
- Ⅴ期：直接侵及肝脏或转移至其他脏器或远处转移

胆囊癌分期 TNM分期

T
- T_1：肿瘤侵犯胆囊壁
- T_{1a}：肿瘤侵犯黏膜
- T_{1b}：肿瘤侵犯肌肉组织
- T_2：肿瘤侵犯肌层及周围组织
- T_3：浆膜和/或1个器官被累及(肝脏浸润≤2cm)
- T_4：2个或多个器官累及，或肝脏肿块>2cm

N
- N_0：无区域淋巴结转移
- N_{1a}：胆管、十二指肠韧带淋巴结转移。
- N_{1b}：其他区域淋巴结转移
- N_2：一个以上区域淋巴结转移

M
- M_0：无远处转移
- M_1：远处转移

12.8 常见肿瘤标记物

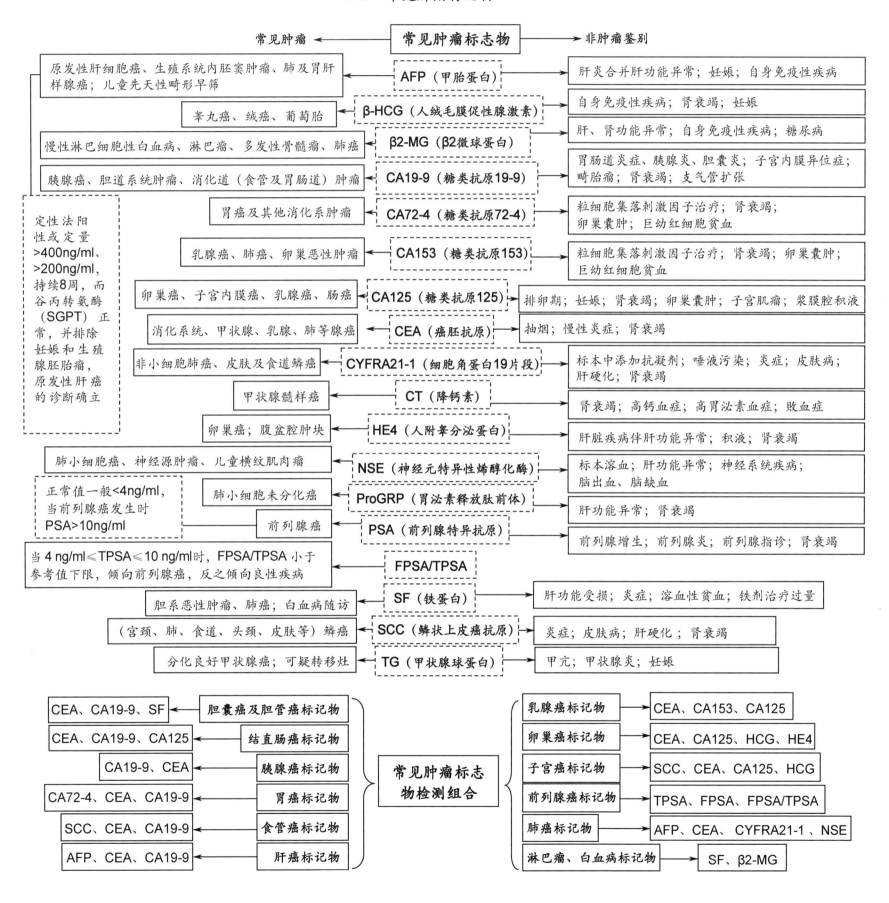

常见肿瘤 ← **常见肿瘤标志物** → 非肿瘤鉴别

原发性肝细胞癌、生殖系统内胚窦肿瘤、肺及胃肝样腺癌；儿童先天性畸形早筛 ←	**AFP（甲胎蛋白）** →	肝炎合并肝功能异常；妊娠；自身免疫性疾病
睾丸癌、绒癌、葡萄胎 ←	**β-HCG（人绒毛膜促性腺激素）** →	自身免疫性疾病；肾衰竭；妊娠
慢性淋巴细胞性白血病、淋巴瘤、多发性骨髓瘤、肺癌 ←	**β2-MG（β2微球蛋白）** →	肝、肾功能异常；自身免疫性疾病；糖尿病
胰腺癌、胆道系统肿瘤、消化道（食管及胃肠道）肿瘤 ←	**CA19-9（糖类抗原19-9）** →	胃肠道炎症、胰腺炎、胆囊炎；子宫内膜异位症；畸胎瘤；肾衰竭；支气管扩张
胃癌及其他消化系肿瘤 ←	**CA72-4（糖类抗原72-4）** →	粒细胞集落刺激因子治疗；肾衰竭；卵巢囊肿；巨幼红细胞贫血
乳腺癌、肺癌、卵巢恶性肿瘤 ←	**CA153（糖类抗原153）** →	粒细胞集落刺激因子治疗；肾衰竭；卵巢囊肿；巨幼红细胞贫血
卵巢癌、子宫内膜癌、乳腺癌、肠癌 ←	**CA125（糖类抗原125）** →	排卵期；妊娠；肾衰竭；卵巢囊肿；子宫肌瘤；浆膜腔积液
消化系统、甲状腺、乳腺、肺等腺癌 ←	**CEA（癌胚抗原）** →	抽烟；慢性炎症；肾衰竭
非小细胞肺癌、皮肤及食道鳞癌 ←	**CYFRA21-1（细胞角蛋白19片段）** →	标本中添加抗凝剂；唾液污染；炎症；皮肤病；肝硬化；肾衰竭
甲状腺髓样癌 ←	**CT（降钙素）** →	肾衰竭；高钙血症；高胃泌素血症；败血症
卵巢癌；腹盆腔肿块 ←	**HE4（人附睾分泌蛋白）** →	肝脏疾病伴肝功能异常；积液；肾衰竭
肺小细胞癌、神经源肿瘤、儿童横纹肌肉瘤 ←	**NSE（神经元特异性烯醇化酶）** →	标本溶血；肝功能异常；神经系统疾病；脑出血、脑缺血
肺小细胞未分化癌 ←	**ProGRP（胃泌素释放肽前体）** →	肝功能异常；肾衰竭
前列腺癌 ←	**PSA（前列腺特异抗原）** →	前列腺增生；前列腺炎；前列腺指诊；肾衰竭
	FPSA/TPSA	
胆系恶性肿瘤、肺癌；白血病随访 ←	**SF（铁蛋白）** →	肝功能受损；炎症；溶血性贫血；铁剂治疗过量
（宫颈、肺、食道、头颈、皮肤等）鳞癌 ←	**SCC（鳞状上皮癌抗原）** →	炎症；皮肤病；肝硬化；肾衰竭
分化良好甲状腺癌；可疑转移灶 ←	**TG（甲状腺球蛋白）** →	甲亢；甲状腺炎；妊娠

定性法阳性或定量>400ng/ml、>200ng/ml，持续8周，而谷丙转氨酶（SGPT）正常，并排除妊娠和生殖腺胚胎瘤，原发性肝癌的诊断确立

正常值一般<4ng/ml，当前列腺癌发生时PSA>10ng/ml

当 4 ng/ml≤TPSA≤10 ng/ml时，FPSA/TPSA 小于参考值下限，倾向前列腺癌，反之倾向良性疾病

CEA、CA19-9、SF ←	胆囊癌及胆管癌标记物		乳腺癌标记物 →	CEA、CA153、CA125
CEA、CA19-9、CA125 ←	结直肠癌标记物		卵巢癌标记物 →	CEA、CA125、HCG、HE4
CA19-9、CEA ←	胰腺癌标记物	**常见肿瘤标志物检测组合**	子宫癌标记物 →	SCC、CEA、CA125、HCG
CA72-4、CEA、CA19-9 ←	胃癌标记物		前列腺癌标记物 →	TPSA、FPSA、FPSA/TPSA
SCC、CEA、CA19-9 ←	食管癌标记物		肺癌标记物 →	AFP、CEA、CYFRA21-1、NSE
AFP、CEA、CA19-9 ←	肝癌标记物		淋巴瘤、白血病标记物 →	SF、β2-MG

12.9　常用缩写

英文缩写	英文全称	中文全称
AAH	atypical adenomatoid hyperplasia	不典型腺瘤样增生
ACA	anterior cerebral artery	大脑前动脉
ACL	anterior cruciate ligament	前交叉韧带
ACTH	adrenocorticotropic hormone	促肾上腺皮质激素
AD	Alzheimer's disease	阿尔茨海默病
ADC	apparent diffusion coefficient	表观扩散系数
ADEM	acute disseminated encephalomyelitis	急性播散性脑脊髓炎
AFP	alpha fetal protein	甲胎蛋白
AIDS	acquired immune deficiency syndrome	获得性免疫缺陷综合征
ALD	adreoleukodytrohy	肾上腺脑白质营养不良
ARDS	acuterespira-torydistresssyndrome	急性呼吸窘迫综合征
ATM	acute transverse myelitis	急性横贯性脊髓炎
AVM	arterio-venous malformation	动静脉畸形
BAC	bronchioalveolar carcinoma	细支气管肺泡癌
BBB	blood brain barrier	血脑屏障
CA19-9	carbohydrate antigen 19-9	胰腺、肠癌相关抗原
CADASIL	cerebral autosomal dominant arteriopathy with subcortical infarcts and leukoencephalopathy	常染色体显性遗传病合并皮质下梗死和白质脑病
c-ANCA	c anti-neutrophil cytoplasmic antibodies	胞浆型抗中性粒细胞抗体
CARASIL	cerebral autosomal recessive arteriopathy with subcortical infarcts and leukoencephalopathy	常染色体隐性遗传性脑动脉病及动脉硬化伴皮质下梗死及白质脑病
CD117	also called C-KIT receptor	Kit基因表达蛋白
CD4	cluster of differentiation 4	白细胞分化抗原4
CEA	carcino-embryonic antigen	癌胚抗原
CJD	Creutzfeldt-Jakob disease	克罗伊茨费尔特-雅各布病
C-KIT	c-kitproto-oncogeneprotein	位于人染色体4q12-13，属于原癌基因
CNS	central nervous system	中枢神经系统
COP	cryptogenic organising pneumonia	隐源性机化性肺炎

英 文 缩 写	英 文 全 称	中 文 全 称
CT	calcitonin	降钙素
CTA	CT angiography	CT血管造影
CTD	connective tissue disease	结缔组织病
CTU	computed tomography urography	泌尿系CT成像
DIP	desquamative interstitial pneumonia	脱屑性间质性肺炎
DM	diabetes mellitus	糖尿病
DSA	digital subtraction angiography	数字减影血管造影术
DTI	diffusion tensor imaging	弥散张量成像
DWI	diffusion weighted imaging	扩散加权成像
EPI	echo planar imaging	平面回波成像
ERCP	endoscopic retrograde cholangiopancreatography	内镜逆行胰胆管造
FA	fractional anisotropy	各向异性分数
FGGON	focal ground glass opacity nodule	局灶性磨玻璃密度结节
FLAIR	fluid attenuated inversion recovery	FLAIR流动衰减反转恢复序列
FSE	fast spin echo	快速自旋回波序列
FT3	free triiodothyronine	游离三碘甲状腺原氨酸
GFAP	glial fibrillary acidic protein	胶质纤维酸性蛋白
GFAP	glial fibrillary addic protein	神经胶质纤维酸性蛋白
GGN	grinding glass nodules	肺磨玻璃结节
GGON	ground glass opacity nodule	磨玻璃密度结节
GRE	gradient echo	梯度回波序列
GRP	gastrin releasing peptide	胃泌素释放肽
HASTE	half-Fourier acquisition single-shot turbo spin-echo	单次激发半傅里叶采集快速自旋回波序列
HCG	human chorionic gonadotropin	人绒毛膜促性腺激素
HDS	Hasegawa dementia scale	长谷川痴呆量表
HE4	human epididymis protein 4	人附睾蛋白4
HIV	human immunodeficiency virus	人类免疫缺陷病毒
HLA	human leucocyte antigen	人体白细胞抗原

续表

英 文 缩 写	英 文 全 称	中 文 全 称
HP	hypersensitivity pneumonitis	过敏性肺炎
HPV	human papilloma virus	人乳头瘤状病毒
HU	Hounsfield unit	亨氏单位
IFP	idiopathic pulmonary fibrosis	特发性肺纤维化
IIP	idiopathic interstitial pneumonia	特发性间质性肺炎
IR	inversion recovery echo	反转恢复序列
IVP	intravenous pyelography	静脉肾盂造影
IVU	intravenous urogram	静脉尿路造影
LA	left ventricle	左心室
LAM	lymphangioleiomyoatosis	淋巴管平滑肌瘤
LETM	longitudinally extensive transverse myeliti	长节段横贯性脊髓炎
LSD	lysosomal storage disorders	溶酶体贮积症病
MALT	mucosa-associated lymphoid tissue lymphoma	黏膜相关淋巴组织淋巴瘤
MCA	middle cerebral artery	大脑中动脉
MELAS	mitochondrial encephalopathy,lactic acidosis,and stroke-like episodes	线粒体脑肌病伴高乳酸血症和脑卒中样发作
MG	microglobulin	微球蛋白
MIA	minimally invasive adenocarcinoma	微浸润腺癌
MLD	metachromatic leukodystrophy	异染性脑白质营养不良
MMSE	mini, mental state examination	简易精神状态量表
MPR	multiplanar reformation	多平面重建
MRA	magnetic resonance angiography	磁共振血管成像
MRCP	magnetic resonance cholangiopancreatography	磁共振胆胰管成像
MRH	magnetic resonance hydrography	磁共振水成像
MRL	magnetic resonance membranous labyrinth	磁共振内耳膜迷路成像
MRM	magnetic resonance myelogram	磁共振脊髓成像
MRS	magnetic resonance spectroscopy	磁共振波谱
MRU	magnetic resonance urography	磁共振尿路成像

续表

英 文 缩 写	英 文 全 称	中 文 全 称
MRV	magnetic resonance venogram	磁共振静脉造影
MS	multiple sclerosis	多发性硬化
MSCT	multi slice CT	多层螺旋CT
NHL	non-Hodgkin's lymphoma	非霍奇金淋巴瘤
NMO	neuromyelitis optica	视神经脊髓炎
NMOSD	NMO spectrum disorders	视神经脊髓炎谱系疾病
NOS	nitric oxide synthetase	一氧化氮合成酶
NSE	neuron-specific enolase	神经元特异性烯醇化酶
NSE	2-phospho-D-glycerate hydrolase	神经元特异性烯醇化酶，存在于神经组织及神经内分泌系统中
ON	optic neuritis	视神经炎
OPCA	olivopontocerebellar atrophy	橄榄体桥小脑变性
OT	old tuberculin	旧结核菌素
PAP	pulmonary alveolar proteinosis	肺泡蛋白沉积症
PCL	posterior cruciate ligament	后交叉韧带
PCP	Pneumocystis carinii pneumonia	肺孢子菌肺炎
PD	Parkinson's disease	帕金森病
PDWI	proton density weighted image	质子密度加权成像
PKU	phenylketonuria	苯丙酮尿症
PLCH	pulmonary Langerhans cell histiocytosis	肺朗格汉斯细胞组织细胞增生症
PMAH	primary macronodular adrenal hyperplasia	原发性黄斑性肾上腺增生
PS	pulmonary stenosis	肺动脉瓣狭窄
PSA	prostate specific antigen	前列腺特异性抗原
PWI	perfusion weighted imaging	灌注成像
RNP	ribonucleo protien	核糖核蛋白
SAH	subarachnoid hemorrhage	蛛网膜下腔出血
SCA	spinocerebella axia	脊髓小脑共济失调
SCC	squamous cell carcinoma	鳞状上皮癌

续表

英　文　缩　写	英　文　全　称	中　文　全　称
SE	spin echo	自旋回波序列
SF	serum ferritin	铁蛋白
SLE	systemic lupus erythematosus	系统性红斑狼疮
SPN	solitary pulmonary nodule	孤立性肺结节
STIR	short T1 inversion recovery	短时反转恢复
SWI	susceptibility weighted imaging	磁敏感加权成像
T1	T_1 weighted image	T_1加权像
T2	T_2 weighted image	T_2加权像
TG	thyroglobulin	甲状腺球蛋白
TIA	transient ischemic attack	短暂性脑缺血发作
TSP	tropical spastic paraparesis	热带痉挛性截瘫
VSD	ventricular septal defect	室间隔缺损
WBC	white blood cell	白细胞